어려운 주제를 잘 설명하고 있다.

—Daniel J. Wallance, MD : UCLA 의과대학의 임상교수

이 책에서 Clair Davies는 동결견의 치료방법으로 자넷 트라벨 박사와 데이빗 싸이먼 박사가 주장한 근막 통증유발점 치료를 통한 방법을 잘 설명하고 있다.

그는 치료에 대한 가설을 잘 설명하였고, 이제 의료계에서는 일반적인 의학적 치료방법으로 잘 치유되지 않는 동결견 치료의 대체 방법으로 이런 치료를 받아 들여야 한다고 생각한다.

—Paul B. Brown MD, Ph. D : 워싱톤 의과 대학 임상교수(류마티스 내과 전문의)

크레어 데이비스는 동결견 또는 굳어진 어깨에 대하여 실질적인 치료법과 이에 대한 병변을 이해하는데 큰 도움이 되는 책을 이미 출간하였고, 이번에 또 이에 대한 특별한 책을 발간하였다.그는 동결견에 대하여 어느 부위에 통증이 있고, 문제가 무엇이며 스스로 또는 옆사람의 작은 도움으로 어떻게 자가 치료를 할 수 있는지 자세히 설명하고 있다. 그의 도표나 치료 지침은 아주 간결하게 되어있다.

특히 그가 경험한 사례들이 큰 도움이 된다.어깨 인대에 문제가 있거나 기타 어깨 통증으로 고생하는 사람들에게 이 책은 큰 도움이 될 것으로 강력하게 추천하는 바이다.

—Robert D. Gerwin, MD : 미국 발티모아 소재 통증 및 재활센타 소장
Janet G. Travell, MD : 세미나의 강사

데이비스는 이 저서에서 경험이 많은 임상의들도 힘들어 하는 아주 어려운 주제를 쉽게 추적하고 설명하고 있다. 어깨 관절에 대한 설명은 의사나 치료사들이 참조할 수 있도록 잘 설명되어 있다. 그의 간략한 도형이나 기술 방법은 의학에 대해 전문지식이 없는 사람도 잘 이해 할 수 있게 기술되어 있다. 나의 생각으로는 대부분의 어깨 통증 또는 관절 운동범위 제한은 근막통증유발점에 의한 원인으로 환사나 또는 의사들이 이 근막통증유발점은 어떻게 효과적으로 잘 치료하는 가에 달린 것으로 이 책은 이에 대한 치료를 자세히 잘 다루고 있다. 나는 어깨 문제를 다루는 임상의들에게 또 어깨로 고생하는 환자에게 이 책을 주저없이 추천하는 바이다.

—Bryan J. O' Neill, MD : 토마스 제퍼슨 의과대학 임상 조교수

임상적인 면에서 볼 때, 이 지침서는 뛰어난 책이며 이 분야에 가장 인기 있는 책이다. 동결견에 가상 흔한 원인인 근막통증유발점에 대하여 전체적으로 잘 설명되어 있다. 어깨문제 특히 동결견을 치료하는 의사, 치료사뿐만 아니라, 환자들에게도 나는 이 책을 적극적으로 권장한다.

—Dieter Pongratz, MD : 독일 Munich 소재 Munich 대학병원 신경과 교수

동결견(오십견)의 워크북

통증 조절과 관절 운동 범위의
정상화를 위한 근막통증유발점의 치료법

The Frozen Shoulder Workbook

TRIGGER POINT THERAPY
FOR OVERCOMING PAIN &
REGAINING RANGE OF MOTION

Clair Davies, NCTMB

Foreword by **David G. Simons, MD**, coauthor of *Travell & Simons' Myofascial Pain and Dusfunction: The trigger Point Manual*

영 문 출 판 사

■ 옮긴이

이강우 성균관대학교 의과대학 삼성서울병원 재활의학교실 교수
김은수 서울의료원 재활의학과 과장
이창형 양산 부산대학교병원 재활의학과 교수
장요한 대구 우리들병원 재활의학과 과장
장원혁 삼성서울병원 재활의학과 교수
조남순 삼성서울병원 재활의학과 전문의

The Frozen Shoulder Workbook

Trigger point therapy for overcoming pain & regaining range of motion

by Clair Davies, NCTMB

동결견(오십견)의 워크북

2011년 6월 23일 초판인쇄
2011년 6월 30일 초판발행

지은이 : Clair Davies, NCTMB
옮긴이 : 이 강 우
발행인 : 박 병 조
발행처 : 도서출판 영문출판사
등 록 : 1987년 12월 21일 제2-419호
주 소 : 서울시 강남구 삼성동 69-1
전 화 : (02) 514-5590, 776-5590
팩 스 : (02) 756-8943
E-mail : yeongmunsa@empal.com
정 가 : 20,000원
ISBN 978-89-7224-250-5 93510

※ 파본은 교환해 드립니다.

차 례

Contents

서 문
Foreword

근골격계 통증을 유발하는 가장 흔한 질환 중의 하나가 오십견(동결견)이다.

그러나 오십견에 대한 진단이나 치료가 잘 이루어지지 않고 있는 이유는 개원의들이 오십견의 흔한 원인이 되는 근막통증유발점에 대한 지식이나 교육을 받아 본적이 없기 때문에 이에 대해 쉽게 무시해 버리게 되는 것이다. 이 책에서 저자 Clair Davies는 어깨에 문제를 일으키는 24개의 근육과 이들이 유발하는 압통점에 대하여 자세하고 심도 있게 기술하고 있다. 그의 전례가 없는 기술 방법은 정말로 필요하고 환자에게도 합당한 방법으로 기술되어 있다.

서문에서 저자는 근막통증유발점에 대한 의료인들의 무지가 이것에 대한 중요성을 무시하게 되었다고 서술하고 있다. 그러나 최근에 이 분야에 대하여 관심을 갖고 교육시키는 의료기관이 많아 짐으로써 근막통증유발점에 대한 인식이 점점 높아지고 있다. 다행히도 최근에 이 분야에 대하여 적극적인 교육 기관이 많이 생겨나기 시작했고 특히 미국 필라델피아에 소재한 정골의학(osteopathic)의과 대학이나 조지아주 주립대학의 물리치료학과 또는 마사지를 주로 가르치는 여러 교육기관에서 이 분야에 대한 교육이 활발이 일어나고 있다.

이 책에서 저자인 크레이 박사가 경험한 바와 같이 어깨관절 부위의 근막통증증후군에 대한 문제를 저자 자신이 스스로 경험하게 됨으로써 오십견에 대한 여러 가지를 알게 되고, 이에 대한 문제를 명쾌하게 풀어나가고 있다. 나는 독자들이 이 서문을 읽고 어떻게 작가가 자기 어깨 문제를 스스로 인식하고 해결하였는지를 알게 됨으로써 근골격계 통증으로 고생하는 많은 사람들의 스스로 자신의 문제를 이해하고 해결 할 수 있게 되기를 바란다.

작가의 문제 접근 방법은 항상 결실을 본 것과 같이 근골격계 통증으로 고통 받는 여러분의 문제를 해결하는데 큰 도움이 되리라 생각한다. 또한 크레어 박사는 독자들이 스스로 지속적인 치료를 통하여 통증을 감소 시킬 수 있는 간단한 도수 치료법을 소개하고 있다. 이런 방법은 쉽게 환자에게 접근할 수 있는 방법 중에 하나이다. 따라서 당신은 당신 자신이나 환자들의 통증을 치료하거나 완화시킬 수 있는 시기와 방법 등을 쉽게 결정할 수 있을 것이다. 이제부터 당신은 통증의 굴레에서 벗어나 통증을 조절 할 수 있는 자신을 갖게 될 것이다.

근력의 약화나 근육의 노화 등으로 우리신체활동에 문제가 생기고, 그로 인한 여러 기능장애나 통증 등이 발생하는 것같이 근골격계 통증으로 인하여 생기는 장애로 근력약화, 근육을 불균형 등도 기능장애나 통증을 야기 시키지만 이것은 치료로서 교정 될 수 있는 문제들이다. 이 중에서 몇 가지는 아주 특별히 관심을 기울여야 한다. 이 책에서는 작가는 자신의 마사지 치료 기법을 상세히 기술했을 뿐만 아니라, 근막통증증후군의 치료에 새로운 방법의 하나인 보니푸르렌이 처음 창시한 근치료법(myotherapy)에 대하여서도 자세히 기술하고 있다. 이 책의 작가와 트라벨박사가 함께 저술한 압통점 입문서인 "근막통증과 기능저하"라는 제1판 저서에서 푸루랜의 기법에 대해 자세히 서술되어 있고, 이것은 근육의 허혈부분에 압박을 가하는 치료법으로 설명되고 있다.

이 책의 2판에서는 이 기법에 새로운 개념을 도입하여 압박 요법을 이용한 압통점 치료법이라고 명명하고 기술되어 있다. 이와 같이 좀더 진보된 치료 방법은 크레어 박사의 저서 199쪽에 "근치료법"이라는 제목으로 기술되어 있으며 이 치료의 주안점은 적당한 압박을 문제의 근육에 지속적으로 가하는 방법이라고 기술되어 있다. 이런 방법을 사용하여 치료 할 때는 근육에 압박을 천천히 정확하게 가해야 하고, 통증이 유발되는 곳이 있으면, 잠시 중단한 후 다시 압박을 가하는 방법을 사용해야 한다. 왜냐하면 근육 조직이 정상화 되기 위해서는 시간이 필요하고 살살 달래며 치료하여야 하기 때문이다.

아직 공식적인 발표는 되지 않았으나 표피전극 장치를 이용한 근전도 방법을 사용한 연구에서 잠재적인 근막통증유발점은 임상적인 통증을 유발하지 않으나, 압통증이 생기는 근육에서는 기능의 저하를 일으킬 수 있는 원인이 될 수 있다는 보고가 있다. 이와 같은 근막압통점들은 근력의 위약을 유발시키고 따라서 근육 운동의 상승효과나 다른 근육의 활동을 대신할 수 있는 기능을 저하 시킬 수도 있다. 이와 같은 효과들을 고려하여 볼 때 어깨부위의 압통점들은 어깨관절에서 심각한 문제를 야기 시킬 수 있어 이와 같은 책이 절대적으로 필요하게 된 것이다.

NIH에 근무하는 샤박사와 그의 동료들은 최근 연구를 통하여 통증과 급성 염증반응을 일으키는 활동성 근막통증점과 통증을 유발하지 않는 잠재성 근막통증점의 차이를 세포 분석으로 밝혀내고 있다. 즉, 잠재성 근막 압통증은 운동 신경계에 주로 영향을 미치는 반면, 감각 신경에는 영향을 미치지 않는 것으로 생각된다. 역사적으로 의학의 선구자들은 새로운 분야를 개척하고 논쟁이 벌어지는 분야에 대해서 연구하고 밝혀내 왔다.

이 책의 202쪽에서 이야기하는 기치료를 침술 치료에서 말하는 기치료와 같은 맥락으로 생각하면 될 것이다. 침술치료는 최근에 사용되고 있는 새로운 치료 방법으로서 미세한 전기 자극을 포함하여 어떤 조직의 기의 흐름을 증가 시킴으로써 놀라운 효과를 발휘하게 된다

저주파를 이용한 치료방법은 특별한 주파수에 의해서 분자급 에서의 조직 변화를 일으키기 위하여는 아주 작은 양의 에너지만을 필요하게 되며 이런 결과로서 공명효과를 가져오고 세포에서의 변화를 초래시켜 좋은 효과를 만들어 내고 있는 것으로 알려져 있다. 특별한 주파수의 전류를 이용한 치료방법은 비싼 기계값이나 이 치료를 시행하기 위한 특별한 훈련이 필요하므로 비용이 많이 들어 자가 치료방법으로 이용하는 것에는 한계가 있다. 다행스럽게도 최근에 여러 기관에서 매주 3일 동안 이 방법을 이용하는 훈련 프로그램이 시행됨으로써 임상의들에게 이와 같은 치료법을 사용할 수 있는 교육과 기계를 효과적으로 제공되어 많은 개원의들이 이런 치료방법을 사용할 수 있게 되었다.

— David G. Simons, MD

역자 서문

동결견(오십견)의 워크북(학습북)을 번역함에 있어 많은 도움을 준 삼성서울병원 재활의학과 선생님들께 깊은 감사 드립니다.

많은 부분에서 저자의 의도를 좀 더 명확하게 전달하기 위해 의역이 필요한 경우가 있었고, 우리말로 번역 시 뜻의 전달이 명확하지 않은 용어들은 옆에 원어를 같이 표기하였습니다. 내용상 흐름의 끊김 없이 매끄럽게 표현하도록 최선을 다 하였으며 가능한 원전에 충실하도록 노력하였습니다. 그래도 모자라는 부분과 혹시라도 오역된 부분이 있다면 언제든지 독자들의 충고와 교정, 제안이 있기를 바랍니다.

마지막으로 이 책이 출판될 수 있도록 여러 면에서 끊임없는 도움을 주신 영문출판사 박병조 사장님과 편집부 직원들에게 감사의 말씀 전합니다.

역자 대표
이 강 우

서 론
Introduction

아마도 이 책은 의사가 집필 하는 것이 타당 하였을 것이다. 왜냐 하면 동결견(오십견)은 의학 분야에 속한 문제라고 생각되기 때문이다. 대부분의 사람들은 의사는 어깨에 대하여 모든 지식을 갖추고 있고 따라서 전문적인 지식을 발휘하여 어깨에 대한 모든 문제를 해결할 수 있을 것이라고 기대하기 때문이다. 그러나 여러분들이 이미 잘 알다시피 의사들의 모든 것을 다 잘 아는 것도 아니고 따라서 반듯이 의사만 어깨 문제에 대하여 책을 써야 되는 것은 아니다.

일반적으로, 어깨문제에 대하여는 오히려 의사들의 모르는 것이 많고 특히, 오십견이나 어깨 통증에 대하여는 의사들의 사각지대가 많이 있다. 의학서적을 읽다 보면 "오십견의 진정한 원인이 무엇인지 아직까지 알려져 있지 않다"라는 비관적인 소견을 자주 접할 수 있을 것이다. 그렇다면 사실 "우리는 (의사들) 오십견을 치료 할 줄 모른다"라고 고백하여야 할 것이다. 사실 1940년 때부터 오십견의 원인과 치료에 대해 이미 다 의학계에서 알려졌는데도 아직까지 이 분야에 대해 모른다고 고백해야 하는 것은 의사들에게 상당히 자존심이 상하는 것이다. 근막통증유발점 또는 근육에서 만져지는 딱딱하게 뭉쳐진 부분이 오십견에 원인 이라는 것은 이미 알려진 사실이다. 사실 압통점이 대부분의 만성 통증에 원인이 되는데 많은 의사들은 이것을 받아 들이지 않는다. 낭신 주치의가 근막 압통점에 대한 지식이 있고 이 문제를 다룰 줄 안다면, 당신은 더 이상 어깨 문제에 대해 고민할 필요도 없고 이 책을 읽을 필요도 없을 것이다.

각각의 의사들은 이런 문제 때문에 비난할 이유는 없다. 문제는 근막통증이 과학적인 근거의 부족으로 의료계에서 전통적인 지식으로 받아 들이지 않고 따라서 의학교육에 무시되고 있으며 다만 외과적인 수술 치료나 약물 치료만이 전통적인 의학이라고 가르치기 때문이 주원인인 것이다.

사실 이것도 중요한 의료 분야의 하나인데도 전통적 의학에서 받아들이지 않고 때로는 악선전을 함으로써 이 분야에 교육이 전혀 무시되어 지는 것이다. 어깨 문제를 다룬 이 책의 저자로서 나는 어깨 문제에 대하여는 일가견이 있다고 자타가 공인하는 학문적인 배경은 갖추고 있으나, 정식적인 의사 교육을 받았거나 의료기관의 회원이 있는 것은 아니다. 어깨에 대한 나의 지식은 내 스스로 고생한 오십견에서부터 시작되었다. 물론 많은 분들이 오십견으로 고생하였으나 그것에 대하여 특별히 연구 하거나 공부하지 않고, 다만 오십견으로 인한 고통으로 긴시간만 보내야 하는 경우가 많았다.

그러나 나의 경우에는 오십견으로 고통 받았을 때 내 스스로 치료 하는 방법 특히, 압통점을 마사지 함으로써 스스로 치료하는 방법을 터득하게 되었던 것이다. 많은 환자의 경우, 오십견은 무슨 치료를 받건 치유되기 위해 오랜 시간 걸린다. 그렇지 않은 경우는 그냥 갖고 살아야 한다는 이야기를 많이 들었을 것이다. 그러나 나의 어깨 통증 문제를 치료 하는 데는 별로 시간이 걸리지 않았다. 아마도 약 4주 정도 걸린 것으로 생각되고 이런 면에서 나는 의과대학에서 어깨 관절에 대한 교육을 받지 않은 것을 다행스럽게 생각한다.

첫 번째 자가 치료 방법은 거의 효과가 없었다. 나는 내가 주위에서 들은 모든 자가 치료 방법을 총동원 하였다. 즉, 지팡이를 사용하거나 상지를 사용하여 드는 운동, 어깨 근육을 스트레칭 시키기, 타올을 사용하여 상지 특히, 팔을 끌어올리기, 벽을 사용하여 천천히 손가락과 팔을 최대한 위로 올리기, 코드만 운동법(손에 무게를 들고 팔을 늘어트린 상태로 천천히 원을 그리는 운동) 등 모든 방법을 시도 하였다. 그러나 어떤 치료 방법도 도움이 되지 못하였고, 결국은 나는 팔을 들 수도 없을 정도로 어깨가 더 심하게 아파졌다.

나는 자동차의 시트벨트를 매기도 힘들었고, 한살된 손자를 들어 올릴 수도 없게 되었다. 어쩌다 급하게 문의 손잡이를 급히 돌리게 되면 아주 심한 통증으로 거의 팔을 움직일 수도 없고, 고통으로 숨을 들이 마실 수도 없게 되고, 한참 지나야 겨우 숨을 돌릴 수 있을 정도가 되는 경우가 종종 있었다. 더 이상 책장에서 물건을 내릴 수도 없게 되어 내 어깨는 거의 모든 기능을 상실하게 되었다. 어떤 일을 할 때 꼭 두 팔을 사용해야 할 경우에는 반듯이 한쪽 팔로 아픈 쪽을 들어 올려야 하였다.

코트를 입기 위해 아픈 쪽 팔을 소매에 끼우는 동작은 정말로 고문 당하는 것과 같이 아픔으로 참을 수 없었다. 특히 잠자러 침대로 갈 때 어깨 통증은 심해진다. 자다가 통증 때문에 자주 깨게 되고 어떤 경우에는 완전히 잠을 설치는 경우도 있게 된다. 너무 아플 때는 자다가 일어나 얼음 주머니로 한 시간 가량 얼음 마사지를 하면 통증이 어느 정도 가시어 다시 잠을 잘 수 있게 된다. 그러나 이런 방법은 문제를 해결하는 것은 아니고 아침이 되기 전에 통증은 다시 재발되고 이번에는 샤워기를 이용하여 더운물 찜질을 하며 통증을 완화시켜 보려고 노력하였다.

물론 통증이 잠시 완화 되기도 하지만 이런 식의 치료를 계속 할 수 없고, 어떤 방법으로 영구적인 치료 할 수 있는지 아는 사람을 찾아 나서게 되었다. 몇 년 전 나는 마사지 치료를 받은 적이 있고 좋은 효과로 아주 인상적이었다. 나의 친구가 근육강직으로 인한 요통에 마사지 치료를 권유 하였고 수주간 마사지 치료를 받게 되었다. 사실 나는 마사지 치료에 효과를 별로 기대하지 않았으나 놀랍게도 이 치료사는 단지 3번의 치료로 내 요통을 해결해 주었다. 그 당시에는 잘 몰랐지만 이것은 정말 큰 사건이었다. 그 당시까지는 나는 마사지 치료가 이와 같은 통증을 치유 할 수 있다는 사실을 전혀 몰랐다. 이 치료사는 "압통점"이라는 몇 권의 의학서적을 내게 안내해 주었다. 이 책은 재미 있어 보였지만 나는 그 당시에는 요통에 대한 마사지 치료에 대하여는 그냥 치료사에게 맡겼고, 이 책에 대해서 크게 생각 하지 않았다.

내가 어깨 문제로 심각하게 고생하게 되었을 때, 나는 다시 이 마사지 치료사에 대해 생각 하게 되었다. 즉, 어깨 문제로 마사지 치료사가 해결해 줄 수 있을 것으로 생각 되었다. 불행히도 그 치료사는 이사를 가버려서 나는 다른 마사지 치료사를 찾아 다니게 되었고 거의 비슷한 치료를 받으며 그들에게 어깨 치료에 대하여도 많은 질문을 하였으나, 그냥 그런 정도의 기분 좋은 느낌으로 치료가 끝나게 되었다. 어느 마사지 치료사도 어깨 통증 치료에 대해 자세히 알고 있는 사람이 없는 것 같았다. 주로 어깨를 주무르며 보내는 시간이 많았고, 이것이 어떤 작용을 하는지에 대하여는 생각해 보지도 않았다.

최종적으로 나는 물리 치료사를 찾게 되었으나 역시 만족한 효과는 얻지 못하였다. 내가 스트레칭 운동이 어깨 통증을 악화 시킨다고 이야기 하면, 물리 치료사는 나를 동정하는 눈초리로 바라보며 이것이야 말로 어깨 치료를 하는 정통적인 방법이고 지속적으로 스트레칭 운동을 해야 한다고 강조 하였다.

나는 나를 치료하는 물리 치료사가 그 당시 오십견으로 고통 받고 있었다는 사실을 알지 못하였다. 그 치료사는 자신의 어깨 문제도 치료 할 줄 모르니 당연히 나의 어깨 문제를 치료 할 수 없었던 것은 당연한 것이었다. 따라서 자동적으로 치료를 그만 두게 되었던 것이다. 나는 깊은 좌절에 빠져 결국 내가 스스로 치료법을 알아 내야 하겠다는 결심을 하게 되었다.

결국 옛날 마사지 치료사가 준 "압통점" 책에서 그 답을 찾을 수 있을 것 이라고 생각하게 되었다. 내 생각으로는 그 마사지 치료사만이 통증에 대해서 진정 이해하고 있는 사람이라는 생각이 들었다. 어떤 치료도 도움이 되지 않은 상황하에서 나는 진정코 새로운 치료법을 모색해야 되었다. 나는 책값이 너무 비쌌지만, 어쩔 수 없이 Janet Travell과 David Simons 박사가 공저한 "통증유발점과 기능부전"이라는 책을 주문하여 읽기 시작하자 내가 그 동안 고생한 어깨 문제에 대한 시원한 대답이 보이기 시작 하였다.

이 책에서는 압통점은 근육의 뭉쳐진 부분에 딱딱하게 만져지는 부위로 보통 나는 "결절"이라고 표현하는 부위라고 설명하고 있다. 이 압통점은 지속적인 통증을 유발 할 수도 있고, 통증 없이 조용히 존재 할 수도 있으며 단지 눌렀을 때만이 통증을 여러 곳으로 전달 하고 있어 방사통을 유발 시키는 원인으로 알려져 있다.

이제 나는 내가 고생하는 어깨 통증이 아마도 방사통으로 인한 것이 아닌가 생각하게 되었다. 나는 항상 어깨를 주물러 주어도 통증 완화에 크게 도움이 되지 않았던 원인을 알게 되었다. 통증의 주원인인 압통점은 통증이 일어나는 부위에서 약간 또는 아주 멀리 떨어져 있는 경우가 많다는 것을 알게 되었고, 사실 어깨 주위에는 24개의 근육이 있고 이곳에 압통점이 존재하며 이와 같은 지속적인 어깨 통증을 야기 할 수 있다는 사실을 알게 되었다.

나는 전에는 스스로 마사지 요법을 하면 통증이 완화 되었는데 그 이유에 대하여 알지 못하였지만 Travell과 Simon박사의 책을 읽은 후에는 모든 것이 명확해 졌고, 나에게 보물지도와 같은 역할을 해주었다. 그간의 나의 고통을 해결 하는데 어떤 새로운 방법을 찾아 낼 수 있다는 흥분으로 나는 Travell과 Simons박사의 책을 철두철미 공부하게 되었다.

내가 가볍게 지속적으로 압통점에 압박을 가하면, 압통점이 많이 부드러워 질 수도 있으며 아주 없어 질 수도 있다는 사실을 알게 되었나. 이런 놀라움과 기쁨으로 나는 압통점 치료법을 사용하여 한달 안에 나의 어깨 문제를 치유 할 수 있게 되었다. 놀랍게도 통증은 사라졌고 나의 어깨 문제를 치유 할 수 있게 되었다. 놀랍게도 통증은 사라졌고 밤에 수면을 잘 취할 수 있으며 통증 없이 팔을 잘 사용할 수 있게 되었고, 진정으로 압통점 치료가 나를 살려 주었다.

내 신체 자체를 실험 대상으로 사용하며 치료하다 보니 나는 참으로 많은 것을 배우게 되었다. 특히 압통점이 수없이 많은 곳에 존재 한다는 것을 알게 되었다. 많은 사람들과 같이 나는 그냥 참고 견뎌야 한다는 생각으로 통증을 갖고 지금까지 살아오고 있었다. 지금 생각하면 이런 갖고 살아야 하는 만성통증 덕분에 나 자신을 실험 할 수 있는 계기가 되었고, 이 치료 방법이 이런 만성 통증을 완치 시킬 수 있다는 것을 증명하는 기회가 되었다. 3년 동안에 나는 Travell과 Simons박사가 이 책에서 언급한 120개의 근육에서 만성통증으로 시달리던 딸 Amber의 도움으로 스스로 치료 할 수 있는 압통점들을 찾아 낼 수가 있었다.

내가 이런 모든 과정을 지나고 나서 나는 나의 원래 직업인 피아노 조율사의 직업을 그만두고 전문적 마사지 치료사가 되었다.

결국 나는 꼭 대중들이 알아야 된다는 생각으로 "압통점 치료 기준서"(Davies 2001)라는 책까지 쓰게 되었다. 이 책은 출판 초기부터 아주 성공적인 판매가 되었다. 내가 책을 저술 하였을 때 내 딸 Amber는 마사지 치료사가 되었고, 마침내 우리는 마사지 치료사들을 위한 압통점 치료법 워크샵을 시작 하게 되었다. 첫 2년 동안 우리는 39개 주에서 850명 이상의 치료사를 가르쳤다. 사실 이중에 많은 치료사들은 내가 전에 경험한 봐와 같이 자기 자신의 만성 통증으로 시달리고 있었기에 진심으로 압통점 치료법에 대해 배우고 싶은 준비가 되어 있는 상태였다.

마사지 치료사로서 매일매일의 경험과 내 책을 읽고 평가 해주는 사람들의 의견을 통해서 만성통증으로 시달리는 많은 사람들은 현재의 미국 의료제도에 대하여 염증을 느끼고 있다는 것을 알게 되었다.

어깨 통증으로 의사를 방문하게 되면, 결국에는 물리 치료사에게 보내지고 그곳에서의 치료는 효과 없이 끝나는 좋지 않은 경험을 한 것이 나 한 사람이 아니라는 것을 알게 되었다. 관절이나 근육에 문제가 생겨서 외래를 방문하게 되면, 진통제 처방을 받거나 아니면 물리 치료사에게 치료를 받도록 보내지는 것이 보통이다.

당신의 의사들에게 진료를 보면 만약 어깨 통증이면, 관절염, 근염, 혹은 활액낭염으로 진단 붙이거나 어깨가 잘 안 움직인다면 오십견이라는 진단명을 붙이지만, 이와 같은 진단은 통증의 원인이 되는 압통점에 대하여는 누구도 이야기 하지 않는 것을 알 수 있다.

Travell박사와 Simons박사는 어깨 통증에 대한 가장 잘못된 의사들의 생각은 압통점이 대부분의 어깨 문제에 원인이 된다는 것을 받아 들이지 않는 것에 있다고 기술하고 있다. 즉, 어깨가 굳어진다든지 통증이 발생하거나 관절 운동 범위가 제한 되는 것 이런 모든 것 등이 압통점이 원인이 될 수 있다는 것이다.

때로는 어깨 회전근의 파열이나 인대 압박 증상도 근육의 압통점 발생으로 인하여 어깨 관절이 불균형을 이루면서 생길 수도 있다는 것이다. 대부분의 의사들은 어깨 문제에 대하여는 압통점이 원인이 된다는 것을 받아 들이지 않고 또한 대부분의 전통의학은 어깨 문제는 어깨 관절에서 비롯된다고 생각 하고 있다. 이것이 대부분의 전통의학이 어깨 문제에 대한 치료에 실패하는 원인이 되는 것이다. 전통의학의 맹점은 대부분의 의사들이 통증치료에 Travell과 Simon박사가 제시한 압통점 치료법에 대하여 논의 하거나 시도해 보지도 않았다는 것이다.

내가 마사지 치료사가 된 이후 내 관심사는 주로 어깨 문제였다. 따라서 어깨 문제가 있는 사람들이 나를 찾아오기 시작했다. 이들은 현행 의료 제도의 문제점에 대하여 맹열히 비난 하는 사람이 대부분이었다. 내가 일반의사들이 어깨 문제를 어떻게 다루고 있는가에 대하여 들으면 들을수록 화가 나는 것을 참을 수 없었다.

오십견이야 말로 의사사무실을 방문하면 안 되는 대표적인 것의 하나이다. 기껏해야 진통제 처방이나 물리 치료사에게 보내는 것이 고작이기 때문이다. 최악의 경우에는 전신 마취상태에서 어깨를 비틀어 관절 운동 범위를 넓혀주는 경우도 있다. 의학계에서는 오십견을 치료를 받건, 받지 안건 간에 최소한 2년 이상이 걸리는 것으로 알려져 있다. 의사건 물리 치료사건 치료에 큰 차이가 없어 보인다.

나는 "근막통 입문서"(Davies 2001)에 오십견에 대하여 기술 히였고 많은 사람들이 이로 인해 혜택을 받았다. 이 책에서는 신체 선체를 다루어야 하였기에 어깨 문제에 대하여는 약 24페이지 정도만 간략하게 기술 하였다. 따라서 출판사에서 이 분야에 따로 쓰여진 책이 없으니 오십견에 대하여 따로 책을 쓰도록 권유 하였고 나는 이것을 받아 들이게 되었다.

사실 내가 가장 관심 있는 분야에 대하여 심도 있게 저술 할 수 있는 기회가 되어서 나는 아주 기쁘게 이 제안을 받아들이게 되었다.

오십견으로 고생하는 많은 환자들이 잘못 진단 받고 따라서 적절한 치료를 받지 못하는 상황에서 이 문제에 대하여 심도 있고 완전하게 다룬 책의 출판이 필요하다는 것도 하나의 이유였다.

아마도 이 책으로 일반 환자 뿐만 아니라, 이 분야에 종사하는 의료인에게도 큰 도움이 될 수 있다고 생각 하였다. 나는 내 자신의 어깨 문제를 스스로 치료한 경험과 또 많은 사람들의 어깨 문제를 치료하면서 많은 것을 알게 되었고 따라서 쓸 것이 많이 있었다. 내가 어깨에 대하여 공부하고 스스로 배운 모든 것이 이 책에 쓰여져 있다. 당신들이 이 책을 잘 읽고 이곳에서 제시한 바와 같은 방법을 사용하면 당신들이 현재 고생하는 어깨 통증들을 쉽게 해결할 수 있을 것이다. 어떤 문제 때문에 당신 자신의 압통점을 치료 할 수 없다면, 당신 친구나 부인이나 다른 가족중의 한사람이 이런 치료법을 사용하여 당신을 치료 할 수 있을 것이다. 나는 내 딸의 도움으로 이런 치료법을 물리 치료사 작업치료사 그리고 마사지 치료사들에게 자세한 기법을 가르쳐 줄 수 있었다.

이런 치료 기법이 근막통으로 인한 어깨 문제를 진단하고 치료하는 의사들에게 적당하고 좋은 기법 이라는 것을 알려 줄 수 있었다. 당신은 아마도 당신의 이런 어깨 문제의 해결을 위하여 인터넷을 통해 최대한의 정보를 찾아 보았을지 모르나, 수많은 방법과 말도 안 되는 여러 학설들이 난무하고 있어 무엇이 옳고 그른지를 가려 내는 것이 쉽지 않았을 것이다. 특히 가장 권위가 있다는 웹사이트에 들어가보면 오십견의 원인으로서 아주 고전적인 이야기를 할 뿐 새로운 내용을 찾아 낼 수가 없을 것이다. 아마도 치료 방법에 대해서는 계속 스트레칭 이나 하라는 이야기만 발견하게 될 것이다. 이 책에서는 어깨 문제에 대해서 효과적이고 현재 사용되는 그러나 잘 알려져 있지 않은 여러 가지 지식을 총 망라하였고, 당신 어깨 문제를 치유하기 위해서 어떤 단계를 거쳐 치료 할 것인가 하는 결정을 내리는데 큰 도움이 되게 써놓았다.

특히 피해야 할 것이 무엇이고 받아들여야 할 것이 무엇이고 중요한 것이 무엇인지에 대해 자세히 기술하였다. 여기 있는 방법을 지속적으로 사용한다면, 당신에 어깨 문제를 치유하기 위해서 이곳 저곳 의사를 찾아 다닐 필요가 없을 것이다. 지금 당장 당신이 압통점에 마사지 치료를 시도한다면, 이 방법이 효과적인지 아닌지를 2~3일 내에 알게 될 것이다.

대부분의 환자들은 압통점 마사지를 제대로 하면 금방 통증이 가라 앉은 것을 경험하게 된다. 이런 치료 기법에 대해서 숙지 하기가 어렵다면, 이 책 제 1장부터 다시 열심히 읽어보길 바란다.

얼른 배우고 싶은 마음이 있으면, 이 책 제 4장에서 압통점 마사지 기법에 대해서 자세히 배울 수 있을 것이다. 그리고 나서 제 5장으로 넘어가면 당신 근육에서 만져지는 작고 딱딱하게 뭉쳐진 곳을 쉽게 발견하고, 이것이 당신이 지금까지 고통을 받았던 주 원인이었다는 것을 알게 되고 곧 치료 할 수 있게 될 것이다.

자가치료를 잘 할 수 있는 방법은 이 책 제 5장에 기술한 압통점지침서에 잘 나와있고, 또한 이 책 맨 뒷부분에도 잘 기술되어 있다. 자 이제 당신은 전체를 볼 수 있고 무엇부터 시작해야 될지를 알았을 것이다.

제 1 장

어깨의 해부학, 기능과 기능장애
Anatomy, Function, and Dysfunction of the Shoulder

굳거나 아픈 어깨의 치료를 논하기 전에, 어깨의 해부학을 이해하는 것이 중요하다. 본 장에서는 어깨가 움직이는 방법을 잘 이해할 수 있도록 하여, 왜 어깨가 안 움직이는지에 대한 더 나은 개념을 갖게 해줄 것이다. 일단 어깨를 이해했다는 확신이 들면, 생각만큼 그리 어렵지 않다는 것을 알게 될 것이다. 어려운 문제의 해결방법이 놀랍게도 간단한 경우가 종종 있는데, 어깨의 경우가 바로 그렇다.

물론, 오십견으로 긴 고통의 시간을 보내왔다면, 당신은 의심할 여지 없이 지치고, 낙심되고, 빠른 해결책을 찾고 싶을 것이다. 수개월간의 위기로 당신의 에너지가 고갈되었다면, 본 장을 슬쩍 들여다 보는 것으로 머리를 식힐 수 있을 것이다. 그러나 이 책을 훑어보는 것만으로 쉬운 해답을 찾기는 어려울 것이다. 당신에게 제공되는 모든 것 중에서 재미있는 이야기들을 놓칠지도 모른다. 각 페이지마다 당신의 어깨 문제의 진정한 원인과 해결 포인트에 대한 이해를 높여주는 내용들이 담겨있다. 당신은 앉아서 코끼리를 먹으라고 권유받은 기분일 것이다. 그러나 당신은 코끼리를 먹는 방법을 이미 알고 있다. 물론, 한번에 한입씩 먹는 것이다.

오십견이란? What Is Frozen Shoulder?

어깨문제는 대개 예상되는 과정을 거친다. 어깨 근육이 약해지고 통증유발점을 동반한 기능장애가 발생하면, 주변 근육들이 보상을 하게 되어있다. 추가적인 부담아래 놓여있는 근육들은 도미노처럼 차례로 통증유발점을 갖게 되어, 한 부위의 모든 근육이 함께 문제가 된다.

가벼운 일상 동작이 불가능해진다. 당신은 더 이상 등을 긁지도, 머리를 빗지도, 팔을 뻗어 선반위의 씨리얼을 꺼내지도 못한다. 두 손을 사용해서 무언가를 하려면, 성한 팔을 이용해서 아픈 팔을 들어주어야 한다. 당신은 몸을 가로질러 안전벨트를 매지 못할 지도 모른다. 지속되는 통증은 수면을 방해하고 직장생활을 어렵게 한다. 오십견이 완전히 생기면, 어깨 문제가 수개월, 때로는 수년씩 지속될 수 있다. (Simons, Travell, and Simons 1999, 604-605; Bonica and Sola 1990, 951).

"동결견"(역자 주: 서양에서는 "오십견"을 얼어붙은 어깨라는 뜻의 "동결견"이라 부름)이라는 용어는 매우 심하게 감소된 어깨 움직임을 특징으로 하는 어깨 상태를 잘 묘사하고 있다. 그러나 의사 트라벨과 싸이먼은 동결견은 진정한 의학적 진단명이 아니라고 지적했다. 왜냐하면, 의학계 내에서, 동결견의 원인에 대해서도 잘 알지 못하고, 회복에 도움이 되는 증명된 치료 방법도 없기 때문이다(Simons, Travell, and Simons 1999, 604).

실제로 모든 의학문헌에서, 저자들은 한결같이 반복해서 오십견은 수수께끼 상태라고 말하는데, 이는 곧 원인을 모른다는 뜻이다. 그러나 Travell과 Simons은 Janet Travell이 의학 학술지에 이에 대해 서술하기 시작한 이래로 지난 60년 동안 오십견의 원인이 밝혀져 왔다고 역설한다. 어깨와 관련된 근막통증유발점의 효과를 고려한다면 오십견은 대개 정확하게 진단될 수 있다. 더 나아가, 통증유발점 치료는 대개 문제를 해결해준다.

흥미롭게도, Travell과 Simons은 견갑하근 단 한 개의 근육에만 통증유발점이 있어도 오십견의 모든 증상을 만들어 낼 수 있음을 발견하였다. 비록 거의 항상 다른 근육들도 관련이 있지만, 견갑하근 단독으로 관절 가동 범위의 감소, 어깨 깊은 부위의 지속적인 통증, 수면장애, 갑작스런 움직임 시 날카로운 통증 등의 원인이 될 수 있다.

수천명의 마사지 치료사들과 다른 보건 의료 종사자들의 임상적 경험에 의하면 오십견은 견갑하근과 어깨 부위의 다른 특정 근육들의 통증유발점을 치료함으로써 성공적으로 해결될 수 있음이 증명되었다. 그러나, 더 넓은 의료계에서는 여전히 오십견의 진단과 치료에 있어서의 통증유발점에 대해 매우 드물게 고려하고 있다(Simons, Travell, and Simons 1999, 604, 605).

유착성 관절낭염(Adhesive Capsulitis)

유착성 관절낭염은 당신이 오십견으로 알고 있는 문제에 의사들이 붙이는 다양한 진단명 중 하나에 불과하다. 아래에 나열된 다양한 용어들이 이 "수수께끼 같은" 상태를 일컫는 다른 표현들이다.

- 견봉쇄골 관절염
- 접착성 견봉하 점액낭염
- 관절섬유증
- 억제 고삐 어깨
- Duplay 증후군
- 관절와 상완 활액막염
- 상완견갑 결합조직염
- 자극성 관절낭염
- 폐쇄성 점액낭염
- 주위관절 관절염
- 투수 팔
- 견갑흉부 점액낭염
- 접착성 점액낭염
- 유착성 점액낭염
- 석회해면류 점액낭염
- 퇴행성 관절염
- 오십견
- 상완 저운동성 증후군
- 특발성 관절낭염
- 관절낭 섬유증
- 어깨 주위관절염
- 주위관절낭염
- 견갑상완 주위관질염
- 견봉하 점액낭염

이 용어들 중 일부는 그런대로 들어맞는다고 생각한다면, 당신 생각이 맞을 것이다. 이 용어들은 모두 매우 비슷하며, 대부분 추측에 의한 산물로, 대부분의 임상의들이 실제 오십견의 원인을 잘 모른다는 사실을 반영해준다.

임상의들 사이에서, 유착성 관절낭염은 오십견의 증후들에 대한 가장 보편적인 설명이다. 겉으로 보면,

이 단어는 완벽해보인다. 당신의 어깨가 붙었버렸다면, 어깨 안에 문제의 원인이 되는 끈적한 덩어리가 반드시 있을 것이다. 당신이 팔을 움직일 수 없다면, 분명히 어깨 관절 내에 유착이 있을 것이다. 이 용어는 의과대학에서 가르쳐지는 공식적으로 인정되는 이론적 설명이다. 인터넷을 찾아보면, 당신은 모든 곳에서 이 논리적으로 보이는 설명을 찾을 수 있다. 당신의 의사 진료실에 비치되어 있는 아름답게 도안된 안내책자들은 이와 같은 설명을 전파해서 환자들의 마음 깊이 새겨지도록 한다. 그러나 대부분의 오십견의 원인은 유착성 관절낭염이 아니므로 이 이론은 결함이 있다. 통증유발점이 바로 그 원인이다.

높은 실패율에도 불구하고, 유착성 관절낭염에 대한 수술이 오십견에 대한 의학적 치료로 점점 더 받아들여 지고 있다. 유착성 관절낭염의 치료로 받아들여지는 방법들로는 현재 마취 하 조작, 관절낭의 수압팽창술, 견갑하건의 severing, 활액막 일부 제거, 오구상완 인대 제거, 관절경하 유착제거술, 그리고 전방관절낭의 수술적 유리술이 있다. 근막통증유발점에 대해 알고 있는 임상가들은 이러한 방법들을 대개 시행하지 않는다(Simons, Travell, and Simons 1999, 604-605).

근본적인 질문 (The Fundamental Question)

오십견에 관한 기본적인 쟁점은 이것이 유착에 의한 것이냐, 통증유발점에 의한 것이냐 하는 것이다. 문제가 관절에 있을까 아니면 근육들에 있을까? 유착성 관절낭염이 실제로 일어나긴 한 걸까? 모든 이런 어깨 문제에 정말로 수술이 필요할까?

대부분의 의학 문헌에서는 오십견 치료로 초기 3~6개월 동안은 보존적, 비수술적 방법으로 시작하도록 권한다(Cuomo 1999, 405-407). 많은 경우에 물리치료가 도움이 되지 않거나 오히려 문제를 악화시킨다는 사실에도 불구하고, 전통적인 물리치료가 일반적으로 선택된다. 물리치료, 특히 강도높은, "공격적인" 물리치료를 시행하는 것보다 아무 치료도 하지 않는 편이 더 나은 결과를 보여주었다는 한 연구가 있다 (Diercks and Stevens 2004, 499-502).

대부분의 경우에, 오십견은 비록 1년 꼬박, 또는 2년 반 이상이 걸릴지 언정 저절로 낫는다. 이는 곧 당신이 견딜 용기만 있다면, 당신의 어깨는 언젠가 저절로 나아서 정상으로 돌아올 수 있음을 의미한다. 이 사실만으로도 오십견은 대개 유착성 관절낭염 때문이 아님을 의미한다. 섬유조직(유착)이 형성되면 대개 지속적이고, 자연 치유 경향을 보이지 않는다.

Travell과 Simons은 오십견 환자 10명중 한명은 저절로 낫지 않을 수 있고, 그런 경우에는 유착에 대한 수술적 치료가 필요한지 고려해볼 수 있다고 말한다. 그러나 그런 후에도 수술을 잘 권하지 않는다. 실제로 유착이 형성된 경우에, Travell과 Simons은 항섬유화 제제(Potaba)를 사용하기를 선호하며, 이 역시 통증유발점이 해소된 후에도 관절 가동범위에 제한이 남아있는 경우에만 사용한다(Simons, Travell, and Simons 1999, 605).

유착성 관절낭염의 실체는 이것이 표준이 아니라는 것이다. Travell과 Simons은 수 개월 또는 수 년 동안 통증유발점에 이환된 근육들에 의해 어깨의 가동범위가 감소한 이후에 유착성 관절낭염이 실제로 일어날수도 있다고 믿었다. 유착이 형성되려면 시간이 걸린다. 어깨는 유착이 생기기 시작하기도 전에 이미 굳어버린다. Travell과 Simons의 견해는, 어깨 복합체의 근육들에 발생한 통증유발점을 치료하는 것이 첫번째 방법이 되어야 하며, 빠를수록 효과가 좋고, 유착성 관절낭염이 문제가 되지 않도록 막아줄 수 있다고 한다(Simons, Travell, and Simons 1999, 605).

어깨 복합체 The Shoulder Complex

인간이 손으로 할 수 있는 모든 일들을 생각해보라. 그 다양성은 실로 굉장하며 특히, 스포츠와 예술 분야에 있어서 그러하다. 기술이 빠르게 발전하는 세상에 살면서 인간의 손과 손가락은 미세하고 새로운 조작을 수행하도록 날마다 요구받는다. 손의 다양한 모든 동작들은 어깨 관절의 힘과 자유로운 움직임에 직결되어 있다. 그 힘과 유동성을 빼앗기면 당신이 하는 모든 일에서 심각한 장애를 겪게 된다.

어깨관절의 구조는 신체의 다른 어떤 관절보다도 큰 가동범위를 부여한다. 문제는 이런 예외적인 운동성을 얻는 대신에 구조적 안정성을 잃는데 있다. 정상 상태에서, 어깨 근육들이 강하고, 유연하고, 건강할 때에는 안정성은 문제되지 않는다.

팔을 무한하게 다양한 동작으로 움직이려면 관련된 모든 근육들이 극도로 섬세한 조화를 이루어야 한다. 각 어깨의 기능에 영향을 주는 근육은 목 양쪽에 있는 사각근을 포함해서 24개이다. 사각근이 어깨에 어떻게 해서 영향을 주게 되는가? 해답은 뻣뻣한 사각근이 어깨, 팔, 손으로 가는 신경과 혈관을 압박할 수 있다는데 있다. 이 구역에서 신경이 지장을 받거나 혈액 순환이 원활하지 않으면 문제는 매우 빨리 시작된다. 그러므로, 사각근이 보통은 어깨 근육으로 간주되지 않지만, 많은 어깨 문제는 종국에는 사각근의 문제까지 거슬러 올라갈 수 있다.

실로 무제한적인 다양한 동작 및 조작을 수행하는 손과 팔의 자세에 있어서 건강한 공-소켓 관절이 중요하다는 것은 이해하기 쉽다. 소켓 안에서 공의 움직임이 어깨의 기본 동작이지만, 견갑골의 움직임 역시 매우 중요하다. 팔이 기중기이고, 견갑골이 기중기의 플랫폼의 일종이라고 생각해보자. 어깨관절은 기중기의 축받침에 해당된다. 팔의 가동범위를 최대화하기 위해, 견갑골은 인대의 제한을 받지 않으므로 등에서 자유롭게 움직인다. 이러한 자유를 얻기 위해 견갑골을 지지하고 조정하는 몸통 앞, 뒤의 강력한 근육들의 정교한 배열이 필요하다. 어깨에 연관된 24개의 근육들 중 견갑골에 부착된 근육이 17개이다.

어깨에는 세 개의 관절이 있고, 거기에 매우 많은 수의 인대와 힘줄, 그리고 상당량의 연골과 연부조직이 있다. 당신이 익히 알고 있는 공-소켓 관절은 기술적으로 *관절와상완 관절*로 명명한다. 다른 관절은, *견봉쇄골 관절*로 견갑골을 쇄골과 연결해준다. 세번째는 *흉쇄관절*로 쇄골을 가슴뼈에 부착시켜준다. 각 관절마다 강력한 인대들이 있어서 이들 사이의 어느 정도의 움직임을 허용하는 범위에서 뼈의 위치를 정확하게 유지시켜준다. 유명하지 않은 *회전근개*는 견갑골의 안쪽면과 바깥쪽면을 덮고 있는 매우 중요한 4개의 힘줄들로 구성된다.

놀랍게도, 오직 한 개의 뼈와 뼈를 잇는 관절이 어깨 복합체를 몸의 나머지 부분에 부착시켜준다: 흉쇄관절, 이곳에서 쇄골이 가슴뼈에 붙는다. 반면에 팔은 몸통에 오직 근육들로만 연결된다. 몇몇은 견갑골을 척추와 흉곽에 부착시킨다. 다른 근육들은 팔을 견갑골 또는 늑골에 부착시킨다. 당신의 등에 있는 매우 큰 근육, *광배근*은 실제로 윗팔뼈, *상완골*에서 시작해서 골반 위쪽까지 내려간다! 어깨의 이런 부분들에 대해 좀더 살펴보면서, 기본 개념을 만들어보도록 하자.

어깨의 골격 Bones of the Shoulder

앞서 말했듯이, 양쪽에 17개의 근육이 각각 당신의 견갑골과 팔, 그리고 몸통을 연결한다. 어깨의 골격이 어떻게 생겼는지 알고 뼈의 표지를 찾을 수 있으면 이들 근육들을 찾아서 치료하기가 훨씬 쉬워진다(그

림 1.1과 1.2). 아래 내용은 두 그림의 명칭이다:

A. 견갑골의 상부각(최상점)
B. 견갑골의 내측경계(안쪽 모서리)
C. 견갑골의 외측경계(바깥쪽 모서리)
D. 견갑골의 하부각(최하점)
E. 견봉(어깨의 바깥 꼭지)
F. 오구돌기(어깨 앞쪽으로 돌출)
G. 상완골두와 관절와(공과 소켓)
H. 견갑골극(견갑골의 능선 같은 가시)
I. 상완골(윗팔 뼈)
J. 쇄골

당신의 손바닥을 쇄골에 대고, 견갑골극 바로 위쪽에 있는 견갑골의 *상부각(A)*을 만져보라(그림 1.3). 팔을 앞뒤로 흔들면 손가락 밑에서 상부각이 뒤에서 앞으로 움직이는 것을 확인할 수 있다. 이것은 회전근개 4개 중 하나인 *극상근*의 위치를 찾기 위한 중요한 표지이다.

견갑골에서 가장 잘 만져지는 구조물은 *견갑골극(H)*이다. 매우 마른 사람의 경우 피부 밑으로 돌출된 부분을 볼 수도 있다(그림 1.4). 손가락으로 만지면서 보라. 어떤 사람에서는 거의 수평에 가깝다. 또 다른 사람에서는 견갑골극 안쪽 경계에서 어깨의 바깥쪽으로 가면서 위를 향하는 각을 이루기도 한다. 살이 찐

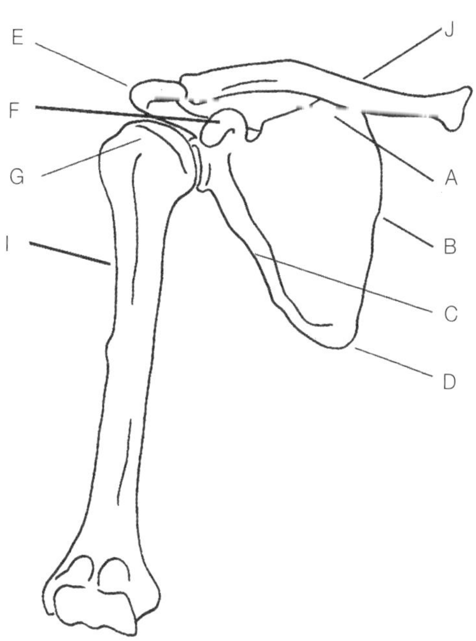

그림 1.1 우측 어깨 골격의 앞면

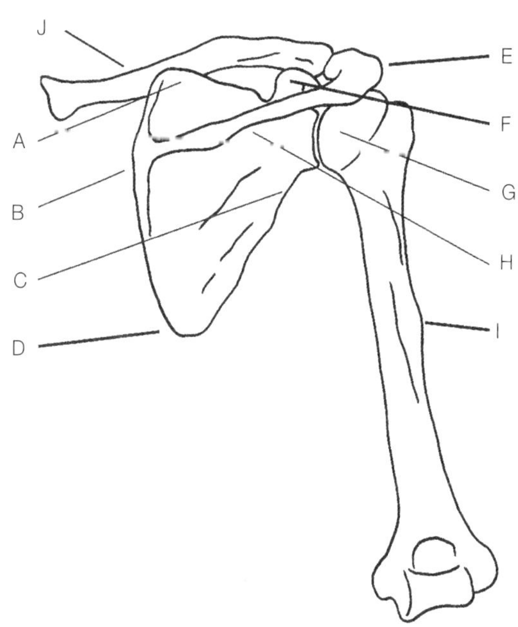

그림 1.2 우측 어깨 골격의 뒷면

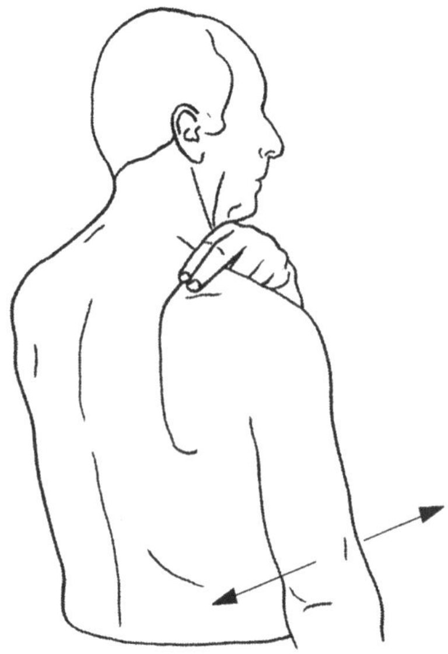

그림 1.3 팔 흔들며 손가락 끝 밑에서 상부각의 움직임 느끼기

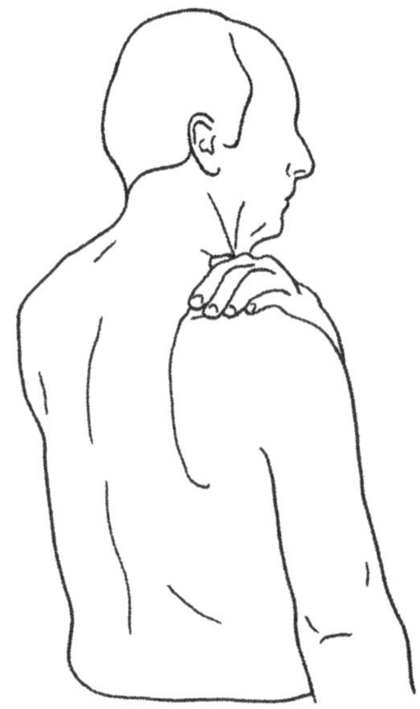

그림 1.4 견갑골극의 위치, 상부각 아래로 1인치

사람에서도 어깨 뒤쪽으로 각진 돌출부위를 볼 수 있고, 이로서 피부에 뼈 능선이 있음을 알 수 있다.

이제 어깨의 바깥쪽 꼭지에 있는 납작한 뼈 선반 같은 *견봉(E)*을 찾아보자(그림 1.5). 어깨의 바로 뒤쪽 꼭대기에 다소 뾰족한 점을 느껴보라. 그림에서 둘째 손가락이 닿은 곳이 견봉이고, 셋째, 넷째 손가락이 상완골두 위에 놓여있다. 당신의 팔 밑에 있는 등의 옆면에서, 당신은 견갑골의 *외측 경계(C)*를 만질 수 있어야 한다(그림1.6). 이곳은 견갑골 안쪽면을 덮고 있는 *견갑하근*을 찾는데 중요한 표지이다.

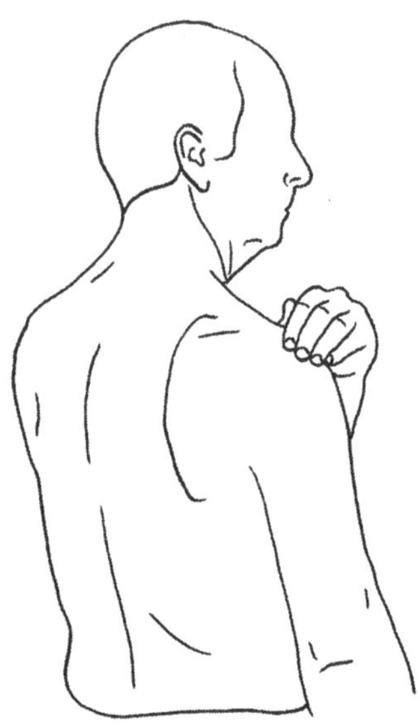

그림 1.5 둘째 손가락이 견봉을 만지기

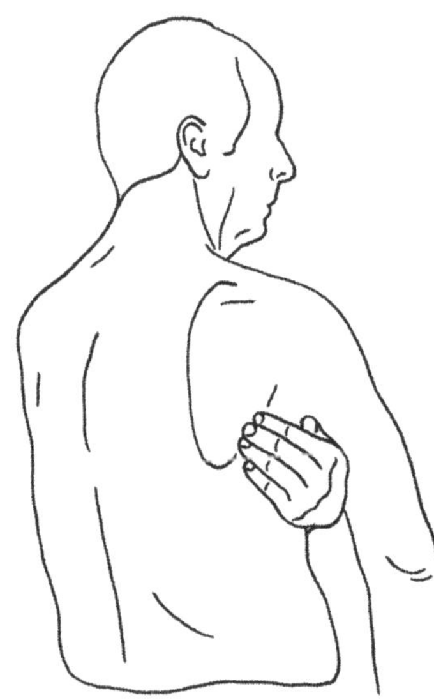

그림 1.6 견갑골의 외측 경계 만지기

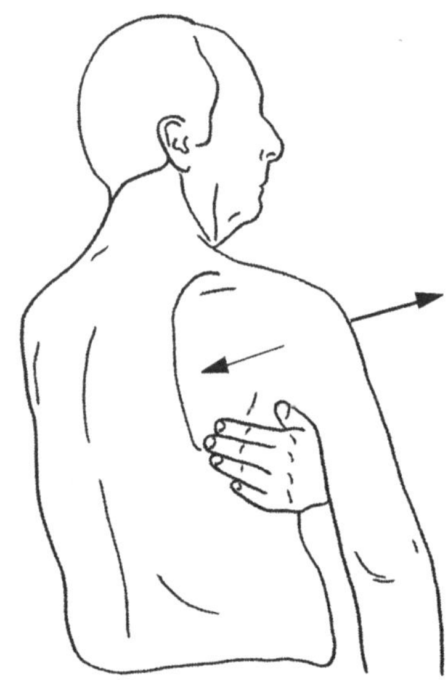

그림 1.7 어깨를 앞뒤로 움직이며 하부각의 움직임 느끼기

견갑골의 외측 경계를 따라 내려가서 아래쪽 끝에 이르면 *하부각(D)*이 있다. 이것을 느끼기 위해서, 어깨를 앞뒤로 움직이면 하부각이 손가락 밑에서 뒤에서 앞으로 움직인다(그림 1.7). 어깨 통증 때문에 관절 가동 범위에 제한이 있지 않다면, 등을 가로질러 팔을 쭉 벋어서 *내측 경계(B)*에 닿도록 시도해보라(그림 1.8). 또한, 어깨 너머로 팔을 뻗어서 내측 경계의 위쪽 부분도 만져보라. 외측 경계와 내측 경계를 확실히 알지 못하면, 견갑골 외측면의 아래쪽 2/3를 덮고 있는 극하근을 찾는데 어려움을 겪을 것이다. 극하근의 통증유발점은 어깨 통증의 가장 흔한 원인이 될 수 있다.

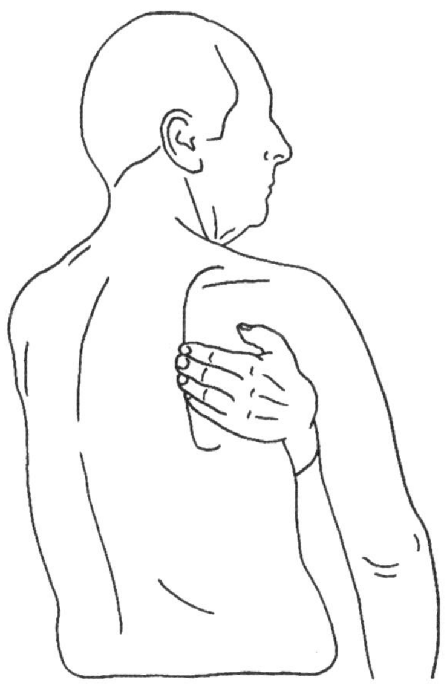

그림 1.8 견갑골의 내측 경계 만지기

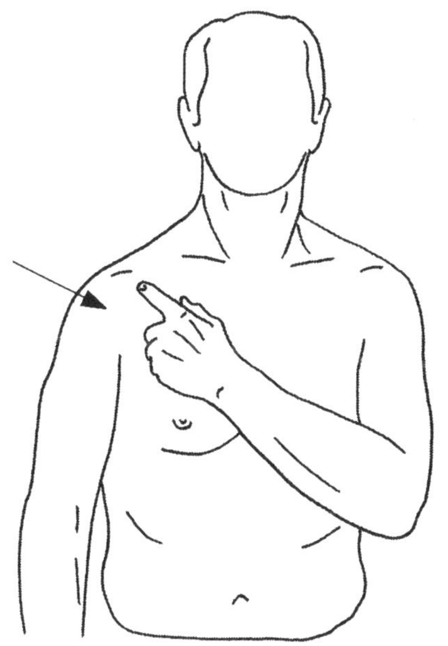

그림 1.9 오구돌기 만지기; 화살표는 상완골두 표시

마지막으로, *오구돌기(F)*를 찾아보자. 이것은 어깨의 일부이지만 어깨를 관통해서 앞쪽 피부 밑으로 돌출되어 있다(그림 1.9). 오구돌기는 상완골두 옆 쇄골의 바깥쪽 끝 바로 아래에 깊숙이 자리잡은 대리석 같이 느껴진다.

어깨의 관절들 Joints of the Shoulder

어깨의 통증과 뻣뻣함은 너무나 자주 공-소켓 관절의 문제로 잘못 인식된다. 당신이 처음 배운 말 중에 "염증", "건염", "점액낭염", 또는 "관절염"이 있을 것이다. 또는 관절 연골이 상했다거나 관절이 파열 또는 유착으로 지장을 받는다고 들을 지도 모른다. 이러한 상황들이 존재하긴 하지만, 당신이 이런 용어들을 자주 듣는 것만큼 흔하지는 않다. 대개, 공-소켓 관절은 문제없고 근육들이 문제이다. 어깨 관절들의 구조를 좀더 자세히 들여다 보자.

관절와상완 관절(Glenohumeral Joint)

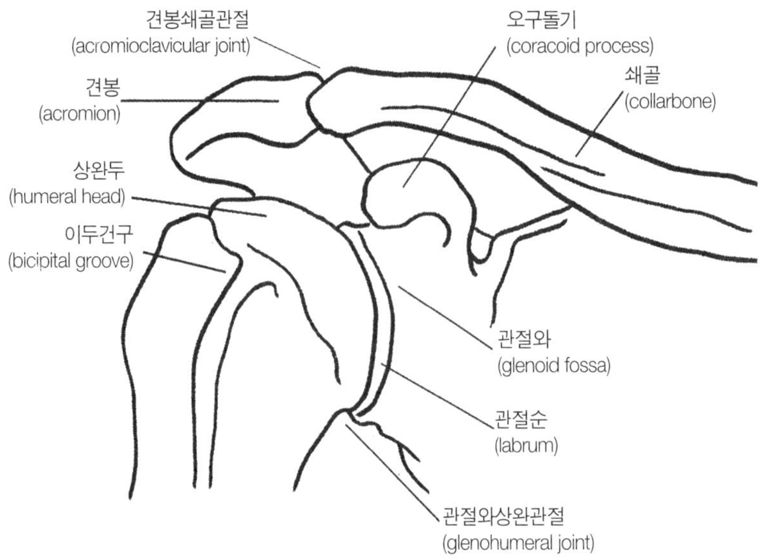

그림 1.10 우측 어깨 관절의 앞면

공–소켓 관절에 대한 전문 용어는 관절와상완 관절이다(그림1.10). 이것은 회전타원형 관절로도 알려져 있다. 관절의 두 부분은 상완 골두(공)와 관절와(소켓)이다. "관절와(glenoid)"라는 단어는 그리스어로 "함몰(cavity)"을 의미하는 단어에서 유래되었다.

함몰부 주변을 둘러싼 강한 연부조직 또는 입술에 해당하는 *관절순*(glenoid labrum)에 의해 조금 더 움푹해지긴 하지만, 관절와는 실제로 상당히 얕다. 이런 얕은 구조와 관절순의 유연성 덕분에 상완 골두는 최대한 자유롭게 움직일 수 있다. 공은 소켓 안에서 내회전, 외회전을 비롯한 여러가지 움직임을 할 수 있다. 위로 회전과 아래로 회전, 미끄러져 올라가기와 내려가기, 앞뒤로 미끄러지기도 가능하다.

견봉쇄골 관절(Acromioclavicular Joint)

*견봉쇄골 관절*은 견갑골의 견봉과 쇄골의 바깥쪽 끝을 연결해 준다(그림 1.10). 약간의 굴곡을 허용하는 범위 내에서 강력한 인대들이 이 관절을 한데 묶어준다. 이 관절은 두개의 뼈가 같은 방향으로 움직이게 하지만, 각각 독립적으로 회전도 가능하다. 팔을 머리 위로 번쩍 들어올리는 동작은 견봉쇄골 관절의 작은 움직임들의 자유도에 달려있다(Smith, Weiss, and Lehmkuhl 1996, 230).

흉쇄관절(Sternoclavicular Joint)

*흉쇄관절*은 쇄골과 흉골을 연결하는 관절이다. 이것은 실제로 어깨와 몸통(보이지 않음)을 연결해주는 유일한 관절이다. 이 강력한 연결로 인해, 흉쇄관절은 모든 방향의 어깨 움직임, 특히 *어깨 내밈*, 또는 전방 이동을 제한한다. 골절된 쇄골이 겹쳐지거나 기형적인 배열로 유합되면 어깨와 상체의 자세가 영구적으로 왜곡될 수 있다(Smith, Weiss, and Lehmkuhl 1983, 222).

견갑흉부 "관절" (Scapulothoracic Joint)

진짜 관절은 아니고, 유난히 자유롭게 움직이기는 하지만, 견갑골과 흉부 사이 연결부는 마치 관절처럼 행동한다. 이러한 특징은 신체의 다른 어떤 뼈의 관절과도 다르다. 강력한 근육들이 견갑골을 척추, 두개, 그리고 흉곽의 골격에 연결시키는 반면, 인대로 인한 연결이 거의 없어서 흉곽에 대해 광범위하게 회전하고 미끄러질 수 있다. 이러한 움직임의 자유가 없다면, 팔의 관절가동 범위가 심하게 제한될 것이다.

어깨 관절의 연부조직 Connective Tissue of the Shoulder Joints

연부조직은 근육에서 뼈에 붙는 모든 것을 포함한다. 근육은 관절을 묶어 놓기에 너무 유연하다. 반면에 연부조직은 너무 단단하고 늘어나는 성질이 많이 부족하다. 결과적으로, 인대, 힘줄 그리고 다른 연부조직은 근육조직보다 찢어지거나 다른 손상에 더 쉽게 노출된다.

인대 (Ligaments)

*인대*는 두 개 이상의 뼈를 한데 묶어주는 매우 강력한 섬유 조직의 띠 또는 판이다. 인대는 관절을 이루는 뼈들 간의 움직임을 제한하고 이는 장점도 단점도 될 수 있다. 인대가 과도하게 스트레치되고 정상적인 지지 역할을 하기에 너무 느슨해지면 과운동성이 발생한다. 이렇게 관절이 느슨해 지면, 근육을 포함해서 관절과 연관된 조직들이 과도한 당김에 대해 취약해진다. 인대가 찢어지거나 늘어날 정도로 강한 힘으로 관절이 당겨져서 발생되는 손상을 *염좌*라고 한다.

주요 어깨 인대들은 그림 1.11에 나타나있다. *견봉쇄골 인대*는 견봉돌기(견봉의 끝)와 쇄골의 외측 끝부분을 연합시킨다. 견봉쇄골 관절의 탈구 또는 어깨의 탈구에서, 이 인대는 대개 찢어진다.

관절낭 인대는 관절와상완 관절을 둘러쌓아 효과적으로 봉하고 있다. 관절낭 안쪽의 작은 공간에는 활막액이 채워져 있어서 관절을 윤활시킨다. 이 밀봉된 관절낭은 내부에 음압을 형성해서 관절 사이를 벌어지게 하는 힘에 대항해서 관절와상완 관절이 붙어있을 수 있도록 돕는다(Edgelow 2004, 222). 그러나 관절낭 인대는 보통 상당히 느슨하고 유연해서 관절의 움직임을 최대한 자유롭게 허용한다.

*흉쇄 인대*는 쇄골의 안쪽 끝을 흉골(보이지 않음)의 꼭대기와 연결해준다. 이것은 쇄골과 흉골 사이의 어느 정도의

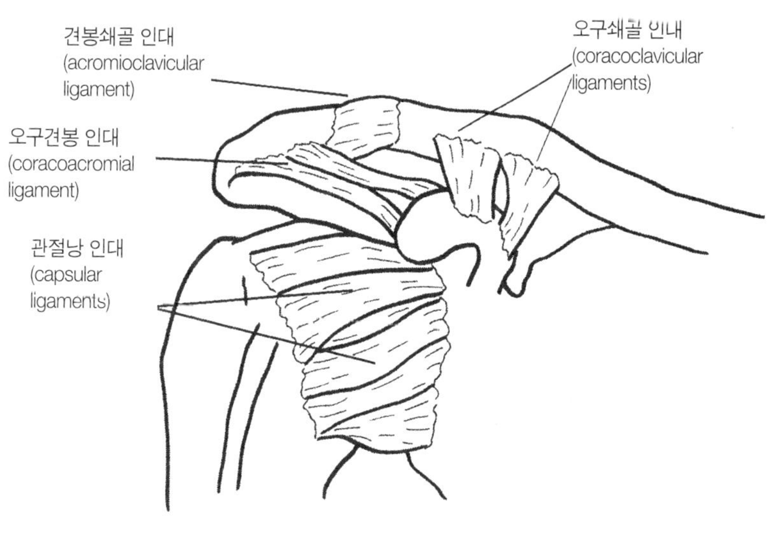

그림 1.11 우측 어깨 인대의 앞면

움직임을 허용하면서 어깨 복합체를 몸통에 부착시키는 매우 중요한 구조물이다. 이 곳에서의 자유로운 움직임이 없다면 당신은 어깨를 움직이고, 머리 위로 팔을 뻗는 동작을 하기 어려울 것이다.

*오구견봉 인대*는 상당히 손상 받기 쉬운 견갑골의 돌출부인 오구돌기와 견봉을 이어준다. 이 인대의 부착으로 서로를 지지해주고, 견봉과 함께 관절과 상완 관절 위를 덮는 일종의 지붕을 형성한다.

*오구쇄골 인대*는 쇄골의 바깥쪽 끝을 오구돌기와 이어준다. 이것은 견갑골을 쇄골에 강하게 부착시켜서 결국에는 흉골을 통해 몸통 자체에 부착시켜준다.

*오구상완 인대*는 오구돌기에서 상완의 대결절(보이지 않음)에 부착된다. 대결절은 상완 골두 윗면에 위치한 이두건구(bicipital groove)의 양쪽 융기부보다 크다. 오구상완 인대는 관절낭 인대처럼 관절이 상당히 느슨해서 가동 범위 끝에서는 강력한 지지를 하면서도 상완골두의 움직임을 최대한 허락한다.

힘줄(건) (Tendons)

힘줄은 근육을 뼈에 이어주는 매우 질기고 하얀 끈 모양의 연부조직이다. 힘줄은 매우 강해서 찢어지는 일이 드물다. 때때로 근건근개라고 불리는 회전근개는 어깨의 구조물 중에서 가장 흔한 것 중 하나로 종종 어깨 통증의 원인으로 잘못 비난받는다. 근개는 상완골두의 윗쪽 2/3를 고리처럼 둘러싸며(그림 1.12) 소원근, 극하근, 극상근, 견갑하근의 힘줄들로 이루어진다. 이 근육들이 회전근개 근육이다.

어깨와 관련된 다른 매우 중요한 힘줄은 두 개의 이두건과 한 개의 삼두건이다. 이두근 장두의 힘줄은 이두건구를 지나서 관절와 상연에 부착된다(그림 1.13). 이두근 단두의 힘줄은 오구돌기에 부착된다(그림 1.14). 이두근과 삼두근은 그들의 힘줄을 통해서 무거운 무게나 강력한 힘에 의해 공-소켓 관절이 벌어지는 인력이 존재할 때 관절을 붙들어 주는 매우 중요한 역할을 한다.

어깨 앞쪽의 통증은 종종 이두근 장두의 건염으로 잘못 오인된다. 이렇게 추측된 이두건염은 대개 단

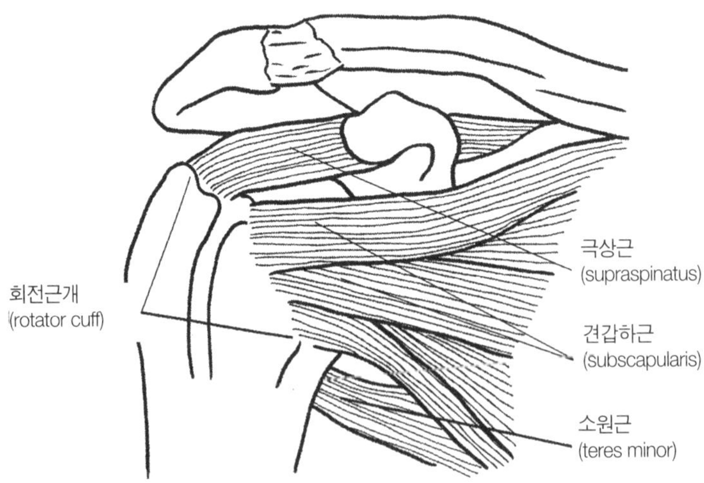

그림 1.12 회전근개 근육의 힘줄. 이쪽에서 보면 극하근이 상완 골두 뒤쪽에 붙는 부분이 보이지 않는다.

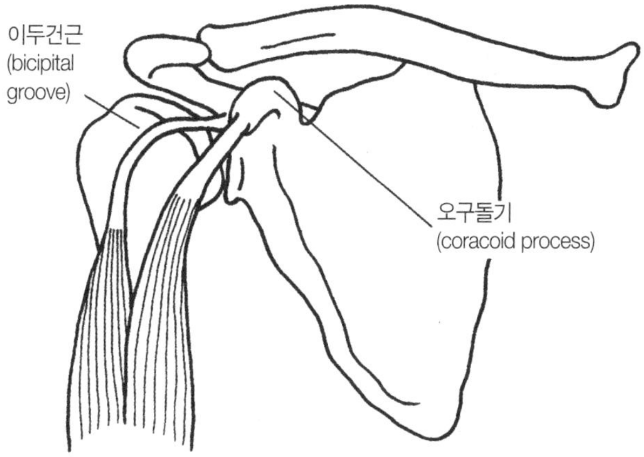

그림 1.13 이두건의 견갑골 부착부위-장두는 관절와 상연, 단두는 오구돌기

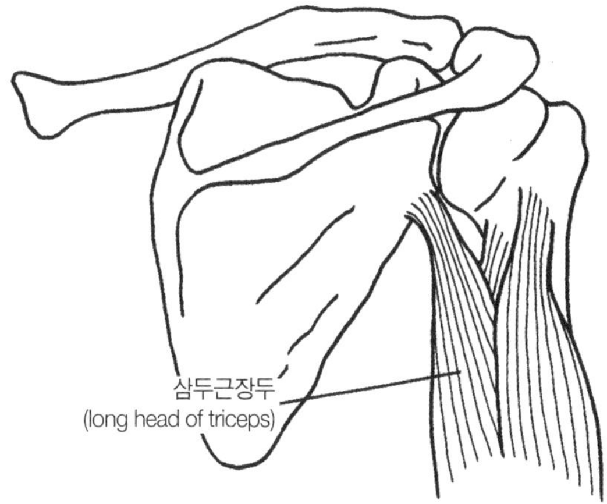

그림 1.14 우측 어깨 후면. 삼두건 장두의 관절와 하단부 부착; 외두와 내두의 상완 후면 부착

순히 어깨 뒤쪽 극하근 통증유발점에서 기인한 연관통이다. 이것은 어떻게 근막통이 잘못 진단되는 지에 대한 전형적인 예이며 아픈 부위 자체에 문제가 있다고 가정할 때 초래되는 진단 착오의 뚜렷한 예이다.

점액낭 (Bursas)

*삼각근하 점액낭*이라고 불리기도 하는 *견봉하 점액낭*은 점성 높은 활막액으로 채워진 주머니로서, 상완골두에 부하되는 극상근 힘줄로 부터 견봉을 분리시킨다(그림 1.15). 이것은 상완골두가 견봉을 직접 건드리지 않고 그 밑에서 자유롭게 움직이게 한다. 어깨 꼭대기의 통증은 종종 점액낭염, 이 점액낭의 염증으로 잘못 진단되나, 실제로는 수 인치 떨어진 극상근의 통증유발점에서 기인한 통증이 원인이다. 진짜 점액낭염도 종종 발생하지만, 일반적으로 믿는 만큼 그렇게 자주는 아니다. 통증유발점 치료는 진짜 원인에 대한 어떤 질문도 순식간에 불식시킨다.

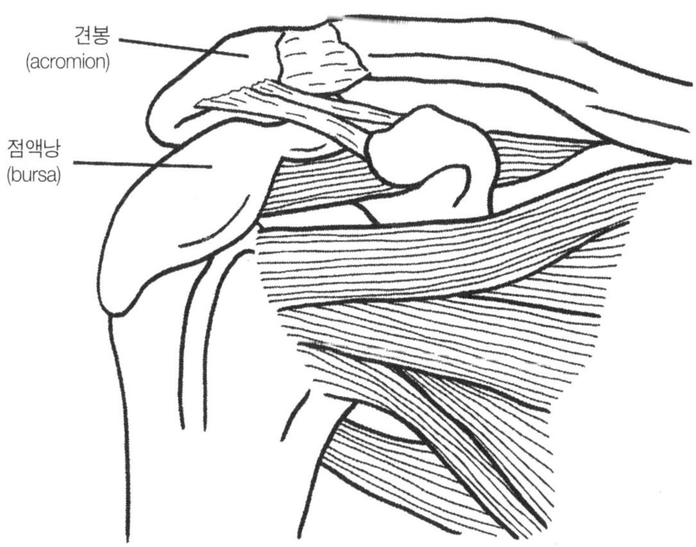

그림 1.15 우측 어깨 앞면, 견봉하 점액낭

또 다른 *점액낭*, *견갑하 점액낭*은 견갑하근의 힘줄과 그 밑에 있는 관절

낭 인대 사이(보이지 않음)에 위치한다. 견갑하근은 상완골두 앞면에 부착한다. 근막통증유발점의 영향에 대해 익숙하지 않은 임상가는 어깨 앞쪽 통증의 원인을 종종 견갑하 점액낭염으로 잘못 판단한다.

어깨 관절낭 (Capsule of the Shoulder Joint)

어깨 *관절낭*은 관절낭 인대와 근막으로 이루어진 섬유 주머니이다. 근막은 근육을 둘러싸서 근육들 사이, 그리고 다른 신체 구조물 사이를 분리시키는 매우 얇고 투명한 막이다. 늘어나고 수축하면서 근막의 기본적인 목적은 단단한 기본 골격을 갖지 못한 조직을 지지하는 것이다. 활동을 하지 않으면 근막이 수축해서 구조물들을 한데 묶어 뻣뻣하게 하고 가동범위를 감소시킨다. 그러나 다양한 스트레칭 기법들은 근막이 정상적인 탄성을 회복시켜준다. "근막(fascia)"이라는 단어는 라틴어 "끈(band)"에서 유래되었다.

연골 (Cartilage)

*연골*은 어깨 복합체의 모든 뼈의 관절면을 덮는 반 탄성 섬유 조직이다. 가장 중요한 부분은 상완 골두(공)와 관절와(소켓)가 맞닿는 부위를 덮고 있는 연골이다. 이것은 상완 골두 중앙부와 관절와 주변부에서 가장 두껍다. 연골의 이런 빈틈 없는 구조는 관절의 움직임을 촉진시킨다.

때때로 근막통증유발점의 영향에 대해 익숙하지 않은 임상의들은 어깨 통증의 원인을 얇아진 연골로 돌리고, 방사선 검사 또는 자기공명영상은 이런 진단을 입증해주기도 한다. 그럼에도 불구하고, 연골의 변성에 의한 어깨 통증의 가능성을 결론내리기 전에 통증유발점들을 반드시 먼저 해결해 보아야 한다. 연골 손상에 대한 가정은 때로는 불필요한 수술을 정당화하는데 이용된다.

관절순 (Glenoid Labrum)

*관절순*은 관절와를 둘러쌓지만 실제로 공-소켓 관절에 대한 지지 역할은 매우 약하다. 비록 관절의 탈구를 막는데 약간 기여를 하지만, 일부 해부학자들은 이 구조물을 관절낭의 남아도는 부분 내지는 기본적으로 필요없는 주름으로 생각하기도 한다. 관절을 주로 지지하고 제대로 유지시켜주는 구조물은 관절을 둘러싼 근육들과 인대들이다(Donatelli 2004, 16).

근막통증유발점의 영향에 대해 익숙하지 않은 임상의들은 당신의 어깨 통증과 기능 장애의 원인으로 찢어지거나 손상된 관절순을 의심할 수 있다. 관절순은 심한 낙상, 충돌 또는 스포츠 손상으로 어깨가 탈구되지 않고서는 쉽게 손상되지 않는다.

어깨와 관련된 24개 근육들

The Twenty-four Muscles Associated with the Shoulder

어깨의 기능과 관련된 근육들은 4개의 군으로 나뉠 수 있다: 견갑골 지지 근육, 회전근개, 상지 근육, 그리고 목의 앞과 옆에 있는 사각근이다.

견갑골 지지 근육에는 능형근, 견갑거근, 쇄골하근, 전거근, 그리고 승모근이 있다. 이 5개의 근육들은 모두 견갑골을 흉곽과 척추에 부착시킨다. 그들의 기능은 팔과 손이 모든 동작을 취할 때 견갑골이 제 위치로 움직일 수 있도록 돕는다.

4개의 회전근개 근육은 극상근, 극하근, 소원근, 그리고 견갑하근이다. 그들은 견갑골에서 상완골두에 붙어서 팔을 회전할 수 있게 해주고 어깨 관절이 붙어있을 수 있도록 돕는 1차적인 역할을 한다.

상완 골두 아래쪽 상지에 붙는 10개의 근육: 대흉근, 소흉근, 대원근, 광배근, 오구완근, 이두근, 삼두근, 그리고 세개의 삼각근. 오구완근, 이두근, 삼두근만 실제 팔의 근육이다.

사각근, 상후거근, 흉장늑근, 완근, 그리고 횡경막으로 실제로 어깨나 팔의 조절에 관여하지는 않지만, 이곳에 통증유발점이 있으면 어깨 통증을 일으키고 어깨 복합체의 다른 근육에 위성 통증유발점을 형성할 수 있어서 여기에서 다루기로 한다. 제 5장, 어깨 치료, Part A를 읽다보면 흉쇄유돌근이 언급됨을 발견할 것이다. 그러나 이 근육은 어깨 기능에 직접 영향을 미치지 않으므로 여기에서는 제외하였다. 그러나 흉쇄유돌근의 문제들은 사각근에 영향을 줄 수 있으므로 어깨 문제를 완전히 해결하려면 흉쇄유돌근의 통증유발점 역시 치료해야 한다.

어깨에 관한 24개의 근육들에 관한 아래의 설명을 들으면, 당신을 각 근육의 부착 부위와 어깨 및 팔의 기능에 미치는 특별한 움직임을 설명할 수 있게 될 것이다.

승모근 (Trapezius)

승모근은 등의 위쪽 절반 대부분을 덮으면서 위쪽으로 올라가 뒷목 중앙부위를 덮는 표재근이다(그림 1.16). 승모근(Trapezius)이라는 단어는 그리스어로 작은 탁자를 의미하며, 이는 비교적 납작한 사각형 모양에 근거한 이름이다. 근육은 두개골 기저부, 모든 경추와 흉추, 쇄골, 견봉, 그리고 견갑골극에 부착한다. 승모근은 어깨와 팔의 무게를 지지하고 팔과 손이 좀더 미세한 조작을 할 수 있도록 견갑골을 제자리에 단단히 고정시켜준다.

팔을 들어올릴 때에는 견갑골을 회전시키기 위해 강력하게 수축해야 한다.

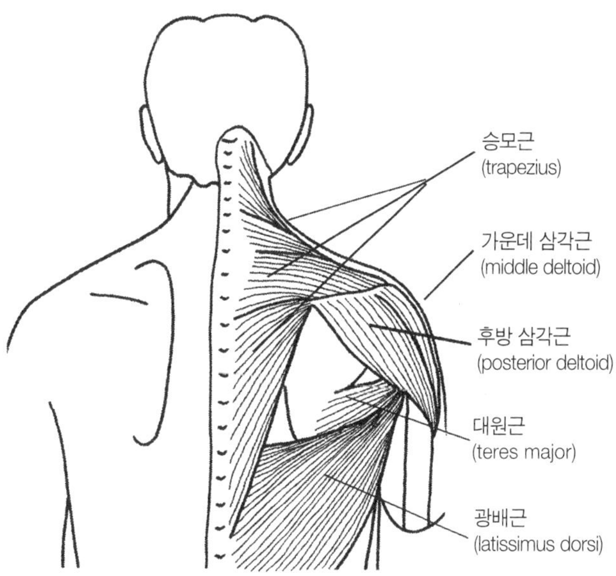

그림 1.16 어깨의 후방 표재근

승모근은 세 구역으로 나뉘는데, 상부, 가운데, 그리고 하부로 나뉜다. 그림 1.16은 세 구역의 근섬유가 각기 다른 각도로 주행하는 것을 보여준다. 이는 근육이 수축할 때 각 부분이 당겨지는 일반적인 방향을 가리킨다. 각 부분은 독립적으로 작동하기도 하고, 모두 함께 일하기도 한다.

후방 삼각근 (Posterior Deltoid)

*삼각근*을 책상위에 납작하게 펼친다면, 삼각형 모양인 그리스어 델타(delta)를 닮았을 것이다. 신체에서, 삼각근은 모자처럼 어깨를 완전히 둘러싸며 다른 몇몇 근육들의 일부도 덮는다(그림 1.16). 삼각근이 하나의 근육이기는 하지만, 어깨의 앞, 옆, 뒤쪽에서 각각 전방 삼각근, 가운데(외측) 삼각근, 후방 삼각근 세 부분이 상당히 독립적으로 작용한다. 이런 이유에서 삼각근은 종종 "삼각근들"이라고 불린다.

삼각근들은 쇄골, 견갑골, 견봉, 어깨의 뼈부분에 부착한다. 아래쪽 부착부위는 삼각근 결절로서 상완골 외측 중간에 약간 튀어나온 부분에 해당한다. 삼각근의 기능은 극상근과 함께 팔을 앞, 뒤, 옆 어느 방향으로든지 들어올리는 것이다. 후방 삼각근은 강력한 신전근으로 팔을 뒤로 들어올린다.

가운데 삼각근 (Middle Deltoid)

*가운데 삼각근*은, *외측 삼각근*이라고도 불리며, 삼각근들 중에서 가장 크고 강력하다(그림 1.16). 주된 기능은 극상근과 함께 팔을 머리 위까지 옆으로 들어올리는 것이다.

대원근 (Teres Major)

*대원근*은 광배근과 함께 겨드랑이 뒤쪽에서 나와서 상완골 앞쪽 꼭대기에 붙는다(그림 1.16). 두 근육의 작용은 팔을 아래로 끌어 내리고 가슴쪽으로 당기는 것이다. 후방 삼각근의 도움을 받아, 팔을 뒤로 당기는 작용도 한다. 대원근은 큰 원형의 근육을 의미한다. 이 근육은 견갑골 외측 경계에 부착하여 어깨 복합체에서 중요한 부분을 담당한다. 이는 상당히 큰 근육이어서 겨드랑이 뒤쪽 두꺼운 근육 막의 대부분을 구성한다.

광배근 (Latissimus Dorsi)

*광배근*은 등 아래쪽 근육이지만, 팔을 움직이게 하고 견갑골의 하부각에 일부 부착되기 때문에 어깨의 근육에 포함된다(그림 1.16). 대원근과 함께 광배근은 팔을 신전, 내전 또는 내회전 시킨다. 내전은 팔이 몸통에 붙도록 잡아당기는 동작이다. 대원근과 광배근은 어깨 복합체를 하방으로 당길 수 있다; 즉, 어깨 전체를 아래로 내린다.

능형근(Rhomboids)

능형근은 승모근 아래에 놓여있고 윗쪽 등 몇몇 척추와 견갑골 안쪽 경계에 부착한다(그림 1.17). 실제로 두개의 능형근이 있고, 대능형근과 소능형근은 약간 다르게 기능한다. 소능형근은 더 위쪽에 있고 대능형근과 상당히 분리되지만, 이 두 근육이 구별되어 촉지되지는 않는다. 능형근의 기능은 견갑골을 척추쪽으로 당기고 위로 올려주고 팔과 손으로 조작할 때 견갑골이 견고한 지지 역할을 할 수 있도록 붙들어 준다.

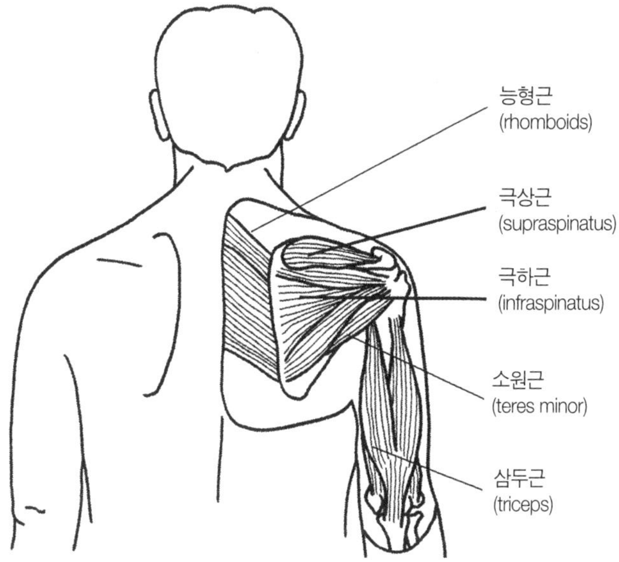

그림 1.17 어깨의 후방 심부근

극상근(Supraspinatus)

극상근은 4개의 회전근개 중 하나이며 승모근 위쪽 부분 아래에 놓여있다. 이는 견갑골극 위쪽 어깨날 꼭대기 움푹 파인 부분에 묻혀있다(그림 1.17). 극상근이라는 단어는 "가시 위에"라는 뜻이다. 이 근육의 바깥쪽 끝에서, 근육은 견봉 아래쪽을 지나 상완골두 꼭대기 바깥면에 부착한다. 이러한 부착부위로 인해 극상근은 팔을 들어올릴 때 강력한 지렛대 역할을 할 수 있다. 또한 다른 회전근개들과 함께 관절을 붙잡아주는 역할도 하게 해준다.

당신은 어깨 꼭대기에 놓여있는 두꺼운 승모근 바로 뒤쪽에서, 견갑골 꼭대기에 놓인 극상근을 찾을 수 있다. 당신의 손가락을 견갑골의 상부각과 견갑극 사이에 놓아보라. (그림 1.3은 상부각을 찾는 방법을 보여준다.) 당신의 손이 제사리에 놓였으면, 손가락들이 견갑골극의 위쪽 경계를 만지게 될 것이고, 손바닥 기저부는 쇄골위에 놓이게 될 것이다. 극상근을 만지면서 선별적인 수축을 확인하려면, 팔을 앞에서 약간 옆으로 들어올려보라. 팔이 움직이기 시작할 때 당신은 근육이 추구하면서 손가락 밑에서 두꺼워지는 것을 느낄 수 있을 것이다.

극하근(Infraspinatus)

극하근은 견갑골극 아래쪽의 견갑골 대부분을 덮는다(그림 1.17). 극하근이라는 단어는 "가시 아래"라는 뜻이다. 바깥쪽 끝에서, 극하근은 상완골두 뒷면에 부착하며, 공을 던지려고 팔을 뒤로 당기거나 테니스 공을 치기 위해 라켓을 뒤로 빼는 동작을 할 때, 팔을 외회전 시킨다. 팔이 외회전 되지 않고서는, 어깨높이 이상 팔을 들어올릴 수 없다. 극하근은 또한 상완골두를 소켓안에 고정시키는데 큰 역할을 한다. 당신은 팔을 외회전 시키면서 극하근을 만지면 수축하면서 두꺼워 지는 것을 확인할 수 있다. 극하근은 회전근개의 일부를 형성한다.

소원근(Teres Minor)

소원근은 견갑골에서 극하근 바깥쪽 끝 바로 아래에 위치하며 상완골두 뒷면에 비슷한 부위에 부착한다(그림 1.17). 소원근은 극하근을 도와 팔을 외회전 시킨다.

삼두근(Triceps)

삼두근은 3개의 가지 또는 머리를 가진 길고 넓적한 근육이다(그림 1.17). 이 근육은 아래팔의 두 뼈 중 하나인 척골에 부착해서 팔꿈치를 곧게 펴는데 강한 지렛대 역할을 한다. 삼두근은 이 동작의 주된 역할을 수행하고, 팔꿈치 관절에 있는 작은 근육인 주근은 단지 보조적인 역할만 수행한다. 삼두근 장두는 견갑골의 관절와 바닥 쪽에 부착하여 팔을 소켓 안에 유지시키는 것을 돕는다.

상후거근(Serratus Posterior Superior)

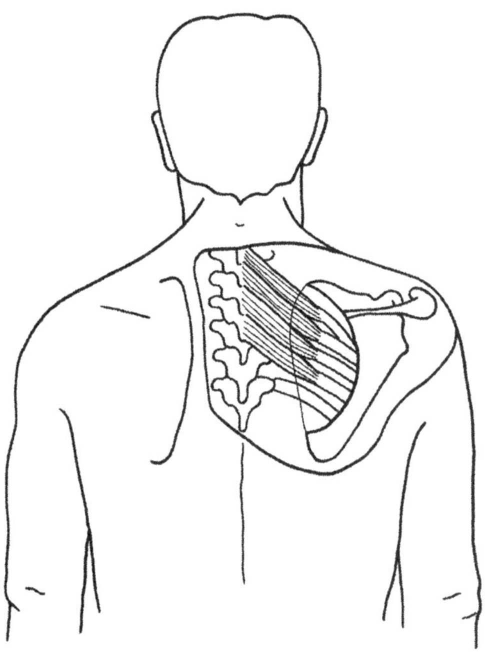

그림 1.18 상후거근

*상후거근*은 능형근처럼 척추에 부착해서 같은 방향으로 주행하지만, 능형근처럼 견갑골에 부착하지는 않는다. 대신에, 견갑골 안쪽을 지나 몇몇 위쪽 늑골들에 부착한다(그림 1.18). 상후거근의 역할은 숨을 들이마실 때 폐에 공기가 채워질 수 있도록 늑골을 들어올리는 것이다. 거근(serratus)이라는 단어는 "톱니모양의"라는 뜻으로 이 근육의 생김새를 반영하며, 이런 구조로 여러 늑골들에 순서대로 부착한다. "상"은 3개의 거근 중 가장 위쪽 근육임을 의미한다. 상후거근은 어깨 복합체의 어떤 부분과도 붙지 않기 때문에, 구조적으로 어깨 근육은 아니다. 하지만, 이 근육에 통증유발점이 있으면, 견갑골 아래로 깊숙히 통증이 생겨 어깨 문제처럼 보이므로 여기에 포함시켰다.

흉장늑근(Iliocostalis Thoracis)

*흉장*늑근은 견갑골 내측 경계 아래로 주행하는 등근육(보이지 않음)이다. 이는 실제로 어깨 근육이 아니고 어깨 기능에도 관여하지 않지만, 이곳의 통증유발점은 어깨 통증을 일으킨다.

견갑거근(Levator Scapulae)

견갑거근의 아래쪽 끝은 견갑골 상부각의 안쪽 경계에 부착한다(그림 1.19). 이 근육의 위쪽 끝은 상부 경추(목 척추) 4개의 옆면에 부착한다. 이러한 배열로 인해 견갑거근은 견갑골을 들어올리고 그렇게 해서 어깨를 들어올리게 된다. "거근(levator)"은 라틴어 어원으로 "들어올리는 것(elevator)"을 의미한다. 견갑(scapula)은 라틴어로 "어깨 날"을 의미한다. 근육 이름은 이것의 하는 일을 말해준다.

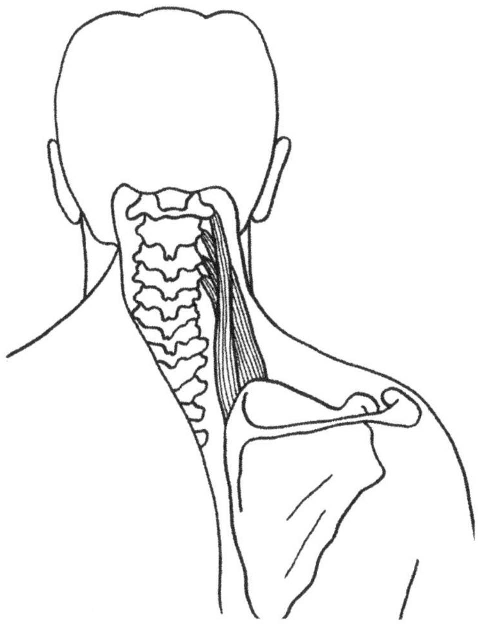

그림 1.19 견갑거근

대흉근(Pectoralis Major)

*대흉근*은 남성과 여성의 유방 부위의 근육 부분을 구성한다(그림 1.20). "흉근(pectoralis)"은 라틴어 "유방(pectus)"에서 유래되었다. 이 근육은 4개의 흉근 중에 가장 크다. 나머지로는 소흉근, 쇄골하근, 그리고 흉골근이 있다. (흉골근은 어깨의 감각이나 기능에 아무런 영향을 주지 않아, 여기에서 다루지 않는다.)

대흉근에는 3개의 구별되는 부분이 존재한다. 쇄골부(상부)는 쇄골에 부착하고, 흉골부(가운데)는 흉골에 부착하고, 늑골부(하부)는 늑골과 복근에 부착된다. 모든 근육은 상완골 앞면에 함께 부착된다. 이러한 부착 지점에 의해 대흉근은 팔을 내회전시키고 가슴쪽으로 잡아당긴다(내전). 상부는 팔을 들어올리고, 하부는 팔과 어깨를 아래로 잡아당긴다. 세 부분이 함께 작용하면 어깨의 내밈; 즉 앞으로 모으기가 된다.

전방 삼각근(Anterior Deltoid)

삼각근 앞 부분, 또는 *전방 삼각근*의 주요 기능은 굴곡이다; 팔을 앞으로 들어올린다(그림 1.20). 이는 또한 후방 삼각근과 외측 삼각근과 함께 팔을 옆으로 들어올리는 외전을 돕는다.

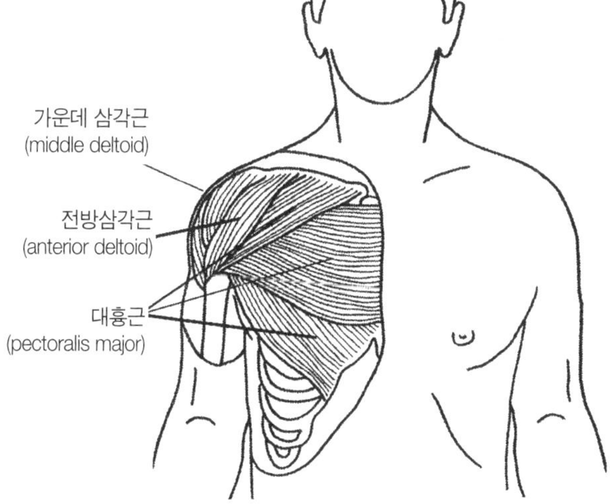

그림 1.20 어깨의 전방 표재근

소흉근(Pectoralis Minor)

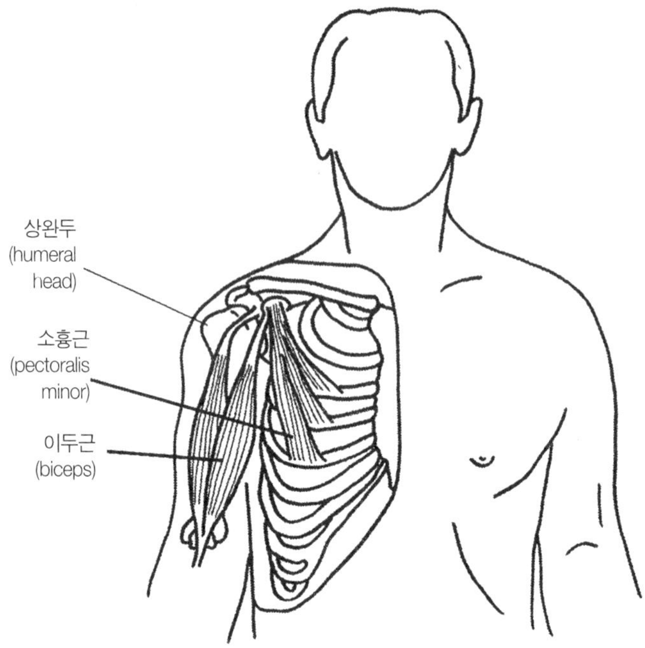

그림 1.21 소흉근과 이두근

*소흉근*은 대흉근 아래쪽에 완전히 감추어져 있지만, 완전히 다른 방향에 다른 부착부위를 갖는다(그림 1.21). 이것은 일반적으로 작은 근육에 해당하지만, 매우 강하고 두껍다. 소흉근은 위쪽끝에서 어깨 앞쪽으로 돌출된 견갑골의 이상한 작은 조각인 오구돌기에 부착한다. 팔을 무릎위에 내려놓은 자세에서, 당신은 쇄골 바로 아래, 상완골두 바로 옆에서 피부 아래에 놓인 대리석 같은 단단한 둥근 모양의 오구돌기를 만질 수 있다.

소흉근 아래쪽 끝은 세 갈래 이상으로 나뉘어져서 가슴 중앙 부위의 각각의 늑골에 부착한다. 소흉근의 작용은 오구돌기를 아래로 잡아당겨서 팔이 다양한 동작을 할 때, 견갑골을 제자리에 고정시키는 것이다. 두번째 기능은 격렬한 운동이나 스포츠 활동을 할 때처럼 숨을 몰아 쉴 때, 가슴의 팽창을 돕기 위해 늑골을 들어올리는 것이다.

당신은 이 근육이 수축할 때 두꺼워 지는 것을 만져봄으로써 위치를 확인할 수 있다. 대흉근의 수축 없이 소흉근을 수축시키려면, 당신의 손을 등에 대고, 뒤에 있는 벽이나 의자에 대고 당신 손을 뒤로 누른다. 이때 반대쪽 손을 국기에 대한 경례하듯이 가슴위에 얹으면, 손가락끝이 소흉근이 수축하는 것을 느낄 수 있는 바로 그 자리에 놓이게 된다. "경례' 하는 손이 당신이 추구하는 쪽에 있어야 한다.

이두근(Biceps)

*이두근*은 머리가 두개인 근육으로, 단두는 오구완근 옆을 따라 오구돌기에 붙고, 장두는 견갑골의 소켓 바로 위에 붙는다(그림 1.13과 1.21). 견갑골에 붙기 때문에 이두근은 팔을 머리 위로 들어올리는 동작을 돕는다. 이두근 장건의 지렛대는 삼각근들이 강하게 수축할 때 견봉에 대해서 이것이 눌리는 것을 막는다. 이두근의 아래쪽 끝은 전완골들에 부착하여 팔꿈치를 굽히고 손을 뒤집어 손바닥이 위를 향하게 돌려준다.

또다른 매우 중요한 이두근의 작용은 상완골두를 소켓 내에 강하게 유지시키는 일이다. 많은 근육들이 이 관절을 유지시키지만, 이두근이 없으면 무거운 물건을 들 때 어깨가 분리되는 것을 전혀 막을 수 없다.

상완근(Brachialis)

*상완근*은 상완 앞쪽에서 이두근 아래에 놓여있다. 어깨나 윗팔의 움직임을 조절하는 역할은 없지만, 이곳의 통증유발점은 어깨쪽으로 통증을 전달할 수 있다.

견갑하근(Subscapularis)

*견갑하근*은 견갑골 앞면을 덮고 있는 특별히 강력한 근육이다(그림 1.22). 이것은 가운데 삼각근만큼 두꺼울 수도 있다. 견갑골과 늑골 사이에 견갑하근이 샌드위치처럼 끼어있는 것을 보라.(그림에서, 늑골을 제거하여 몸통 안쪽의 등 부분이 보인다.) 근육이 상완골두에 부착하여 팔을 안쪽으로 회전시킨다. 이런 부착 부위로 인해 견갑하근은 어깨 관절이 벌어지지 않도록 붙들어 주고, 상완골두를 소켓 정중앙에 위치시키는 역할을 할 수 있다.

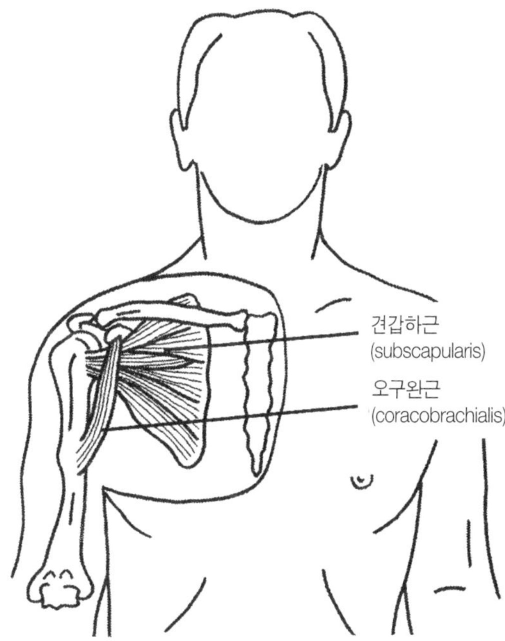

그림 1.22 견갑하근과 오구완근

당신은 견갑하근이 견갑골 앞면에 묻혀있기 때문에 근육에 도달할 수도, 치료할 수도 없다고 생각할 것이다. 그러나 놀랍게도 올바른 방법을 사용한다면 근육에 접근할 수 있다. 견갑하근은 종종 오십견 문제의 핵심이기 때문에 이는 매우 기쁜 소식이다. 견갑하근에 통증유발점이 있으면, 팔의 외회전시에나 머리위로 들어올릴 때 근육이 늘어나지 않게 된다. 오십견이 있을 때, 견갑하근 통증유발점을 치료하는 방법을 아는 것이 회복의 열쇠가 된다. 이 방법을 모르면, 회복은 매우 더디게 될 수 있다.

오구완근(Coracobrachialis)

*오구완근*은 상완 내측에 이두근과 삼두근 사이에 위치한다. 이 근육은 검지 손가락보다 다소 굵고 길이는 2배정도 된다. 근육의 아래쪽 끝은 상완골 내측면을 따라 내려가서 중간 지점 근처에 부착한다. 위쪽 끝은 어깨 앞면으로 돌출된 견갑골의 작은 조각인 오구돌기에 부착한다. 오구완근의 작용은 팔을 몸통 옆면에 단단히 붙히는 것이다.

오구완근의 위치를 확인하려면, 엄지 손가락을 윗팔 안쪽 가능하면 높은 부위에 넣어보라. 팔꿈치를 몸 옆에 대고 누르면 이 근육이 수축하는 것을 느낄 수 있다.

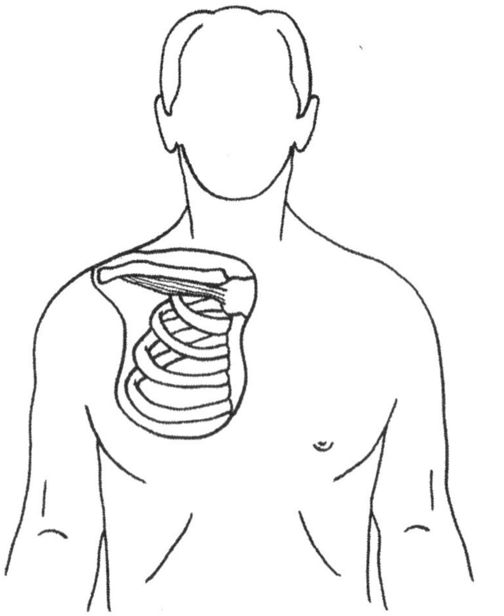

그림 1.23 쇄골과 흉골에 부착하는 쇄골하근

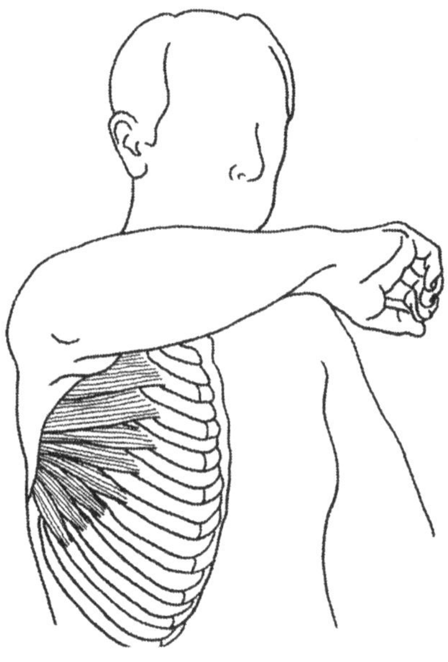

그림 1.24 여러 갈래의 머리를 가진 전거근

쇄골하근 (Subclavius)

*쇄골하근*은 쇄골 바로 아래에 놓여있다.(그림 1.23) 이는 쇄골 중간 지점과 제 1 늑골이 흉골과 관절을 이루는 끝부분에 부착한다. 이 근육의 작용은 쇄골을 아래쪽 그리고 앞쪽으로 잡아당겨서 어깨의 내림과 앞내밈을 돕는 것이다.

전거근 (Serratus Anterior)

*전거근*은 팔 아래쪽에 위치하지만, 실제로 어깨 근육이다(그림 1.24). 근육은 늑골들과 견갑골의 내측 경계에 부착해서 견갑골이 회전하는 지렛대로 작용하여 어깨 관절의 소켓이 좀더 위쪽 방향을 향하도록 한다. 이런 방향성 덕분에 당신은 팔을 머리 위로 충분히 들어올릴 수 있다. 회전과 더불어, 전거근은 견갑골을 흉곽에 대해서 위쪽, 앞쪽으로 움직이게 한다. 이렇게 견갑골의 위치를 잡아주지 않는다면, 당신은 어깨 이상 높이로 팔을 들어올릴 수 없을 것이다. 전거근은 평소보다 더 많은 공기를 들이마실 필요가 있을 때 흉곽의 팽창을 돕기도 한다.

횡격막 (The Diaphragm)

*횡격막*은 얇은 원형의 근육으로 하부 늑골 안쪽에 부착되어 흉강과 하복부 장기들을 분리시킨다(보이지 않음). 횡격막의 기능은 분명히 호흡에 관한 것이고, 어깨와는 상관이 없다. 그러나 횡격막 통증유발점은 때로는 어깨 꼭대기에 통증을 유발시켜서 어깨 통증으로 경험될 수 있다고 여겨진다.

사각근 (The Scalenes)

3개의 *사각근*은 목 근육이지만, 그들의 통증유발점은 놀랍게도 위쪽 등 부위와 어깨, 윗팔에 상당한 통증을 일으킨다. 사각근 통증유발점은 또한 아래팔과 손의 통증과 다른 증후들에 상당히 기여한다. 사각근은 이런 부위 어딘가에 문제되는 통증이 나타났을 때 항상 먼저 떠올려야 하는 매우 중요한 근육이다.

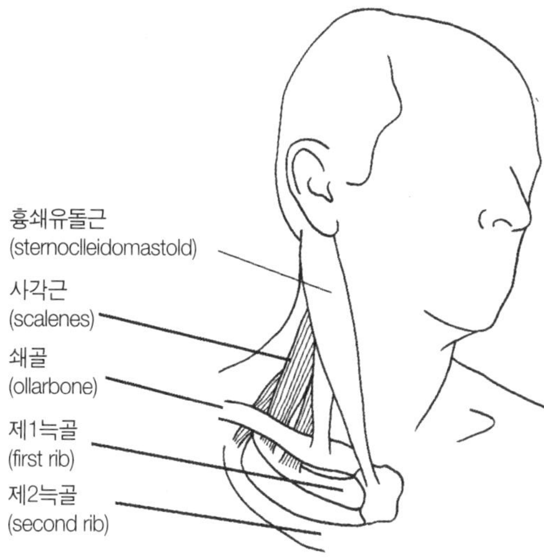

그림 1.25 흉쇄유돌근 뒤쪽에 위치한 사각근

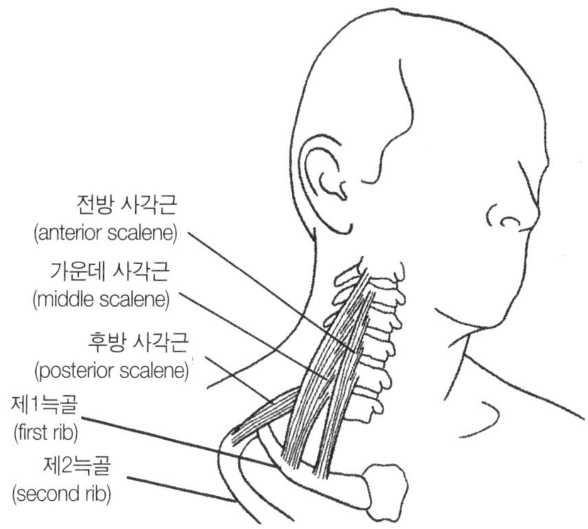

그림 1.26 사각근들

사각근을 찾아서 치료하는데 성공하려면 흉쇄유돌근과의 관계를 이해해야한다(그림 1.25과 1.26). 전방사각근, 가장 앞에 있는 사각근은 흉쇄유돌근과 경추사이에 놓여있으며 거의 대부분 가려져있다. 가운데 사각근은 전방 사각근 뒤쪽, 목의 좀더 옆부분에 있으며 아래쪽 절반은 흉쇄유돌근에 가리지 않는다. 후방 사각근은 쇄골 바로 위쪽, 승모근의 앞쪽 모서리 아래에 있는 부드러운 삼각형의 함몰부위에서 가운데 사각근의 후방, 아래쪽으로 거의 수평으로 놓여있다. 사각근은 목에 착 달라붙어있어서 보통 부드럽고 유연하고, 물렁한 흉쇄유돌근보다 좀더 단단하게 느껴진다.

사각근은 경추의 옆면, 상부 두 개의 늑골 윗면에 부착한다. 사각근은 목을 안정화시키고 굴곡시키지만, 그것들의 주된 역할은 숨을 들이마실 때 상부 두 개의 늑골을 들어올리는 것이다. 매번 숨쉴 때마다 어느 정도 작용을 하다가 격렬한 활동을 할 때 숨이 가빠지면, 사각근은 매우 열심히 일을 하게 된다.

사각근에 통증유발점이 생기면, 근육이 짧아지면서 쇄골쪽으로 첫번째 늑골을 잡아당기게 되어 그 사이로 지나 어깨와 팔로 가는 모든 신경과 혈관들이 눌리게 된다. 이러한 눌림으로 인해 발생된 통증, 감각둔화, 그리고 다른 이상감각들의 증후들은 흉곽 출구 증후군으로 알려져 있다. 제1 늑골과 쇄골 사이를 지나는 신경, 혈관, 림프관으로 구성된 복합체를 총칭해서 신경혈관다발이라고 부른다. 이것은 그림 1.27에 진한 검은선으로 표시되어 있다.

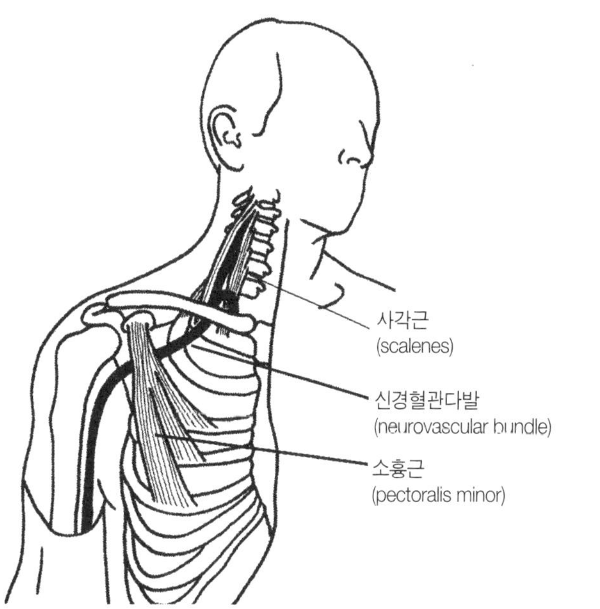

그림 1.27 신경혈관다발(진한선), 상완동맥, 상완정맥, 상완신경층으로 구성되어 있음.

어깨 근육들을 공급하는 신경과 혈관들의 끼임은 어깨 부위에 근막통증유발점 형성을 촉발시키는 예상치 못한 자극이 될 수 있다. 사각근으로 인한 문제는 당혹스럽게도 멀리 위치한 오십견의 원인이 될 수 있다.

어깨의 운동학 Kinesiology of the Shoulder

운동학은 움직임과 근육이 그런 움직임을 어떻게 만들어 내는지 연구하는 학문이다. 운동학은 해부학과 깊이 연관되어 있지만, 근육의 작용에 대한 정확한 서술과 측정을 포함한다. 신체를 기계적인 시스템으로 간주하고, 뼈는 지렛대로, 근육은 뼈를 움직이게 하는 동력 발생원으로 간주한다.

물리치료와 작업치료 분야에서, 이런 복잡한 주제에 대한 대표적인 교과서 중 하나로 Brunnstrom 임상 운동학(Smith, Weiss, and Lehmkuhl 1996)이 있다. 운동학의 기술적인 측면을 심도깊게 전달하기 위해서 이 책을 기본 자료로 참고하였다. 이 전통적인 교과서에 실려있는 내용들을 이 책에서는 매우 단순화해서 제시하고 있다.

기본적으로 운동학은 정상 움직임에 대한 과학이지만, 근육들의 기능을 제한하는 비정상적인 요소들 역시 다룬다. 당신이 만약 근육들이 어떻게 작동하는지 이해하고 있다면, 어깨 문제를 일으키는 근육들을 다루는데 훨씬 도움이 될 것이다. 대부분의 어깨 문제는 어깨와 팔을 움직이게 하는 근육들이 제대로 기능하지 않음으로 해서 발생한다. 통증유발점은 근육의 기능에 불리하게 영향을 준다. 특히 세 가지 영향이 중요하다:

1. 통증유발점은 근육을 짧게 만들고 늘어나지 못하게 막는다.
2. 통증유발점은 근력을 약화시킨다.
3. 통증유발점으로 인한 통증은 근육들을 긴장하게 만든다. 지속적인 근육의 긴장은 통증유발점을 더욱 악화시켜서 악순환의 고리에 빠지게 만든다.

어떤 움직임이 통증을 일으키거나 제한될 때, 어느 근육을 확인해야 할지를 알기 위해서 각 근육들이 특정 동작을 조절하는 기전을 이해하는 것은 중요하다. 분명히, 특정 동작을 유발하기 위해서는 특정 근육이 수축해야 한다. 그러나 미세한 조절에 기여하거나 손상받기 쉬운 공-소켓 관절을 보호하기 위해 동시에 수축해서 반대 방향의 힘을 제공하는 근육들은 때로는 분명하지가 않다.

또한 특정 동작을 위해서는 늘어나 주어야 할 근육들이 언제나 존재함을 인식하는 것이 중요하다. 오십견의 대부분의 문제는 특정 근육들이 늘어나야 할 때 늘어나지 못해서 생긴다.

어깨의 대부분의 근육들은 팔이 움직일 때마다 어떤 방법으로든 참여한다. 그러나 대개는, 단지 한두개의 근육들이 주어진 동작에 주된 힘을 제공한다. 이제부터는 어깨의 다양한 움직임에 대해 알아보자. 당신이 각각의 동작을 취할 때 어떤 근육이 수축하는지 느껴보도록 하라.

들기(Elevation)

들기는 단순히 어깨를 올리는 것이다. 어깨 꼭대기가 올라갈 때, 쇄골의 각도는 60°까지 변할 수 있다.

견갑거근, 능형근, 상부 승모근이 어깨를 들어올리는데, 이때 상부 승모근이 대부분 작용한다. 그림 1.16, 1.17 그리고 1.19를 보면. 이 근육들이 어떻게 어깨를 들어올리는 지 볼 수 있다. 대흉근, 소흉근, 광배근, 또는 하부 승모근에 통증유발점이 있으면 이 동작을 위해 이것들이 늘어나 주어야 하기 때문에 동작에 제한이 발생하게 된다(그림 1.16, 1.20과 1.21).

내리기(Depression)

편안한 자세에서, 어깨를 더 내릴 수 있는 정도는 5 ~10° 이다. 그러나 어깨를 최대한 올린 상태에서 시작하면 어깨 *내리기*는 상당히 큰 폭의 강력한 동작이 될 수 있다. 이것은 팔로 지탱하여서 몸통을 4내지 6인치 정도 들어올릴 수 있는 동작이며 예를 들면, 의자에서 일어날 때 필요하다. 휠체어로만 이동할 수 있는 사람들은 이 동작에 의존하게 된다.

어깨를 내리는 근육들로는 대흉근, 소흉근, 광배근 그리고 하부 승모근이 있다(그림 1.16, 1.20과 1.21). 대흉근과 광배근이 주요 근육이다. 기본 자세에서 내리기 범위가 작아서 이 동작에 대한 반대 작용을 하는 길항근에 의해 어떤 정도라도 제한이 되는 경우는 드물다.

내밀기(Protraction)

*내밀기*는 어깨를 앞으로 움직이는 것이다(그림 1.28과 1.30). 이 동작은 견갑골의 외전을 필요로 하며, 이때 견갑골은 척추로부터 많게는 6인치 정도 멀어진다. 이때 견갑골은 몸통 옆쪽으로 이동하게 되어, 일부 앞부분을 마사지할 수 있게 해준다. 견갑골의 앞면은 견갑하근이 있는 곳이다. 견갑하근은 대개 오십견 문제의 심장부에 해당하므로, 이 근육에 도달하는 방법을 배우는 것은 매우 중요하다. 어깨를 앞으로 내밀게 해주는 근육들로는 전거근, 대흉근, 소흉근이 있으며, 이중에서 대흉근이 가장 강력하게 작용한다(그림 1.20, 1.21과 1.24). 능형근, 가운데 승모근 또는 하부 승모근에 통증유발점이 있으면 내밀기가 제한될 수 있다(그림 1.16과 1.17).

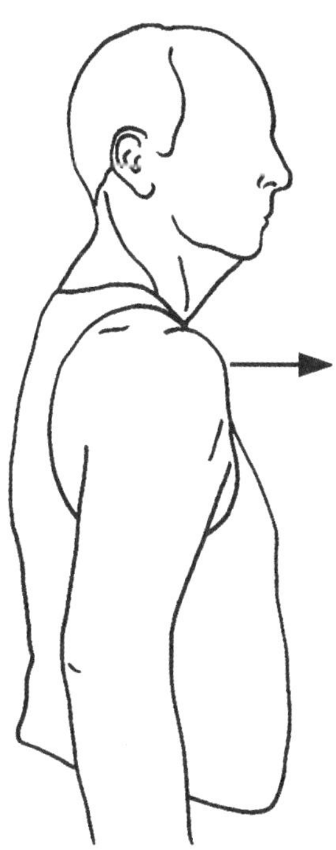

그림 1.28 어깨 내밀기

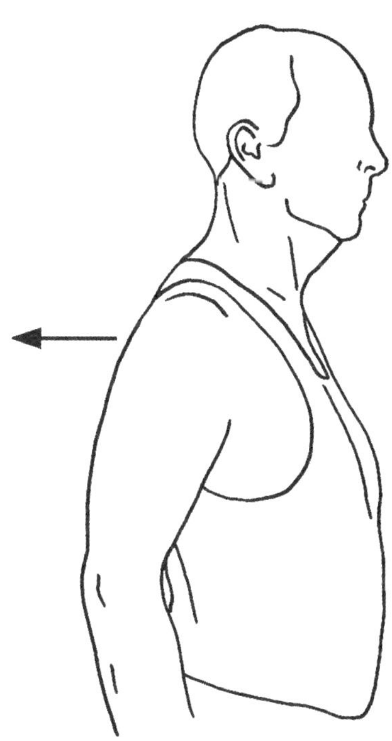

그림 1.29 어깨 뒤당김

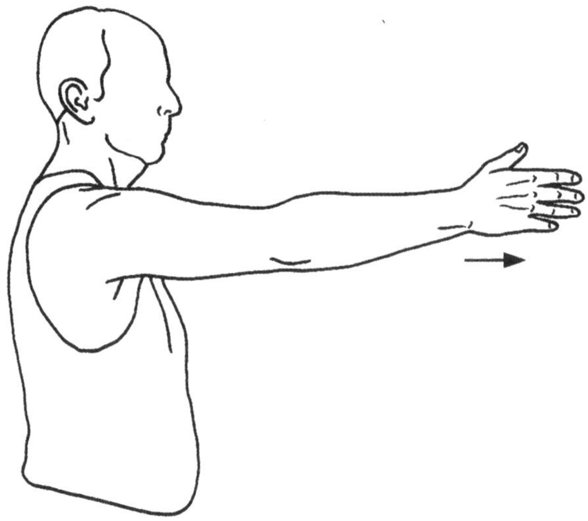

그림 1.30 팔 앞으로 들고 어깨 내밀기

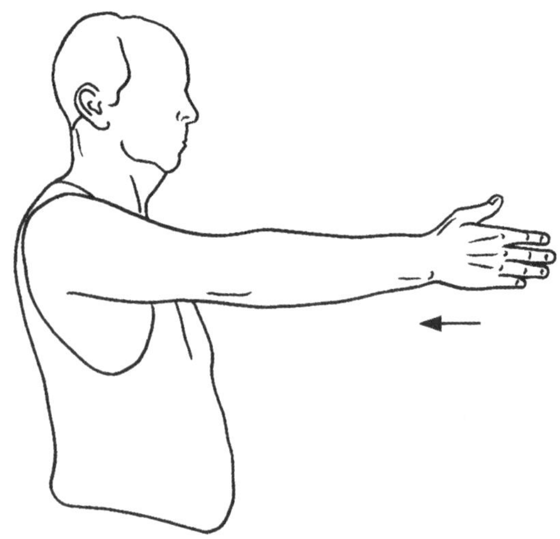

그림 1.31 팔 앞으로 들고 어깨 뒤당기기

뒤당기기(Retraction)

어깨의 *뒤당김*은 내밀기와 반대되는 동작으로 어깨를 뒤로 당기는 것이다(그림 1.29와 1.31). 이 동작은 견갑골의 내전, 즉, 척추 쪽으로 모아지는 움직임을 필요로 한다. 능형근과 승모근 전체가 수축하면 어깨는 뒤로 당겨진다(그림 1.16과 1.17). 대흉근에 통증유발점이 있으면 이 동작이 제한되며 어깨 앞쪽에 통증이 생긴다(그림 1.20).

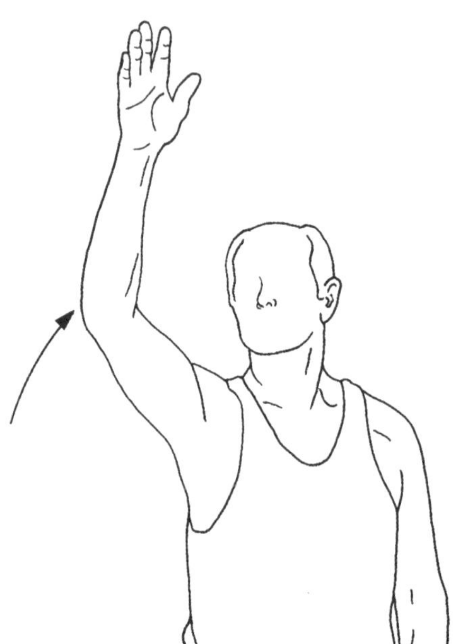

그림 1.32 팔의 외전

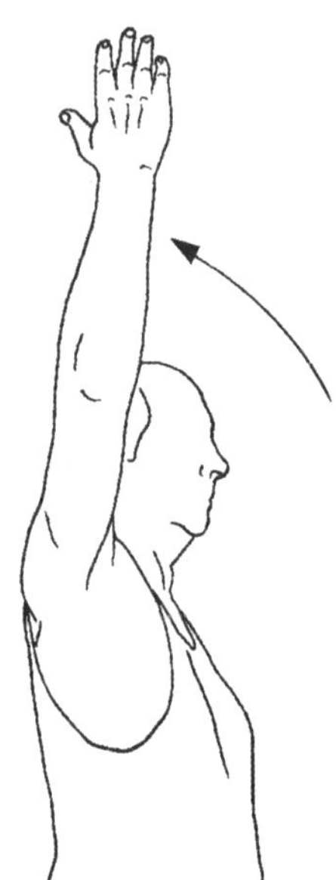

그림 1.33 팔의 굴곡

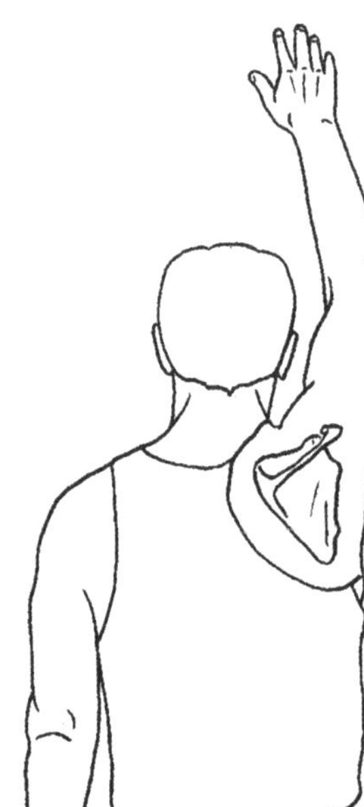

그림 1.34 팔의 외전, 굴곡 시 견갑골의 상향 회전

외전(Abduction)

팔을 머리위로 들어올리는 동작은 팔이 옆으로 올라가는지, 앞으로 올라가는지에 따라 *외전* 또는 굴곡이라고 한다(그림 1.32와 1.33). 그림 1.34는 이 동작을 할 때 견갑골이 상향 회전되는 것을 보여준다. 그림 1.35는 팔꿈치의 굴곡(굽힘)하에 팔을 외전시킨 자세이다. 팔의 외전시에 견갑골의 상향 회전을 위해서는 전거근이 동시에 수축되어야 한다(그림1.24). 팔 자체는 삼각근, 극상근과 이두근에 의해 위쪽으로 움직인다(그림 1.16, 1.17, 1.20과 1.21).

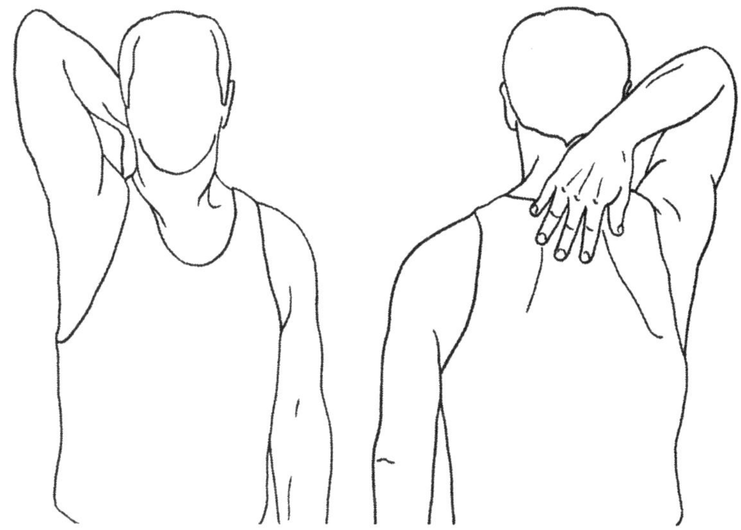

그림 1.35 팔꿈치 굴곡 상태에서 팔의 외전, 견갑골의 상향 회전 보임

위쪽으로 완전히 올리기 위해서는, 극하근과 소원근의 수축으로 팔이 외회전 되어야 한다(그림 1.17). 외회전을 위해서는 견갑하근(그림 1.22)이 길어져야 하므로, 이 근육은 일차적으로 팔의 상향 움직임을 제한하는 작용을 한다. 견갑하근 통증유발점은 외회전을 방해하는 경향이 있고, 어깨 통증 문제를 상기시키는 강한 통증을 일으킨다.

내전(Adduction)

그림 1.36과 1.37은 팔의 내전을 묘사한다; 곧, 팔이 몸통을 가로질러 움직이는 것이다. 내전을 일으키는 근육들은 대흉근, 대원근, 광배근, 그리고 전방 삼각근이며, 대흉근이 가장 큰 역할을 한다(그림 1.16과 1.20). 팔의 자유로운 내전은 후방 삼각근, 극하근, 소원근, 능형근, 승모근과 삼두근의 통증유발점에 의해 제한된다(그림 1.16, 1.17). 이때 극하근이 주된 병인일 수 있다. 이러한 길항근들이 모두 몸의 뒤쪽에 위치함을 눈여겨 보기 바란다.

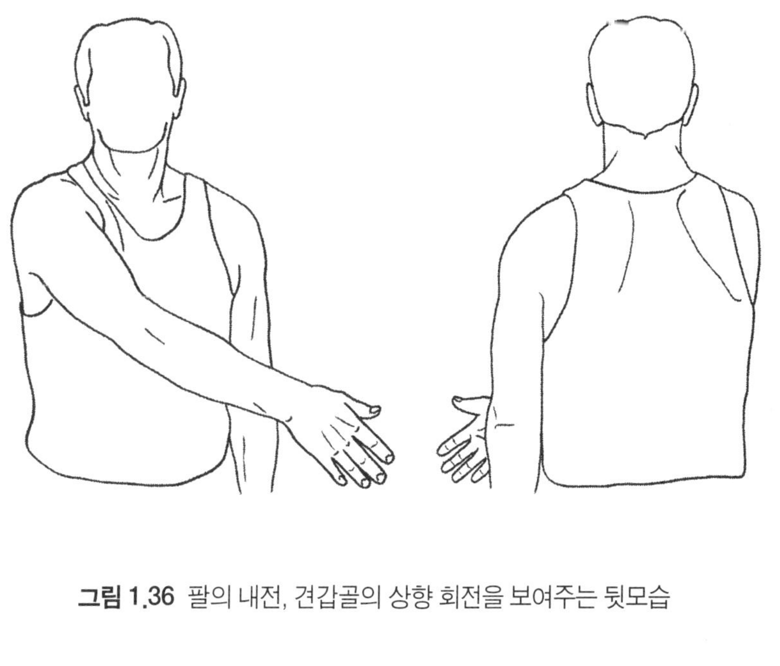

그림 1.36 팔의 내전, 견갑골의 상향 회전을 보여주는 뒷모습

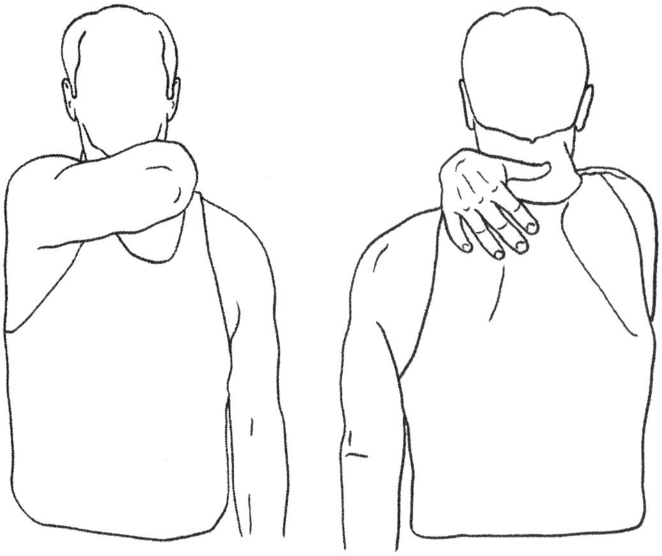

그림 1.37 팔꿈치 굴곡 상태에서 팔의 내전, 견갑골의 상향 회전을 보여주는 뒷모습

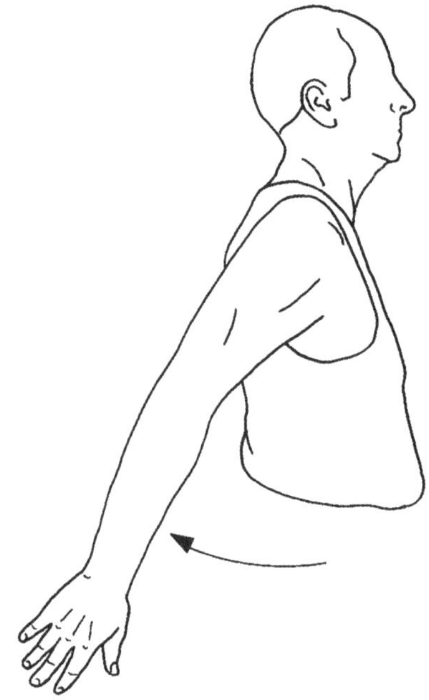

그림 1.38 팔의 신전

신전(Extension)

*신전*은 굴곡의 반대 동작이다. 엄격히 말해서, 팔이 몸통 기준선보다 뒤쪽으로 지나가는 동작을 일컫는 용어는 과신전이다(그림 1.38). 신전 최대 범위는 60°에 달하며 보통은 관절와 상완(공-소켓) 관절의 인대들에 의해서만 제한된다. 팔의 신전을 일으키는 근육들은 광배근, 대원근, 삼두근과 후방 삼각근이다(그림 1.16, 1.17). 신전은 대흉근, 전방 삼각근, 오구완근, 전거근과 이두근의 통증유발점에 의해 제한될 수 있다(그림 1.20, 1.21, 1.22, 1.24).

내회전(Inward Rotation)

팔의 *내회전*은 그림 1.39에 나타나있다. 팔을 등 뒤쪽에 놓으려면 3가지 동작의 조합이 필요하다: 팔의 내회전, 팔의 신전과 팔꿈치의 굴곡(그림 1.40).

팔의 회전은 공-소켓 관절에서 일어나며 견갑골에 붙는 회전근개에 의해 유발된다. 회전 방향이 안쪽인지 바깥쪽인지에 따라 몇몇 다른 근육들이 관여한다. 최대 내회전과 외회전 관절가동범위는 90°를 약간 넘지만, 전완 근육의 추가적인 동작에 의해 손의 관절가동범위는 270°까지 증가된다. 순수하게 팔의 회전을 연구하려면 전완의 회전이 일어나는 것을 막기 위해 팔꿈치를 굴곡시켜야 한다.

팔의 내회전 근육은 견갑하근, 대원근, 광배근과 대흉근이고, 이 중에서 견갑하근이 가장 강력하다(그림 1.16, 1.20, 1.22). 극하근의 통증유발점은 전형적으로 팔의 내회전을 심각하게 제한해서 팔을 등뒤로 가져가는데 어려움이 발생하면 대개 극하근을 지목한다(그림 1.17).

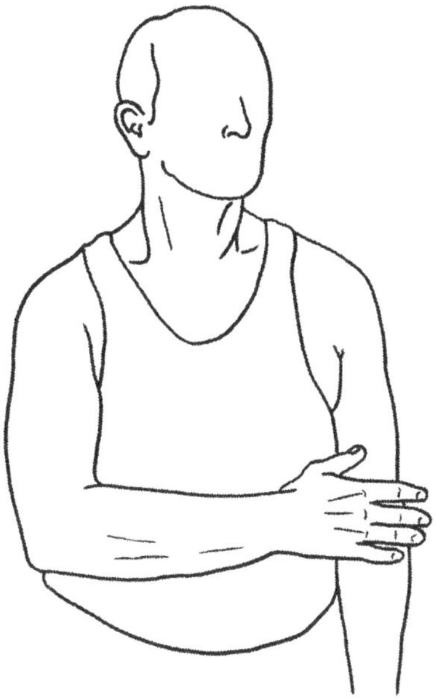

그림 1.39 팔의 내회전

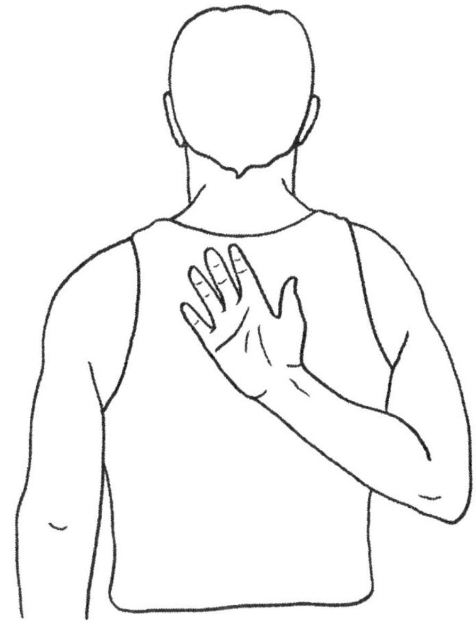

그림 1.40 팔꿈치 굴곡하에 등 뒤로 내회전

외회전(Outward Rotation)

팔의 *외회전*은 그림 1.41에 나타나있다. 외회전은 견갑골의 내전, 척추쪽으로의 움직임을 요구한다(그림 1.42). 외회전을 일으키는 근육들은 극하근, 소원근과 후방 삼각근이다(그림 1.16과 1.17). 함께 일하는 동반자로서, 극하근과 소원근은 이 시나리오에서 주연 배우이다. 주로 상대하는 악당은 견갑하근인데, 외회전을 위해서 이 근육이 최대한 늘어나야 하기 때문이다(그림 1.22). 오십견에서 경험되는 최악의 통증 중 하나는 외회전을 할 때 견갑하근이 통증유발점으로 인해 뻣뻣해지면서 갑자기 멈추어질 때 나타난다.

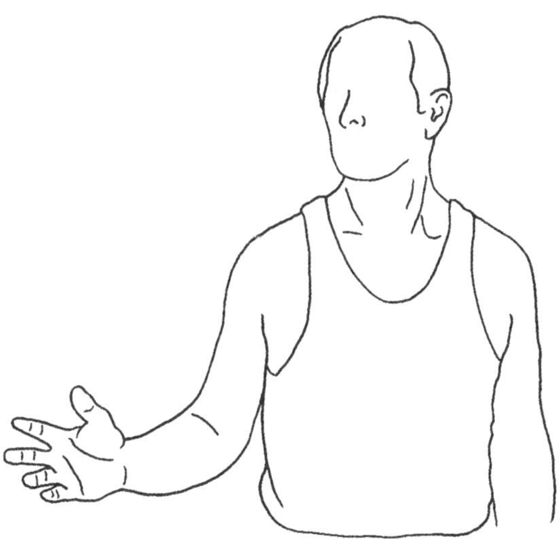

그림 1.41 팔의 외회전

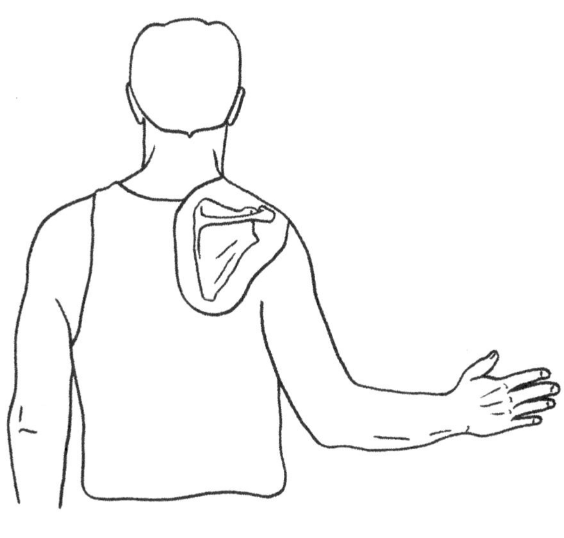

그림 1.42 팔의 외회전시 견갑골의 내전

제 2 장

근막통의 과학

The Science of Myofascial Pain

이 장에서는 통증유발점의 세부사항: 그것이 무엇이고, 그것이 아닌 것은 무엇인지, 어떻게 작용하는지, 그리고 통증유발점의 다양한 유형에 대해 설명하고 있다. 그러나 근막통의 과학에 들어가기에 앞서서, 당신은 근막통에 대한 두명의 제안자, Janet Travell과 David Simons에 대해 알고 싶을지도 모르겠다. 이 두명의 탁월한 사람들은 이 복잡하고 새로운 과학의 신비를 벗기는데 그들 평생의 많은 부분을 헌신했다.

Janet G. Travell, MD

어깨 통증으로 고통받고 있는 사람이라면 Janet Travell 자신이 어깨 통증을 경험하면서 통증유발점과 근막통에 몰두하는 50년을 시작했다는 사실에 흥미를 느낄 것이다. Travell박사는 최초의 백악관 주치의 자리에서 은퇴한 뒤 1968년에 출판된 그녀의 자서전, *근무시간: 낮과 밤*(Office Hours: Day and Night)에서 자신의 어깨 일화를 이야기 한다. 그녀는 자신의 어깨와 팔의 통증 때문에 종종 밤에 잠을 이루지 못했다고 한다. 그녀는 또한 팔을 뻗어 물건을 잡는데도 어려움을 겪기 시작했다. 그러나 그녀를 가장 괴롭힌 것은 젊었을 때 가장 즐겨했던 취미인 테니스를 더 이상 칠 수 없었던 것이다.

Janet Travell의 어깨 통증은 그녀가 38세로, 10년 이상 임상의로 지냈을 무렵인 1940년에 시작되었다. 그러나 그녀가 배운 의학 교육에서나 임상 경험에서 그녀는 자신의 어깨를 위해 무엇을 할 수 있는지 아무런 아이디어를 얻을 수 없었다. 그녀는 일을 시작할 때부터, 임상 진료 만큼이나 매순간 연구하기를 즐겨했기에, 그녀는 실험실에서의 활동과 실험 결과에 대해 수시간씩 집필하면서 근육들을 과사용한 것이 통증의 원인이라고 생각했다. 그러나 그녀는 더 이상 18세때처럼 유쾌하고 발랄할 수 없었는데, 테니스를 칠 때 스윙이 잘 되지 않는 것이 실제로 일차적인 원인은 아니더라도, 기여 요인은 되었을 것이다(Travell 1968, 250-263).

의사여, 자신을 고치라 (Physician, Heal Thyself)

Travell박사는 자기 환자들보다도 자신이 더 아프다는 사실에 상당히 화가 났지만, 어쩔 도리가 없었다. 그냥 견디고 사는 것 말고는 이 문제에 대한 다른 해결 방법이 없어 보였기에, 옛날 속담인 "의사여, 너 자신을 고치라"라는 말대로 할 수도 없었다. 그러나 Janet Travell은 쉽게 좌절하지 않았다. 그녀는 남성 주도의 의료계에서 여의사가 특별히 환영받거나 존경받지 못하던 시절에 내과 의사가 될 만큼 용기있고, 특별히 의지가 굳은 사람이었다. 이런 모든 특징은 성공한 의사였고 그녀의 전폭적인 지지자였던 그녀의 아버지 William Travell 덕분에 만들어 진 것이었다.

Janet Graeme Travell은 1901년 12월 17일 뉴욕시에서 태어났다. 그녀의 아버지를 본보기 삼아서, 그녀와 그녀의 자매, Virginia는 함께 의사가 되었고, Janet은 1929년 Cornell의과 대학을 졸업하였다. Virginia는 소아과 의사가 되었다. Janet은 심장내과와 약학 전문의가 되었다.

Janet Travell의 어깨 통증이 시작되었을 때, 그녀는 뉴욕의 워싱턴 스퀘어 바로 위에서 그녀의 아버지와 함께 진료를 보고 있었다. 그녀의 진료 영역을 넓히고자, 그녀는 스태튼 섬에 있는 Sea View 병원과 맨하탄에 있는 Beth Israel 병원에 방문 의사로도 참여하고 있었다. 그녀는 심장병과 특히 심장관련 약물의 효과에 대한 연구에 큰 관심을 가지고 있었고, 두 병원 모두 그녀에게 이러한 분야 연구를 수행할 기회를 주었다(Travell 1968. 208).

기이한 우연의 일치(A Curious Coincidence)

Beth Israel 병원의 심장 연구 클리닉에서, Travell박사는 그녀의 심장병 환자들 중 많은 수에서 역시 어깨 통증과 굳는 증상이 발생됨을 알게되었다. 이것은 오랜 침상 안정으로 장기간 움직이지 않아서 생기는 것처럼 보였다. 그녀는 그 환자들이 심장 문제보다도 어깨 증상을 더 많이 호소한다는 사실에 충격을 받았다.

Sea View 병원에서는 심장병이 아니고 폐 질환 환자를 보았는데, 그 환자들 역시 같은 종류의 어깨 문제를 가지고 있음을 발견하였다. 또한 심장병 환자들과 마찬가지로, 침상에 누워있는 폐병 환자들은 그들의 호흡기 증상보다 어깨 통증에 대해 더 많이 호소하였다. 호흡기 내과 의사들은 어깨 통증을 일종의 폐의 이상에 의한 결과로 간주하였다. 흥미롭게도, Beth Israel 병원의 심장내과 의사들도 그들 환자들의 어깨 통증을 심장병에 의한 것으로 여겼다. Travell박사는 이 두 집단의 어깨 통증의 진짜 원인은 어깨 자체 근육들과 장기간의 움직임 제한과 연관되어 있을 것이라고 추측하였다(Travell 1968, 252).

직관과 탐구(Intuition and Exploration)

Travell박사는 압박감이 있는 지속적인 통증으로부터 어떻게든 벗어나보고자, 무의식적으로 어깨 근육을 마사지하고 있는 자신을 발견하였다. 그녀는 자신의 견갑골 위에 있는 근육의 특정 지점이 유난히 아프다는 사실을 알게되었다. 그녀는 어깨 뒤쪽 근육에 있는 동통 지점을 압박하면 어깨 앞쪽 통증이 심해지는 현상을 발견하고는 깜짝 놀랐다. 그녀가 그 지점을 누르면 통증이 쏘아댔다. 그녀는 이깃이 마치 전기 스위치를 켜는 것 같다고 말했다.

이것이 Janet Travell이 "유발부위"이라고 부르기 시작하게 된 첫번째 경험이다. 그녀는 이러한 분명한 통증의 연관성을 설명할 수 있는 해부학적인 지식을 알지 못했다. 이 신비스러운 압통 지점과 아파오는 어깨 부위를 직접 연결해주는 어떤 신경도 없었다. 그녀는 이게 어찌된 일인지 설명해줄 수 있는 단서를 찾고자 의학 문헌을 뒤지기 시작했다.

그녀는 거의 즉시 그녀의 와상 입원 환자들에게서 발견된 바로 그 문제를 다루는 최근 발표된 논문을 하나 발견했는데, 심장 발작 환자들에게서 지속적인 어깨 통증이 매우 자주 발생한다는 내용이었다. 그 논문의 저자들은 그들의 심장병 환자들 중 한명에서 견갑골을 덮는 근육을 눌렀더니 그의 어깨 통증이 재연되었다고 보고하였는데, 이는 그녀가 자신의 어깨에서 발견한 것과 완전히 동일한 현상이었다(Travell 1968, 252).

얼마 지나지 않아서, Travell박사는 요통과 좌골신경통의 원인이 허리 근육 자체인지 척추 안에 있는지 판별하기 위해 허리 근육의 "압통 지점"에 노보카인 주사를 놓아 치료하는 것을 보고하는 논문을 발견하였다. 그 저자는 만약 노보카인으로 근육을 무감각하게 만든 후에도 통증이 지속된다면, 척추에서 신경이 압박된 것이 통증의 원인임을 확신할 수 있다고 서술하였다. 그녀는 근육에 주사한 한 명의 경우, 그 환자의 좌골신경통이 치료된 듯 보였다는 부분을 흥미롭게 읽었다(Travell 1968, 252-253).

세 번째 논문은 이 모든 내용의 종합같았다. 독일의 한 내과 의사는 근육의 특정 압통 지점이 특징적으로 다른 부위로 연관통을 일으킴을 보고하였다. 게다가 그 지점에 염산 프로카인(노보카인의 일종)을 주사하면 "극적인 호전"을 보인다고 하였다. 그는 아픈 부위 자체에 주사를 했을 때는 전혀 효과가 없었음을 강조하였다. 그의 환자들 중 한명은 Travell박사와 그녀의 심장병 환자들과 동일한 어깨 통증과 동일한 압통 지점을 가지고 있었음을 읽으면서 그녀는 감전된 것 같았다(Travell 1968, 253).

첫번째 임상 실험들(The First Clinical Experiments)

1940년 10월, Travell박사는 어깨 통증을 호소하는 환자들을 체계적으로 선별해서 프로카인으로 유발부위에 주사를 놓기 시작하였다. 그녀를 매우 기쁘게 한 것은, 주사로 인해 어깨 통증이 상당히 오래 해소되었을 뿐 아니라, 가슴 부위 근육의 압통 지점으로 인해 가짜로 유발되었던 심장 통증도 함께 사라진 것이었다. 이것은 결정적인 실험이었다.

그녀의 아버지는 그녀의 이러한 통증에 대한 발견들에 지대한 관심을 보였다. 그는 열정을 가지고 그녀의 실험에 참여하였다. 그녀는 자신의 견갑골에 있는 유발 부위에 손이 닿지 않아서, 아버지가 그 부위에 주사를 놓아주었다. 놀랍게도, 수개월 동안 거의 지속적으로 그녀를 짓누르던 통증이 수초만에 눈녹듯 사라졌다. 그녀와 아버지는 프로카인 효과가 없어지면 통증들이 다시 기어나올 것이라고 예상했지만, 그렇지 않았다.

1940년대와 1950년대에 걸쳐서, Janet Travell과 그녀의 아버지는 뉴욕시에서 계속 함께 진료하였다. 그녀는 심장학과 약학에 대한 그녀의 관심을 결코 버리지 않았지만, 통증에 대한 연구와 집필에 보내는 시간이 점점 늘어났다. 그녀의 명성이 높아지면서, 만성 통증으로 고통받고 있는 환자들이 점점 더 많이 찾아왔다. 그들은 통증을 해결하기 위해 사방을 찾아다니고 안해 본 것이 없는 사람들이었다. Travell박사는 다른 사람들은 거의 알지도 못하고 탐구해보려는 관심조차 없는 한 분야에서 20년간 조용히 스스로 경험과 지식을 쌓아갔다. 그녀는 통증유발점 치료를 자신의 전문분야로 삼았다. 그녀는 고도로 숙련되었고, 거의 완벽하게 한결같은 치료 성공에 만족하였다.

권위 획득(The Acquisition of Authority)

근막통의 실체와 중요성을 인지하고 있는 요즘 사람들 사이에서, Janet Travell은 이 분야의 진단 및 치료의 선구자로 일반적으로 인식되고 있다. 많은 사람들은 이 의학 분야를 그녀가 단독으로 만들었다고 믿는다. 당연하지만, 이것은 단 한명의 성과가 아니었다. 진정한 혁신이 단 한 명의 생각에서 나오는 경우는 드물다. 새로운 문제를 풀기 위한 이전 지식들의 단편들이 재구성되어서 이루어지는 경우가 더 많다.

Travell박사는 그녀의 관심사에 관한 다른 사람들의 작업들을 수집하고 많이 읽었다. 그녀는 전 세계 많은 연구자들이 근육에 있는 유발 부위에서 연관통이 생기는 이상한 현상에 대해 시험적으로 탐구하기 시작하였음을 발견하였다. 그러나 그들은 모두 고립되어서 각자 일하였고 대개 서로 다른 사람들의 생각을 알지 못하였다. 유별난 고집과 끈기로, 그녀는 이들 모두를 한데 모으는데 헌신하였다.

시간이 흘러서 1983년, 그녀의 첫번째 저서인 *근막통과 기능장애: 통증유발점 지침서(Myofascial pain and dysfunction: The Trigger Point Manual)*가 출판되었다. Travell박사는 40년 넘게 통증유발점을 치료하면서 의학 학술지에 40개 이상의 논문들을 발표하였다. Janet Travell의 통증에 대한 혁명적인 개념은 수백만 명의 삶을 향상시켰다. Travell박사의 헌신적인 열정과 지성이 없었다면, 전 세계적으로 의사들과 물리치료사들이 근막통 치료에 사용하는 효과적인 기법들은 존재할 수 없었을 것이다. 통증 치료를 위해 마사지 치료사들이 사용하는 통증유발점 마사지도 대부분 Travell박사의 개념에 기초한 과학적 근거를 가지고 있다.

새로운 친구와 새로운 정체성(A New Friend and a New Identity)

Janet Travell의 특별한 한 환자와의 개인적인 관계는 역사적으로 큰 파장을 가져왔으며, 그것은 통증유발점과 근막통에 대한 그녀의 광범위한 저술의 출판과 성공을 보장해주는 계기가 되었다.

Travell박사가 Kennedy와 Johnson 정부 시절 백악관의 주치의였다는 사실을 기억하는 사람은 별로 없다. Kennedy 대통령은 1955년도에 그의 정치 활동을 조기에 중단하도록 위협하는 심각한 통증과 다른 고통들을 그녀가 치료해준데 대한 감사의 표시로 그녀에게 그 자리를 주었다. Kennedy 대통령이 Travell 박사의 독특한 지식과 능력에 대해 인정해줌으로써 통증유발점 치료는 촉망받는 의술로 발전할 수 있는 더없이 좋은 계기가 되었다. 이로서 그녀의 업적은 다른 방법으로는 얻기 어려운 정당성과 인정을 얻게 되었다.

백악관 주치의 생활을 마칠 무렵 그녀는 60세였지만, Travell박사는 은퇴할 마음도 없고 여유를 부리고 싶지도 않았다. 그녀는 그 후 30년 동안 왕성한 열정으로 그녀의 방법들을 개발하고 가르쳤다. 그녀의 첫번째 저서 *통증유발점 지침서(Trigger point manual)*가 출판될 때 그녀는 80세가 지난 나이였고, 두번째 저서가 나올 때는 90세가 지나서였다. 그녀는 언제나 출판을 서두르지 않는 것이 중요하다고 말했다. 그녀는 정확하게 나오기를 원했다.

돌아가신 이에게 명복이 있을지어다(Requiescat In Pace)

의사 Travell은 통증을 치료하면서 긴 생을 보냈다. 친절하고 도움이 되는 사람이 되는 것은 그녀의 정체성의 한 부분이자 기쁨의 큰 원천이었다. 그녀의 딸들, Janet과 Virginia에 의하면 그들의 어머니는 가족 모임이나 명절 때 모두 모이는 자리에는 언제나 적극적으로 달려왔다고 한다. 가족중에 근육 문제를 가지고 있는 사람은 누구나 그녀에게 치료를 요청했다. 저녁 파티에 참석한 손님들도 마찬가지였다. 그녀는 한번도 요청을 거절하지 않았다(Pinci 2005). 그녀는 누구보다도 자신의 일을 기뻐하고 사랑했다.

1997년 8월 1일, Janet Travell은 95세의 나이로 세상을 떠났다. 그녀는 뉴욕 알바니 외곽에 위치한 알바니 지역 묘지에 그녀의 아버지와 어머니, 그리고 남편 John Powell옆에 묻혔다. 그녀의 소박한 묘비에는 그녀의 직업상 이름이나 업적, 역사 속에서의 위상에 대한 어떤 언급도 없이, 그녀의 결혼 후 이름, Janet Graeme Powell이라고 새겨져있다. 아마도 그녀의 유산은 그녀 덕분에 통증에서 해방된 사람들의 가슴속에 새겨져 있을 것이다.

David G. Simons, MD

Travell박사의 동료인 David Simons은 그녀의 타고난 한결 같은 끈기를 공유한 사람이었다. 그보다 더 결단력있고, 목표 지향적이고, 목적 달성을 위해 한결같이 성실한 사람을 상상하기 어려울 것이다. 의지가 강하고 성미가 급한 Simons박사는 그가 찾는 과학적 진실을 가리는 어떤 장애물도 용납하지 않았다. 그는 Travell 여사의 방대한 지식과 경험이 문서화되어 출판되도록 하는 데 핵심 역할을 하였다. 통증유발점 치료로부터 도움을 받은 사람은 누구든지 David Simons와 Travell 박사에게 감사해야 할 것이다.

Man High

David Simons은 1922년 6월 7일, 펜실바니아 랭커스터에서 태어났다. 그의 아버지는 Janet Travell의 경우처럼 의사이셨다. 그러나 아버지의 영향은 상당히 다르게 작용했다. David은 2차 세계대전 당시 청년이 되었고, 그의 많은 동기들과 마찬가지로 입대해서 전쟁에 참여하고자 하는 열망에 사로잡혔다. 선견지명이 있는 그의 아버지는 장래를 생각해서 자신의 아들이 의과대학에 진학할 것을 고집하였다. 아이러니하게도, 이런 선택도 이 젊은이를 군대 밖에 잡아두지 못하였다. David Simons은 단순히 공군 군의관이 되는 것 이상의 목표를 가지고 의과대학을 마친 후 공군에 입대하였다. 그 당시에, 우주비행이 막 시작되어서 실현을 눈앞에 두고 있었고, 그는 항공우주의학 의사가 되는 것에 목표를 두었다.

Simons박사는 무중력 스트레스에 대한 인간의 반응을 측정하는 방법 개발 프로그램에 선발되었다. Janet Travell처럼 David Simons의 기질 또한 초기부터 연구 쪽에 기울어 있었다. 또한 그의 미래의 동료처럼, 그의 정렬로 인해 자기 자신도 실험 대상으로 참여시켰다. 여러 번의 시도 끝에, 그는 정말로 실험 비행을 하게 되었다. 그의 공군 생활의 정점은 1957년 8월 유인 기구 비행을 통해 세계의 고도를 기록했던 일이다. 이 프로젝트는 Man High라고 불렸으며, Simons박사는 실제로 1달 여 만에 우주 공간에 떠있는 소련의 인공위성 스푸트니크에 도달하였다. 그 해에 *Life* 잡지 표지에 그의 사진이 실렸고, 1960년 *Man High*라는 제목으로 그의 모험담을 기술한 흥미진진한 책을 저술하였다.

아슬아슬한 세부 묘사에서, Simons박사는 그가 최초의 원시적인 생명유지 장치만 가지고 102,000 feet높이까지 홀로 올라갔을 때 그의 생명과 건강이 위태로웠던 상황을 이야기 하고 있다. 그의 우주 캡슐이 당시 기술로 고안할 수 있는 최선의 장치였다고는 하지만, 현재의 기준으로 보면 그것은 단지 커다란 깡통에 지나지 않아 보인다. 이러한 원시적인 기술로 인해, 미지의 세계에 직면하고자 했던 Simons박사의 용기는 수 년 전 소총을 가지고 최전방에 있었던 일보다 더 돋보인다. Simons의 비행으로 엄청난 분량의 정보를 얻게 되었고, 이전보다 훨씬 덜 위험하게 우주 궤도로 진입하기 위한 추후의 조치들로 이어졌다.

중대한 회의(A Momentous Meeting)

David Simons은 Janet Travell을 그녀가 백악관 주치의로 있을 당시에 처음 만났다. 그녀는 통증유발점과 근막통에 대한 강의 차, 텍사스 산 안토니오 Brooks 공군 기지에 있는 항공우주의학교를 방문하였다. Simons은 Travell의 아이디어로 꼬임에 넘어가서 공군에서의 모든 보상과 흥미를 저버리고 1965년, 그녀 밑에서 통증 의학의 장기간 비공식적인 도제 생활을 시작하였다. 그 후 20년 동안, 이 두명의 보기 드문 지성이 함께 일하면서 만들어낸 탁월한 힘의 소산물로 마침내 첫번째 책인 *근막통과 기능장애: 통증유발점 지침서(Myofascial Pain and Dysfunction: The Trigger Point Manual*(1983))가 완성되었다.

Simons박사의 꼼꼼함과 과학적 방법에 대한 집착 덕분에 근막통에 대해서 철저히 객관적으로 기술할 수 있었다. 그는 *통증유발점 지침서* 저술의 핵심 동력이었으며, Travell 박사의 방대한 지식과 경험을 근간으로 대부분의 집필을 그가 직접 하였다.

불행하게도, 그 당시에는 비교적 적은 수의 의사들이 이 훌륭한 책으로 공부하였음을 말하지 않을 수 없다. 대다수의 사람들은 통증 치료에 관해서 과거의 신념들을 고수하였다. 결과적으로, 쉽게 치료가 가능한 근막통을 가진 수백만의 사람들은 여전히 불필요한 고통 속에 남겨져 있었다. 다행인 것은 그리 오래지 않아 대부분의 사람들이 통증유발점에 대해 알게 되었고, 의학 교육에서도 정규 과정으로 근막통의 진단과 치료를 가르치게 되었다. 그로서 세계는 Simons 박사와 그의 스승 Janet Travell을 진정한 의학의 선구자로 기억하게 될 것이다.

통증유발점 지침서 The Trigger Point Manual

이 장에서 다루는 모든 전문적인 내용은 Travell과 Simons의 첫번째 책 제 2판, *근막통과 기능장애: 통증유발점 지침서*(Simons, Travell, and Simons 1999)에 기초하였다. *통증유발점 지침서*의 매우 긴 4개의 장은 통증유발점과 근막통의 과학에 할애되어 있고, 다른 연구자들의 수백개의 과학적인 논문들을 참고문헌으로 명시하고 있다. 이들 첫 4장 만으로도 상당한 분량이며 일반적인 독자가 읽기에는 너무나 전문적인 책이 될 수 있다. 여기에서는 그 값진 저술을 한 개의 장으로 압축하고, 평균적인 독자가 읽고 이해할 수 있는 언어로 전달하고자 한다.

근막통의 과학은 근육의 통증유발점들에서 기인한 증후들만을 다룬다. Travell과 Simons은 질병이나 신체적 손상에 의한 다른 종류의 통증은 근막통과 구별이 필요한 경우에만 다루었다. 덧붙여서, 그들은 각각의 근육별로 통증유발점이 일으키는 통증에 주로 집중하였다. 그러나 통증 문제는 흔히 여러 근육들에서 기인한 연관통이 복합되어 나타난다. 어깨 통증은 그런 복합의 일종이 될 수 있다.

통증의 다양성 문제를 해결하기 위해서, Travell과 Simons은 신체 특정 부위로 통증을 보내는 근육별로 정리하였다. 특정 통증을 일으킬 가능성이 있는 근육들을 순서대로 나열하였다. 예를 들면, 윗쪽 등, 어깨, 팔의 통증 부분에서, 어깨 앞쪽 통증에 해당하는 목록에는 11개의 근육이 포함되어 있다. 이 책은 상완근을 추가해서 그 모델을 따르고 있다(그림 2.1).

목록의 첫번째 근육, 극하근의 통증유발점은 실제로 어깨 앞쪽 통증의 대부분의 원인이지만, 목록의 다른 근육들도 가끔 부분적으로 통증의 원인이 된다. 어떤 경우에는, 목록의 첫번째 근육이 적게 작용하고, 훨씬 아래에 나열된 또 다른 근육이 문제의 대부분을 일으키기도 한다. 이 목록들은 통증 문제 해결

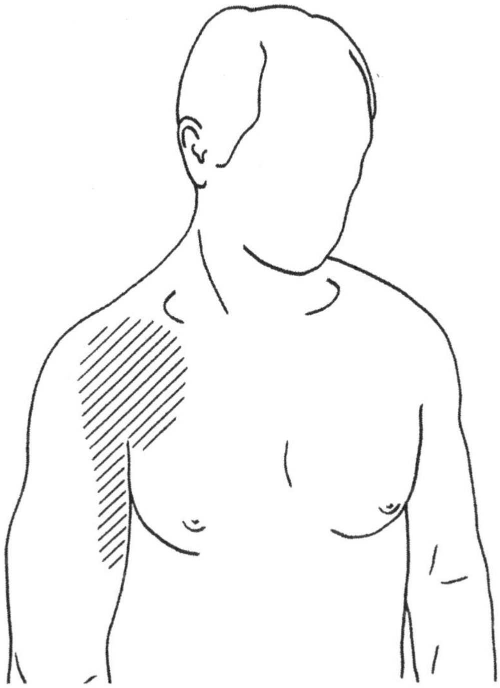

어깨 앞면 통증

1. 극하근(infraspinatus)
2. 전방 삼각근(anterior deltoid)
3. 사각근(scalenes)
4. 극상근(supraspinatus)
5. 대흉근(pectoralis major)
6. 소흉근(pectoralis minor)
7. 견갑하근(subscapularis)
8. 이두근(biceps)
9. 광배근(latissimus dorsi)
10. 오구완근(coracobraciallis)
11. 쇄골하근(subclavius)
12. 상완근(brachialis)

그림 2.1 이런 연관통 양상은 목록의 두 가지 이상 근육의 통증유발점 통증의 조합으로 나타날 수 있다.

의 출발점 역할을 한다. 이 책은 어깨 통증 해결을 위해 비슷한 목록을 활용한다. 제 5장 시작부분에 2쪽에 걸친 통증유발점 안내와 이 책의 끝부분에서 목록을 확인할 수 있다.

인류의 징벌 The Scourge of Mankind

Travell과 Simons는 과장없이 통증유발점을 묘사할 때, "인류의 징벌"이라는 표현을 사용했다. 통증유발점으로 인한 통증은 심장마비, 신장 결석 또는 골절에 의한 통증 만큼 가혹할 수 있다. 또한 아주 작은 근육 하나에서 기인한 통증도 큰 근육에서 오는 통증만큼 또는 그 이상 아플 수 있다. 통증유발점이 생명을 위협하는 경우는 드물지만, 그것이 가져오는 비극은 극도로 삶의 질을 파괴할 수 있다(Simons, Travell, and Simons 1999, 13-14).

보편성(Pervasiveness)

통증유발점은 매우 흔한 자연 현상이다. 이것으로부터 탈출할 수 있거나 면역이 생길 수 있는 방법은 상상하기 힘들다. 대부분의 사람이 거의 항상 신체 어딘가에 통증유발점을 가지고 있거나, 적어도 잠재된 상태로 가지고 있다.

통증유발점이 일차적으로 근육 조직에서 발견되기 때문에, 그들은 매우 광범위한 영역에서 해악을 끼친다. 당신은 근육이 하나의 기관으로 간주된다는 사실을 배우면 놀랄 것이다. 사실, 근육은 체중의 평균 50%를 차지하는 신체에서 가장 큰 기관이다. 인체를 구성하는 수백 개의 근육 어디든지 통증유발점이 생길 수 있으며, 그 중에서 어깨 통증을 일으키는 24개의 근육은 통증유발점이 발견되는 가장 흔한 몇몇 장소이다. 병원을 찾는 환자들 중 25%가 통증을 문제로 내원한다. 근막통 치료를 전문으로 하는 의사들은 75%의 경우에서, 심지어 질병이나 외상에서 기인한 통증일 지라도, 통증의 주요 원인이 되는 통증유발점을 찾게 될 것이다. 통증유발점으로 인한 통증은 어떤 작업장이나 사무실에서, 전문적인 또는 취미로 하는 스포츠에서, 또는 단순한 일상 속에서 기능 장애를 일으키고 시간을 빼앗는 가장 큰 원인이다(Simons, Travell, and Simons 1999, 12-14).

통증유발점 진단 및 치료에서 한가지 어려움은 그들의 증후가 다른 질환을 흉내 낸다는 것이다. 통증유발점은 두통, 목과 턱의 통증, 하부 요통, 수근관 증후군의 증상, 다양한 관절통을 일으켜서 관절염, 건염, 점액낭염 또는 인대 손상으로 잘못 진단될 수 있다고 알려져 있다. 통증유발점은 이통, 현훈, 오심, 속 쓰림, 가성 흉통, 심장 부정맥, 테니스 엘보우, 그리고 생식기 통증에 이르는 다양한 문제를 일으킬 수 있다. 그들은 코 막힘과 통증을 일으킬 수도 있고, 만성 통증의 원인이 되거나 감염에 대한 저항을 낮추기도 한다. 수백만의 사람들을 괴롭히는 섬유 조직염 조차도 많은 경우에 통증유발점에서 시작된 것으로 여겨진다(Simons, Travell, and Simons 1999, 12-19; Gerwin 1995, 121; Fishbain et al. 1986, 181-197).

통증유발점의 잘 알려지지 않은 특징은 그들이 무기한 잠복 상태로 존재할 수 있다는 것이다. 잠재된 통증유발점은 일생 동안 축적되는 경향이 있어서, 고령에 이르러서 관절의 구축이나 관절 가동범위 제한을 일으키는 주된 원인이 되는 것 같다. 젊은 사람에서도 잠재된 통증유발점에 지속적인 근육의 긴장이 더해지면 근 부착부위에 과도한 스트레스가 걸린다. 시간이 지나면서, 이러한 상황은 관절을 비가역적으로 손상시킬 수 있고, 퇴행성 관절염의 원인이 되기도 한다.

당신은 통증이 없기 때문에 잠재된 통증유발점을 갖고 있지 않다고 생각할지도 모른다. 그러나 꾹 눌러봐서 아프면 그것들을 쉽게 찾을 수 있다. 과도한 활동은 잠재된 통증유발점을 자발통을 일으키는 능동적 통증유발점으로 금새 전환시킨다(Simons, Travell, and Simons 1999, 12-21).

의학적 무시(Medical Neglect)

흔한 통증의 근원지로 근육의 중요성에도 불구하고, 의대생들은 해부학 시간에 잠시 다루는 것 이외에 실제로 근육에 대해 배우는 것이 별로 없다. 근육 질환의 진단과 치료를 전문으로 하는 세부 분과도 없다. 그 대신 임상 의학에서, 관심의 대상은 관절, 뼈, 점액낭, 그리고 신경에 집중된다. 이러한 잘못된 관심은 매우 많은 오진과 부적절한 치료로 이어진다(Simons, Travell, and Simons 1999,13).

통증유발점과 근막통에 대한 의학계의 이해 부족에 따른 불필요한 재정적 낭비는 어마어마하다. 한 세기가 넘게 근육 안에 통증을 일으키는 매듭이 있다고 기록해 왔음에도 불구하고, 의사들이 여전히 잘 모른다는 사실은 비극이다(Simons, Travell, and Simons 1999, 14-18).

초기의 발견들 Early Discoveries

우리가 현재 통증유발점이라고 알고 있는 것에 대한 첫번째 연구는 1843년 독일에서 발표되었다(Froriep 1843). 저자는 통증과 연관되어 보이는 근육 내의 압통을 동반한 단단한 끈 또는 긴장된 가닥들에 관심을 가졌다. 그는 그것들을 *muskelschwiele*(근육 가골)이라고 명명했다.

그 후 수백년에 걸쳐서 독일과 영국에서 *muskelhärten*(근육 경화) 또는 *myogelosen*(근육 교질화)이라는 새로운 용어를 사용한 추가적인 논문들이 발표되었다. 이들 논문 저자들은 서로 이전의 연구자가 사용한 용어에 대해 알지 못하였던지, 용어들이 전염병처럼 줄을 이었다: 근육 경결, 압통 결절, muskel rheumatismus, 근육 류마티즘, 근막염, 섬유염, 근육통 등등.

근육통에 대한 관심은 20세기 전반 동안 가속화 되었지만, 연구자들은 여전히 서로의 연구에 관심없이 각자 고립된 연구를 계속하였다. 1919년, 독일에서는 "근육 교질화"가 사후에도 관찰되는 것으로 보아, 이것은 신경계의 작용과 무관하다는 보고가 이루어졌다. 1938년까지, 독일과 영국의 과학자들은 각각 연관통이 "근육 경화"의 특징임을 발견하였다. 1941년, 오스트리아의 의사 Michel Kelly는 압통결절과 연관통, 만성 통증 사이의 중요한 유기적 연관성을 설명하여 그 이후 섬유염과 류마티즘으로 널리 알려졌다.

1942년, Janet Travell은 미국에서 저서들을 발표하기 시작했다. 그녀는 연관통을 가지는 근육통에 관한 이전까지 알려진 모든 지식을 종합하고, 효과적인 치료 지침을 제공하고, 문제의 핵심을 묘사하는 "통증유발점"이라는 용어를 소개하였다. 세계 각지의 많은 연구자들의 성과들은 근막통을 이해하고 치료하는데 매우 중요한 밑거름이 되었지만, 그것을 모두 아우르고, 신중하고 완벽한 임상적 응용을 위해 테스트 기간을 가진 사람은 Janet Travell밖에 없었다.

통증유발점이란? What Is a Trigger Point?

근막통증유발점의 막대한 중요성과 보편성을 고려할 때, 이것이 그토록 오래 동안 신비에 쌓여있고, 여전히 세계 대부분에서 잘 알려져 있지 않다는 사실은 놀랍다! "통증유발점"이라는 용어는 아직도 대부분의 대중들에게 알려져 있지 않고, 일반 용어 사전에서도 "통증유발점"을 찾을 수 없다. 의학 사전과 다른 의학 참고도서들에서 드디어 일부 통증유발점에 대해 언급하기 시작했지만, 대개는 고작 한 두 단락의 설명 뿐이다.

받아들여지는데 장애물이 되는 한 가지는 모든 사람이 이해할 수 있는 명확한 정의가 없다는 것이다. 정확히 통증유발점이 무엇인지 설명하기가 쉽지 않다. 일반적인 용어로 설명하기 보다 과학적인 정의를 내리기는 한결 수월하다. 그러나 때때로 과학적인 정확한 정의도, 당신이 이해할 수 없다면, 정의되지 않는 것과 별반 다르지 않다.

통증유발점의 정의(Defining a Trigger Point)

Travell과 Simons에 의하면, 통증유발점은 "근육 조직에서 만져지는 팽팽한 띠 안에 있는 결절에서 압통을 나타내는 매우 자극이 심한 지점"이다. 즉, 통증유발점은 단지 당신이 그것을 눌렀을 때 끔찍하게 아픈 근육의 뭉친 곳이다.

통증유발점 결절은 근육 안에서 작은 덩어리처럼 만져지며, 대개 콩알보다 크지 않다. 통증유발점은 덜 익은 마카로니나 스파게티 국수 조각 같은 것이라고 묘사되어왔다. 통증유발점 결절을 만져서 느끼려면 매우 좋은 감각을 가져야 하며, 모든 사람이 다 그런 능력을 가진 것은 아니다. 자신의 감각에 의지해서 치료하는 숙련된 마사지 치료사의 경우에도 두꺼운 근육이거나, 두터운 지방으로 덮여있는 근육에서 통증유발점을 찾는데 어려움을 겪을 수 있다. 그러나 통증유발점을 자가 치료할 경우에는 작은 덩어리를 만져서 찾으려고 애쓸 필요가 없다. 당신은 단지 가장 심하게 아픈 지점을 찾기만 하면 된다.

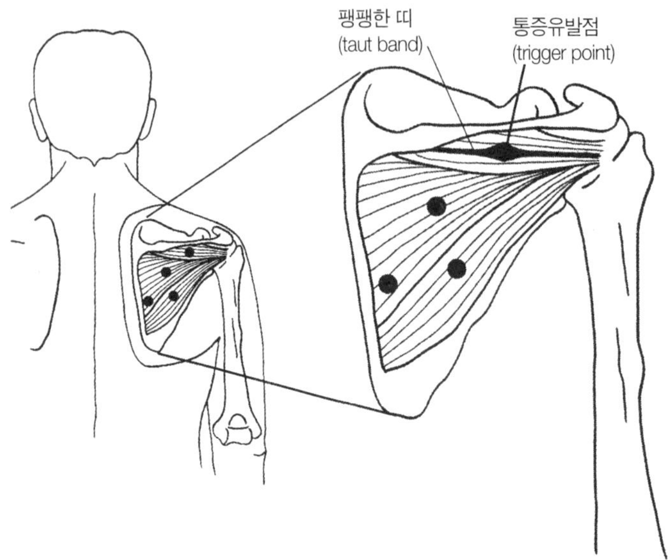

그림 2.2 극하근의 통증유발점과 연결된 근섬유의 팽팽한 끈 확대 그림. 검은 점은 모두 통증유발점이다.

"만져지는 팽팽한 띠"란 줄이나 작은 전선처럼 느껴지는 근육 내의 꽉 조여진 섬유 다발이다(그림 2.2). 팽팽한 띠는 통증유발점으로부터 양방향으로 뻗어 근육의 부착부위까지 이어져서, 힘줄로 오해되기 쉽다. 팽팽한 띠는 근육의 신장 능력을 제한해서 당신의 관절 가동범위를 줄어들게 만드는 가장 문제가 되는 부분이다. 실제로 어깨 근육에 여러 개의 팽팽한 띠가 당신의 어깨를 뻣뻣하게 만들면, 팔을 움직일 수 없게 되고, 결국은 오십견에 이르게 한다. 의학문헌에 그렇게 나오기도 하고, 종종 그렇게 부르지만, 통증유발점은 근육의 경련이 아니라는 것이 중요하다. 경련은 근육 전체의 갑작스럽고, 강한 수축이다. 통증유발점과 그와 연관된 팽팽한 끈은 근육 안에 있는 단지 작은 끈의 구축이다. 경련은 대개 수분 후에 이완될 수 있다. 통증유발점은 그렇게 쉽게 사라지지 않는다.

당신은 근육 내의 명확히 구별되는 덩어리를 찾으려고 너무 집착해서는 안된다. 오히려 수축의 최소 단위로서 지속적으로 수축된 상태로 남아서 문제를 일으키는 근섬유분절이라는 용어를 생각하는 것이 낫다. 당신은 이 아주 작은 근섬유분절을 만질 수는 없지만, 그것들이 많은 수가 매우 밀집되어 군락을 형성하면 그것은 분명히 결절처럼 느껴질 것이다(통증유발점 또는 매듭).

실제로, 근섬유분절의 군락은 가끔은 다소 느슨하면서, 동전처럼 넓게 퍼진다. 이런 종류의 근육내 지점은 다소 단단하기는 하지만, 반드시 매듭처럼 만져지지는 않는다. 이런 경우에, 통증유발점이라기 보다는 유발 지역으로 생각하고 압통이 있는 부위로 정의하면 되며, 꼭 실제 매듭을 느낄 필요는 없다(Simons 2006).

과학적인 정의를 평범한 말로 바꾸어 보자: 통증유발점은 근육 안의 힘줄 같은 부분에서 만져지는 작은 덩어리 부위의 매우 아픈 지점이다. 설령 통증유발점이 잘 만져지지 않더라도, 그것을 눌러보면 항상 아플 것이다.

얼굴 또는 근막? (Facial or Fascial?)

사람들이 근막통증유발점(Myofascial trigger point)을 처음 들으면, 그들은 근막(Fascial)을 얼굴의(facial)로 잘못 듣고, 얼굴에 국한된 통증으로 생각하기도 한다. 통증유발점이 얼굴 통증을 일으킬 수도 있지만, 근막통은 신체 어느 부위에나 다 생길 수 있다. 근막(myofascial)의 접두어"myo"는 근육을 의미한다. "fascial"은 근막- 랩처럼 근육들을 분리해서 감싸는 얇고 투명한 막을 의미한다. 이것은 당신 몸의 모든 근육을 감싸고 있다(껍질을 제거한 닭다리에서 근막을 잘 관찰할 수 있다). 당신 근육에 통증유발점이 있을 때, 근막이 전형적으로 조여들고 신축성이 떨어져서 문제의 한 부분이 된다.

너무 많은 점들(Too Many Points)

Janet Travell은 처음에는 "유발 부위"라는 용어를 사용하다가 후에 통증유발점으로 부르기 시작했다. 이 초기 용어도 일리가 있는데, 근육 깊숙히 묻혀있는 문제 지점은 명확하게 경계지어지기 어렵기 때문이다. 당신이 통증유발점을 찾아보면, 때때로 점이라기 보다 작은 구역처럼 느껴질 것이다. 정말로, "통증유발점"은 이런 현상에 적용하기에 최선의 용어는 아니지만, 너무나 널리 알려져서 이제와서 바꾸려는 시도는 무의미하다.

불행히도, 용어에 있어 다른 문제도 있다. 한가지는, "유발"이라는 단어는 널리 자주 사용되며 광범위한 함의를 가진다는 것이다. 그리고 사람들이 통증유발점을 다른 종류의 점으로 오해하게 만드는 다양한 점의 체계들이 있다.

지압점(Acupressure Points)

많은 사람들이 통증유발점을 지압점(Acupressure points) 또는 경혈(Acupoints)과 같은 것으로 잘못 알고 있다. 실제로, 이것들은 매우 다르다. 통증유발점과 근막통의 개념은 서양의학 연구 분야와 임상 안에서 통용되는 것이고, 반면에 지압점은 오랜 전통의 중국 의학에 기초한 것이다. 이와 비슷한 점의 체계는 일본의 바디워크 치료방법 중 하나인 시아추에서도 사용된다.

지압 또는 침을 놓는 점은 14 경락이라 불리는 신체의 기의 경로로 생각되는 부위를 따라 존재하는 일종의 막힘으로 여겨진다. 예를 들면, 그림 2.3은 족양명위경(Stomach meridian)과 그것의 경혈점들을 보여준다.

기가 흐르는 경락과 경혈점의 존재를 증명하기는 어렵다. 그것은 만지거나 볼 수도 없고, 순환계, 신경계, 근골격계 또는 근육 등 신체 조직과 일치되지도 않는다. 지압점은 어떤 종류의 감각적 또는 신체적 관찰로도 식별된 적이 없다. 반면에 통증유발점은 과학적인 설명을 가지고 있고, 그런 면에서 매우 믿을 만한 것이다. 통증유발점은 또한 몇 가지 방법으로 물리적으로 확인되거나 측정될 수 있다.

통증유발점은 대개 연관통을 가지지만, 지압점은 그렇지 않다. 당신은 통증유발점을 만지면 아프기 때문에 찾을 수도 있고, 가끔 근육 내에서 만져지기도 한다. 지압점은 만져서 찾을 수도 없고, 우연히 통증유발점과 겹치지 않는 이상 눌러서 아프지도 않다. 지압점의 존재를 증명하는 유일한 자료는 도표 위의 점과 새겨진 숫자 뿐이다.

객관적인 증명이 없음에도 불구하고, 지압은 동서양의 많은 사람들에게 통증 치료의 방법으로 성공을 누리고 있다. 지압을 믿는 사람들은 이것을 "지압 통각 상실"이라고 부른다. 그러나 그것의 효과는 기본적으로 위약효과이거나 우연한 통증유발점 치료로 인한 결과로 보여진다(Simons, Travell, and Simons 1999, 41-42; Melzack, Fox, and Stillwell 1977, 3-23). 어쩌면 고대 중국인들은 근막통증유발점이라고 현재 우리가 알고 있는 것에 대한 접촉의 효과를 설명하기 위

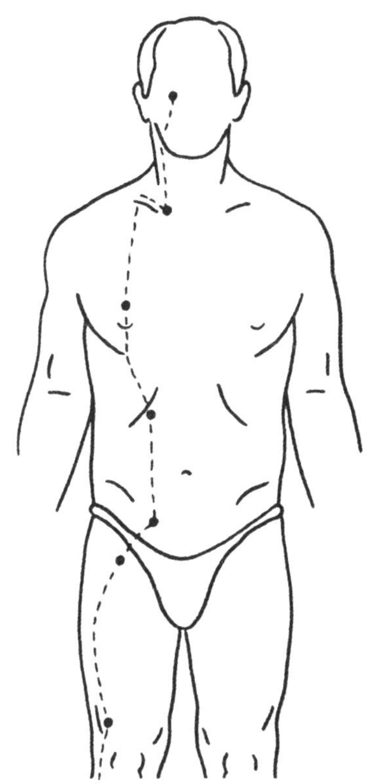

그림 2.3 족양명위경(stomach meridian)의 지압점들

해 경락 이론을 개발했는지도 모른다.

반사점(Reflex Points)

내장체표반사이론(Reflexology)은 지압과 비슷한 체계이지만, 여기에서는 신체의 특정 부위의 건강을 돕는 효과를 가진다고 알려진 발이나 손의 "반사" 지점에 압력 또는 마사지를 시행한다. 예를 들면, 간의 반사점에 압박을 가하면 간과 관련된 신체의 자연 치유력이 자극되어서 기의 흐름이 증가한다는 것이다. 발바닥에는 주요 장기들과 다른 신체의 중요한 부위들, 예를 들면 눈, 귀, 부비동, 각종 분비선들에 해당하는 반사점이 있다(그림 2.4). 반사점은 신체상의 10개의 수직 구역에서 에너지의 흐름이 느려지면서 피부 밑에 결정체들이 침착된 것이라고 이야기한다. 반사점은 호되기 아픈 지점일 수 있다.

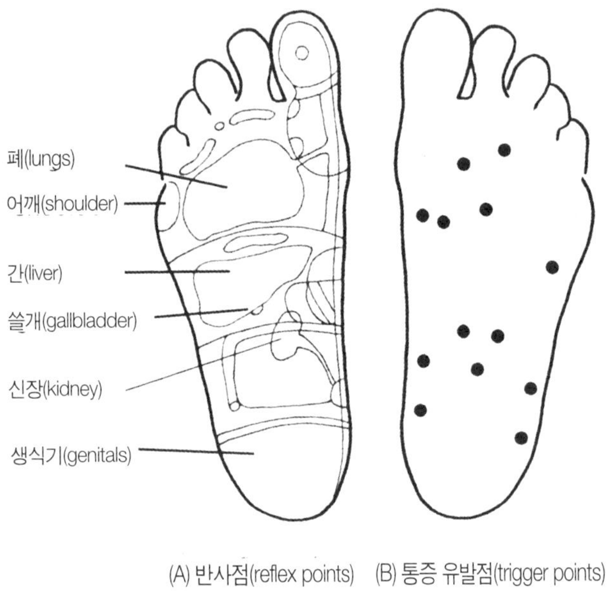

그림 2.4 발바닥의 (A) 반사점들과 (B)통증유발점은 거의 관계가 없다.

내장체표반사이론의 한가지 결점(snag)은 발바닥에 근막통증유발점이 되기 쉬운 근육이 양쪽에 7개씩 존재한다는 것이다. 반사점과 통증유발점의 위치는 거의 일치하지 않지만, 반사이론의 문지르기 기법은 때때로 우연히 통증유발점을 치료할 수 있고, 이는 적어도 족부 통증에 대해서는 치료 효과가 있을 것이다. 신체 다른 부위가 좋아지는 느낌은 흔히 발 통증이 완화되면서 나타나는 이완 효과로 설명될 수 있다. 확실히, 발이 편안하면 몸 전체가 훨씬 편안함을 느낄 것이다. 반사이론 치료사들도 그들의 신용을 걸고, 모든 것을 치유할 수 있다고 주장하지는 않는다.

지혈점(Pressure Points)

사람들은 종종 "통증유발점"이 생각나지 않을 때 "지혈점"이라고 말한다. 이러한 혼동은 두 지점 모두 압박을 가하는 곳이기 때문에 이해가 간다. 그러나 *지혈점* 또는 *맥박점*은 동맥이 지나가는 지점으로서 상처가 생겼을 때 혈류를 차단하기 위해 누르는 곳이다. 반대로, 통증유발점에서 마사지의 형태로 사용하는 압박은 혈류를 증가시킨다. 출혈이 멈출때까지 계속해서 지혈점을 압박하면, 위험은 지나간다. 일반적으로 알려진 지혈점은 12곳이다. 대동맥 맥박점을 제외하고는, 모두 신체 양쪽에 존재한디(그림 2.5). 지혈점과 통증유발점은 서로 가까이에 위치할 수 있지만, 전혀 다른 것이다.

급소(Martial Arts Points)

지혈점은 무술에서도 사용된다(그림 2.6). 이 경우에는 분명히 치료 목적으로 사용되는 것은 아니며, 심하게 지혈점을 공격당한 후에는 어떤 치료가 필요하다고 느낄 수 있다.

가라데, 쿵후, 태권도, 주지추(Jujitsu)와 같은 무술을 하는 사람들은 자기 방어 목적으로 상대방의 지혈점을 가격하는 기술을 연마한다. 지혈점 공격에 있어서, 상대방의 가장 취약한 부위에 충격을 주어 극심

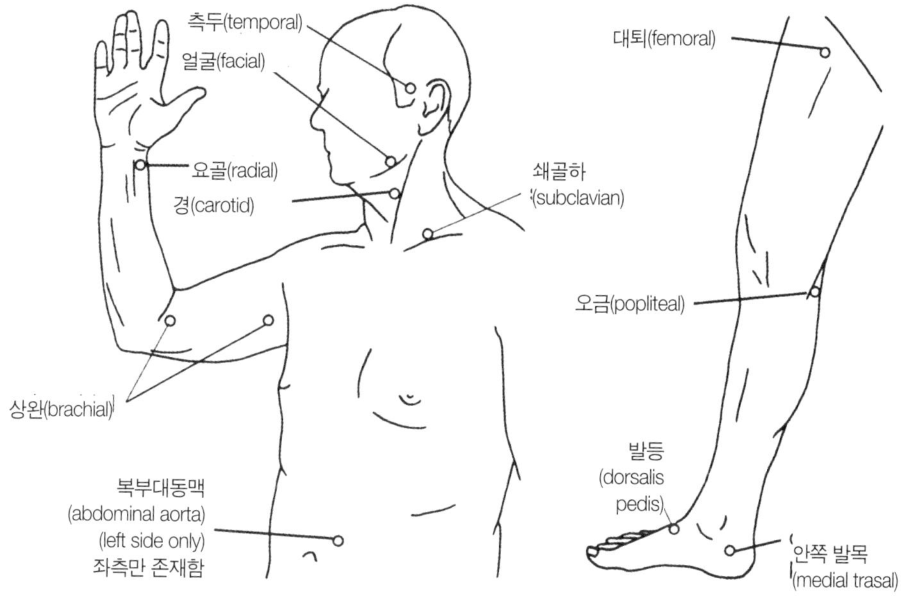

그림 2.5 12개의 지혈점(맥박점)과 동맥 이름들. 대동맥을 제외한 모든 지혈점은 신체 양쪽에 쌍으로 존재한다.

한 통증으로 잠시 움직일 수 없도록 하여, 자신이 피할 기회를 얻거나 상대방이 다른 기술을 구사하지 못하게 만든다.

때때로 *급소(vital points)*, *타격점(striking points)*, 또는 *가격점(hit points)*이라고도 불리며, 이러한 무예 방어 점들은 단순히 신체의 약한 곳들이다. 많은 지지자들이 연관성을 찾고자 노력했음에도 불구하고, 이곳들은 지압점, 혈류를 차단하는 지혈점, 또는 어떤 다른 체계와도 관련이 없다. 악명 높은 무술 타격점들은 대부분 만화책, 영화, 무예 산업에 의해 포장된 미신이다.

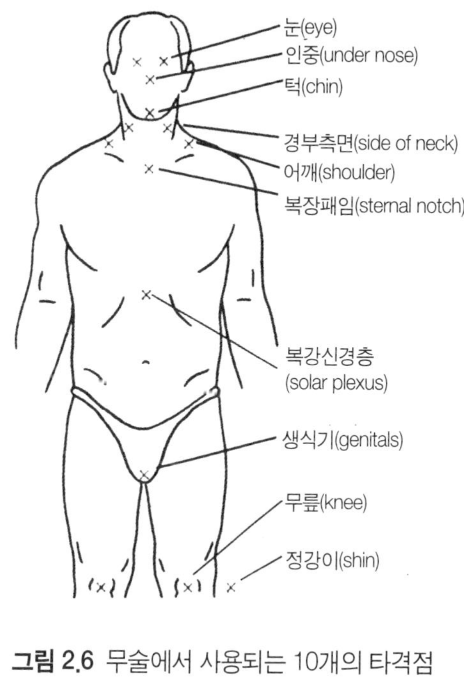

그림 2.6 무술에서 사용되는 10개의 타격점

재미있게도, 그림에 표시한 타격점들 중 두 개는 거의 모든 사람이 통증유발점을 가지고 있는 부위: 목의 양쪽 옆면과 어깨 꼭대기 부분과 우연히 일치된다. 어깨 꼭대기에 위치한 승모근의 엄청난 압통은 *스타 트랙*의 악명높은 Vulcan death grip에 사용되었다. 누군가가 예상치 않게 당신의 그 부분을 짓누르면, 당신은 당장 생명에 위협을 느낄 수도 있지만, 적어도 이 은하계에서는 Vulcan death grip으로 실제 누군가를 죽이기는 어렵다.

섬유근육통 압통점(Fibromyalgia Tender Points)

통증유발점은 종종 섬유근육통 진단의 공식적인 기준 중 하나인 *압통점*과 혼용된다. 이를 혼동할 경우 심각한 오류를 초래하는데, 섬유근육통은 알려진 치료 방법이 없고, 압통점 역시 어떤 알려진 방법으로도 치료될 수 없다. 반면에, 통증유발점은 증상의 완화를 기대하고 치료를 할 만한 충분한 이유가 있다.

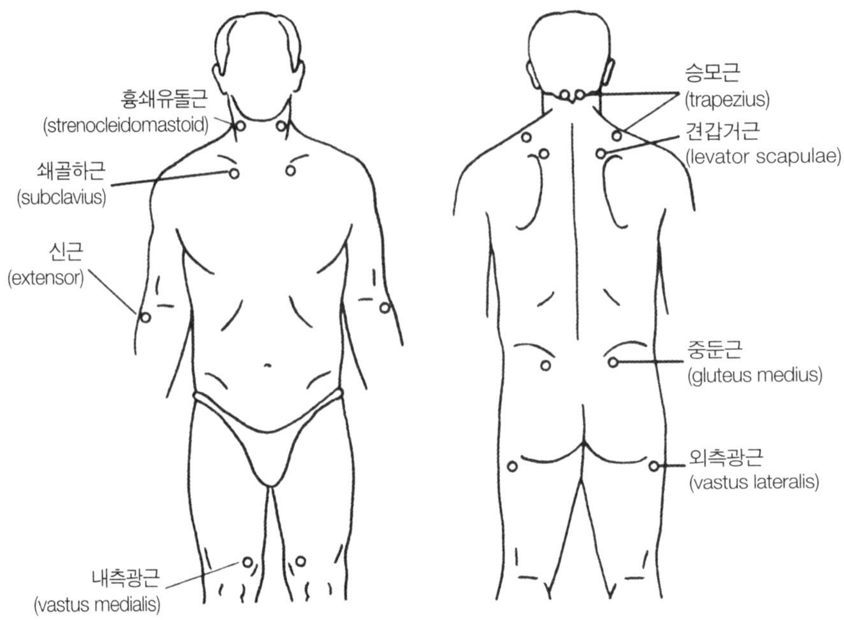

그림 2.7 섬유근육통의 18개 압통점, 해당되는 근육의 통증유발점들과 각각 잘 일치된다.

압통점은 신체 양쪽에 각각 9곳으로 총 18군데가 공식적으로 정해져 있다(그림 2.7). 섬유근육통의 진단을 위해서는, 이들 지점 중 적어도 11곳에 3개월 동안 통증이 있어야 하고, 신체의 상하좌우 4 구역 모두에서 압통점이 나타나야 한다. 이러한 기준은 1990년 미국 류마티스 학회에 의해 제정되었고, 오직 의사만 섬유근육통을 진단할 수 있게 되어 있다. 그러나, 불행하게도 이런 오류는 종종 벌어진다.

섬유근육통 진단의 문제는 18개 압통점이 모두 매우 흔한 근막통증유발점의 위치와 일치한다는 것이다. 섬유근육통을 진단하는 모든 임상의들이 통증유발점과 압통점간의 차이를 실제로 설명할 수 있을지는 의문이다. 진단 기준을 만든 사람들조차 그 차이를 알았을지 질문해볼 수 있다.

섬유근육통으로 잘못 진단하면 만성 통증으로 고통받는 누군가에게 피해를 끼칠 수 있다. 실제로, 섬유근육통을 진단받은 많은 사람들은 단지 광범위한 근막통증유발점에 이환되어 있을 뿐이고, 이것은 성공적으로 치료 가능하다. 게다가, 실제 섬유근육통에서 경험되는 통증의 많은 부분 역시 통증유발점이 원인이다. 마사지가 섬유근육통 환자에서 유일하게 효과있는 치료로 널리 인식되고 있는 이유도 아마 이 병과 동반된 통증유발점이 치료되면서 통증이 다소 완화되기 때문일 것이다.

압통점과 통증유발점을 구별해주는 기준은 명확하다. 통증유발점에 이환된 근육들은 탄성은 있지만, 단단하고 종종 매우 딱딱하고 여러 개의 팽팽한 끈 때문에 줄처럼 만져진다. 진짜 섬유근육통에 이환된 환자의 근육은 부드럽고 밀가루 반죽 같은 느낌이다. 통증유발섬은 통증을 일으키려면 세게 눌러야 하고, 압통점은 만지기도 어렵게 특징적으로 아프다. 게다가, 압통점은 단지 국소적인 통증이다. 그것은 통증유발점처럼 통증을 다른 곳에 일으키지 않는다.

섬유근육통에 이환된 사람들은 대개 두 가지 종류의 지점들을 모두 가지고 있다. 그들이 통증유발점에 대한 치료를 견뎌내기만 한다면, 그들의 통증은 종종 눈에 띄게 감소한다. 임상가들은 통증유발점과 압통점을 구별하는 능력과, 부작용 없이 치료를 견딜 수 있는 사람에게만 치료를 적용하는 지혜를 가져야 한다(Simons, Travell, and Simons 1999, 36-41, 140-142).

통증유발점의 생리학 The Physiology of a Trigger Point

통증유발점과 근막통에 대해 공부하는 시간을 갖지 못한 의사들은 그것의 존재에 대해 의심하는 경향이 있다. Janet Travell은 주변의 반대하는 동료들을 대할 때, "그들의 오만함을 재배열"할 필요가 있다고 눈을 반짝이며 이야기하곤 했다. 그녀가 품고 있는 큰 희망은 근막통증유발점의 존재를 과학적으로 입증해서 믿지 않는 사람들을 돌이키는 것이었다. 여전히 너무나 많은 의사들이 믿지 않지만, Travell박사는 적어도 마음을 열고 증거들을 고려해볼 마음이 있는 사람들을 위해 이 급진적이고 새로운 과학을 뒷받침하는 매우 강력한 과학적 기초를 확립하기 위해 노력하였다.

통증유발점의 검증(The Validation of Trigger Points)

Travell박사의 최초의 발견들 중 하나는 1957년에 통증유발점에서 미세한 전류가 발생함을 발견한 것이다. 이로서 근전도 기계를 이용해서 이런 미세 신호를 측정함으로써 통증유발점의 활동성을 정량적으로 평가할 수 있다. 같은 방법으로 통증유발점의 정확한 위치를 결정할 수도 있다. 다른 많은 것들이 전기 신호 연구를 통해 밝혀졌다.

근육 조직은 수축 상태에서만 전기적으로 활성화된다. 전기적 활동성이 매우 작은 구역에 국한되었다면, 근육의 작은 부분만 수축하고 있음을 의미한다. Travell박사는 통증유발점을 압박하면 그것의 전기적 활동성이 증가하는 것을 발견하였다. 근육을 스트레칭할 때도 마찬가지인데, 이는 통증유발점을 자극하는 스트레칭이 왜 통증을 더 악화시키는지 설명해준다(Simons, Travell, and Simons 1999, 58-59).

Travell박사가 보여준 통증유발점의 존재에 대한 가장 설득력 있고 실제적인 시연은 단순히 손가락으로 그것들을 만지는 것이었다. 활발한 통증유발점과 잠재된 통증유발점 모두 압박에 대해 뚜렷한 통증 반응을 나타낸다. 통증유발점이 체표면에서 가까울 경우, 예민한 손가락으로 만지면 주변 조직보다 약간 더 따뜻함을 감지할 수 있다. 통증유발점 내의 활발한 대사 작용에 의한 이러한 온도 차이는 측정 가능하다(Simons, Travell, and Simons 1999. 29-30).

통증유발점은 연부조직이기 때문에 X-ray로 볼 수는 없다. 그러나 냉동하지 않은 사체에서나 살아있는 동물 조직 생검을 통해 전자현미경이나 광학현미경으로 볼 수는 있다. *통증유발점 지침서* 1권 제 2판에서, Travell과 Simons은 개의 다리 근육 통증유발점을 매우 명료한 현미경 사진으로 제시하였다(Simons, Travell, and Simons 1999,69). Simons박사는 이 책에 실린 사진을 사용하도록 허락하였고, 그 사진은 다음 장에서 확인할 수 있다(그림 2.11).

Janet Travell의 신중한 과학적 탐구들은 과학적 자세를 가진 사람들에게 매우 의미있는 것들이다. 그러나 실제적인 목적으로 평범한 모든 사람들이 통증유발점에 대해 정말로 알아야 할 것은 그것이 근육내의 엄청나게 아픈 부분이고, 다른 장소로 통증을 보낸다는 사실이다. 관심이 있는 사람이라면, 이 정도의 단순한 개념과 통증유발점 도표만 가지고도 통증유발점을 발견하고 성공적으로 치료하는데 대개 아무런 문제가 없다.

근막통의 과학에 좀더 깊이 들어가고 싶은 사람들에게는, 이 내용들이 상당히 도전적일 수 있다. 통증유발점의 생리학은 매력적이지만, 복잡하다. 그래서, 통증유발점을 공부할 때 이것을 단순히 두 가지: 현미경학적으로 그리고 전기화학적으로 나누어 볼 수 있다.

통증유발점의 현미경적 관점(The Microscopic View of a Trigger Point)

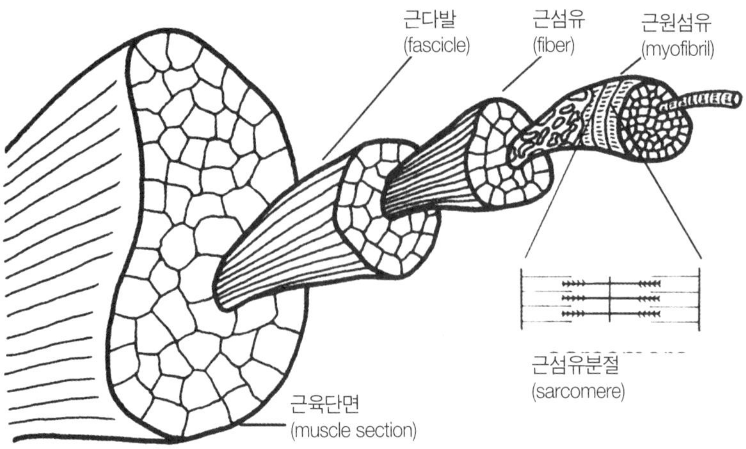

그림 2.8 근육 조각, 근 다발, 근 섬유, 근원섬유, 그리고 근섬유분절을 보여주는 근 조직의 단계 해부도

근섬유는 *근원섬유(myofibrils)* 라고 불리는 수백개의 더 작은 섬유들로 구성된다. 그림 2.8에서 보는 바와 같이, 근섬유들 자체는 더 큰 단위인 근 다발(fascicles)을 구성한다. 수많은 근 다발들은 다시 근막에 의해 한데 묶여서 근육의 한 부분을 형성한다. 한 개의 근 다발 안에는 대략 100개 정도의 근 섬유가 있고, 각각의 근섬유 안에는 1000개~2000개의 근원섬유가 있다. 흥미롭게도, 근원섬유 한 개는 곧 근세포 한 개이고, 이들은 예외적으로 긴 구조로 인해 1개 이상의 핵을 가지고 있다.

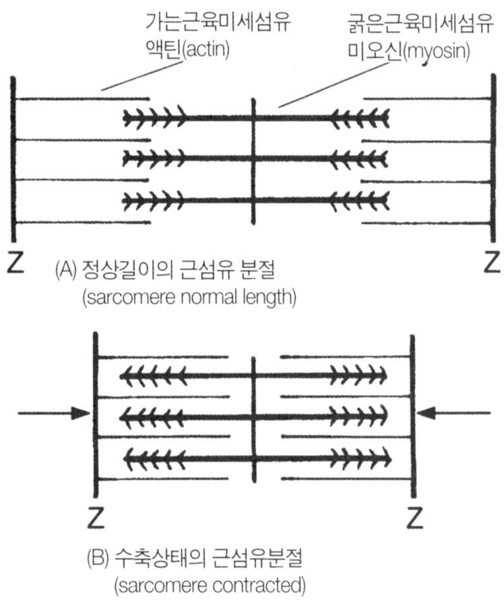

그림 2.9 근섬유분절, (A) 정상 길이와 (B) 수축 상태의 근수축 기전

현미경으로 확인할 수 있는 근 수축의 최소 단위는 근원섬유의 작은 부분인 *근섬유분절(sarcomere)*이다(그림 2.8, 2.9). 그림 2.9는 근섬유분절이 이완된 상태(A)와 수축된 상태(B)를 보여준다. 수축된 근섬유분절은 상당히 더 짧다.

각각의 근원섬유는 근섬유분절들의 끝과 끝이 연결된 고리 형태로 구성된다. 얇은 벽 같은 Z band라고 불리는 구성요소에 의해 각각의 근섬유분절이 구획지어진다. 그림 2.9에서 근섬유분절 수축시 Z band 사이 간격이 좁아지는 것을 관찰할 수 있다. 완전히 수축한 근섬유분절의 길이는 완전히 이완된 상태 길이의 절반에 이른다. 수축하지 않은 상태의 인간의 근섬유분절 길이는 1.3 마이크론 또는 0.00005인치로 추정된다(Mense and Simons 2001, 252). 실제로 모든 동작이 일어나는 근섭유 분절은 초라해 보일 정도로 작다.

각각의 근섬유분절의 핵심 부분은 두 개의 가는 실처럼 생긴 단백질 분자: *액틴*과 *마이오신*이다. 손을 맞잡기 위해 손가락들을 깍지 낄 때처럼 액틴과 마이오신 분자가 서로 잡아당기면 근섬유분절의 수축이 일어난다. 이러한 동작으로 근섬유분절이 짧아지면, 그로 인해 근육의 작은 부분이 짧아지게 된다. 근섬유분절의 단축은 근 수축의 핵심이다. 아주 작은 동작을 위해서도 수백만 개의 근섬유분절이 수축해야함을 상상할 수 있을 것이다.

근섬유분절의 이완은 액틴과 마이오신이 서로 떨어져서 멀어질 때 일어난다. 그러나 완전히 분리되지는 않는다. 대신, 신경계통의 신호가 있을 때 다시 재결합할 수 있도록 준비 상태에 있다. 근섬유분절이 너무 자주 수축과 이완을 반복해야 하는 어떤 종류의 일이나 동작에 의해서 근육은 탈진할 수 있다. 통증유발점은 이러한 탈진에 의해 액틴과 마이오신이 서로 결합하여 달라붙은 상태에서 발생한다. 이러한 근섬유분절의 잠김은 운동신경 진입 부위 바로 근처인 근육 길이의 중간 부위에서 발생한다. 운동 신경은 근육에게 수축하라고 말해주는 신호의 통로이다(Simons, Travell, and Simons 1999, 45-57).

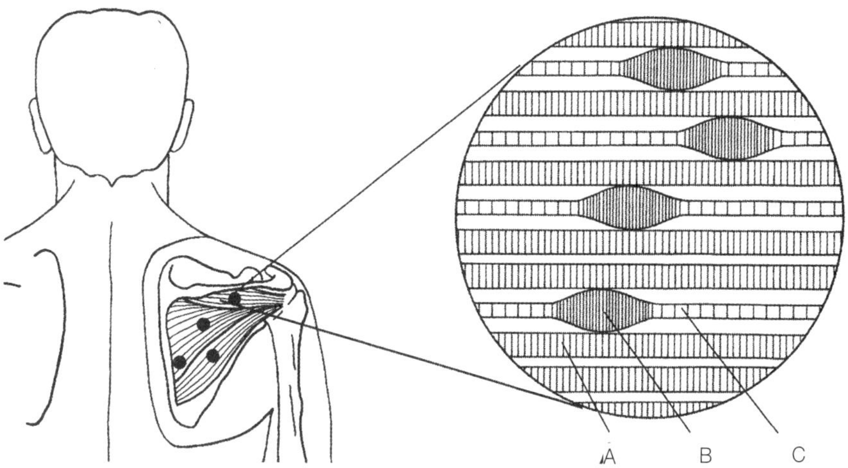

그림 2.10 수축된 근섬유분절의 현미경적 모습, 실제 통증유발점은 수십개의 작은 매듭을 담고 있다.

그림 2.10은 어깨의 극하근 내에 있는 통증유발점의 몇몇 근섬유들을 묘사한 것이다. 그림 2.11은 통증유발점을 가지고 있는 실제 근섬유분절 내 수축 부위를 현미경으로 촬영한 사진이다. 그림 2.10에서 보여

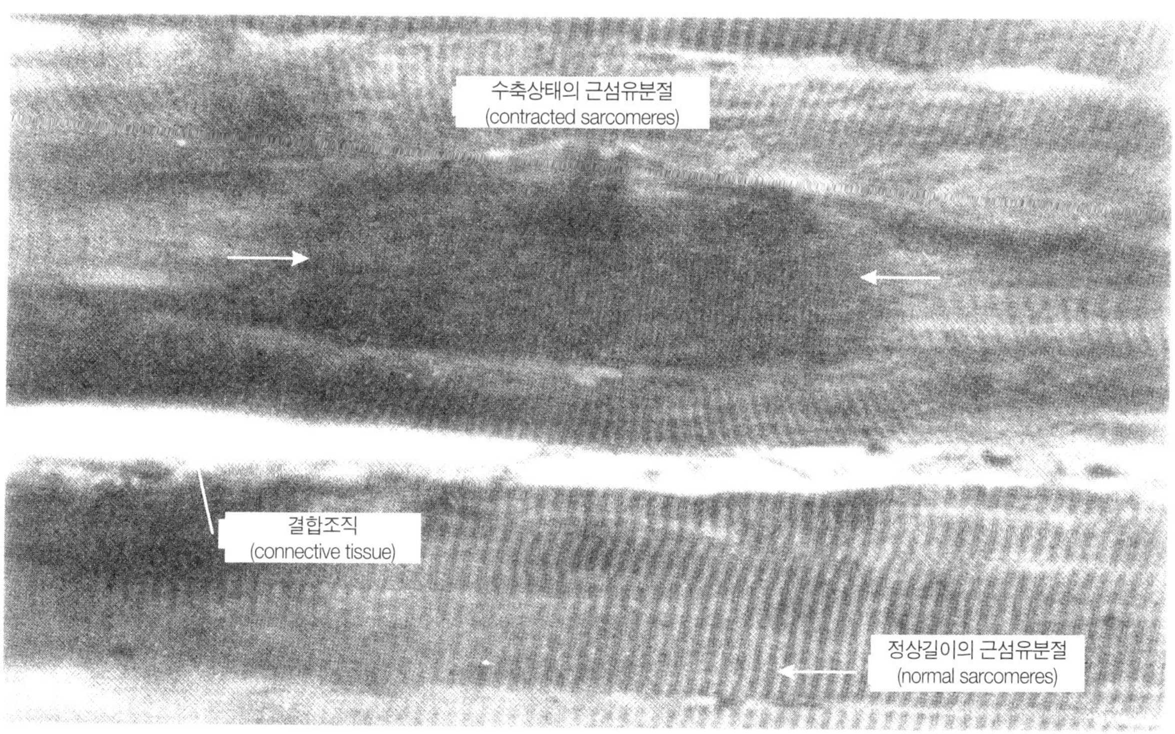

그림 2.11 240배 확대 사진으로 본 근원섬유 내의 수축된 근섬유분절 매듭

지는 예를 그림 2.11에 명확하게 확인할 수 있다.

그림 2.10의 글자 A는 잡아당기거나 수축시키지 않은 평소 상태의 근원섬유이다. 섬유 내의 미세한 세로선인 Z band가 각각의 근섬유분절의 끝을 표시해준다. 근섬유분절들은 근원섬유 내에서 길이 방향으로 배치되어 있다.

글자 B는 통증유발점에서 특징적으로 나타나는 최대 지속 수축 상태의 근섬유분절 덩어리로 구성된 근원섬유 안의 매듭이다. 수축된 매듭의 불룩한 모습은 근원섬유가 수축되었고, 각각의 근섬유분절의 Z band가 현재 서로 가깝게 당겨져 있음을 가리킨다.

글자 C는 수축된 매듭으로부터 근육 부착 지점(이 경우에는 상완 골두)까지 이어져있는 근원섬유의 부분을 가리킨다. 세로선인 Z band 사이 간격이 넓어진 것은 이 부분의 근원섬유 안에 있는 근섬유분절이 수축된 매듭 안의 긴장에 의해 잡아당겨지고 있음을 보여준다. 이렇게 잡아당겨진 구간이 뻣뻣함을 유발하고 팽팽한 끈으로 만져지는 부분이다. 치료는 매듭지어진 근섬유분절을 이완시켜서 근원섬유 전체 길이에 걸쳐서 잡아당겨진 근섬유분절을 원상복귀 시키는 것을 목표로 한다. 이러한 방법으로 통증유발점은 풀리고, 팽팽한 끈은 이완되게 된다.

정상적으로 근섬유분절의 작용은 근섬유분절 자신의 대사에 필요한 혈액을 공급해주는 미세한 모세혈관을 통해 혈액이 순환될 수 있도록 작은 펌프처럼 수축과 이완은 반복한다. 통증유발점이 있는 근섬유분절은 수축상태로 멈추어 있어서, 모세혈관을 압박해서 이 부분의 혈류 흐름을 근본적으로 차단한다. 결과적으로 산소 공급이 부족하고 노폐물이 축적되어 근섬유분절을 더욱 고정시킨다. 충분한 개수의 근섬유분절이 기능을 상실하면, 근막통증유발점으로 집단화되고, 특징적인 매듭같은 느낌, 과감각, 연관통을 발생시키게 된다(Simons, Travell, and Simons 1999, 57-78).

통증유발점의 전기 화학적 관점(The Electrochemical View of a Trigger Point)

화학에 대해 조금만 지식이 있다면, 이 장은 매우 흥미로울 것이다. 놀랍게도, 요즘 고등학교 생물 교과서에서 이런 수준의 근육 생리학을 상당히 심도깊게 다루고 있으며 심지어 더 깊은 내용도 다룬다. 그러나 생물 수업 시간에 머리가 아팠던 사람이라면, 이 장을 건너뛰어도 당신의 통증유발점에 대한 이해에 큰 지장은 없을 것이다.

근육 대사(Muscle Metabolism)

근육에서 일어나는 전기 화학적인 과정들은 수축과 이완의 기본적인 기능을 아우르는 *근육 대사*의 모든 부분이다. 대사 작용으로는 *동화(anabolism)*와 *이화(catabolism)*의 상반된 두 가지 과정이 일어난다. 동화작용은 영양소들을 새로운 신체 조직으로 전환시킨다. 이화작용은 영양소들을 에너지와 열로 전환시킨다. 이러한 과정에서 발생되는 노폐물을 제거하는 것도 근육 대사의 한 부분이지만, 에너지를 움직임으로 변환시키는 것이 근육의 기본적인 역할이다. 근수축 동작과 그로 인한 움직임은 근육 대사 없이 일어날 수 없고, 대사 작용은 에너지 원(음식)없이 일어날 수 없다.

대사는 음식에 있는 당을 글라이코겐과 지방 분자로 변환시켜 에너지를 축적하는 것으로 이어진다. 세포들이 에너지를 필요로 할 때, 글라이코겐과 지방은 *아데노신 3인산*(*adenosine triphosphate*, ATP) 분자로 변환되고, 그것은 에너지 운반체로서 에너지를 필요로 하는 곳으로 보내진다.

아데노신 3인산은 세 부분으로 구성된 분자이다: 아데노신, 라이보스, 그리고 세 개의 인산염 고리. 라이보스가 설탕의 형태이지만, 인산염이 실제 힘을 제공한다. 인산염 간의 결합에 저장된 에너지는 물 분자가 더해지는 가수분해 과정을 통해 분비된다. 인산염 결합이 분해될 때, 에너지가 생성되고, 세 개의 인산염 중 한 개가 제거되어 남아있는 분자는 인산염이 두 개뿐인 *아데노신 2인산*(*adenosine diphosphate*, ADP)이 된다. 재미있게도, 아데노신 2인산은 노폐물로 취급되지 않고, 음식으로부터 인산염을 얻어 아데노신 3인산으로 되돌아 가게 되어 매우 효율적인 에너지원이 된다.

근수축(Muscle Contraction)

반사적인 근육 동작은 척수에서 내려오는 신호만 있으면 되지만, 대부분의 근육 수축은 뇌에서 전달된 전기적 신호로 시작된다. 두 경우 모두, 신호는 수천개의 *축삭(axons)*이라는 신경 섬유들로 구성된 다발인 운동신경을 통해 근육으로 전달된다. 그림 2.12에서 수축하라는 신호가 척수로부터 견갑상신경을 통해 극하근으로 전달된다.

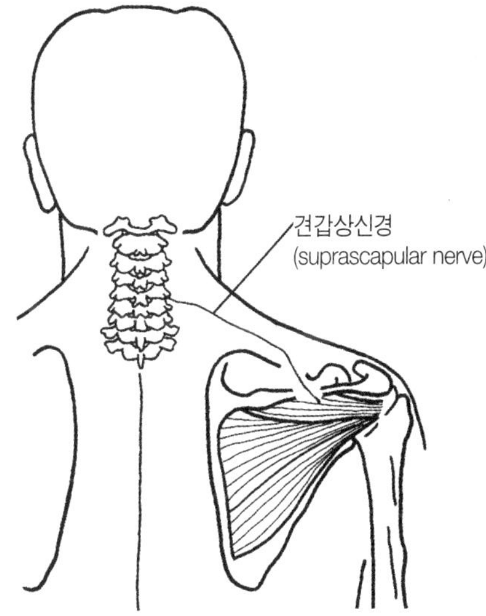

그림 2.12 극하근까지 신경 경로

즉, 축삭이 자신의 신경 세포, 또는 뉴런(neuron)과 각 근섬유를 이어준다(그림 2.13). 근 수축을 유발하는 모든 신경세포는 척수 안에 위치한다. 감각 신경 세포는 척추 사이로 빠져나온 척수신경이 척수 바로 바깥에서 볼록하게 팽창된 부분인 신경절(ganglia)에 위치한다. 극하근의 감각 신경 섬유 역시 견갑상신경을 타고 주행한다. 이 부위에 혈액을 공급하는 모세혈관들도 보통 신경과 평행하게 위치한다(그림 2.14). 축삭이 여러 부분으로 갈라져서 얼마 가지 않아 근 섬유에 이르는데, 이 부위를 소위 운동 종판 영역(motor end plate zone)이라고 부른다. 이 구역은 근 섬유가 부착되는 전체 길이의 중간 부위 근처에 있다.

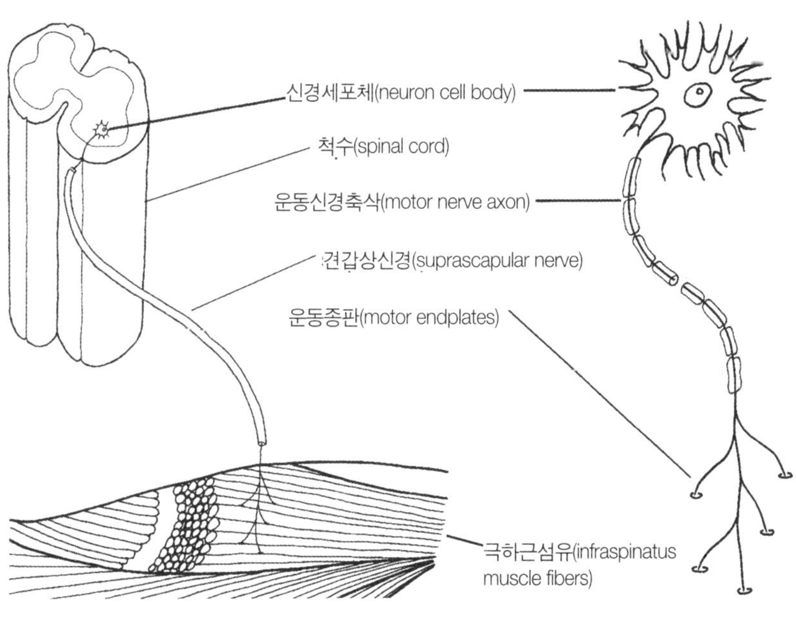

그림 2.13 척수 내 신경이 극하근을 수축시키는 신경 신호를 전달하고 있다.

운동 종판과 근섬유 사이의 미세한 틈을 시냅스 틈새(synaptic cleft)라고 명명한다. 이곳은 신경 섬유의 전기적 신호를 근섬유 세포막에 전달해 주는 아세틸콜린(acetylcholine)이라는 화학적 매개체로 바뀌는 곳이다. 수축을 유발하기 위하여, 이 신호는 근섬유 전

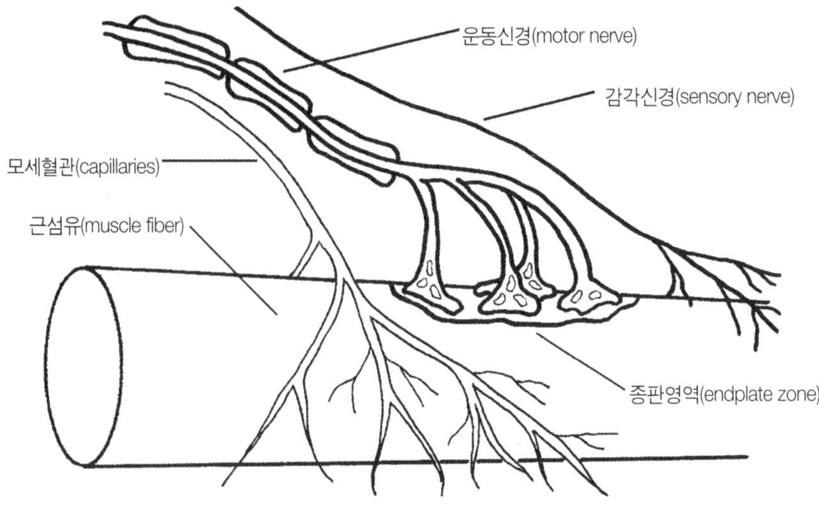

그림 2.14 근 섬유내 운동 종판 영역

체로 순식간에 퍼져나간다.

그림 2.15는 근섬유분절이 최대 길이 상태로 이완되어 있을 때, 아세틸콜린이 분비되기 전 상태의 한 개의 신경근 접합부를 보여준다. *미토콘드리아*가 아세틸콜린을 생산하면, 아세틸콜린 소수포들에 의해 운반된다. 그림 2.16은 아세틸콜린이 흘러들어 근섬유분절을 수축시켜 짧아지게 하는 과정을 보여준다. 아세틸콜린은 근육의 근섬유분절들을 수축시키는데 필수적인 물질이다. 아세틸콜린의 분비에 문제가 생기면, 근수축에도 문제가 생긴다. 근육 과부하, 근 긴장, 지속적인 빠른 동작은 모두 아세틸콜린의 과분비를 일으킬 수 있다. 그에 따라 근섬유분절이 수축상태로 잠겨서 반응하지 않게 되고, Travell과 Simons이 설명하는 "에너지 위기"가 시작된다(Simons, Travell, and Simons 1999, 69-75).

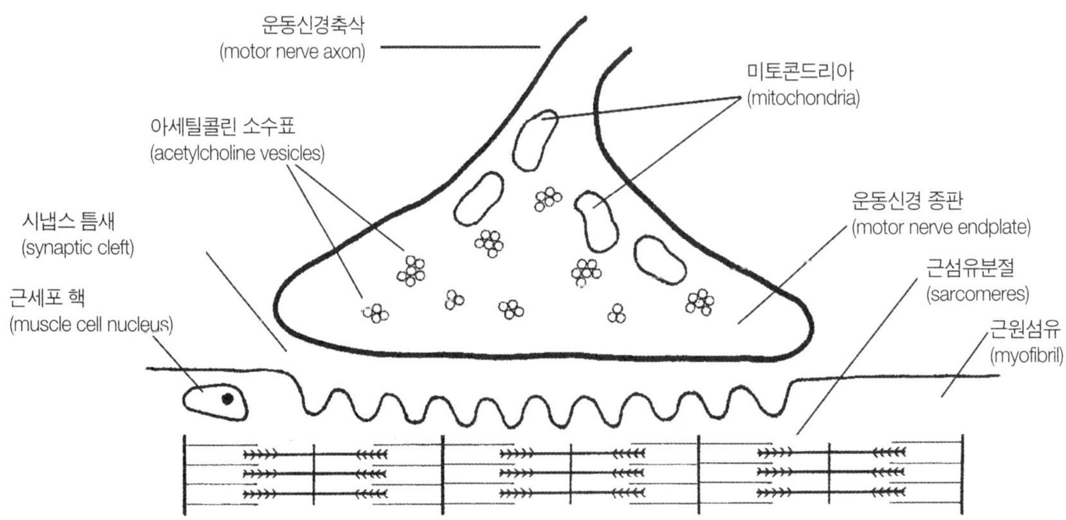

그림 2.15 근섬유분절과 근육의 이완 상태의 신경근 접합부

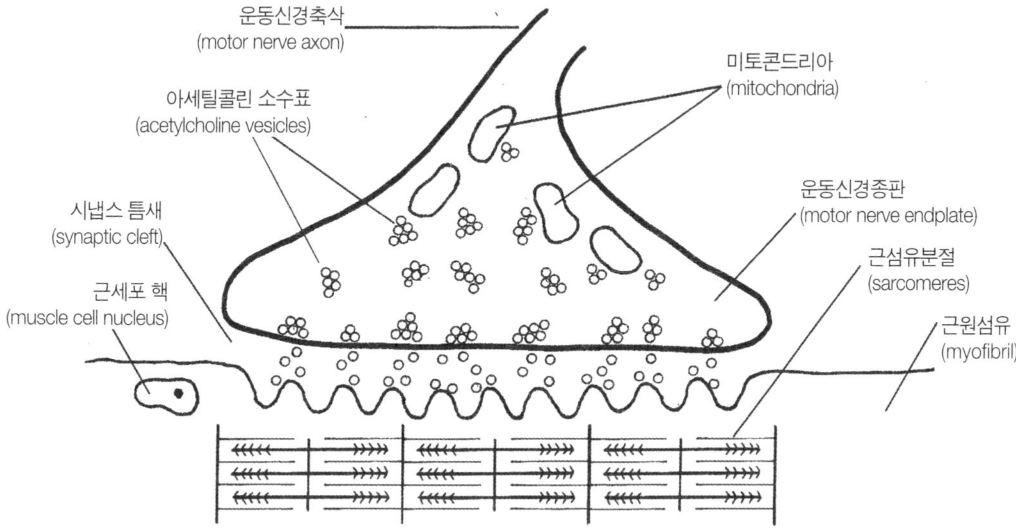

그림 2.16 근섬유분절과 근육의 수축 상태의 신경근 접합부

에너지 위기(The Energy Crisis)

Travell과 Simons이 말하는 *에너지 위기*란 신경근 접합부에서 발생하는 악순환의 고리를 말하며, 이는 근막통증유발점 형성의 기초가 되는 것으로 여겨진다(그림 2.17). 근육의 과사용이나 지속적인 수축으로 인해 근육의 대사에 필요한 혈액을 공급하는 모세혈관이 막히면 문제가 발생하기 시작한다. 최대 근수축의 30~50% 이상 강도로 근수축이 지속되면 근육에 혈액 공급이 이루어지지 않게 된다(Simons, Travell, and Simons 1999, 71). 혈액 순환에 장애가 생기면 에너지 분자인 ATP의 공급이 감소하게 된다. 마이오신이 액틴으로부터 떨어지려면 에너지가 필요한데, ATP가 없으면 근섬유분절은 짧아지고, 수축된 상태로 남아있게 된다(Simons, Travell, and Simons 1999, 69-75).

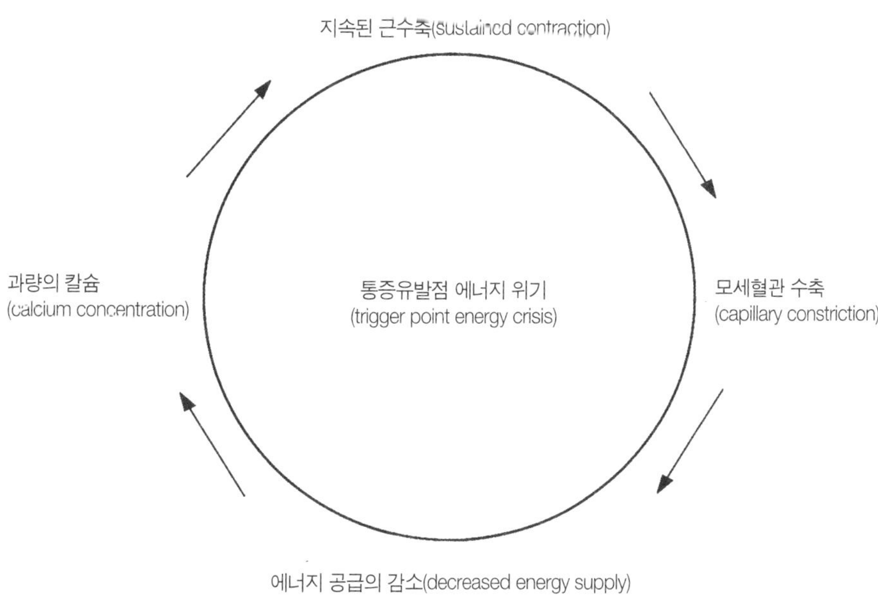

그림 2.17 통증유발점을 형성하고 악화시키는 악순환의 고리

에너지 위기의 핵심 과정은 ATP의 감소로 칼슘 재흡수가 중단될 때 일어난다. 칼슘이 남아있는 한 근섬유분절은 이완되고 늘어날 수 없다는 점이 중요하다. 칼슘이온은 근수축의 즉각적인 매개체로서 액틴과 마이오신이 결합해서 짧아지도록 직접 자극하는 물질이다. 칼슘은 또한 신경 말단부의 시냅스 틈새에서 아세틸콜린의 분비를 일으키는 작용을 한다. 이 때문에, 칼슘 재흡수가 감소하면 시냅스 틈새에 고농도의 칼슘이 잔존해서 과량의 아세틸콜린 분비를 일으키고, 이는 지속적인 근수축으로 이어진다. 신경근 접합부에서 일어나는 이러한 상태를 일컬어, 역기능 종판이라 하고, 이것은 통증유발점을 형성하고 악화시키는 악순환을 완성하는 한가지 요소이다(Simons, Travell, and Simons 1999, 70-71).

악순환의 고리 깨기(Breaking the Cycle)

통증유발점은 마이오신을 액틴에서 분리시켜 근섬유분절의 길이를 회복시킬 수만 있다면, 어떤 방법에 의해서도 해소될 수 있다. 그러나, 아세틸콜린의 추가적인 분비를 자극시키지 않고, 근육만 이완시킬 수도, 근육 길이를 늘어나게 할 수도 없다. 통증유발점을 유지시키는 악순환의 고리를 깨는 가장 안전하고 효과적인 방법은 혈액 순환을 증가시켜서 근조직에 빠르게 산소와 에너지를 공급하는 것이다.

에너지 공급을 회복시키면, 칼슘의 재흡수가 다시 시작되고, 마이오신과 액틴 분자가 분리되어 근섬유분절이 늘어나게 된다. 통증유발점을 마사지 하는 것은 이환된 부위의 모세혈관을 통해 혈액순환이 다시 일어나게 하는데, 가장 직접적이고 위험요소가 없는 방법이다(Simons, Travell, and Simons 1999, 141-142).

통증유발점의 종류 Trigger Point Types

통증유발점은 근육내에서 중요도나 위치에 따라 매우 다양할 수 있다. 이러한 차이에 따라 치료 성공 여부가 달라지기 때문에, 치료를 시작하기 전에 미리 알 수 있다면 좋다. 모든 통증유발점의 종류들 -중앙, 부착부, 일차성, 위성, 활동성, 잠재성 -은 공통적인 중요한 진단적 특성을 가지고 있다: 그들 모두는 누르면 아프다.

중앙 통증유발점(Central Trigger Points)

통증유발점 통증 문제의 해결은 근섬유 정중앙에서 발생하는 *중앙 통증유발점*의 위치에 달려있다(그림 2.18). 이 부위는 대개 근육의 불룩한 배 부분으로, 근수축을 유발하는 미세 전기 신호를 전달해주는 운동신경이 들어가는 부분에 해당한다. 이 곳은 근섬유분절이 잠겨서 통증유발점을 형성하는 곳과 같은 지점이다. 근섬유의 중간 부위를 찾는 방법을 알면, 통증을 유발하는 중앙 통증유발점을 찾을 수 있다(Simons, Travell, and Simons 1999.47-49).

근육의 끝에서 끝까지 근섬유로 되어 있지 않은 경우에 중앙 통증유발점을 찾는데 좀더 복잡할 수 있다. 근육이 담당하도록 되어있는 일에 따라 근섬유의 배열은 매우 다양하다(그림 2.19). 빠른 속력을 내야하는 근육에서 근섬유는 부착부위 끝에서 끝까지 평행하게 주행한다. 이런 근육의 통증유발점은 예상하듯이, 근육의 중앙부위에서 쉽게 찾을 수 있다(A).

그러나 힘을 내야하는 근육에서는 근 섬유가 길이 방향에 대해 각지게 주행한다. 이런 섬유 배열은 깃털

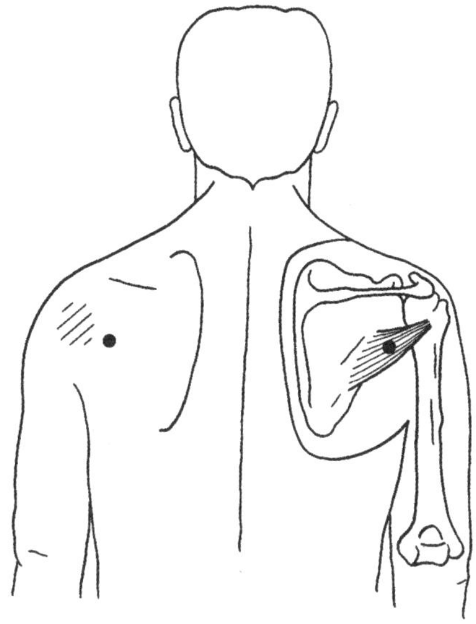

그림 2.18 소원근의 중앙 통증유발점

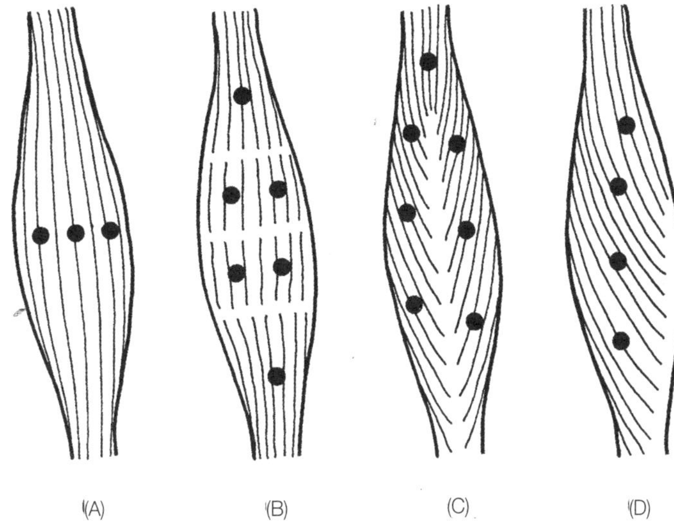

그림 2.19 근섬유의 방향: (A) 평행; (B) 힘줄무늬와 평행; (C) 양쪽 깃털형, (D) 한쪽 깃털형

(C)을 닮았거나, 때때로 깃털의 반쪽(D)을 닮았다. 통증유발점은 각 섬유의 중앙에 위치하므로, 비스듬한 섬유를 따라 근육 어디에든지 있을 수 있다(가운데 삼각근이 이런 식으로 생겼다.) 재미있는 것은 이런 종류의 섬유 방향을 가진 근육에서, 모든 섬유들의 길이가 동일하다는 것이다(Simons, Travell, and Simons 1999, 49-53).

다른 변형은 근육이 여러 개의 구역 또는 머리로 구성된 경우이다. 가끔 근육 명칭을 통해 근육이 몇 개의 머리를 가지고 있는지 알 수 있다: 예를 들면, 이두근, 삼두근, 그리고 사두근은 각각 머리가 두 개, 세 개, 네 개이다. 각각의 머리는 서로 상이한 섬유 배열을 가질 수 있다. 양질의 근육 해부도를 보면, 섬유 방향이 상당히 명확하게 표시되어 있다.

몇몇 다른 근육들은 *힘줄 무늬* 또는 결합조직으로 구성된 가로 띠에 의해 여러 구역으로 나뉘어 진다 (B). 이런 근육은 연결된 소시지처럼 생겼고, 각각이 불룩한 배 부분을 가진다. 결과적으로, 통증유발점은 근육의 길이를 따라 여러 지점에서 발생할 수 있다. 만약 당신이 근육 내에 한 개 이상의 배 부분이 존재함을 모른다면, 중요한 통증유발점을 쉽게 놓칠 수 있다. 이런 종류의 근육은 복직근(당신의 배 근육), 그리고 대퇴부의 두덩정강근, 넙다리빗근, 반힘줄모양근 등으로 모두 강력한 힘을 내는 긴 근육들이다 (Simons, Travell, and Simons 1999, 49-53).

부착부 통증유발점(Attachment Trigger Points)

근육이 뼈에 붙는 부위에서 최고의 통증 부위가 발견되는 경우가 종종 있다(그림 2.20). Travell과 Simons은 이러한 *부착부 통증유발점*은 근육의 배 부분에 위치한 중앙 통증유발점에 의해 형성된다고 생각했다. 이것은 진짜 통증유발점이라기 보다는, 지속되는 근긴장으로 유발된 비정상적인 스트레스 상태로 인하여 결합조직이 고도로 과민해진 상태로 여겨진다.

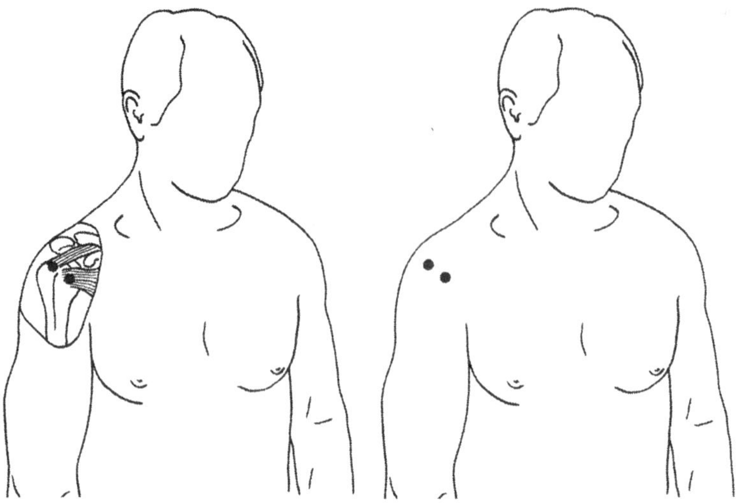

그림 2.20 극상근과 견갑하근의 부착부 통증유발점

부착부 통증유발점은 항상 중앙 통증유발점의 영향아래 놓여있으므로, 치료의 일차적 대상은 중앙형 통증유발점이 된다. 중앙 통증유발점을 비활성화시키면 부착부 통증유발점의 압통은 대개 사라진다. 통증유발점이 수 개월에서 수 년간 존재하는 만성 상태에서, 근 부착부위에 가해지는 지속적인 당김은 골관절염에 이르는 퇴행성 변화의 원인으로 추정된다(Simons, Travell, and Simons 1999, 72, 76, 122; Fassbender and Wegner 1973, 355-374).

일차성과 위성 통증유발점(Primary and Satellite Trigger Points)

통증유발점은 흔히 자신의 연관통 구역 내에 있는 다른 근육들에 통증유발점을 만들곤 한다(그림 2.21). 이는 *위성 통증유발점*으로 알려져 있다(*이차성 통증유발점*이라는 용어는 더 이상 사용이 권장되지 않으며, 이 용어로 대체되었다). 위성을 달고 있는 통증유발점을 *일차성 통증유발점* 또는 *핵심 통증유발점*이라고 한다. 대개, 이들은 중앙 통증유발점이기도 하다(그림 2.18). 중앙 통증유발점이 다른 근육들에 위

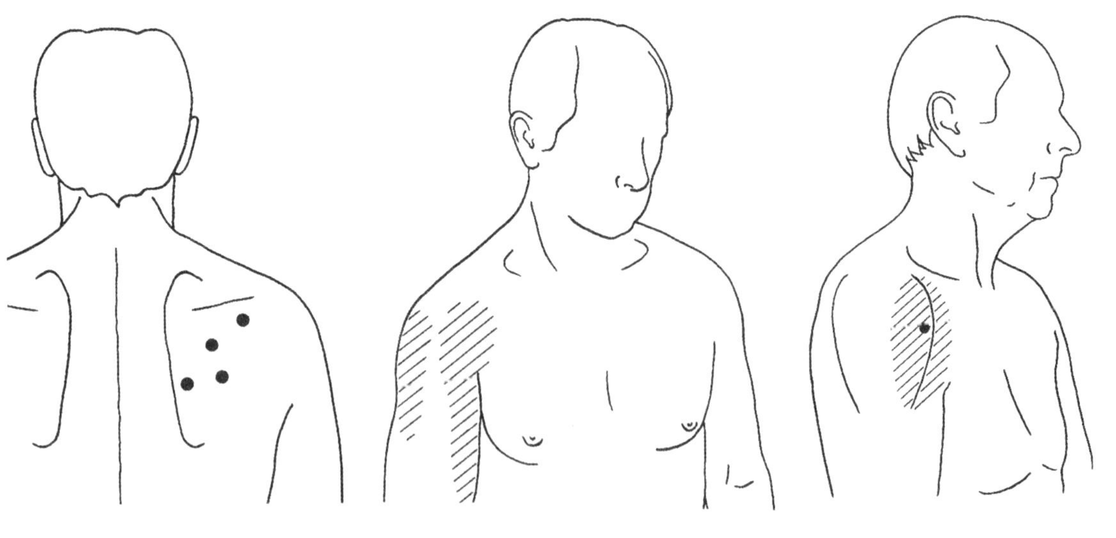

그림 2.21 극하근 통증유발점의 연관통 구역내에서 형성된 삼각근 통증유발점

성 통증유발점을 만들지 않으면 일차성 통증유발점이 아니다.

오래된 만성 통증은 종종 근육에서 근육으로 퍼지는 도미노 효과로 생기는 위성 통증유발점들의 연쇄적인 효과들이 복합된 결과이다. 신체의 한쪽 부분이 완전히 이환되는 경우도 드물지 않다. 이것이 바로 어깨 복합체를 구성하는 24개의 근육들이 오십견을 유발시키는 방법이다.

위성 통증유발점은 종종 일차성 통증유발점을 치료하면 저절로 없어진다. 같은 맥락에서, 일차성 통증유발점을 간과할 경우 위성 통증유발점은 해결이 불가능한 것은 아니지만, 어려울 수 있다. 오십견에서, 핵심적인 일차성 통증유발점은 대개 회전근개, 특히 견갑하근과 극하근에서 발견된다.

질환 상태인 내부 장기에 의한 연관통 역시 위성 통증유발점을 만들 수 있는데, 주로 가슴, 등, 그리고 복부 근육에 형성한다. 이러한 잘 알려지지 않는 역학 관계로 인해, 효과적으로 보이는 통증유발점 치료에도 불구하고 이런 부위의 통증유발점은 재발이 잘 된다. 이런 경우에는, 내부 장기의 문제를 일차성 통증유발점, 재발되는 통증유발점을 위성 통증유발점으로 볼 수 있다. 이런 상황에서는 가능한 내부 장기 문제에 주의를 기울여야 한다(Simons, Travell, and Simons 1999, 122-123).

활동성과 잠재성 통증유발점(Active and Latent Trigger Points)

통증유발점은 그것의 활동성 또는 비활동성에 기초해서 분류할 수도 있다. *활동성 통증유발점*은 자발적인 통증을 일으킨다. 당신의 어깨(또는 신체의 다른 부분)는 어떤 종류의 움직임이나 활동이 없이도 단순히 아플 때가 있다. 예상 가능하듯이, 활동성 통증유발점은 30대에서 40대에 걸친, 인생의 가장 왕성한 활동기에 더 쉽게 문제가 된다.

*잠재성 통증유발점*은 비활동적이어서 자발적인 통증을 일으키지 않는다. 그것은 관절의 뻣뻣함이나 관절 가동 범위 감소와는 구별된다. 잠재성 통증유발점은 활동성 통증유발점보다 훨씬 흔하며, 특히 50대 이후의 좀더 정적인 시기에 흔하다. Travell과 Simons은 누적된 잠재성 통증유발점이 고령의 특징적인 유연성 부족이나 관절의 뻣뻣함의 일차적 원인이라고 믿었다. 잠재성 통증유발점은 근육의 스트레스, 당김 또는 과사용에 의해 쉽게 활동성 통증유발점으로 진환된다(Simons, Travell, and Simons 1999, 19).

제 3 장

통증유발점의 증후, 원인과 지속인자
Trigger Point Symptoms, Causes, and Perpetuators

통증유발점 증후 Trigger Point Symptoms

통증유발점에 의한 증후는 실로 다양하며, 통증 감각에만 국한되지 않는다. 다른 이상 감각들로는 둔함, 저림, 과감각과 타는 느낌이 포함된다. 통증유발점에 의한 신체적 문제들에는 근력 저하, 협응조절장애, 뻣뻣함, 부종과 관절 가동 범위 감소가 있다.

통증유발점에 의한 통증은 애매한 둔통에서부터 전혀 기능을 할 수 없을 정도로 심한 통증까지 다양하다. 통증유발점 통증은 또한 급성일 수도 있고 만성일 수도 있다. 정의에 따르면, 급성 통증은 최근에 발생해서 수 시간 내지 수 일간 지속되는 통증을 말한다. 반대로, 만성 통증은 수 주, 수 개월 또는 수 년간 지속되는 상태이다. 통증유발점이 만성 통증을 일으킬 정도로 오래되면, 조기에 치료하는 것에 비해 훨씬 치료가 어려울 수 있다.

통증이 3일 정도만 지속되어도 신경계통이 반응을 보여서 새로운 신경 세포가 자라고 그들과 새로운 시냅스가 형성된다. (*시냅스*란 하나의 신경 세포에서 다른 세포로 정보를 전달해주는 전기화학적인 스위치이다.) 만성 통증은 이러한 새로운 신경 경로를 유지시켜서, 통증이 자체적으로 지속되도록하는 악순환의 되먹임 고리를 형성한다. 통증유발점에 대한 이상적인 전략은 그것이 유발한 급성 통증이 만성 통증으로 바뀌기 전에 치료하는 것이다. 어깨 통증이 만성화되면, 오십견이 되기 쉽상이다(Simons, Travell, and Simons 1999, 56).

연관통 (Referred Pain)

통증유발점의 증후는 다양하지만, 가장 특징적인 효과는 연관통으로서, 원인 부위로부터 떨어진 신체의 다른 특정 부위에 통증을 유발하는 것이다. 연관통의 개념은 새로운 것이 아니다. 내장 기관에서 근골격계로 보내지는 통증은 수 세기동안 임상의들에게 친숙한 것이었다.

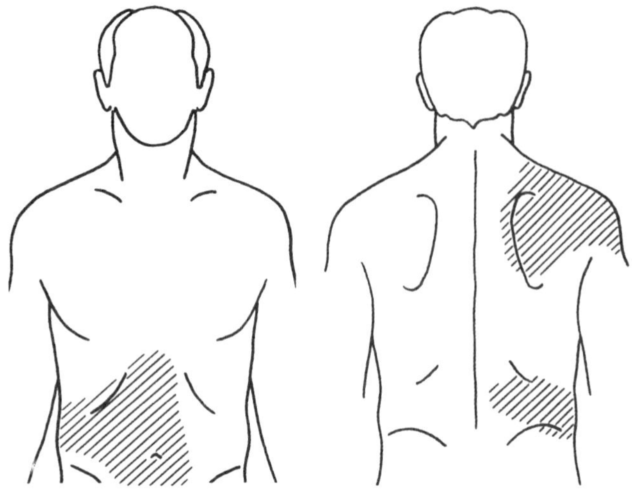

그림 3.1 담낭의 연관통 부위들

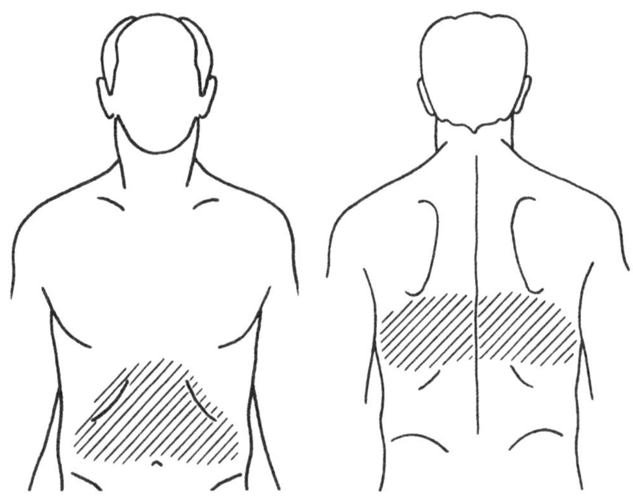

그림 3.2 췌장의 연관통 부위들

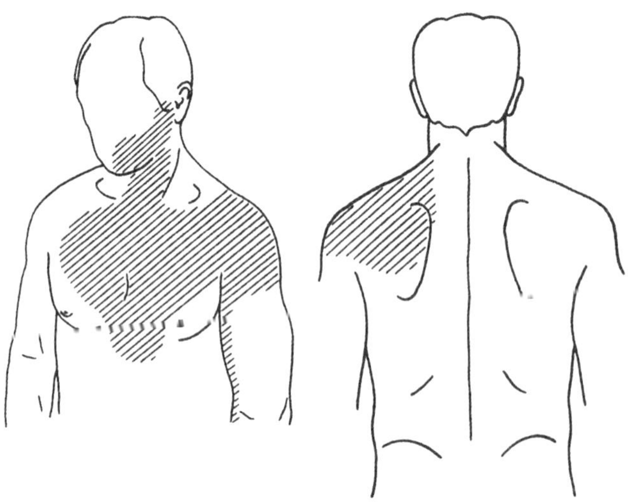

그림 3.3 심장 마비와 흉통의 연관통 부위들. 통증은 때로는 우측 팔과 어깨에 느껴진다.

내장 연관(Visceral Referral)

내장 기관에서 연관된 통증에 대한 전문적인 용어는 *내장체성 효과*이며, 이는 매우 흔히 나타난다(Simons, Travell, and Simons 1999, 959). 내장 질환의 증후들은 종종 일종의 외부 통증으로 나타나며, 어깨는 내장통과 흔히 연관되는 부위이다.

예를 들면, 담낭에 병이 있으면 흔히 등의 중간부위, 우측 상복부, 그리고 우측 견갑골로 통증이 나타난다(그림 3.1). 병든 췌장은 비슷한 패턴이지만, 어깨로는 통증을 보내지 않는다(그림 3.2). 심장 마비나 흉통은 왼쪽 어깨, 가슴, 팔, 목, 치아와 턱의 통증을 유발한다(그림 3.3). 심장에서 기인한 연관통의 패턴이 우측 어깨를 포함한다는 사실을 기억하는 것이 중요하다.

어떤 상황에서는, 식도, 간, 신장, 위 또는 대장의 문제가 어깨로 통증을 일으킬 수 있다. 쇄골하 동맥의 동맥류 또는 목, 체간의 윗부분, 어깨의 동맥 폐쇄로 어깨 통증이 생길 수도 있다(Gray 2004, 361-375). 내부 장기는 아니지만, 횡격막도 근막통증유발점을 통해 어깨 통증을 일으킬 수 있다(Simons, Travell, and Simons 1999, 863).

어깨 통증의 원인이 내부 장기의 문제일 가능성을 시사하는 다섯가지 특징을 살펴보자(Gray 2004, 361).

1. 어깨 통증이 항상 일정하고, 자세나 동작에 따라 변하지 않는다.
2. 어깨에 무리를 주지 않는 걷기나 계단 오르기 같은 활동을 할 때 어깨 통증이 증가한다.
3. 식사 후, 대장이나 방광 활동 시에,

기침 또는 심호흡을 할 때 통증이 증가한다.

4. 어깨 통증이 소화불량, 오심, 구토, 설사, 변비 또는 직장 출혈과 같은 소화기계 증후들과 동반된다.
5. 발열, 야간 발한, 창백한 피부, 어지러움, 피로 또는 설명되지 않는 체중 감소와 같은 증후를 동반한다. 그러나 통증유발점도 역시 오심, 어지러움, 피로를 유발할 수 있고, 통증유발점과 내장 연관통을 동시에 가지고 있을 수도 있음을 기억하자.

통증 연관은 근육에서 내부 장기로 반대방향으로 일어날 수도 있다. 이것을 *체성내장 효과*라고 부른다. 등이나 복부 근육의 통증유발점에서 연관되어 나타나는 내장통은 궤양, 담석, 심장병, 장염 또는 암이 있는 것은 아닌지 걱정하게 만들 수도 있다(Simons, Travell, and Simons 1999.958). 다행히도 어깨 근육의 통증유발점들은 대개 내장 증후를 일으키지 않는다.

근골격계 연관(Musculoskeletal Referral)

근골격계에서, 통증유발점에서 연관된 통증의 방향은 거의 항상 신체 중심에서 멀어지는 방향이며(그림 3.4), 실제로는 85% 정도에서 그러하다. 나머지 경우에는, 통증이 신체 중심 방향으로 전이되거나(그림 3.5) 통증유발점이 있는 그 부위 근처에 나타나기도 한다(그림 3.6). 움직임에 의해서 번개처럼 찌르는 듯 날카로운 통증이 되기도 하지만, 모든 경우에 연관통은 깊이, 짓누르는 듯한 통증으로 나타난다. 연관된 근막통은 다른 원인에 의한 통증처럼 강하고 견디기 어려운 통증일 수 있다. 통증 정도는 근육의 크기보다는 통증유발점의 자극 정도에 더 연관되어 있다. 아주 작은 근육의 통증유발점일지라도, 당신을 통증으로 인한 장애인으로 만들 수 있다(Simons, Travell, and Simons 1999, 96).

연관된 근막통의 흔한 예로 목 근육의 통증유발점에 기인한 긴장성 두통(그림 3.7), 복부 통증유발점에 의한 요통(그림 3.9), 대퇴 사두근 통증유발점에 의한 무릎 통증(그림 3.9)이 있다. 다리 쑤심, 족부 통증, 발목 통증도 연관통일 수 있다. 관절의 뻣뻣함과 통증을 보면 관절염보다는, 근육과 연관된 통증유발점이

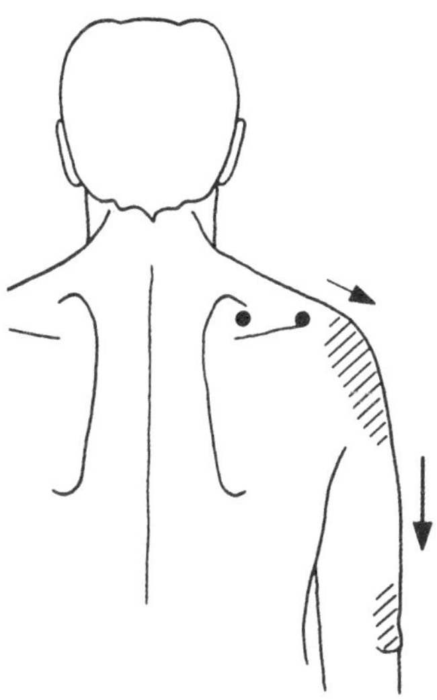

그림 3.4 신체 중심에서 멀어지는 연관통을 일으키는 통증유발점

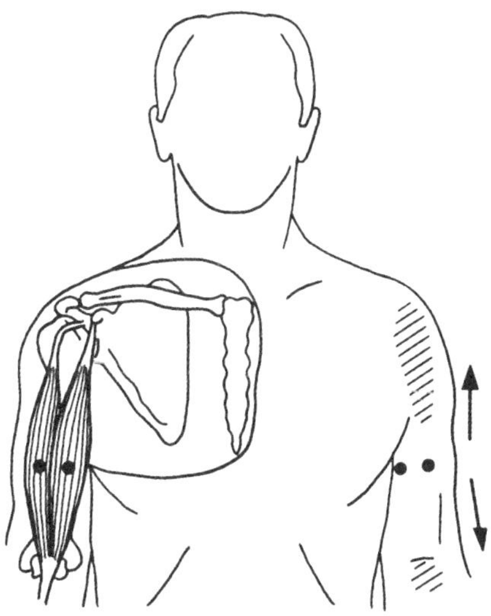

그림 3.5 신체 중심에서 안쪽과 바깥쪽으로 연관통을 일으키는 통증유발점

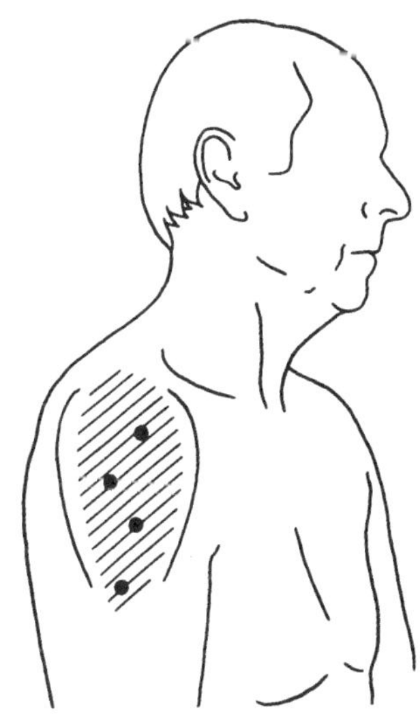

그림 3.6 국소적 통증만 일으키는 통증유발점

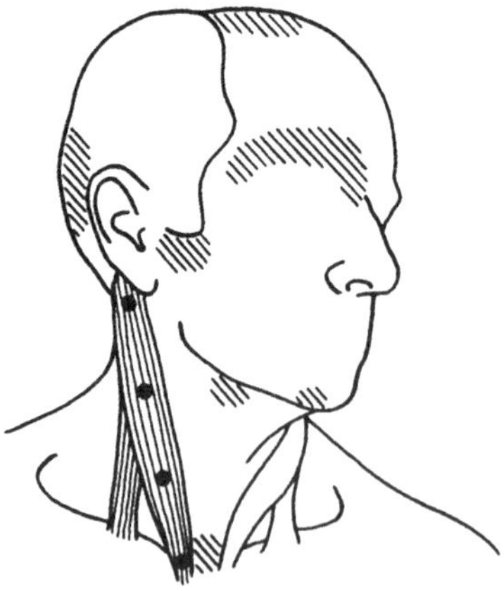

그림 3.7 흉쇄유돌근의 통증유발점에서 연관된 두통

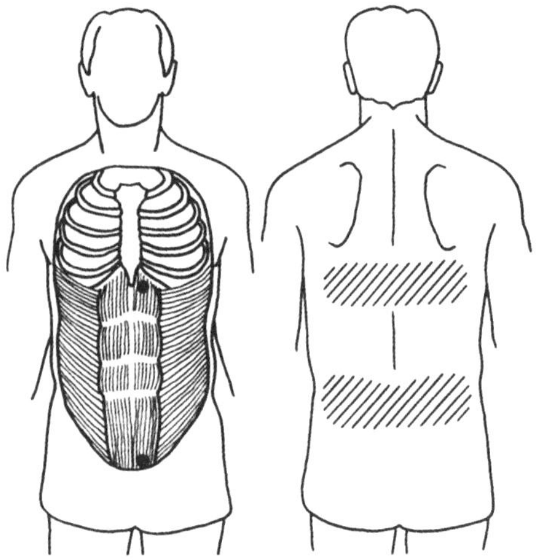

그림 3.8 복부 근육들의 통증유발점에서 연관된 요통

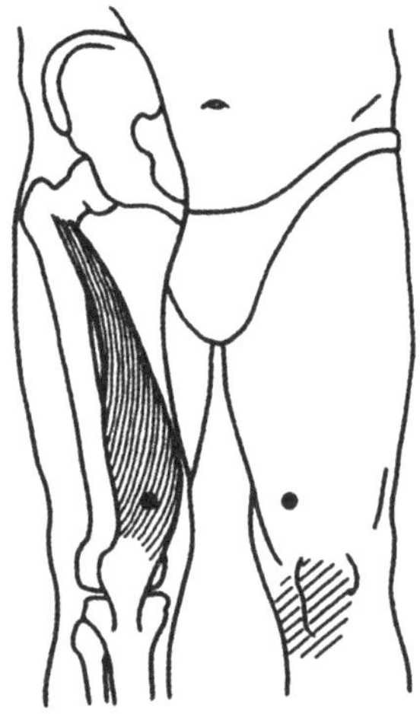

그림 3.9 대퇴사두근 통증유발점에서 연관된 무릎 통증

원인일 가능성을 항상 먼저 생각해야 한다. 주먹, 손목, 팔꿈치, 어깨, 무릎, 엉덩이 관절의 통증은 전형적인 통증유발점 증후들이다.

연관통에 관한 흔한 오해는 근육의 아픈 부위를 눌렀을 때 연관통이 없으면 통증유발점이 아니라고 생각하는 것이다. 극하근이나 흉쇄유돌근 같은 특정 근육의 통증유발점은 흔히 이런 방법에 반응을 하지만, 많은 다른 근육들은 그렇지 않다. 당신은 이러한 현상을 진단적 기준으로 사용할 수 없다. 매우 자극이 심한 통증유발점은 덜 심한 경우에 비해 압박에 대한 반응으로 연관통 패턴을 더 잘 유발하기는 한다. 특정 통증유발점이 특정 부위 연관통의 원인인지 확인할 수 있는 유일한 방법은 통증유발점을 치료해보아서 통증이 남아있는지 확인하는 것이다.

어깨 다양한 부위의 근막통은 실제로 모든 경우에 같은 세트의 근육들의 유발을 찾아낼 수 있다. 통증유발점의 연관통 패턴은 모든 사람에서 같은 종류의 연관을 보여 예상 가능하다.

연관통은 어떻게 작용하나(How Referred Pain Works)

어쩌면 어깨 부위의 대부분의 연관통은 견갑골 외부 대부분을 덮고 있는 극하근에서 기인한다(그림 3.10). Janet Travell이 연관통에 관심을 갖게 된 계기가 그녀의 극하근 압통 부위와 자신의 어깨 통증과 연관 되어있음을 우연히 발견하면서 시작되었음을 기억할 것이다. 아픈 지점을 누르면 그림 3.10에서 보이는 것처럼 어깨와 팔의 앞면과 옆면이 아파진다. 연관통이 왜 일어나는지에 대한 논쟁은 수 세기동안 지속되어 왔고, 쉽게 풀리지 않을 질문이다.

연관통에 대한 연구는 신경계의 기전이 상상을 초월할만큼 미세하기 때문에 어렵다. 신경의 미세한 전기화학적 흐름은 어느 정도 측정 가능하지만, 그리 정확하거나 식별 가능하지가 않다. 게다가, 동물 실험이든 인체 실험이든, 통증에 대한 실험 자체의 윤리적 한계가 따른다. 그럼에도 불구하고, 과학자들은 어떻게 통증이 원인 부위로부터 멀리 떨어져서 나타나는지 다양한 가설들을 만들었다.

연관통에 관한 최초의 가설은 신경들 간의 연결에서 신호들이 섞여서 잘못 해석되는 것이라는 것이었다(그림 3.11). 이러한 발상은 *수렴-투사 이론*(Fulton 1947, 397)으로 알려진 생리학자 Theodore Ruch에 의해 시작되었다. Ruch 박사는 척수에서 한 개의 2차 신경이 내장, 피부, 관절, 근육 등 다양한 부위에서 전달되는 1차 감각 신경들로부터 신호를 전달받는다고 하였다. 이러한 전기적 신호들은 뇌로 전달되기 전에 척수 수준에서 종합되고 수정된다.

한 개 이상의 전기적 신호가 하나의 세포에서 동시에 처리되기 때문에, 하나의 신호가 다른 신호에 영향을 줄 수 있고, 결국 그 신호들이 어디에서 기인했는지 해석하는데 오류가 발생한다는 것이다(Simons, Travell, and Simons 1999, 56). 실제 신경학적 과정들은 의심할 여지 없이 이보다 훨씬 복잡하다. 어떤 경우에는, 통증이 느껴진 부위가 실제로 통증의 발생 장소가 아니며, 뒤섞이거나 왜곡된 신경학적 입력에 의해 뇌에서 착각을 일으키는 수가 있다. 그림 3.11은 이 이론을 아주 간단히 표현한 것이다.

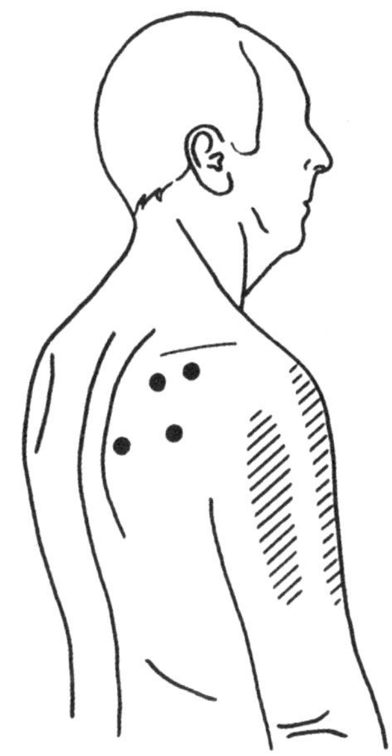

그림 3.10 극하근 통증유발점의 연관통

척수 수준에서 많은 2차 신경은 두 개 이상의 근육으로부터 감각 정보를 입력받는다. 이러한 감각 신호들은 척수로 보내져서 척수시상 경로를 타고 뇌로 전달되어 시상에 있는 3차 신경에 시냅스를 형성한다. 이 신호들은 다시 대뇌감각 영역으로 보내져서 해석되게 된다(Jacob, Francone, and Lossow 1978, 286).

다행히도, 통증유발점 치료라는 실제적인 목적을 위해, 연관통의 신경학을 꼭 이해할 필요는 없다. 당신

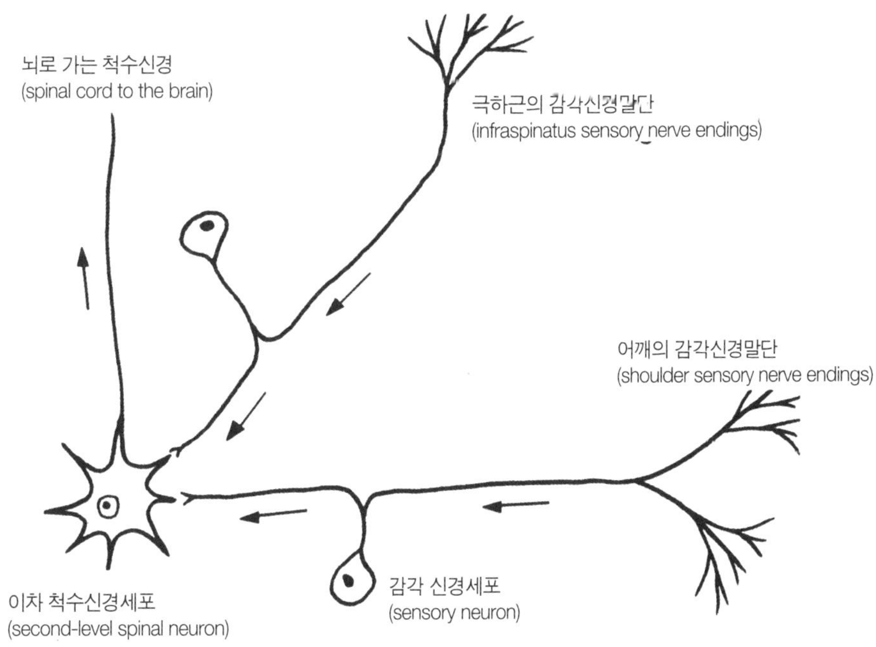

그림 3.11 극하근 통증유발점에서 어깨 앞면과 옆면으로 연관되는 통증에 대한 모식도

은 단지 연관통이 실제로 존재하며, 매우 흔하고, 전적으로 예상 가능하다는 사실만 이해하면 된다. 그림 3.10에서 보여지는 통증 패턴에서, 뇌는 틀림없이 극하근에서 전달된 통증 신호들이 전삼각근, 이두근과 삼두근에서 온 것으로 결론지을 것이다.

Janet Travell의 위대한 발견은 연관통이 모든 사람에서 매우 작은 오차 범위로 예상 가능한 패턴으로 나타난다는 것이다. 이러한 패턴은 우연으로 보기에는 너무나 일정하고, 이런 예측 가능성은 통증의 연관이 어떤 기능적인 장점을 가질 수 있음을 시사한다. 연관통은 거의 항상 관절 속이나 근처에 나타나서, 통증으로 인해 문제가 될만한 활동이나 상황을 수정하게 만든다는 사실은 주목할 만하다(Simons, Travell, and Simons 1999, 96).

신경학적 그리고 혈관성 증후들 (Neurological and Vascular Symptoms)

통증유발점에 이환된 근육들은 어느정도 긴장 상태에 놓이게 된다. 이러한 근육의 뻣뻣함은 근육을 관통하거나 근처를 지나는 신경들을 압박할 수 있다. 신경 압박은 전형적으로 그 신경의 지배를 받는 부위에 무딤, 저림, 화끈거림, 과감각, 또는 전기가 흐르는 느낌의 통증 등 이상 감각을 일으킨다. 예를 들면, 어깨와 윗팔의 통증을 일으키는 사각근 통증유발점은 아래팔, 손과 손가락에 무딤, 저림, 화끈거림도 일으킬 수 있다(그림 3.12).

통증유발점은 또한 근육이 정맥을 압박해서, 그 정맥이 공급하는 영역에 혈류를 방해할 수 있다. 예를 들면, 목에 있는 사각근이 팽팽해지면, 손의 혈류가 정체되어 화끈거리고 부어오르게 될 수도 있다. 임상의사가 목이나 어깨의 근막 통증유발점이 손에 신경학적 그리고 혈관성 증후들을 일으킬 수 있다는 사실을 모르는 경우가 너무 많다. 전형적으로, 수근관 증후군 또는 신경의 병으로 잘못 진단해서, 부적합하거나 효과적이지 않은 치료로 연결되기도 한다(Simons, Travell, and Simons 1999, 509-510).

신경의 압박이 그 신경의 지배를 받는 영역에 통증유발점 형성을 조장할 수 있음을 이해하는 것도 중요하다. 예를 들면, 요추 디스크가 둔부와 다리 근육의 운동신경을 압박하면 좌골신경통의 전형적인 둔부와 다리 통증에 일부 기여하는 통증유발점을 만들어낸다. 같은 방법으로, 경추부 디스크는 어깨, 목, 윗쪽 등 근육에 통증유발점을 조성하여, 어깨 통증에 상당히 기여할 수 있다(Simons, Travell, and Simons 1999, 112).

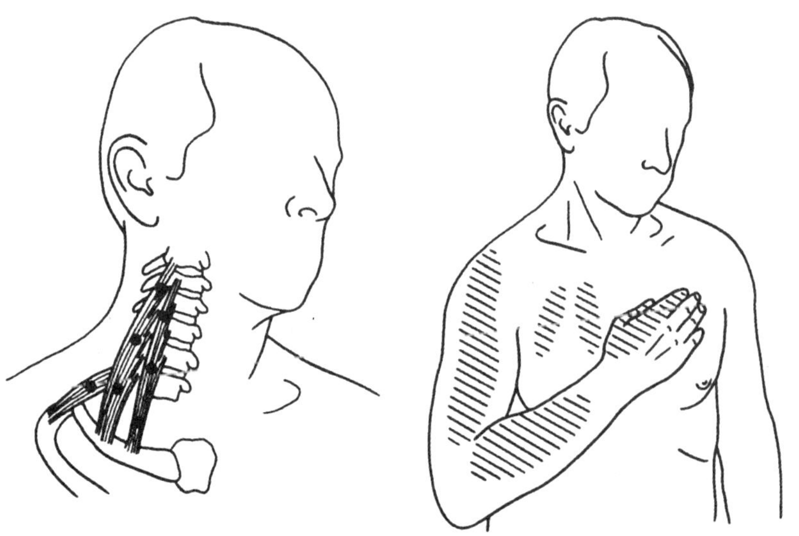

그림 3.12 어깨, 팔, 손과 손가락에 통증, 뻣뻣함, 저림, 무딤, 화끈거림과 근위약을 일으키는 사각근 통증유발점

물리적 기능 장애의 증후들 (Symptoms of Physical Dysfunction)

통증과 다른 감각 증후들과 더불어, 통증유발점은 전형적으로 근육의 물리적 기능을 교란시킨다. 이것은 근위약, 불협응, 관절 강직, 관절 탈구, 자세 변형, 부하에 대한 근육의 과도한 반응, 이완 지연, 운동 후 회복 지연, 그리고 지구력 감소 등으로 나타난다. 이러한 문제의 원인이 되는 통증유발점을 먼저 고려하지 않고 이러한 문제들을 해결하려는 시도는 시간 낭비이다.

근위약과 불협응(Weakness and Discoordination)

통증유발점은 다양한 물리적 증후들로 표현될 수 있는 근육의 기본적인 위약을 일으킨다. 예를 들면, 그림 3. 9에서 보이듯이 무릎에 통증을 일으키는 대퇴사두근의 통증유발점은 당신이 그저 걷기만 할 뿐인데, 갑자기 무릎에 힘이 빠져서 주저앉게 만들 수 있다. 그림 3.12에 나타낸 사각근 통증유발점들은 당신의 주먹쥐는 힘을 약하게 만들어서, 예상치 못하게 커피잔을 떨어뜨릴 수 있다. 하지 앞쪽 근육의 통증유발점에 의한 근위약은 걷다가 예상치 않게 발끝이 걸려 비틀거리게 만들어서, 마치 불협응이 있는 것처럼 보이게 할 수 있다(그림 3.13). 이런 종류의 근위약은 실제로 근위축을 동반하지 않으며, 따라서 운동으로 적절히 치료되지 않는다. 문제를 일으킨 통증유발점을 치료하면 근력은 바로 돌아올 것이다.

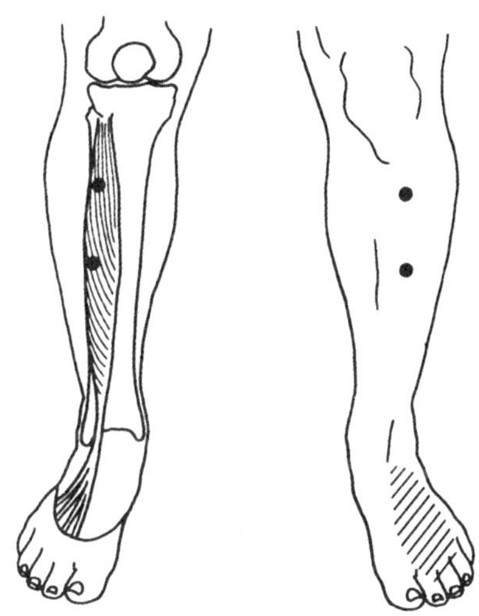

그림 3.13 발 헛디딤, 미끄러짐의 원인이 되는 족부의 통증과 근위약을 유발하는 통증유발점

관절 강직(Joint Stiffness)

관절 강직은 통증처럼 근막 통증유발점의 전형적인 증후이다. 관절의 뻣뻣함의 원인이 관절 자체 문제인 경우는 드물고, 대신에 관절을 움직이게 하는 근육이 뻣뻣함의 원인이다. 통증유발점은 근육이 늘어나는 것을 막아 강직을 유발시킨다. 관절과 관련된 근육이 팽팽해지면, 대개 관절 가동 범위가 감소한다. 목이나 등이 뻣뻣하면 구부릴 수 없게 되며, 오십견은 근막 통증유발점에 의한 관절 구축의 전형적인 예이다.

어깨 관절 가동 범위는 여러 가

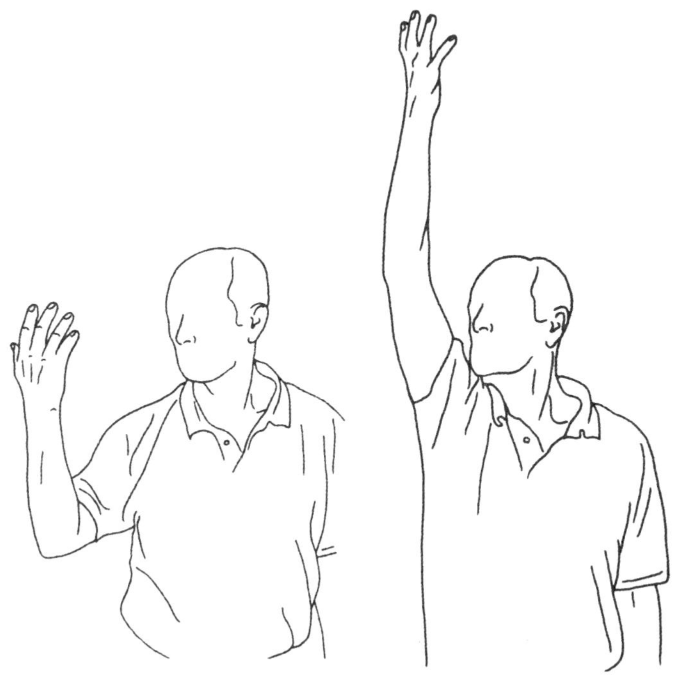

그림 3.14 통증유발점으로 팔의 외회전이 제한되면 팔을 머리위로 들어 올리기 어려워진다.

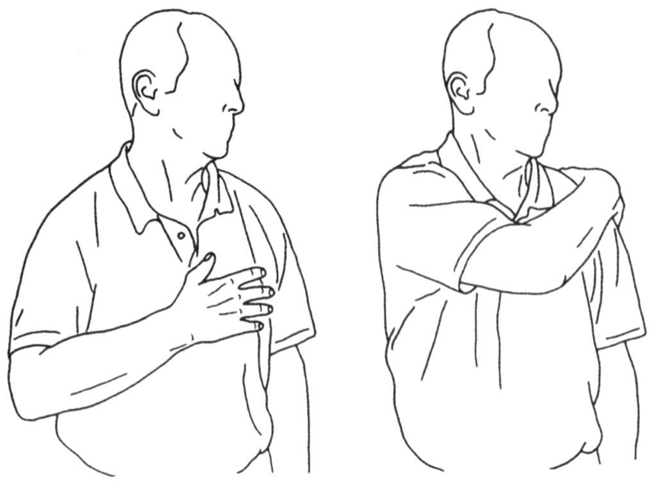

그림 3.15 극하근 통증유발점은 몸통을 가로질러 안전벨트를 당길 수 없게 만든다.

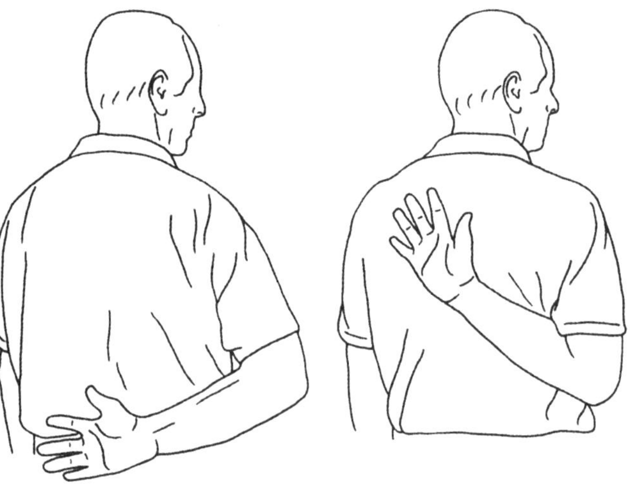

그림 3.16 견갑하근과 극하근의 통증유발점은 등뒤로 손을 뻗기 어렵게 만든다.

지 방법으로 제한될 수 있다. 통증유발점으로 짧아진 견갑하근은 팔을 머리 위로 뻗는 동작을 방해할 수 있다(그림 3.14). 통증유발점으로 짧아진 극하근은 당신 몸통을 가로질러 팔을 뻗는 동작을 제한할 수 있다(그림 3.15). 극하근 통증유발점은 또한 등뒤로 팔을 뻗는 동작에도 기여한다(그림 3.16). 다른 근육들도 어깨 관절 가동 범위를 제한할 수 있지만, 견갑하근과 극하근이 대개 가장 큰 공격자이다.

관절 탈구(Joint Disarticulation)

관절을 조절하는 근육들 중 뻣뻣한 근육과 힘이 약해진 근육이 공교롭게도 섞여있을 때, 힘의 불균형을 초래해서 탈구 또는 부분적인 전위가 발생할 수 있다. 그렇게 되면, 뼈들이 서로 비정상적으로 충돌하거나 마찰이 되어서 관절이 부드럽게 작동하지 못하게 된다. 이것이 관절에서 딸깍 거리거나 뚝 소리가 발생하는 이유이다. 엄지 손가락 관절에서 걸려서 구부러지지 않는 경우, 턱에서 딸깍 소리가 나는 경우, 발을 돌릴 때 우드득 소리가 나는 경우, 또는 팔을 움직일 때 어깨에서 뚝 하는 느낌이 나는 경우, 이들 모두는 통증유발점에 의한 관절의 탈구(종종 미세한 정도이지만)의 결과일 수 있다.

소리나는 어깨는 대개 회전근개의 통증유발점의 영향으로 설명된다. 어깨 꼭대기에 생기는 소위 충돌 증후군도 같은 원인이다. 상완골두가 소켓에서 위로 올라가 극상근을 견봉에 대고 짓누르는 것도 모두 회전근개의 통증유발점 때문이다.

자세 변형(Distorted Posture)

통증유발점 때문에 만성적으로 짧아진 근육들은 결국에는 머리, 목, 윗쪽 등, 어깨 부위의 자세를 변형시키는 원인이 된다. 예를 들면, 흉근이 짧아지면 견갑골이 어깨에서 빠져나와, "날개견갑골(winging)"이라고 불리는 상태가 될 수 있다. 짧아진 흉근은 어깨를 앞으로 모으게 만들고 습관적인 구부정한 자세와 연관된 낙타등을 조장한다(그림 3.17). 나이 많은 여성에서, 흉근의 단축은 골다공증 만큼 종종 꼬부랑 할

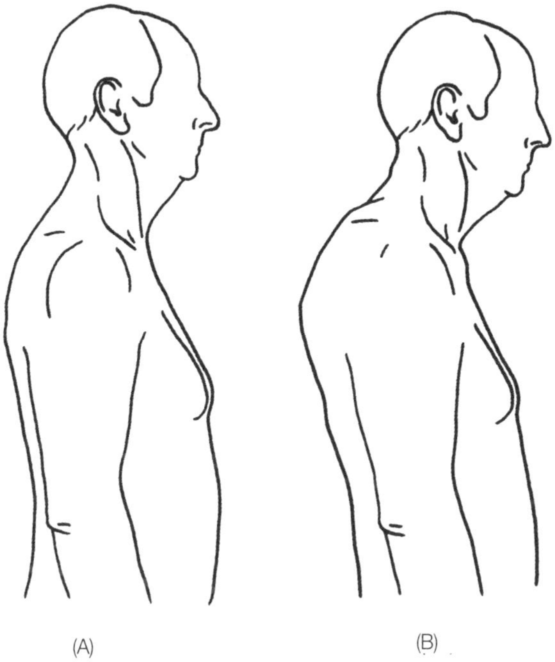

그림 3.17 (A) 거의 정상 자세; (B) 통증유발점에 의한 날개견갑골

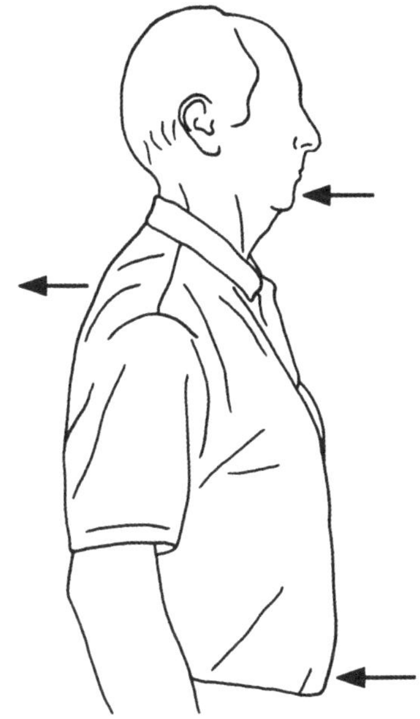

그림 3.18 윗쪽 등, 목, 상복부 근육 단축에 의한 어깨, 턱, 복부의 뒤 당김

머니 변형의 원인이 될 수 있다.

어깨를 뒤로 젖히고 턱과 배를 당긴 인공적이고, 군인 같은 자세는 보기에는 정말 멋지지만(그림 3.18), 실제로는 윗쪽 등, 어깨와 목에 불필요한 긴장을 유발해서 당신의 몸을 치료하는 데에 정말 안좋은 자세이다. 이 자세는 해당되는 모든 부위에 통증유발점을 촉진한다.

가장 건강한 자세는 단순하게 목을 위로 쭉 올리고, 어깨, 복부, 목의 앞뒤는 편안하게 이완시키는 자세이다. 머리의 위치를 정확하게 잘 잡으면, 모든 것이 자연스럽게 균형잡힌 위치에 놓이게 된다(그림 3.19). 그래도 여전히 축 늘어져 보이거나 그런 느낌이 들면, 겉으로만 보기 좋게 자세를 취하면서 근육을 뻣뻣하게 유지하는 것보다 약간의 운동을 통해 근력을 강화하는 것이 도움이 된다. 오랫동안 몸에 배인 자세는 혼자 훈련을 통해 고쳐지기 쉽지 않다. 그러나, 짧아진 근육을 적당한 길이로 회복시켜주는 통증유발점 치료의 도움을 받으면, 지속적인 자세 변화도 가능하다(Mense and Simons 2001, 217-219).

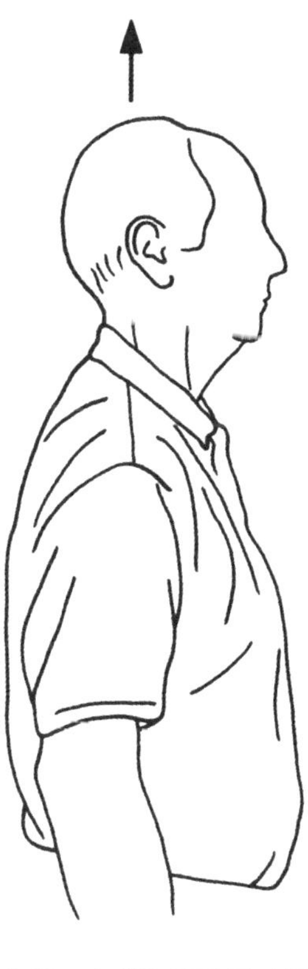

그림 3.19 머리를 위로 들어올리고 근육들을 이완시킨 어깨 중립 자세

과도한 근육 반응(Excessive Muscle Response)

이상하게도, 통증유발점의 영향아래있는 근육들은 필요 이상으로 힘들게 일을 한다. 근섬유분절의 에너지 위기에서 기인한 자체-지속적인 신경화학 되먹임 고리는 쉽게 깨지지 않는 근육 조직의 긴장이라는 악순환의 고리를 형성한다. 사실상, 통증유발점의 긴장에 의해 그 자체가 지속된다. 통증유발점은 근육들의 신경을 활성화된 상태로 지속시키는 것 같다. 그들은 신경과민 상태이다. 그들은 너무나 왕성하다. 그들은 어떤 요구에 대해 과도하게 반응한다. 이것은 근육이 과도하게 힘을 주는 경향에서 기인한 2차적인 연쇄반응을 가져온다.

지연 이완 (Delayed Relaxation)

통증유발점은 근육의 불필요한 긴장을 유지시키면서 근육이 수축 이후 평소 상태인 이완기로 돌아가는 것을 어렵게 만든다. 이완 되더라도, 서서히 그렇게 된다. 일을 하거나 움직일 때, 근육들은 계속 준비된 상태에 놓여있게 된다. 당신의 어깨는 치켜 올리고, 눈썹은 찌푸리고, 입과 배에는 힘이 들어가고, 주먹은 꽉 쥔 상태로 말이다. 당신은 언제나 최악의 상황을 대비해서 긴장된 상태에 놓여있는 것처럼 느껴질 수도 있다. 긴장을 풀도록 시도해 보아도, 마치 커다란 용수철의 조절을 받는 것처럼, 다시 원래의 긴장된 상태로 돌아간다.

당신은 귀 근처로 어깨를 치켜올리고 있는 신경과민의 습관을 의식할 수 있다(그림 3.20). 이러한 자세는 근육들을 지치게 만들 뿐만 아니라, 실제보다 더 나이 들어 보이게 만든다. 어깨만 내리고 다녀도 10년은 젊어 보일 수 있다(그림 3.21). 불행하게도, 상부 승모근, 견갑거근, 그리고 어깨를 들어올리는 다른 근육들의 통증유발점을 치료하지 않고서는 지속적인 자세 교정은 거의 불가능하다.

당신이 정신적 긴장상태로 뻣뻣해지는 근육들을 집어낼 수 있다면, 상당 부분 정확할 것이다. 근 긴장은 정신적 긴장의 근본적인 표현이다. 그러나, 근육 내 통증유발점의 긴장을 지속시키는 숨겨진 작용을 인식하는 것이 중요하다.

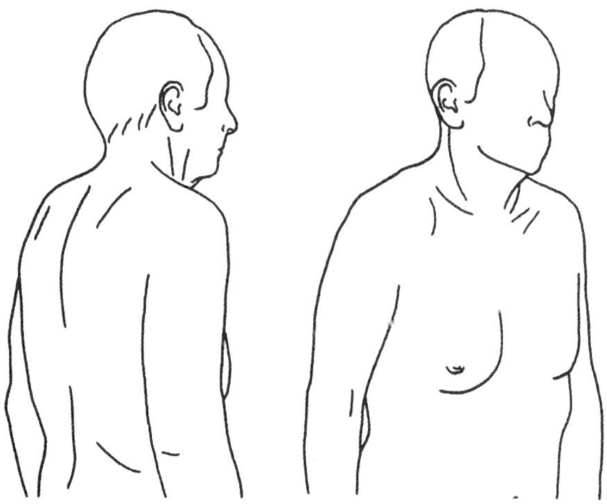

그림 3.20 견갑거근과 상부 승모근의 불필요한 긴장에 의해 올라간 어깨

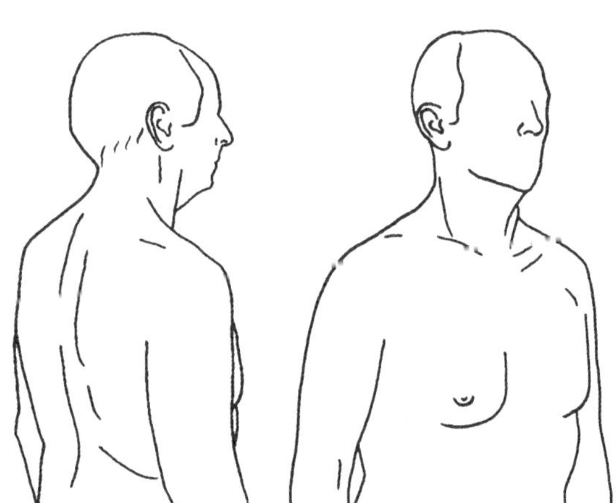

그림 3.21 견갑거근과 승모근의 이완과 함께 내려간 어깨

지연 회복과 지구력 감소 (Delayed Recovery and Decreased Endurance)

통증유발점은 근육들이 힘을 준 후에 회복되는 것을 어렵게 만든다. 통증유발점에 이환된 근육들은 거의 휴식의 기회를 얻지 못하고, 불필요한 피로에 빠지게 된다. 근막 통증유발점의 효과가 얼마나 넓게 퍼져있는지 이해하기 전까지는, 당신은 왜 그리 쉽게 피곤하고, 일을 하면 오래지 않아 쉽게 지치고, 만성 피로 증후군과 같은 이상한 느낌이 드는지 결코 이해할 수 없을 것이다(그림 3.22). 근막 통증유발점이 당신의 근육들의 기본적인 기능에 장애를 초래하고 있다면, 운동, 식습관 개선, 건강 보조식품들, 처방받은 약물로 당신의 기력의 문제를 해결해 줄 수 없다. 분명히, 인스턴트 식품, 쵸컬릿, 카페인, 니코틴과 같은 신속한 에너지 공급원들이 일시적으로 도움이 되기도 한다.

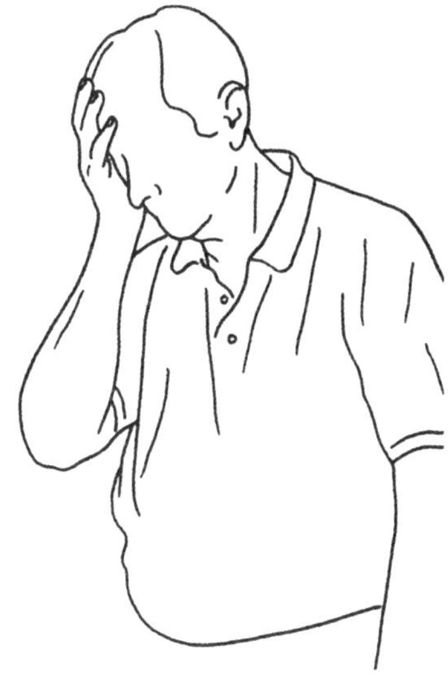

그림 3.22 광범위하게 존재하는 통증유발점에 의한 만성피로

지구력이나 체력이 떨어졌을 때, 당신은 근육 사용을 중단하는 경향이 있다. 움직임을 피하거나 줄이게 되고, 꼭 해야 하는 경우가 아니면 팔을 뻗지 않게 된다. 어떤 경우에는, 몇 주동안 머리위로 팔을 들어올리는 일을 거의 하지 않을지도 모른다. 이러한 일상적인 활동 저하는 오십견을 만드는 견고한 기초가 된다.

자율신경 실조증(Autonomic Disturbances)

통증유발점은 그것이 원인일 것이라고 생각하지 않는 수많은 신체적 증후들을 일으킬 수 있다. 이러한 증후들은 사람마다 매우 다르며 통증을 동반하는 경우가 드물어서, 그 원인이 통증유발점이라고 믿기 어려울 수 있다. 이런 증상들을 직접 경험하고, 통증유발점 치료를 통해 해소되는 것을 느껴보기 전에는 당신의 회의론이 사라지지 않을지도 모른다.

이러한 이상한 증후들은 분비샘, 소화기관, 혈관, 심장, 호흡기관의 평활근들, 피부의 활동 등을 조절하는 자율신경계의 비정상적인 활동에 의해 나타난다. Travell과 Simons은 홍조, 과도한 눈물 분비, 시야 몽롱, 눈꺼풀 처짐, 과도한 침 분비, 계속되는 콧물과 같은 통증유발점의 알려진 자율신경계 효과들을 일부 기술하였다(Simons, Travell, and Simons 1999, 308-311). 목 근육들의 통증유발점은 현훈, 균형감각 저하, 만성 기침, 코막힘, 만성 콧물 등의 증세를 일으킬 수 있다. 귀가 막힌 느낌, 귀 안에서 펄럭거리는 느낌은 턱에 있는 저작근에 통증유발점이 있을 때 생길 수 있다. 이런 부위의 통증유발점은 도달할 수 없는 귓속 깊은 곳이 간지러워서 분통이 터지게 만들기도 한다(그림 3.23). 이런 귓속 간지러

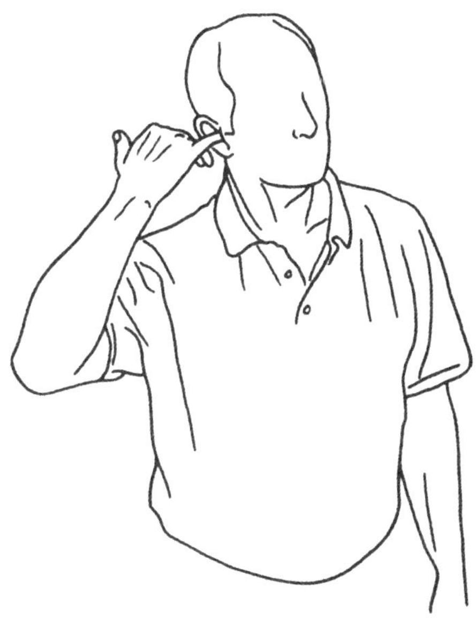

그림 3.23 저작근 통증유발점에 의한 귓속 간지러움

움은 오히려, 귀볼 바로 아래놓인 저작근의 통증유발점을 살짝 마사지만 해주어도 금새 없어질 수 있다.

자율신경계는 온몸에 영향을 미치며, 통증유발점에 의한 자율신경계 효과 역시 매우 광범위하다. 예를 들면, 복부 통증유발점은 오심, 구토와 만성 설사를 일으킬 수 있다. 흉근의 통증유발점 때문에 유두가 과하게 예민해지고 곤두설 수도 있다. 놀랍게도, 흉곽 앞면의 이러한 통증유발점은 부정맥을 일으킬 수도 있다. 어떤 통증유발점은 과도한 발한과 소름을 유발하기도 한다(Simons, Travell, and Simons 1999,21).

이런 기괴한 현상들은 통증유발점에 이환된 근육들에 의한 해당 부위의 신경과 혈관 압박으로 간단하게 설명될 수 있다. 자율신경계 증후들과 당신의 어깨 문제와의 가능한 연관성을 찾아보라. 당신의 목 근육 통증유발점이 어깨 통증에 영향을 주는 방법 그대로, 자율신경계 증상들이 생길 수 있음을 발견할 수 있을 것이다.

통증유발점의 원인들 Causes of Trigger Points

근막 통증유발점을 만들어내는 활동이나 사건들 대부분은 분명하고 이해할 수 있는 것들이다: 사고, 낙상, 근 염좌, 다양한 종류의 근 남용. 예로, 단 한번 무리한 사용으로 그 후 오랫동안 활동을 할 수 없을 정도로 극심한 통증이 생기는 경우가 있다. 우연히 너무 심하게 무거운 물건을 들어올려다거나, 몸이 좋지 않은 상태에서 야심차게 운동을 많이 했을 수 있다. 어쩌면 익숙하지 않은 종류의 일을 하면서 망치를 너무 길게 잡았거나 세게 쳤을 수도 있다.

이러한 우발적인 사고들로 어깨에 문제가 생길 수 있다. 어떤 일을 계기로 문제가 시작되었는지 정확하게 아는 경우에도, 재발에 초점을 두고 더 자세히 질문을 해보는 것이 좋다. 당신의 나머지 한쪽 어깨는 아직까지 문제가 없었는지도 기본적으로 중요하다. 문제가 생긴 어깨로 하는 활동이나 운동을 피할 필요는 없다. 당신이 간과하고 있는 익숙하지 않은 요소가 있는 것 같다. 그것은 바로 특정 활동을 할 때 위험에 놓이는 근육을 알고, 통증이 생기기 시작하는 바로 그때 통증유발점 치료에 들어간다는 개념이다. 스스로 시행하는 통증유발점 마사지는 당신 평생에 놀라운 도움을 줄 수 있는 기술이다. 그것은 치료할 수 없이 악화되기 전에 사소한 문제로 바꿔준다.

예방 가능한 근 남용(Preventable Muscle Abuse)

어깨의 기본적인 기능이 팔과 손의 동작에 필요한 견고한 자세를 마련해주는 것임을 기억하는 것이 중요하다. 당신이 하는 거의 모든 일에서, 당신의 양손은 일종의 힘을 가하거나 무게를 든 상태로 한 방향 또는 다른 방향으로 뻗고 있는 상태이다. 당신의 어깨 근육들은 무슨 동작을 할 때든지 지속적으로 당신의 팔을 지지하기 위해 수축되고 탄탄한 상태로 유지되어야 한다. 당신은 자신의 어깨가 안전하고 효율적으로 기능하게 할 것인가, 아니면 남용되는 방법으로 일을 하게 둘 것인지 선택해야 한다.

일의 세계(The World of Word)

근무 환경에서 일상적인 근 남용으로 인한 통증은 매우 흔하며 요즘 다양한 용어로 불리고 있다. 당신의 어깨 문제가 직업과 관련되어 있다면, 당신의 증상은 과사용 증후군, 반복 동작 손상, 반복 염좌 손상, 축적된 외상 장애, 또는 직업성 근육통 등으로 진단될 것이다.

이러한 용어들은 보험 청구를 의식한 듯 보이지만, 이들 용어들은 단지 당신이 근육들이 견딜 수 있는 정도 이상으로 현명하지 못하게 일을 시켜서, 이제 그들의 보복을 당하고 있음을 의미한다.

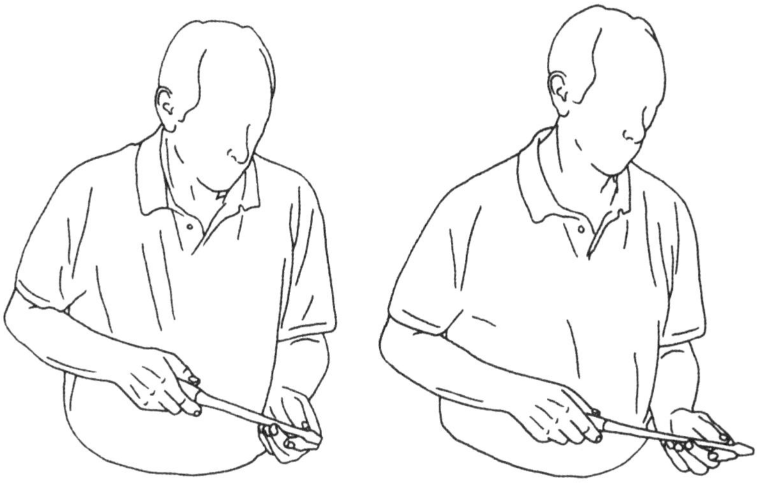

그림 3.24 왼쪽 사람은 위쪽 등, 어깨, 목의 과도한 긴장 상태에서 일을 하고 있다. 오른쪽 사람은 그런 부위를 이완시키려고 주의를 기울이고 있다.

통증을 일으키는 작업 상황을 비판적으로 바라보는 것은 중요하다. 통증유발점은 그것을 이해하면 실제로 쉽게 다룰 수 있지만, 그것이 생긴 상황을 바꾸지 않는다면 매우 쉽게 재발할 수 있다. 평가할 수 있는 다양한 업무 스타일의 많은 쟁점들이 있지만, 결국 그들 모두는 동작의 경제성과 에너지의 효율적인 사용의 문제로 귀결된다. 예를 들면, 생각없이 취한 자세가 안좋은 신체 작동의 근본 원인이고 근 염좌로 이어지는 비효율적인 동작이 된다. 예를 들면, 어깨를 바짝 움츠리고 일을 하는 자세는 너무 자연스러워서, 하루 종일 신경쓰지 않고 이런 방식으로 일을 하게 되지만, 이것은 당신의 반복된 염좌 문제의 중요한 원인이 될 수 있다(그림 3.24).

당신의 작업 환경에서, 어떤 일이 주어지더라도 당신은 스스로에게 매우 도움이 되는 일을 할 수 있다. 당신이 도구를 사용하는 방법, 물건들이 놓여있는 위치를 잘 살펴보고, 불필요한 긴장이나 노력이 최소화되도록 하라. 이러한 관점으로 신경을 쓰면 근 남용을 예방하는데 큰 차이를 가져올 수 있다.

대표적인 예로, 반복적 긴장의 주 원인으로 일반적으로 알려져있는 컴퓨터를 생각해보자. 컴퓨터를 사용하는 업무에 관한 인체공학적 지침은 이미 확립되어서 널리 배포되어 있지만, 종종 무시되며, 특히 지침을 귀찮아하는 사람들에 의해 무시된다. 그러나 만성 어깨 통증은 이런 것들을 무시한 대가로 너무 큰 값을 치루게 한다. 과사용으로 인한 문제는 살금살금 몰래 생기는 경향이 있는데, 특히 컴퓨터 자판에서 하는 일의 경우, 별로 힘이 들지 않게 느껴지기 때문에 일을 할 당시에는 해롭지 않아 보일 수 있다. 하루 종일 약간 긴장된 자세로 지속적인 업무을 할 경우 축적되는 손상에 대해 알지 못한다면, 당신은 쉬지 않고 손가락으로 수 천번 자판 두드리고 마우스로 클릭하는 거시 손상의 원인이 될 수 있다고 생각하지 못할 것이다. 중노동은 오히려 근육 손상을 덜 일으킨다.

일을 할 때, 팔, 목, 위쪽 등, 어깨를 더 편하게 하기 위해 팔꿈치와 손목 지지대를 사용하라. 팔의 무게를 지탱할 필요가 없는 자세로 컴퓨터 자판을 사용할 수 있도록 위치를 조정하라. 모니터 위치를 충분히 높게 해서 목을 구부리거나 머리를 앞으로 내밀지 않고, 목과 머리가 바르게 하고 앉을 수 있도록 하라(그림 3.25와 3.26).

마우스는 손가락와 손의 통증 뿐만 아니라, 놀랍게도 어깨 문제의 드러나지 않는 원인이다. 마우스를 자판의 숫자판 옆으로 멀리 우측에 놓고 사용하면, 팔은 거의 최대 외회전 상태에 놓이게 된다. 이 상태로는 하루 생활에서 이미 상당 부분 과사용되고 있는 극하근을 마우스를 사용할 때마다 또 수축시켜야 한다. 극

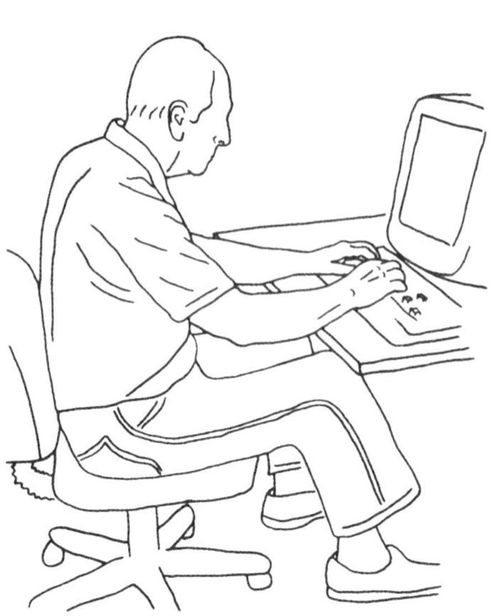

그림 3.25 어깨, 목, 위쪽 등, 복부 근육의 긴장을 유발하는 컴퓨터 사용 자세

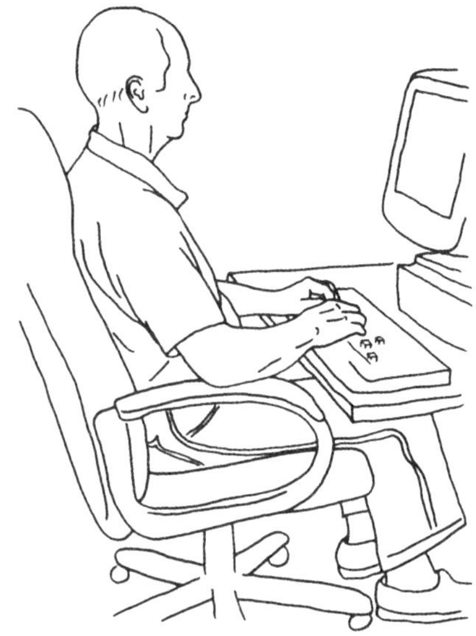

그림 3.26 팔꿈치를 받치고 모니터를 높인 바른 컴퓨터 사용 자세

하근에 문제가 생기면 어깨 앞쪽으로 통증이 연관된다. 이 부위에 만성 통증이 생기면, 오른손 잡이용 마우스가 유일한 문제일 수 있다. 왼손잡이인 사람들은 마우스 사용을 위해 그리 멀리 팔을 뻗지 않아도 된다는 장점이 있다. 실제로 오른손 잡이인 사람이 왼손잡이용 마우스 사용을 배워서 우측 어깨를 쉬게 해 주는 것도 좋은 방법이다.

터치패드 마우스 역시 인체공학적으로 좋은 해결책인데, 손가락와 아래 팔의 근육들을 수축시켜서 클릭을 하는 대신에 단지 살짝 패드를 건드리기만 하면 되기 때문이다. 많은 노트북 컴퓨터에서, 터치패드는 키보드 앞쪽 중앙에 위치되어 있다. 이것은 당신의 필요에 따라 손을 바꾸어 일의 부하를 분산할 수 있도록 되어 있다. 자판이 분리된 탁상용 컴퓨터를 사용중이면, 각이 진 인체공학적 자판 사용을 고려하라. 그렇게 하면 손목과 아래 팔의 긴장을 훨씬 줄일 수 있다.

아무리 편안한 자세라도, 한 자세를 너무 오래 지속하면 근육에 해롭다. 정적인 자세에서는 혈액 순환이 정체되기 때문에, 통증유발점 형성이 용이해진다. 근육이 건강하려면 적당 량의 수축과 이완이 필요하다. 많은 직업들, 특히 책상에 앉아서 하는 일들은 기본적으로 정적인 특성을 갖는다. 불행하게도, 활동이 적거나 거의 없는 업무는 어떠한 긴장도 없이 쉽게 일하는 것 같은 인상을 준다. 이와는 반대로, 당신은 인식하지 못할 뿐, 미묘한 육체적 긴장에 상당히 노출되어 있을 수 있다.

고려해야 할 다른 측면으로, 과로(intensity) 역시 정적인 업무만큼 매우 위험할 수 있다. 과로는 모든 일을 아주 중요하게 취급히고 가능하면 완벽하게 빨리 해야 한다고 생각하는 A형 성격의 업무 스타일이다. A형 성격의 사람들은 마치 뱀을 잡아 죽이듯이 일을 한다. 이러한 유형에 속한다면, 맹렬히 일하는 경쟁에서는 이길 자신이 있을 것이다. 일을 느슨하게 하도록 자신의 훈련시켜보라. 일하는 동안 당신의 근육들을 조정하고, 불필요한 긴장이나, 긴장을 유발시키는 업무의 부분들을 인식하는 기술을 습득하라. 자신에게 이를 적용하면, 당신은 현재 진행중인 업무에 실제로 사용되지 않고 있는 근육들을 선택적으로 이완시키는 방법을 배울 수 있을 것이다.

당신이 멈추어 생각만 한다면, 언제나 어떤 일을 하는데 보다 고요하고 느리고, 결국은 더 효과적인 방법이 존재한다. 더 나은 방법을 찾아야 한다는 책임감이 없는 것이 작업장의 반복된 긴장과 근남용을 줄이는데 가장 큰 장애물이다. 변화는 꼭 큰 것일 필요는 없다. 작은 변화도 큰 효과를 가져올 수 있다.

Janet Travell은 거의 모든 종류의 업무에 적용할 수 있는 가사노동에 관한 비결을 가지고 있었다. 그녀는 집안일을 할 때, 어느 한 가지 일에 너무 오랜 시간을 보내지 말고 이것 저것을 섞어서 하도록 하였다. 한가지 일을 조금 했으면, 다른 일을 약간 한 후에 다시 이 일로 돌아오는 식이다. 이렇게 하면 장시간 동안 고정된 자세로 묶여 있지 않고, 각각의 업무에 대해 잠시 휴식 후에 새롭게 시작할 수 있게 된다. 이러한 업무 스타일의 작은 변화가 구조 방법이 될 수 있다.

스포츠에서 근 남용(Muscle Abuse in Sports)

요즘 스포츠 손상 클리닉이 도처에 생기는 현상을 통해 체육 활동의 실상을 깨달아야 한다. 운동을 하는 사람들은 자신의 근육들이 실제로 어떻게 작용하는지 거의 잘 모른다. 따라서, 곧 닥쳐올 손상의 신호를 예방 가능한 적기에 알아채지 못한다. 그러나 당신이 통증유발점이 처음 생기기 시작할 무렵 인지한다면, 당신은 그것을 치료할 수 있고, 게임을 계속 즐길 수 있고, 스포츠 손상 클리닉에 가지 않아도 된다.

특정 스포츠 종목은 특정 부위 근육 과사용 손상을 일으키는 경향이 있다. 예를 들면, 테니스공을 치는 동작은 어깨의 모든 근육의 최대 수축과 최대 이완을 모두 요구한다. 당신은 백핸드스트로크를 하면서 극하근을 과신장 시키거나, 포핸드스트로크를 준비하느라 팔을 뒤로 빼면서 과수축 시킬 수 있다(그림 3.27과 3.28). 서브나 포핸드스트로크는 견갑하근에 무리를 줄 수 있다. 극하근과 견갑하근은 오십견으로 진행되는데 결정적이며, 손과 팔을 유사한 방식으로 사용하는 라켓을 사용하는 모든 종목-배드민턴, 라크로스, 탁구, 그리고 핸드볼까지-에서 위험에 노출되어 있다.

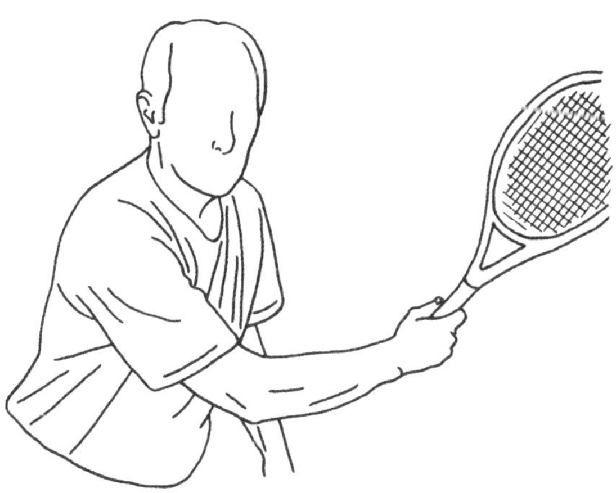

그림 3.27 테니스 백핸드스트로크는 후방 삼각근, 극하근, 소원근을 과신장시킬 수 있다.

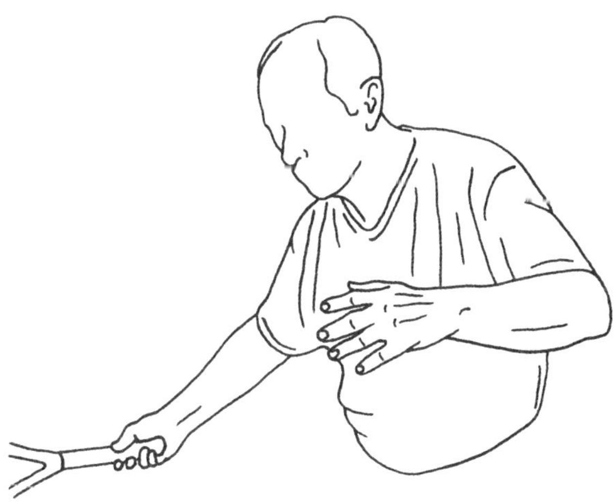

그림 3.28 테니스 포핸드스트로크는 견갑하근을 과신장, 과수축 시킬 수 있다.

테니스를 치는 동안 몇몇 다른 근육들도 위험에 놓이는데, 특히 극상근은 팔을 들어올리는 근육으로서 운동하는 동안 지속적으로 수축상태에 있게 된다. 아래 팔의 신전근들은 단순히 라켓의 무게와 손목에서 가해지는 지렛의 힘으로 쉽게 무리하게 된다. 팔꿈치 근처에 생기는 신전근 통증유발점은 테니스 엘보우

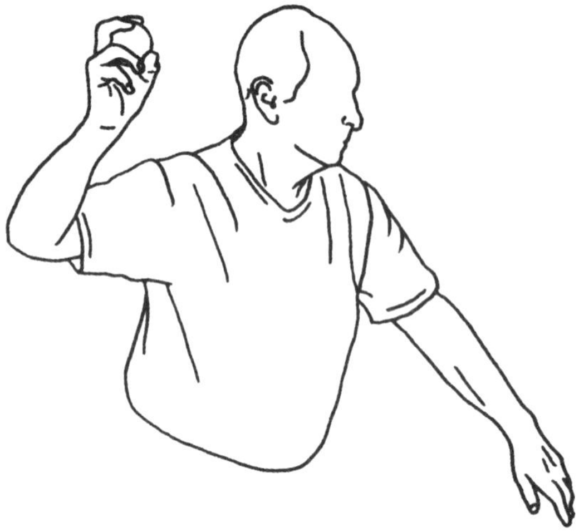

그림 3.29 공을 던질 준비동작에서 팔을 뒤로 젖히면 견갑하근과 대흉근이 과신장될 수 있다.

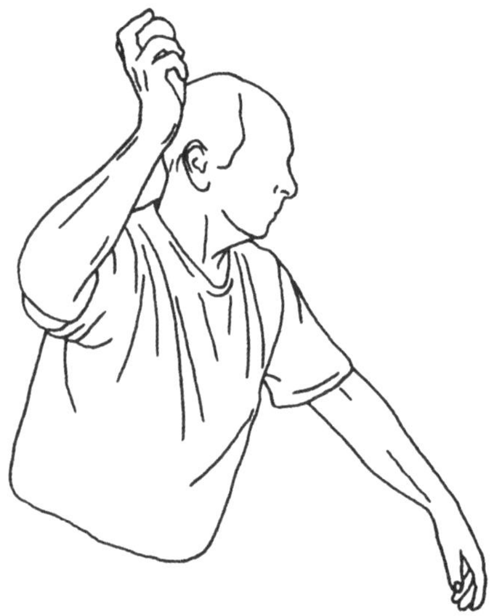

그림 3.30 던지기 동작으로 전방 삼각근, 대흉근, 견갑하근이 과수축될 수 있다.

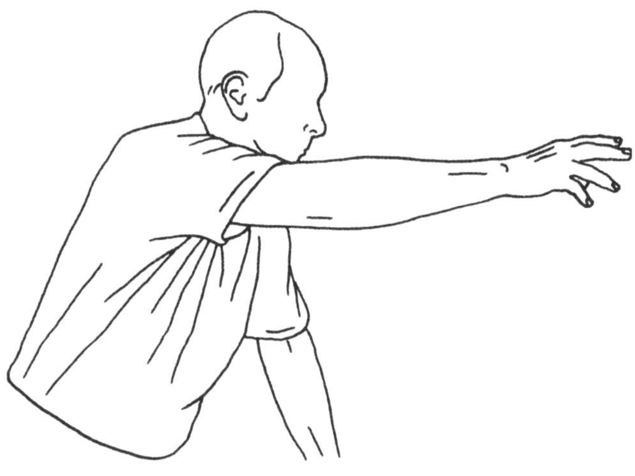

그림 3.31 던지기 마무리 동작에서, 전방 삼각근, 견갑하근, 대흉근은 최대 수축 상태가 된다.

로 알려져 있는 통증의 일차적 원인이다.

무언가를 던지는 스포츠 종목—예로, 농구, 야구, 소프트볼, 미식축구, 투포환, 원반 던지기 또는 투창—에서 어깨 근육들은 쉽게 자신의 힘과 지구력을 넘어 서는 일을 할 수 있다. 특히 네 개의 회전근개 근육들은 과사용과 과부하의 위험에 놓여 있다. 어떤 종류의 머리위로 던지기 동작에서든지 어깨 근육들의 작용은 기본적으로 동일하다(그림 3.29, 3.30과 3.31).

당신이 즐기는 스포츠들—골프, 볼링, 원반 던지기 놀이, 하이킹, 암벽 등반, 스케이트, 하키, 레슬링, 또는 달리기—는 모두 특정 근육 군의 손상 가능성을 가지고 있다. 앞서 열거한 스포츠 중 가장 강도가 약한 운동으로 간주되는 원반 던지기 놀이는 팔이 바깥쪽 외전에 필요한 근육들을 무리하기 쉽다(그림 3.32와 3.33) 아이러니하게도, 원반을 던지면서 손목을 휙 움직일 때 당신의 아래 팔 신전근이 과사용되어 테니스 엘보우가 생길 수 있다.

골프는 유난히 양쪽 어깨 근육들을 사용하며, 흉근, 삼각근, 능형근, 회전근개의 최대 신장과 최대 수축을 요구한다(그림 3.34와 3.35). 이들 근육 중 어느 곳에든 통증유발점이 생기면 조화로운 동작에 심한 영향을 끼친다. 아마추어와 프로를 막론하고, 통증유발점이 그들의 경기를 몰래 망칠 수 있음을 아는 골퍼는 거의 없다. 당신의 통증유발점을 잘 치료할 수 있으면, 그린 위에 계속 머무를 수 있고, 심지어 점수도 좋아질 수 있다.

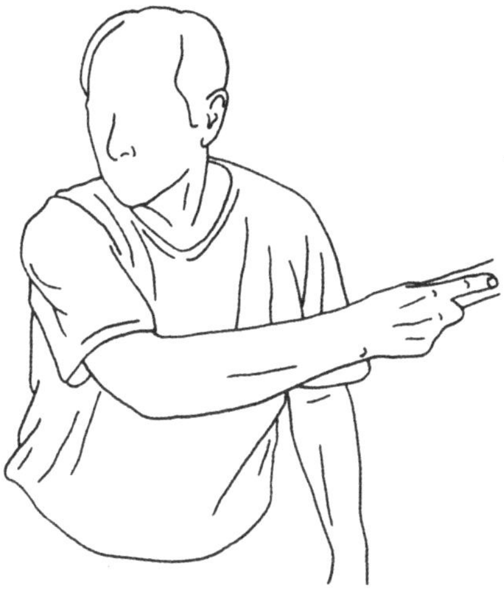

그림 3.32 원반 던지기는 이두근, 대흉근, 전방 삼각근, 극상근, 그리고 견갑하근을 긴장시킨다.

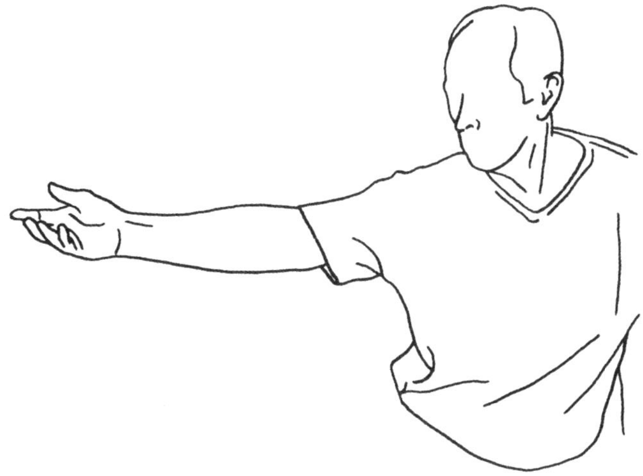

그림 3.33 원반을 세게 던질 때 극하근, 소원근, 후방 삼각근, 극상근, 승모근, 그리고 능형근이 과수축할 수 있다.

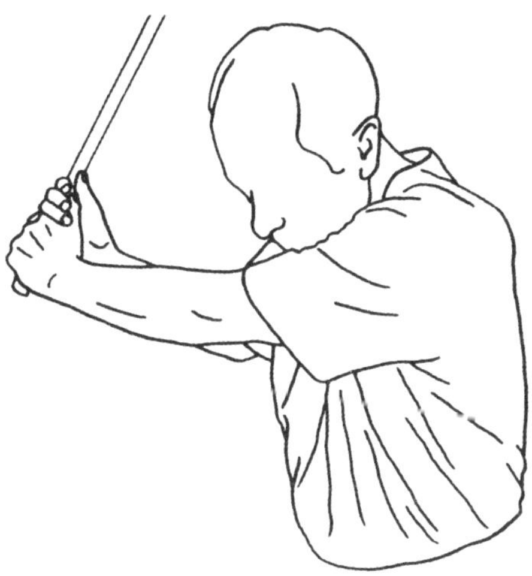

그림 3.34 골프의 백스윙은 양쪽 어깨의 거의 모든 근육들을 과수축 또는 과신장시킬 수 있다.

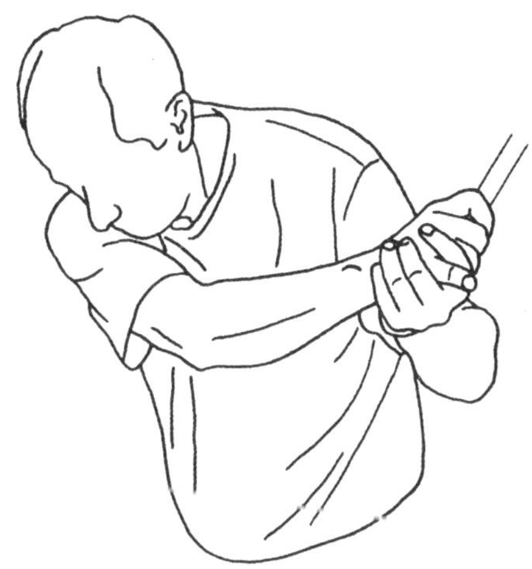

그림 3.35 백스윙 때 길어졌던 근육들은 이제 수축하고, 수축했던 근육들은 길어져야 한다.

당신이 즐기는 종목이 무엇이든 간에, 어느 근육이 가장 힘들게 일하는지 알아내는 것이 좋다. 특히 최대 길이까지 신장될 필요가 있는 근육들에 관심을 기울여야 한다. 그리고, 경기 중에 그들의 상태를 스스로 모니터하는 방법을 배워서, 무리하게 사용했을 때 통증유발점을 마사지할 수 있어야 한다. 특히 취약한 근육들은 경기 전 후로 치료해야 한다. 통증유발점 마사지는 문제의 핵심에 직접 작용하기 때문에 스트레칭보다 더 효과적이다.

수영은 서서히 손상을 일으키는 종목의 예가 될 수 있다. 당신은 수영을 가장 안전하고 건강에 도움이 되는 체육 활동으로 생각할지 모르지만, 이것은 어깨 근육을 예외적으로 많이 사용하는 운동이다. 예를 들면, 자유형 팔돌리기 동작에서 견갑하근은 당신을 앞으로 끌고 가기 위해 특별히 열심히 일해야 한다. 자유형은 실제로 견갑하근에 이중의 위험을 부과하는데, 팔돌리기를 시작하려고 앞으로 뻗을 때마다 거의 최대로 신장되기 때문이다(그림 3.36). 당신이 이런 근육들을 무리하게 사용했을 때 바로 통증유발점을 치료하지 못하면, 쉽게 오십견에 이환될 수 있다.

견갑하근의 통증유발점은 어깨 뒤쪽 깊은 곳에 통증을 유발한다. 그것들은 또한 근육이 늘어나는 것을 방해해서, 팔을 위쪽이나 뒤쪽으로 뻗기 어렵게 만든다. 견갑하근에 통증유발점으로 장애가 생기면, 팔의 거의 모든 동작에 의해 문제가 악화된다.

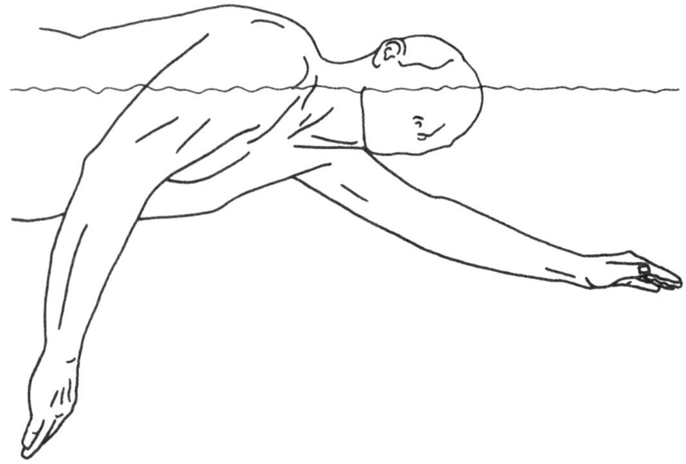

그림 3.36 수영을 할 때 어깨의 많은 근육들이 긴장되고 과사용된다. 물에 들어가기 전후로 통증유발점을 치료하면, 계속 수영을 즐길 수 있다.

전문적인 운동 선수들은 예방적인 치료 차원에서 늘 충실하게 스트레칭을 실시한다. 아이러니하게도, 지나치게 의욕적인 스트레칭 프로그램은 실제로 통증유발점을 만들 수 있다. 근막 손상의 치료와 예방을 목적으로 스스로 적용하는 통증유발점 마사지를 규칙적으로 실시하는 편이 나을 수 있다. 통증유발점에 이환된 근육들은 스트레칭에 능동적으로 저항하기 때문에 더 쉽게 당겨지고 찢어질 수 있음을 기억하라. 스트레칭을 신뢰한다면, 통증유발점을 일단 치료한 후에 하는 것이 더 좋다.

운동은 무리하거나 잘못하면 근막 통증유발점의 전통적인 원인이 된다. 통증을 참아가면서 통증유발점 치료를 희망하며 더 많이 운동하는 것은 좋은 생각이 아니다. 이것은 운동 후 근육통을 줄이는데에는 효과적인 방법일지 모르지만, 통증유발점에는 그렇지 않다. 통증유발점 통증과 운동 후 근육통을 감별하기 위해서, 통증유발점을 찾아보라. 통증유발점으로 인한 근육통은 근육 안에 특정 부위에서만 일어난다. 운동 후 근육통은 근육 전체나 팔, 다리 전체가 다 아프다.

다른 종류의 피할 수 있는 근 남용(Other Avoidable kinds of Muscle Abuse)

생각없이 일이나 놀이를 무리하게 하다보면, 근육을 남용하고 통증유발점을 만들 수 있는 방법은 명백한 연관성은 좀 떨어지지만, 무궁무진하게 많다. 우선, 체형이 변하고 체중이 늘면 근육을 과사용하게 되고 통증유발점이 생기기 시작한다. 당신의 체형이 불어나고 체중이 조절되지 않는다면, 또다른 새로운 가르침을 간절히 원할지 모른다. 그러나 과도한 지방층을 관통해서 통증유발점을 효과적으로 치료하는 것은 매우 어렵다는 사실을 이해해야 한다. 어느 신을 넘어서면, 당신은 통증유발점을 찾기도 어려워진다. 과체중은 어깨 문제를 해결하고 통증을 없애는데 큰 장애요인이 될 수 있다.

그러나, 유산소 운동 프로그램을 시작한다면, 운동이 과도하게 시행될 수 있음을 기억하라. 낮은 강도의 에어로빅이나 요가처럼 안전한 운동으로 알려져 있는 것일지라도, 통증유발점과 근막통을 악화시킬 수 있다. 당신이 이미 어깨 통증을 가지고 있고, 특히 오십견 상태라면 적극적인 운동 요법을 시작하기에 앞서 통증유발점 치료를 시작하라.

통증유발점을 촉발시키는 다른 숨겨진 원인은 무엇이 있을까? 이상한 수면자세가 그럴 수 있는데, 특히

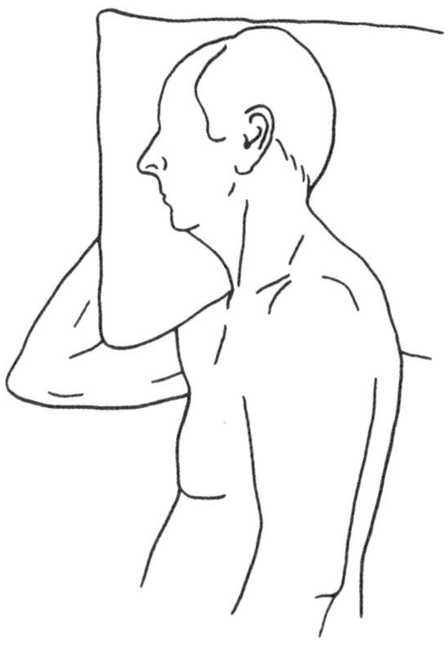

그림 3.37 팔을 베개밑에 넣고 자면, 극하근이 짧아져서 통증유발점이 생긴다.

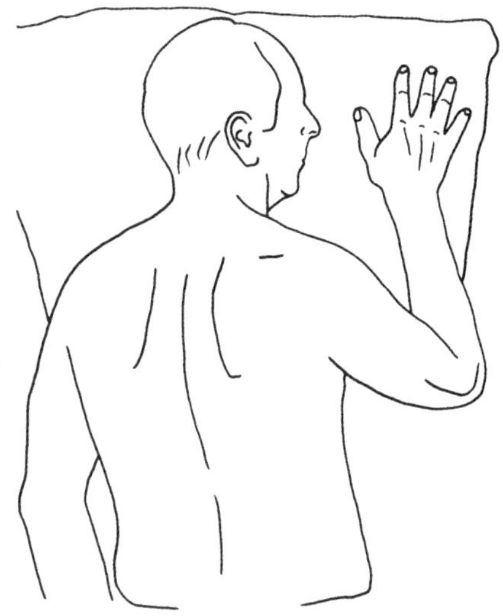

그림 3.38 팔을 올리고 엎드려 자면, 극하근에 통증유발점이 생길 수 있다.

하나의 근육 또는 일련의 근육들을 수축된 자세로 수시간 동안 유지하는 자세가 그렇다. 자고 깨서 느끼는 통증을 통해 당신이 남용한 근육이 무엇인지 찾을 수 있다. 예를 들면, 어깨 앞쪽에 통증이 있으면 당신이 너무 오랫동안 극하근이 짧아진 상태로 팔을 외회전 상태로 두었음을 알 수 있다. 이것은 심각한 문제이면, 항상 어떤 해결책을 강구할 필요가 있다. 어쩌면 무척 좋아하는 수면 습관을 바꿔야 할지 모르지만, 옛 습관을 버리고 새로운 습관을 형성하는데 3일 정도밖에 걸리지 않는다. 게다가, 새로운 더 나은 습관을 좋아하게 될지도 모른다.

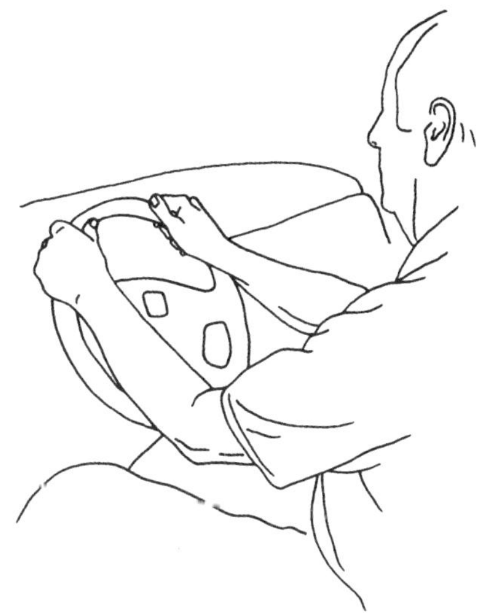

그림 3.39 운전대 위쪽에 손을 올려놓고 운전을 하면, 전방 삼각근, 극상근, 극하근에 과부하가 걸린다.

TV앞에 오래 앉아있는 저녁 시간이나 장거리 운전을 할 때, 두 경우 모두 특정 근육을 장시간 사용하지 않기 때문에 발생하는 위험을 이미 가지고 있다. 고정된 자세나 활동 저하는 근육 내 통증유발점을 부축인다. 운전을 할 때, 악셀과 브레이크 페달을 정상적으로 사용할지라도, 장시간 사용하면 우측 하지 근육에 과도한 긴장을 가져올 수 있다. 기회가 있을 때마다 정속 주행 장치(Cruise control)를 사용하는 것은 이런 종류의 문제가 생기지 않도록 하는 좋은 방법이다. 그러나 정속 주행 장치를 사용할지라도, 장시간 운전은 운전대를 잡고 장시간 지속적인 자세를 유지해야하는 어깨 근육들에게 위험하다(그림 3.39). 전방 삼각근, 극하근, 승모근, 그리고 극상근이 특히 위험하다. 이런 근육들의 통증유발점은 어깨와 목의 통증의 원인이 된다. 승모근 통증유발점은 또한 긴장성 두통의 근원이다.

당신은 자동차 뒷좌석에 무언가를 위해 팔을 뻗는 일이 종종 있는가? 이것은 특히 나쁜 동작으로 어깨 복합체 중에서 가장 손상받기 쉬운 근육들인 회전근개를 강하게 수축시키는 효과 때문이다. 당신은 팔을

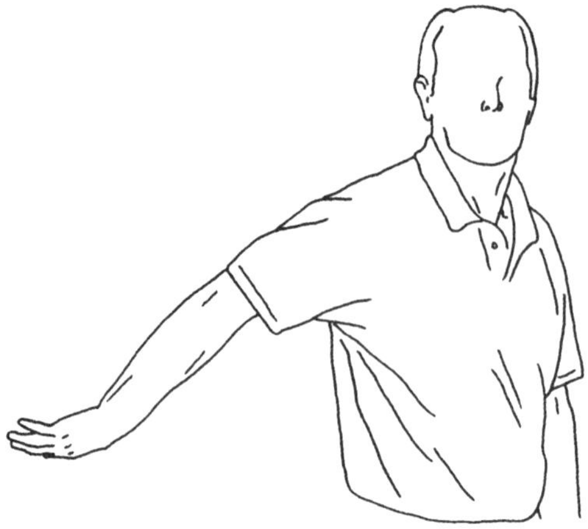

그림 3.40 최대 내회전으로 팔을 뒤로 뻗으면 견갑하근이 강하게 수축한다.

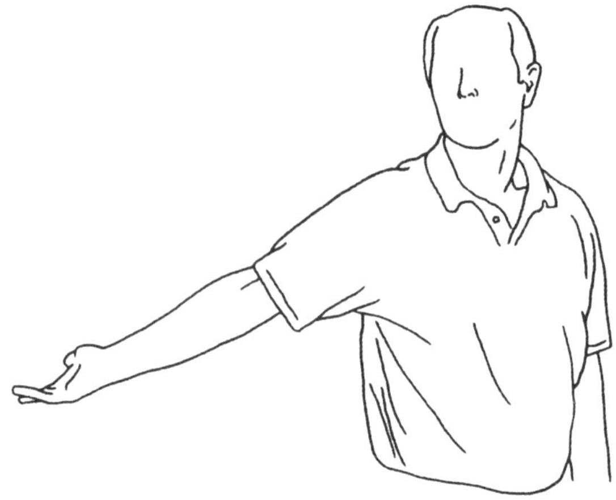

그림 3.41 최대 외회전으로 팔을 뒤로 뻗으면 극하근이 강하게 수축한다.

안쪽 또는 바깥쪽으로 회전시키는데 따라서 다른 종류의 긴장이 느껴짐을 알아챌 것이다. 뒤로 팔을 뻗을 때, 견갑하근 또는 극하근을 매우 강하게 수축하게 된다(그림 3.40과 3.41). 많은 사람들에서, 바로 이 동작으로 인해 오십견에 이르게 된다.

취미, 집안 잡일, 그 밖의 매일 하는 일상들은 어떠한가? 이런 모든 동작들을 당신의 업무나 골프 동작을 인체공학적으로 분석했듯이 살펴보라. 예를 들면, 계속해서 줄을 잡아당기는 강아지를 산책시킬 때 당신의 어깨 근육들은 견딜 수 없는 긴장 상태에 빠질 수 있다. 사람들은 이런 식으로 사소해보이는 일에 의해 오십견에 빠진다. 당신이 동기 의식을 가지고 해결점을 찾을 때까지, 당신의 어깨가 강아지의 자기 조절 능력 부족에 대한 값을 계속 치룰 것이다.

지금까지 보았듯이, 매우 간단하고 흔히 볼 수 있는 일들이 어깨 통증의 원인이 될 수 있다. 어떤 종류의

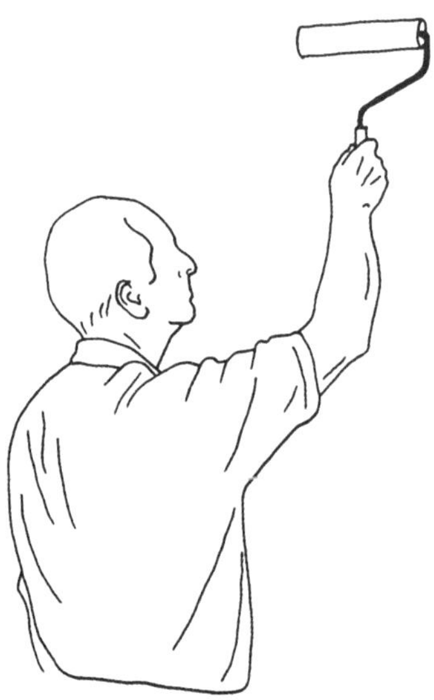

그림 3.42 팔을 올려 페인트칠을 할 때 극상근, 승모근, 삼각근이 긴장될 수 있다.

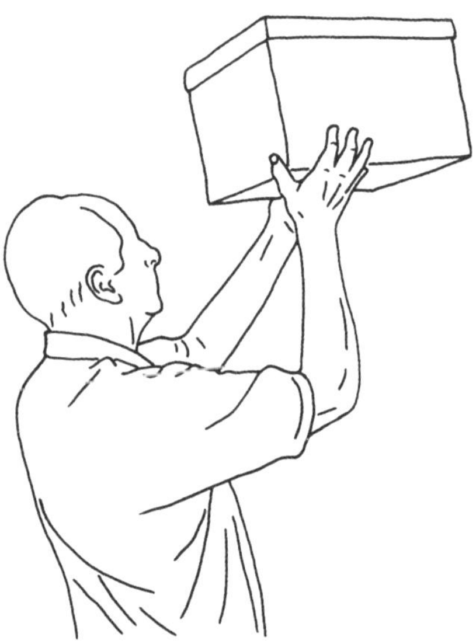

그림 3.43 머리 위로 물건을 들어올릴 때 삼각근, 승모근, 회전근개가 긴장될 수 있다.

규칙적 또는 습관적 활동도 예상치 못한 근남용의 원인이 될 수 있다. 진공 청소기를 사용하고, 셔츠를 다림질하고, 눈을 삽으로 치우고, 잔디를 깎고, 창문을 닦고, 물건이나 아이를 안아 올리는 방법들을 연구해보라.

페인트칠 하기나 선반 위에 물건 올려놓기처럼, 장시간 당신의 손을 머리 위에 두는 동작을 요구하는 집안일들을 분석해보라(그림 3.42와 3.43). 주말에만 정원 손질을 하는 많은 사람들이 경험하듯이, 수시간동안 익숙하지 않은 자세를 취하는 것은 상당히 무리가 된다. 무릎과 손을 땅에 댄 자세에서 한 쪽 팔로 체중을 지지하면 견갑하근에 과도한 긴장이 걸린다(그림 3.44). 당신은 어깨 통증이 생기고 견갑하근 통증유발점 때문에 관절가동범위가 감소하기 전에는 이러한 근남용을 알아채지 못할 것이다.

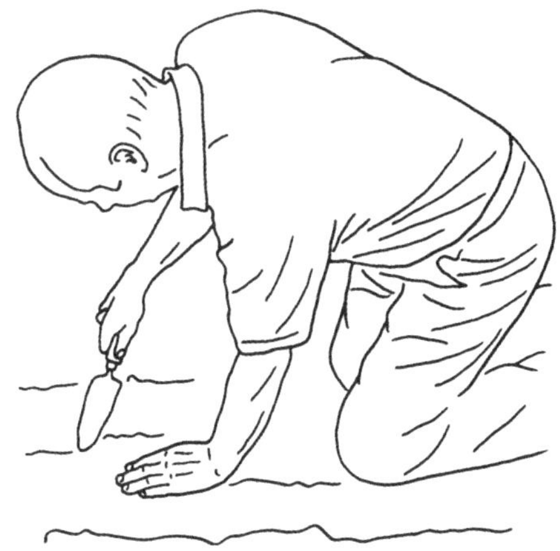

그림 3.44 한쪽 팔로 체중을 지지하면 견갑하근이 긴장될 수 있다.

피할 수 없는 근 남용(Unavoidable Muscle Abuse)

낙상이나 자동차 충돌과 같은 사고에서 직접 충격을 받은 근육들은 그 후에 통증유발점이 생기기 쉽다. 이러한 사고에서는, 특정 근육이 과도하게 수축되거나 신장되면서 뒤틀리는 동작에 의해 통증유발점이 형성될 수도 있다. 넘어질 때, 자신을 보호하기 위해 팔을 뻗는 동작은 자연스러운 것이지만, 이러한 사고 때 견갑하근이 심한 수축을 경험하면서 어쩔 수 없이 통증유발점을 갖게 되는 경우가 매우 흔하다(그림 3.45와 3.46). 이러한 손상을 인지하지 못하고 치료하지 않으면, 이들로 인해 오십견의 형성을 가속화될 수 있다.

근막 통증유발점은 편타성 손상 통증의 주요 원인이지만, 너무나 자주 무시되고 간과된다. 또한 골절,

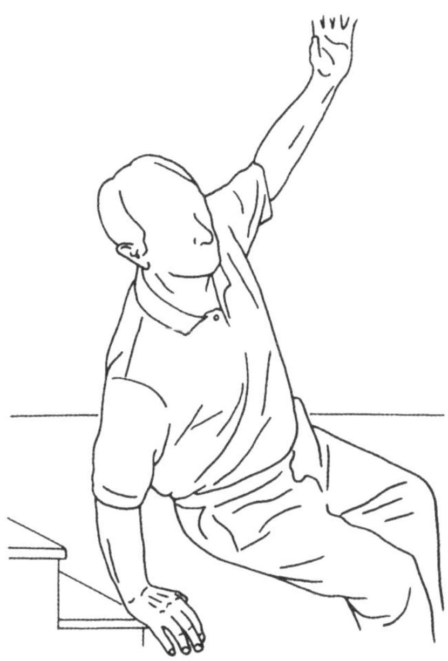

그림 3.45 넘어질 때 손을 짚으면서 견갑하근이 과도하게 수축될 수 있다.

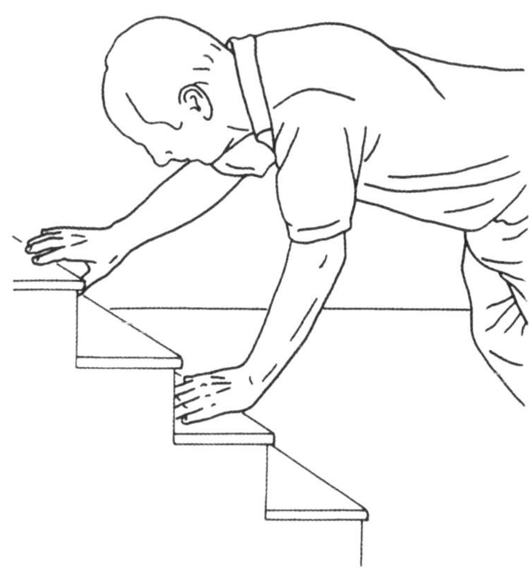

그림 3.46 앞으로 넘어지면서 손을 짚어도 견갑하근이 과도하게 수축될 수 있다.

근 파열, 인대 염좌, 또는 관절 탈구를 동반하는 모든 종류의 신체적 손상은 주변 근육들에도 동반 손상을 일으키기 쉽다. 근육에 눈에 보이는 손상이 없을지라도, 통증유발점을 가지고 있을 수 있다.

임상 의료인들 중에 근막 통증유발점의 효과를 모르거나 사소한 것으로 치부하는 사람들이 너무나 많다. 신체적 손상의 피할 수 없는 한 부분으로 통증유발점을 인식하고 치료하지 않으면 불필요한 통증을 조장하거나 완치 시기가 늦어진다. 어깨 통증을 일으키는 낙상이나 사고로 생기는 어깨 부위의 통증유발점을 치료하지 않으면 대개 오십견으로 진행되기 때문에 각별한 주의가 요구된다. 게다가, 통증유발점으로 인한 근육 단축이나 관절가동범위 감소는 근육이나 힘줄의 파열 같은 더 심각한 손상에 취약하게 만든다(Simons, Travell, and Simons 1999, 437-439).

예상치 못한 근 남용(Unsuspected Muscle Abuse)

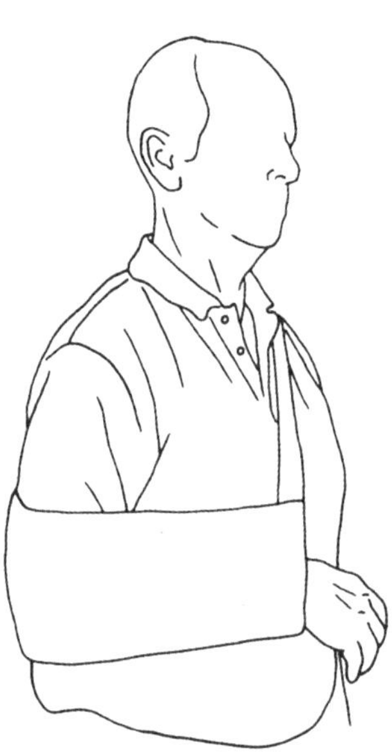

그림 3.47 팔걸이에 팔을 묶어두면 통증유발점이 더 잘 생기고, 때때로 오십견에 이르기도 한다.

Travell과 Simons에 의하면, 많은 종류의 의학적 치료가 통증유발점과 근막통의 숨겨진 원인일 수 있다. 이것은 *소위 의인성 통증(iatrogenic pain)*, 즉, 의학적 치료에 의한 통증이다.

예를 들면, 보조기, 팔걸이와 석고에 의한 고정으로 인해 통증유발점이 시작되는 경우가 종종 있다. 게다가, 손상된 팔을 움직이지 못하게 보호하는 보조기는 오십견을 유발하는 시발점으로 잘 알려져 있다(그림 3.47). 뇌졸중 이후 침상 안정도 어깨 근육들에 대해 비슷한 종류의 움직임 감소를 가져온다. 뇌졸중 환자가 오십견에 쉽게 이환되는 것은 결코 우연이 아니다(Simons, Travell, and Simons 1999, 128).

수술 후 오랫동안 통증이 남아있을 때에는 잘리거나, 당겨지거나, 멍들거나, 다른 종류의 손상을 입었던 근육들에 통증유발점은 없는지 살펴보아야 한다. 통증유발점들은 수술 부위로부터 멀리 떨어진 곳으로 통증을 보낼 수 있기 때문에 의사들은 이러한 연관된 근막통은 인식하지 못하고 통증 부위 치료에만 계속 매달릴 수 있다. 그러다 보면 실제 통증의 원인인 수술로 인한 통증유발점에는 주의를 기울이지 않고 놓쳐버리게 된다.

엉덩이에 흔히 놓는 주사가 통증유발점을 만들 수 있는데, 특히 소둔근에 통증유발점이 형성되면 수 개월동안 지속되는 좌골신경통 증상을 남길 수 있다(그림 3.48). 중둔근에 주사를 놓은 후 발생한 통증유발점은 이전에 경험해보지 못한 하부 요통을 일으킬 수 있다(그림 3.49). 어깨에 놓은 주사는 삼각근 통증유발점을 남길 수 있다(그림 3.50).

통증이 있는 어깨 관절에 코르티손을 주사하면 통증이 경감되는 것처럼 보이지만, 통증의 원인이 근막에서 시작된 것일 경우 적절한 치료가 아닐 수 있다. 환자들은 그들이 완치되었다고 생각하고 처음 통증유발점을 일으킨 바로 그 스트레스 유발 동작을 본의 아니게 되풀이할 수 있다. 통증의 감소는 단지 일시적일 뿐이다. 통증유발점이 치료되지 않으면, 코르티손 효과가 사라지기가 무섭게 예전의 통증이 그대로 다시 생기게 마련이다. 또한, 코르티손과 다른 스테로이드 제재의 과사용으로 근육, 인대, 힘줄 같은 결합조

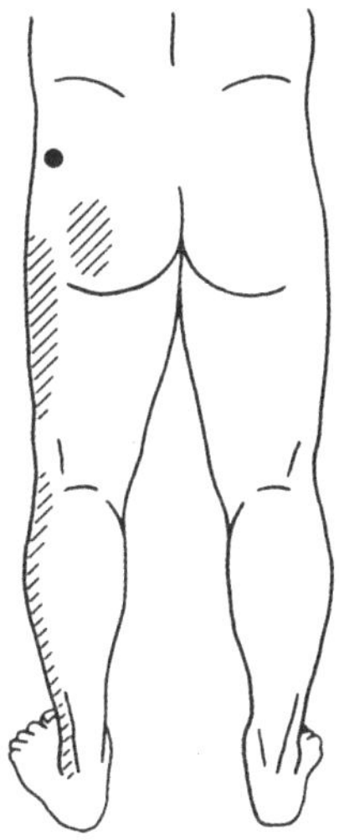

그림 3.48 엉덩이 주사로 좌골신경통을 일으키는 통증유발점이 생길 수 있다.

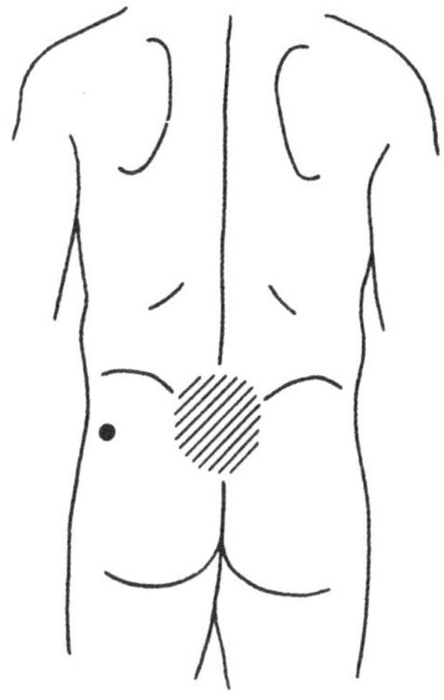

그림 3.49 엉덩이 주사로 하부 요통을 일으키는 통증유발점이 생길 수 있다.

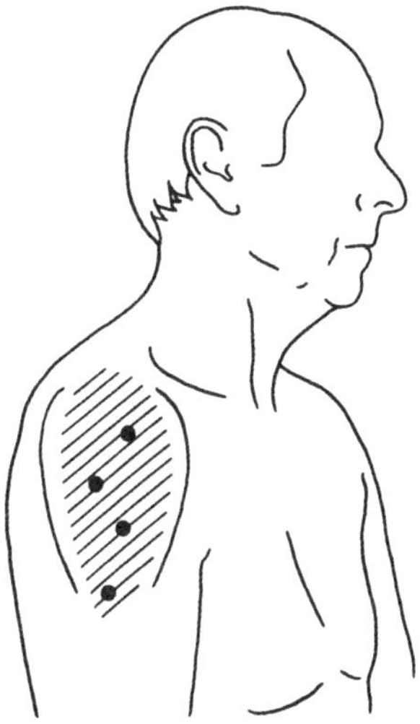

그림 3.50 삼각근 주사로 어깨 통증을 일으키는 통증유발점이 생길 수 있다.

직을 심하게 훼손시켜서 찢어지기 쉽게 만들 수 있다. 결국 손상을 복구하기 위한 어깨 수술이 필요할 수도 있다. 당신은 어깨 통증을 없애기 위해 스테로이드를 사용하는 의사는 근막통을 공부해 본 적이 없는 사람일 것이라고 확신해도 좋다(Simons, Travell, and Simons 1999, 153).

진통제는 감지되는 통증을 줄이는데 효과가 좋기 때문에 일차적으로 선택되는 치료로 지속되어 왔다. 그러나 통증은 언제나 뭔가 잘못되었고 주의가 필요함을 알리는 신호로 간주되어야 한다. 부작용을 염려하는 많은 사람들은 체내에 투여되는 모든 약물과 처방들에 대해 의심을 품기 시작했다. 불행하게도, 의학의 역사를 보면 처방된 약은 끔찍한 부작용을 일으킨 후에야 대중들에게 알려진다는 사실의 예로 가득하다.

통증, 우울증, 불안, 또는 고혈압 같은 상태에 대해 처방되는 약물이 치료를 하기 보다는 더 많은 병을 야기할 지 모른다는 추측은 터무니 없는 얘기가 아니다. 예를 들면, Travell과 Simons은 고혈압에 사용하는 칼슘 통로 길항제가 통증유발점을 자극하고 촉발시킨다는 연구에 대해 이야기하였다. 즉, 당신이 복용하는 고혈압 약물이 당신의 어깨 통증을 악화시킬 수 있다는 것이다(Simons, Travell, and Simons 1999, 75). Sidney Wolfe박사는 그의 저서 *최악의 약, 최선의 약*(*Worst pill, Best pill*, 2005)에서, 부작용으로 근육통을 일으킬 수 있는 약물들을 점수로 나열하였다. 약을 처방받았다면, 약 없이 당신이 할 수 있는 자연 요법이나 생활 습관 개선을 찾아보는 것이 좋다. 진통제를 복용하고 있다면, 스스로 하는 통증유발점 치료법을 배워서 약물 복용을 대체할 수 있다.

통증유발점이 정신적 스트레스, 바이러스 감염, 당뇨, 관절염, 관절 기능 장애, 또는 내장기관 장애로 활성화 될 수 있음을 아는 것은 중요하다. 통증유발점을 촉발시킬 수 있는 내장 질환의 예로 협심증, 심장마비, 위궤양, 담석, 신장 질환, 그리고 암이 있다(Simons, Travell, and Simons 1999, 956-957). 내부장기에서 근육으로 전해지는 통증의 내장체성 연관은 연관된 부위에 통증유발점을 형성한다. 바이러스 감염, 당뇨, 관절염 같은 전신적인 문제에 대한 반응으로 형성된 통증유발점은 근육의 대사에 미치는 영향 때문에 생길 수 있다. 당뇨가 없는 사람들에서 오십견이 5%인데 비해, 당뇨 환자들에서 20%로 많은 이유일 것이다(Kordella 2002, 60-64; Bridgman 1972, 31-69; Cailliet 1991, 109).

통증유발점 지속 인자 Trigger Point Perpetuators

때때로 통증유발점은 해결이 매우 어려울 수 있다. 성공적으로 치료한 것 같아보였는데, 바로 다시 나타나는 경우가 있다. 또한, 근막통을 가중시키는 요소들을 알면서도 그 영향을 과소평가하기 쉽다. 과사용 이외에도 당신의 문제에 기여하는 다른 영향이 있음을 감지했다면, 그것은 값진 직관이지만, 과연 그것이 무엇인지 알아낼 수 있어야 의미가 있다. 숨겨진 영향들은 화학적인 속성을 가지고 있어서 당신의 신체 전반에 미묘하게 퍼져있고, 밝혀내기가 어렵다.

Travell과 Simons은 지속 인자를 치료하는 것이 만성 통증유발점 통증 치료의 가장 중요한 부분이라고 믿었다. 이것은 통증유발점 치료를 성공시키고 그 효과를 지속시키는데 결정적 차이를 가져온다. 때때로 지속인자만 제거해도 통증유발점 자체가 사라지는 경우가 있어 이는 매우 중요하다. 비타민 결핍과 같은 어떤 전신적 요소는 실제로 통증유발점을 형성하는 환경을 조성할 수 있다(Simons, Travell, and Simons 1999, 179).

오십견을 지속시키는 상황들 중에는 애매한 부분들도 포함된다. 정신적 문제와 다양한 신체적 고려사항들과 더불어 대사적, 유전적, 분비선 장애들도 지속인자가 될 수 있다.

신체적 요소들 (Physical Factors)

통증유발점을 지속시키는데 기여할 수 있는 신체적 요소들 중에는 자세에서 오는 스트레스, 잘못된 업무 습관, 반복적인 긴장, 운동 부족과 골격 구조의 선천적인 불규칙성 등이 있다. 비정상적인 골격 구조를 제외한 모든 요소들은 대부분 당신 스스로 조절할 수 있는 것들로서, 대개는 상호 연관되어 있고, 그 동안 주의를 기울이지 않았던 습관들에 근거한다. 당신은 자신의 개인적인 습관들이 당신의 어깨 통증과 다른 종류의 만성 통증에 어떻게 기여하는지 완전히 이해하지 못할 수 있다. 앞으로 전개되는 내용을 통해서 당신의 하루하루 지내는 방식에 대해 몇 가지 새로운 결심을 하도록 도움을 받을 수 있을 것이다. 당신은 자신이 타고난 구조적 결함도 일부 개선할 수 있을지 모른다.

비정상적인 골격 구조(Abnormal Bone Structure)

어떤 사람들은 통증유발점 지속인자가 될 수 있는 골격의 이상을 가지고 태어난다. 짧은 다리, 비대칭적인 골반, 짧은 윗팔, 기다란 두번째 발가락은 종종 반복되는 근막통 같은 문제를 지속시키는 원인으로 발견되곤 한다. 비정상적인 골격 구조는 신체로 하여금 그것을 극복하기 위해 특정 근육들에 지속적인 긴장을 유발할 수 있다. 양하지 길이 차이는 다리, 엉덩이, 허리, 목에 통증유발점을 만들고 지속시킬 수 있다. 신발 뒷축을 높여주거나 다른 방법으로 교정해주지 않으면, 짧은 다리쪽에 지속되거나 반복되는 통증이 생길 수 있다. 적절한 신발 높이 조절만으로 견딜 수 없는 두통이 해결되기도 한다(Simons, Travell, and Simons 1999, 180-181). 불행히도, 다리 길이는 정확하게 측정하기가 어렵다. 만성적으로 짧아진 근육들이 신체 한쪽을 바로 세우기 어렵게 만들어서, 다리가 짧아 보이게 할 수도 있다.

때때로, 신체 한쪽이 전반적으로 다른 쪽에 비해 작은 경우도 있다. 그런 경우, 골반의 한쪽도 동시에 작은 경향이 있어서, 앉았을 때 골반이 기울어지게 된다. 이렇게 되면, 척추가 비정상적으로 휘게 되어서, 요방형근(Quadratus lumborum)과 다른 허리 근육들에 과부하를 줄 수 있다. 그 영향은 멀리 떨어진 흉쇄유돌근과 목에 있는 사각근까지 전달될 수 있다. 항상 같은 방향으로 다리를 꼬고 앉는 자세는 당신이 골반의 비대칭성을 보상하기 위해 취하는 자세일 수 있다. 골반이 약간 작은 쪽에 패드나 얇은 방석을 깔고 앉으면 이러한 상황을 교정하는데 도움이 될 수 있다(Simons, Travell, and Simons 1999, 930-932).

짧은 윗팔은 당신이 생각하는 것보다 훨씬 흔하지만, 근막통을 일으키기 쉬운 잠재적 원인으로 대개 인식되지 않는다(Simons, Travell, and Simons 1999, 299-301). 당신은 설령 팔 길이가 정상이더라도 앉을 때 항상 팔꿈치를 받쳐야 한다. 팔이 짧은 편이라면, 당신이 앉는 의자의 팔걸이를 높여야 한다. 팔꿈치를 지지하지 않으면 승모근과 견갑거근에 지속적인 긴장이 유발되어서, 이들의 통증유발점으로 두통과 경부통이 생기고, 어깨 통증에도 기여하게 된다(그림 3.25와 3.26을 보라).

쉽게 교정되는 첫째와 둘째 발가락 중족골의 길이 차이를 보이는 Morton 발은 다양한 통증의 원인으로 알려져 있다. 이런 조건에 의해 유발되는 발과 발목의 불안정성은 결국 전신에 영향을 미칠 수 있고, 가끔은 아킬레스 건염의 원인이 되기도 한다. 골격에 관한 모든 불균형은 결국은 목의 승모근, 윗쪽 등, 어깨에 영향을 미치는 것 같다. 골격의 이상은 오십견이나 단순 어깨 통증 문제를 해결하려고 할 때 항상 고려되어야 하겠다(Simons, Travell, and Simons 1999, 179-184).

자세 스트레스(Postural Stress)

일할 때 취하는 긴장되거나 이상한 자세는 통증유발점을 만들 뿐만 아니라, 치료도 어렵게 만든다. 오랜 기간 습관이 되어 편하게 느껴지고 친숙하기 때문에 당신은 그런 자세가 근육들에 미치는 영향을 모를 수 있다. 당신이 앉고, 서고, 일하는 방법을 분석해서 특정 근육들에 지속적인 긴장과 수축을 일으키는 방법을 알아내는 것이 좋다. 당신이 일할 동안 팔이나 다리를 꽉 조이는 자세로 고정하고 있지는 않은지 살펴보라. 당신이 고개를 장시간 한 각도로 돌리거나 기울이고 있지는 않은지 관찰해보라. 자세 불균형을 암시하는 비정상적인 근육의 뻣뻣함을 인지할 수 있도록 하라.

잘못 디자인된 앉는 자세는 많은 만성 요통과 경부통의 원인이며, 어깨 문제를 해결하려 할 때 결코 간과되어서는 안 된다. 신체를 적절히 지지하는데 실패해서 근육의 긴장을 유발하는 모든 종류의 소파, 의자, 자동차 시트 등, 잘못 만들어진 가구들은 통증유발점을 일으키고 지속시키는 원인이 될 수 있다. 당신은 이런 류의 긴장에 너무 익숙해져서, 알아채지 못할 수도 있다. Janet Travell의 무법 중 하나는 다양한 종류의 의자를 새롭게 디자인해서 제작자들에게 주는 것이었다. 그녀는 Kennedy 대통령에게 흔들의자를 처방한 바로 그 사람이다(Travell 1968, 284-285).

의식해보지 않았던 또 다른 통증유발점 지속 인자들로 브레지어, 넥타이, 핸드백 끈, 모자, 벨트, 또는 양말처럼 근육을 압박하는 것들이 있다. 혈액과 산소의 자유로운 공급을 받지 못하는 모든 근육에는 통증유발점이 생길 수 있고, 이러한 차단이 지속되면 통증유발점도 계속 유지될 수 있다. 당신은 뒷주머니에 두꺼운 지갑을 넣고 다녀서 생기는 좌골신경통에 대해 들어본 적이 있을 것이다. 이것에 의해 혈액순환이 제한된 둔부 근육에 통증유발점이 생기면서 좌골신경을 꽉 죄어서 하지로 통증과 감각 저하가 발생하는 것이다. 배낭이나 무거운 어깨 가방에 의해 승모근에 통증유발점이 생긴 것이 만성 어깨 통증과 두통의 숨겨진 원인일 수 있다(Simons, Travell, and Simons 1999, 287).

오늘날 전세계적으로 흔해진 비활동적인 생활습관은 통증유발점의 원인이자 지속인자이다. 근육들은 건강을 유지하기 위해 사용될 필요가 있다. 근육을 사용하지 않고 고정시켜두면, 뻣뻣하고 짧아져서 치료에 반응하지 않는 통증유발점을 형성한다. 당신이 습관적으로 하루 종일 팔을 정상 관절 가동 범위 밖에 둔 자세를 취할 때 어깨는 특히 위험에 빠진다. 머리, 목, 어깨를 앞으로 내민 구부정한 자세로 대표되는 일반적인 나쁜 자세도 이런 부위들의 근막통을 해결하기 어렵게 만드는 지속인자이다(Simons, Travell, and Simons 1999, 184-185).

반복적인 동작(Repetitive Movement)

겉보기에 힘들어 보이지 않는 반복적인 사무업무는 크고 작은 근육들에 보이지 않는 영향을 미칠 수 있다. 이것은 당신을 근막통과의 끊임없는 전쟁으로 이끌 수 있다. 아래팔과 손의 작은 근육들은 하루에 수천 번씩 수축하면서 한번에 수시간씩 노예처럼 일한다. 동시에 어깨, 위쪽 등, 목의 좀더 큰 근육들은 당신의 머리와 팔의 자세를 고정하기 위해 수축된 상태로 장시간 움직이지 않게 된다. 당신이 일과 후에 아무리 통증유발점 치료를 잘 한다 해도, 당신이 이런 업무 습관을 바꾸지 않는 한 지속적인 치료 효과를 거두기 어려울 것이다.

사무 업무의 정적인 자세와 미세하지만, 풀리지 않는 긴장은 상체의 어떤 부위에도 통증유발점을 지속시킬 수 있다. 반복적인 동작은 그것이 아무리 작은 힘을 요하는 동작이더라도 근육에 부담을 준다. 보다 힘이 많이 들어가는 일의 반복적인 동작은 당신이 근육의 피로를 느끼기 쉽기 때문에 오히려 더 안전하다. 제조업의 많은 직종의 반복적인 특성은 근막 문제를 완전히 정복하기 매우 어렵게 만든다. 노동자의 건강이 기업의 근간을 이루는 가치라면, 그들의 업무가 하루 중에 여러 차례 바뀌도록 하는 것이 훨씬 더 비용—효과적이고 생산적일 것이다(Simons, Travell, and Simons 1999, 185-186).

비타민과 무기질 부족(Vitamin and Mineral Inadequacies)

통증유발점은 필수 비타민과 무기질 부족을 포함해서 근육에 영양 공급이 단절되는 모든 원인에 의해 악화된다. Travell과 Simons은 그들이 치료한 만성 통증 환자의 거의 절반이 균형잡힌 근육 대사에 필요한 특정 비타민 또는 무기질의 부족 상태였다고 주장했다. 이런 중요한 영양소에는 수용성 비타민 B1, B6, B12, C 그리고 엽산이 포함된다. 물을 과도하게 많이 마시면 실제로 수용성인 비타민 B가 몸 밖으로 빠져나가서 매일 충분한 양을 섭취해도 부족 상태에 빠지게 된다(Simons, Travell, and Simons 1999, 191).

칼슘, 철분, 마그네슘, 칼륨 같은 무기질 역시 매우 중요하다. 이런 무기질이 부족되기 쉬운 취약 집단은 고령자, 임산부, 체중 감량 중인 자, 경제적 약자, 감정적으로 우울한 사람, 그리고 심각한 질환을 가진 사람들이다.

많은 경우에 비타민과 무기질의 섭취 부족 보다는, 이들을 제거시키는 다른 물질의 섭취가 문제였다. 흡연은 비타민 C를 파괴한다. 알코올, 제산제, 차에 들어있는 탄닌 성분은 비타민B1의 흡수를 방해한다. 제산제는 또한 엽산의 흡수에도 영향을 줄 수 있다. 경구 피임제는 항결핵제와 스테로이드처럼 비타민 C와 B6 부족을 일으킨다. 또한 좋은 성분도 과하지 않도록 주의를 기울여야 한다. 비타민 C나 엽산이 과잉이 되면 비타민 B12가 결핍될 수 있다.

칼슘, 마그네슘, 철분, 칼륨 같은 무기질 농도는 근육이 정상적으로 기능을 하기 위해 적절하게 유지되어야 한다. 칼슘 이온의 교환은 근 섬유의 수축과 이완에 직접적으로 관여한다. 마그네슘은 체내 칼슘 이용과 맞물려 있는데, 낮은 마그네슘 농도는 근육의 과흥분성과 근력 약화와 관련이 있다. 철분은 혈액을 통해 공급된 영양분과 산소를 근육 조직이 사용할 수 있도록 해준다. 철분은 또한 체온을 조절하는 역할도 담당한다. 철분이 부족한 사람은 항상 추위를 느낀다. 그러나 철분이 너무 많으면, 너무 부족한 것만큼 나쁜데, 피부색이 변하거나, 심장병, 뇌졸중 회복의 지연 등이 나타날 수 있다. 칼륨 부족은 심장 근육과 다른 평활근의 기능에 영향을 미친다.

이러한 염려에도 불구하고, Travell과 Simons은 당신의 영양 상태에 대한 완벽한 임상적 평가를 실시할 필요는 없다고 믿었다. 그들은 정상적인 상태에서는 무기질이 포함된 양질의 종합비타민으로 당신의 필요를 채울 수 있다고 믿었다(Simons, Travell, and Simons 1999, 186-213).

대사 이상 (Metabolic Disorders)

근육 대사에 지장을 초래하는 화학적 또는 분비선의 불균형이 있는 경우 통증유발점 치료에 어려움이 발생하기 쉽다. 관심있게 살펴보아야 할 몇 가지 질환에는 갑상선 기능 장애, 저혈당, 빈혈, 고요산혈증(요산증) 등이 있다. 니코틴, 카페인, 알코올은 통증유발점 치료에 어려움을 줄 정도로 대사 불균형을 초래한다(Simons, Travell, and Simons 1999, 213-220).

갑상샘의 분비 저하(갑상선 기능 저하증)는 근육의 불안정성을 가중시켜서, 통증유발점 형성을 촉진시키고, 통증유발점 치료의 효과도 길게 가지 못하게 만든다. 갑상선 기능 저하증의 전형적인 징후는 근육 경련, 근력 약화, 뻣뻣함과 통증이다. 다른 증후들로는 만성 피로, 추위에 대한 내성 저하, 건조한 피부, 과활동성, 월경불순, 문제가 되는 체중 감소 등이다. 갑상선 저하증은 섬유근육통에도 기여할 수 있다. 리튬은 갑상선 호르몬 분비를 저하시키며, 에스트로젠 보충 요법은 갑상선 호르몬 분비를 증가시킨다. 이는 리튬이 통증유발점을 악화시킬 수 있고, 에스트로젠은 호전시킬 수 있음을 간접적으로 시사한다(Simons, Travell, and Simons 1999, 214-218; Sonkin 1994, 45-60; Bochetta et al. 1991, 193-198).

반복되는 저혈당 발작(저혈당)은 통증유발점을 악화시키고 통증유발점 치료 효과를 감소시킨다. 저혈당 증후는 빠른 맥박, 발한, 떨림, 불안의 증가이다. 좀더 심한 발작 시에는 시야 혼란, 안절부절못함, 사고 및 말화의 장애가 생기고 심하면 실신할 수도 있다. 정신적 피로는 저혈당에 더욱 취약하게 만든다. 카페인과 니코틴은 둘다 아드리날린 분비를 촉진시켜서 이러한 상황을 너욱 악화시킨다. 보통 량의 알코올 역시 당신의 간에서 글라이코겐이 합성되는 것을 저해해서, 알코올이 당신 체내에 남아있는 동안과 때때로 그 후 하루 이틀 이상 저혈당 상태를 만든다(Simons, Travell, and Simons 1999, 219-220; Foster and Rubenstein 1980, 1758-1762).

요산혈증은 통증유발점을 더 악화시킨다. 통풍, 관절내 요산 결정 침작은 이러한 문제의 극단적인 예이다. 고기를 너무 많이 먹거나, 물을 너무 적게 마시면 요산혈증이 악화된다. 비타민 C는 이러한 문제 해결에 도움이 된다(Simons, Travell, and Simons 1999, 200; Kelly 1980, 479-486).

심리적 요소들(Psychological Factors)

긴장, 불안, 만성 우울, 그리고 일반적인 신경과민은 통증유발점 치료의 효과를 떨어트릴 수 있다. "좋은 운동 증후군"은 당신으로 하여금 통증을 극복하고 일이나 오락을 지속하게 만든다. 반대로, 건강 염려증이나 절망감은 당신의 면역체계의 장애를 초래하고, 저항력을 낮추고, 통증유발점 치료에 반응하지 않게 만든다(Simons, Travell, and Simons 1999, 220).

당신이 경직된 자세를 유지할 때 당신의 감정적 상태가 어떠한지 깨닫도록 노력해보라. 구부정하게 움츠린 어깨는 과도한 긴장의 전형적인 징후이다. 뭔가 잘 풀리지 않을 때 당신은 숨을 얕게 쉴지 모른다. 당신은 때때로 숨을 참기도 할 것이다. 긴장된 순간에 당신의 몸을 잘 느껴보면, 당신은 가슴과 복부를 꽉 조인 상태임을 발견하게 될 것이다. 불필요하거나 과민한 근육의 긴장을 단순히 풀어주는 것만으로도 정신적 고통이 경감될 수 있다. TV를 켜거나 음악을 듣고, 담배를 피고, 독한 술을 마시는 것으로 당신의 근육의 긴장을 조절할 수 있을 것이라는 생각에 속지 말라. 이러한 방법들이 주는 즐거움이나 탐닉은 일시적으로 잊는데 효과가 있을 뿐이며, 근긴장을 줄이는 만큼 늘일 수도 있다.

습관적인 근 긴장에 효과적으로 대처하기 위해서, 당신은 결정적이고 조직적인 접근을 시도해야한다. 한번에 신체 한부위씩 체계적으로 이완시키는 점진적인 근 이완 요법을 배우기로 결심하라. 이것이 당신의 오십견을 빠르게 해결해주지는 못하지만, 또다시 재발하는 것을 막는데 효과가 있을 것이다. 당신은 *통증유발점 치료 워크북*, 제 12장, 근 긴장과 만성 통증에서 체계적인 근이완에 대해 더 많이 배울 수 있다(Davis 2004).

다른 요소들 (Other Factors)

다른 많은 요소들이 당신의 통증유발점 치료 성공 여부에 영향을 줄 수 있다. 치아 농양, 요로감염 등의 만성 세균 감염, 또는 인플루엔자, 1형 단순 헤르페스 바이러스 감염과 같은 바이러스 질환들도 통증유발점을 지속시킬 수 있다. 수면 부족이나 편안하지 못한 수면 역시 통증유발점과 그로 인한 문제 증상들을 지속시킬 수 있다.

호흡기 문제를 일으키는 공기 내 자극 물질에 대한 알러지는 목, 가슴, 복부에 통증유발점을 지속시켜 매우 어렵게 만든다. 음식에 대한 알러지는 신체 모든 근육들을 스트레스에 더 취약하게 만들 수 있다. 소화기계에 기생충 감염이 있으면 필수 영양소 결핍을 통해 간접적으로 통증유발점을 지속시킬 수 있다. 기생충 감염은 점진적이고, 생각보다 흔하다(Simons, Travell, and Simons 1999, 220-226).

당신은 통증유발점과 근막통을 없애기위해 지속인자들 조절에만 의존할 수는 없다. 또한 지속인자 조절을 위해 당신이 하는 노력들이 효과가 있는지 확인하기도 어렵다. 그러나, 마음을 열고 계속 찾도록 하라. 당신은 모든 것을 변화시키는 한 가지 요소를 찾게 될 수도 있다.

실천하기 Taking Action

통증유발점 유발 원인 중에는 제거하거나 변화시키기 어려운 것이 많다. 근무 환경에서 피할 수 없는 반복 동작은 완벽한 예이다. 정기적인 자가 통증유발점 치료는 반복 동작에 의한 악영향을 무력화시키는데 도움이 될 수 있음을 명심하라. 당신은 매 한두시간마다 특정 근육을 마사지해야할 수도 있지만, 그렇게 함으로써 그만둘 수 없는 직장에서 살아남고 성공할 수 있다면, 그렇게 할 충분한 가치가 있는 것이다. 다음 장에서는 스스로 적용할 수 있는 통증유발점 마사지 기술을 소개할 것이다. 당신은 그것이 너무나 간단하고, 당신이 제대로 하기만 하면 매우 효과적이어서 깜짝 놀라게 될 것이다.

제 4 장

통증유발점 마사지 지침

Guidelines for Trigger Point Massage

당신이 다른 사람 등이나 목을 안마해줄 때 직관적으로 문지르거나 주무르는 것이 바로 통증유발점 치료의 정확한 방법이다. 마사지는 인간이 본능적으로 다른 사람이나 자신을 위해 하는 어떤 행동으로 여겨진다. 그러나 광범위한 치료가 필요할 때, 마사지는 극도로 손을 피로하게 만들 수 있다. 과도한 바디워크 또는 너무 열심히 일해서 반복 당김 손상으로 고통받는 전문적인 마사지 치료사보다 이런 자가 치료가 더 좋은지는 알기 어렵다. 당신의 손으로 무언가를 할 때는, 반드시 인체공학적으로 안전하고 효과적인 관심을 기울여야 한다.

통증유발점을 효과적으로 치료하기 위해서 당신은 한참동안 강하게 문지를 필요도 없고, 너무 아프게 만들 필요는 더더욱 없다. 사실, 통증유발점을 과잉 치료해서 오히려 치료 시작 전보다 더 나쁘게 만들기 쉽다. 당신은 넘치지도, 부족하지도 않은 적정량의 치료만으로 얼마나 통증유발점이 잘 치료되는지 알면 놀라게 될 것이다. 당신이 제대로만 한다면, 통증유발점 마사지는 별로 새로울 것이 없다.

이 장에서 논하게 될 원칙들은 자가 치료 과정을 통해 이해될 수 있으며, 그렇게 하는 것이 이 치료의 효과와 안전성을 검증하는 가장 좋은 방법이다. 같은 얘기지만, 당신이 통증유발점 마사지를 친구나 가족, 또는 환자에게 적용해보기 전에 반드시 자신에게 시험해보아야 한다. 통증유발점 치료에 관한 전문가는, 물리치료사, 의사 또는 마사지 치료사를 불문하고 자가 치료에 숙련되어야 한다. 일반인들에게나 전문 임상가들에게나 동일한 지침이 적용된다.

자가 치료 Self-Treatment

정말로 숙련된 전문 마사지가 통증유발점 치료에 가장 좋은 방법이라는 데 의문의 여지가 없지만, 자가 치료의 많은 장점이 있다. 스스로 치료하면, 당신은 예약 시간을 기다릴 필요도 없고, 밤이고 낮이고 아무 때나 비용 지출 없이 스스로를 도울 수 있다. 무엇보다 좋은 점은, 당신의 어깨 통증의 원인이 무엇인지 다른 누군가가 파악하는데 의존할 필요가 없고, 그 사람이 당신에게 집중하는 정도에 의존할 필요도 없다. 어느 누구도 당신의 통증에 대해 당신만큼 잘 알기 어렵다. 당신은 정확히 어느 부분이 얼만큼 아픈지, 치료가 효과적인지 아닌지 누구보다도 잘 알 수 있다. 대부분의 사람들은 자신의 통증을 없애는 방법을 배웠을 때 자신의 능력에 대해 만족감을 느낀다.

물론, 자가 치료로 극복하기 어려운 부분들도 있다. 어떤 종류의 통증은 신속히 해결할 수 있지만, 오래된 문제를 없애려면 시간이 걸릴 수 있다. 또 다른 사실은 통증유발점 마사지가 다소 아플 수 있다는 것인데, 이는 정확한 방법으로 실시할 경우 이완 상태를 유지할 수 있는 정도로 기분 좋은 통증이 될 것이다. 당신이 모든 종류의 통증을 피하려는 반응을 보이는 사람이라면, 통증유발점 마사지를 위해 태도를 바꿀 필요가 있다. 당신이 모든 통증은 나쁘다고 믿는다면, 그것은 해로운 어리석은 생각이며, 그로 인해 당신의 어깨 문제를 해결하는데 필요한 마사지를 충분히 못하게 될 수도 있다. 반대로, 마사지를 너무 세게 많이 하면, 당신의 신체가 그것에 저항 반응을 보여서 실제로 통증을 더욱 악화시키게 된다.

통증유발점 치료를 너무 오래 실시하면, 통증유발점 안에 있는 모든 독소가 분비되서 머리가 띵하거나 속이 울렁거리게 될 수도 있다. 당신의 통증이 광범위 하다면, 보다 조심스러운 접근이 필요하다. 한번에 모든 것을 해결하려고 시도하지 말라. 가장 심한 부위부터 접근하며, 치료 방법의 선택에도 신중하도록 하라.

또한, 계속 되는 스트레스와 연관된 통증유발점은 재발되기 쉬움을 깨달아야 한다. 당신이 다시는 아프지 않으리라고 기대하는 것은 비합리적이다. 그럼에도 불구하고, 당신이 새로 배운 통증유발점 마사지로 당신은 통증이 발생했을 때 더 잘 대처할 수 있는 방법을 갖추게 될 것이다. 그것에 숙달되도록 계획을 세워보라. 만약 이 책에 있는 내용들을 숙지하면, 때때로 발생하는 어깨 통증을 해결할 수 있을 것이고, 통증을 없애는데 시간이 오래 걸리지 않아서 이후에 오십견에 다시 이환될 가능성은 매우 낮아질 것이다.

고장 수리 Troubleshooting

통증유발점 마사지의 성공 여부는 대부분의 통증이 연관통이고 의외의 장소에서 원인이 되는 통증유발점이 발견될 수 있음을 이해하는 것이다. 고장을 수리하는 방법에 숙달되면, 통증유발점을 발견 및 치료하는 것도 잘 하게 된다. 무작정 느낌대로 하다보면 좌절과 실패로 이어질 뿐이다.

아픈 부위를 치료하는 덫에 걸리기 쉬운데, 그렇게 해서는 절대로 문제가 해결되지 않는다. 예를 들면, 어깨의 경우 어깨 겉을 덮고 있는 삼각근을 문지르고 주무르는 것이 일반적이다. 이렇게 하면 기분이 좋기 때문에 제대로 된 방법처럼 보인다. 가끔은 정말 삼각근에 통증유발점이 있기도 하지만, 그것이 어깨 통증의 일차적 원인인 경우는 드물다. 90%의 어깨 통증은 다른 곳에서 전해진 것이다(Simons, Travell, and Simons 1999, 96).

제 5장 첫머리 또는 책의 뒷부분에 나오는 통증유발점 안내에서 어깨의 특정 부위에 연관통을 일으키는 것으로 알려져 있는 근육 목록을 제공한다. 특정 장소로 통증을 전달하는 통증유발점을 찾으려면, 목록에서 나열된 적합한 근육들을 하나씩 체크하라. 목록에는 문제를 일으키는 원인일 가능성이 높은 순서대로 근육들을 나열해 두었으므로, 맨 위에 있는 근육부터 찾아내려가면 된다. 목록의 아래쪽에 있는 근육이 주범일 수 있으며, 문제에 기여하는 근육이 여러 개인 경우도 많음을 기억하자.

근육 명칭 (Muscle Names)

당신의 어깨 문제를 일으킨 근육의 정확한 명칭을 아는 것이 중요하다. 이상한 일이지만, 단지 근육 이름만 알아도 찾기가 수월해진다. 이름은 그 존재를 다른 것과 분리해서 당신이 그것에만 집중할 수 있게 해준다. 당신은 통증유발점을 찾기 전에 먼저 근육을 찾을 수 있어야 한다.

대부분의 근육 이름이 의학 용어지만, 그것에 겁먹지 말라. 당신은 제약회사 광고나 TV에서 방영되는 의학 드라마들 덕분에 생각보다 이미 많은 의학 용어들을 알고 있다. 근육의 경우에도, 많은 사람들이 학교 다닐 때부터 이두근과 삼두근을 알고 있다. 당신은 자신의 승모근, 삼각근, 횡격막과 흉근이 어디에 있는지 상당히 잘 알고 있을 수도 있다. 실제로 새로 배워야 할 근육들은 많지 않으며, 일단 머리 속에 입력이 되면 그 이름들도 상당히 아름다움을 발견하게 될 것이다.

약간만 연습하면, 그 단어들이 그리 낯설게 느껴지지 않을 것이다. 우리가 매일 사용하는 많은 단어들이 라틴어나 그리스어에서 유래되었기 때문에, 영어는 그런 요소들로 가득하다. 당신의 다양한 어깨 근육들의 정확한 용어를 아는 것은 당신을 더욱 유식하게 만들어 줄 것이다. 조만간에 당신은 사람들에게 통증유발점에 대해 이야기하면서 당신이 어떻게 자신의 어깨 문제를 해결했는지 말하게 될 것이다. "이 부분" 그리고 "저 부분" 하면서 설명하는 것으로는 부족하다. 당신은 이 부분들을 지칭하는 용어를 알 필요가 있다. 근육 이름과 관련해서 도움이 필요하면, 당신은 근육들을 처음 소개해 놓은 제 1장에서 발음하는 방법을 찾을 수 있다.

각 근육은 하는 일이 있다(Each Muscle Has a Job)

앞으로 이어질 세 장에 걸쳐서, 어깨에 관련된 24개 근육들이 각각 어떤 일을 하는지 배우게 될 것이다. 근육의 기계적 기능을 이해하는 것이 당신의 문제를 일으킨 통증유발점을 발견하는데 도움이 될 것이다. 또한 재발을 방지하기 위해 어떻게 해야 할지를 알게 해줄 것이다. 단순히 통증을 없애는 것만으로는 충분하지 않다. 당신은 재발을 막을 수 있는 방법을 알아야 한다.

당신의 근육들에 대해 좀더 많이 알게 되면 또한 통증유발점에 대한 직관적 이해가 깊어질 것이다. 각 근육의 작용에 대한 정확한 지식과 약간의 치료 경험이 생기면, 자료를 참조하지 않고 당신 손이 바로 통증유발점을 찾아내게 될 것이다. 근육들이 어떻게 일을 하는지를 이해하면, 근육에 문제가 생기기 시작할 때 바로 알아낼 수 있을 가능성도 높아진다. 이렇게 되면, 통증유발점이 진짜 문제가 되기 전에 싹을 잘라낼 수 있을 것이다.

통증의 근원 찾기(Tracking Pain to Its Source)

통증 연관은 통증유발점의 기본적인 특성으로서, 당신의 통증의 근원부위를 잘못 짚으면 통증을 없애고자 하는 모든 노력이 허사가 될 수 있다. 엉뚱한 장소를 마사지하면 기분은 좋을 수 있지만, 통증 문제에 관한 한 어떤 효과도 거둘 수 없다. 다행인 것은, 통증 연관 패턴을 완벽하게 예측할 수 있고, 모든 사람에서 단지 약간의 변형만으로 나타난다는 것이다. 각 근육의 연관통 패턴을 표시한 그림들은 통증유발점을 찾는 열쇠이다. 통증 문제를 다루기 시작할 때마다 이 그림들을 참고하라.

당신은 통증유발점들이 몸의 중심에서 멀어지는 방향으로 통증을 보내는 경향을 발견하게 될테지만, 이와 반대 경향도 매우 흔하다. 또한, 몇몇 다른 근육들이 정확히 동일한 부위로 통증을 보내기도 한다. 예를 들면, 12개의 서로 다른 근육들의 통증유발점이 어깨 앞부분으로 통증을 보낸다고 알려져 있다. 당신의 통증은 그들 중 어느 한 근육 또는 여러 근육에서 왔을지 모른다. 연관통 그림들은 이들을 찾아내는데 꼭 필요한 도구이다.

그림을 간단하게 표시하기 위해서, 통증유발점은 신체 한쪽 부위에만 표시하였지만, 실제로는 다른 쪽이나 양쪽 모두에서 발생할 수 있다. 연관통은 전형적으로 통증유발점이 위치한 같은 쪽에서만 나타난다. 아주 드물게 연관통을 신체 반대쪽으로 보내는 통증유발점도 있다. 그림을 통해 통증유발점 위치를 정확하게 찾게될 때도 있고, 대충의 범위만 알게 될 때도 있을 것이다. 결국 당신은 감각으로 통증유발점 위치를 찾아서 조준해야 한다. 목표는 정확한 부위를 찾아서 -대개 2-3인치 직경의 원, 야구공 크기 정 도 - 그 곳에서 가장 압통이 심한 부위를 찾아내는 것이다.

근육내 어떤 작은 결절도 만져지지 않더라도 실망하지 마라. 어떤 사람은 결코 그런 기술을 습득하지 못한다. 매우 숙련된 마사지 치료사들은 근육내 모든 작은 덩어리들을 느낄 수 있고, 몇몇 사람은 당신에게 아프냐고 묻지 않고도 손끝으로 통증유발점을 찾을 수도 있다. 그러나 당신이 스스로 치료를 시도할 때에는 그런 방법으로 통증유발점을 찾을 필요가 없다. 통증유발점을 발견하기 위한 가장 믿을만한 기준은 그것의 극심한 압통이다(Simons, Travell, and Simons 1999, 117). 그림을 보면서 대충의 위치를 찾고, 그 후 눌러봐서 아픈 부위를 찾으면 된다.

분명히, 근육이나 다른 연부조직에 압통을 유발하는 다른 의학적인 상황들이 있다. 만약 의심이 되면, 의사에게 보이되, 가능하면 통증유발점과 근막통에 대해 아는 의사와 상의해보라. 의사에게 이 책을 보이는 것도 나쁘지 않다. 어쩌면 이 책이 그들이 필요로 하는 자료일 수도 있다.

통증유발점 마사지 방법 The Trigger Point Massage Method

통증유발점 마사지를 제대로 시행하는데 두 가지 문제가 있다: 안전성과 효과성이다. 당신은 마사지에 이용하는 당신 손이나 다른 신체부위를 다치지 않으면서 마사지를 시행할 수 있어야 한다. 또한 통증유발점에 효과가 있는 방법으로 시행할 수 있어야 한다.

과사용 손상은 스스로 시행할 때나 다른 사람이 시행할 때나 마사지의 주요 문제이다. 문제는 주로 당신이 자기 손을 사용하는 방법을 고려하지 않는 데서 기인한다. 마사지는 일종의 고된 신체 노동과 같다. 이 일에 익숙하지 않고, 별 생각 없이 시행하게 되면, 당신은 그것을 오래 할 수 없을 것이다. 혹은 반복된 긴장에 의한 심각한 장애 상태로 중단하게 될 수도 있다.

결과를 빨리 얻고자 한 부위를 너무 많이 마사지하면 실제로 반대결과를 가져올 수 있다. 통증유발점을 당장 없애려고 조바심이 나서 마구 문지르게 될 것이다. 이는 충분히 이해할 수 있는 충동이지만, 이는 상황을 더 악화시킬 수 있는 매우 나쁜 치료이다. 강제로 풀려고 할 필요가 없다. 이 장에서 제시하는 지침에 따라 적당한 수준의 치료를 시행하면, 통증유발점은 스스로 풀릴 것이다. 여기에서 제시하는 기술들은 간단하고 인체공학적으로 안전하며, 효과도 좋아서 만족하게 될 것이다. 치료에 실패한다면, 너무 심하게 실시했거나 엉뚱한 부위를 치료한 결과일 경우가 많다.

개별적인 통증유발점에 대한 적정한 치료는 실제로 매우 간단해서 12번 정도만 문지르면 된다. 그후에는 그냥 내버려 두어서 몸이 스스로 반응하게 두어야 한다. 좋은 의료의 기본 원칙은 당신의 회복을 촉진시키는 조건을 만들어줄 수 있을 뿐이라는 것이다. 신체 자체가 치유자이다. 당신은 자기 신체의 자연스런 반응 과정과 그들의 작용을 믿어야 한다.

허혈성 압박(Ischemic Compression)

치료적 마사지의 확립된 술기에는 통증유발점이 풀어질 때까지 몇 초 동안 가만히 누르며 멈추어 있도록 되어있다. 이것은 *허혈성 압박*으로 알려져 있으며 글자 그대로 조직 바깥으로 혈액을 짜내는 것을 의미한다. 통증유발점을 누른채 멈추어 있는 것의 문제점은 마사지를 받는 근육에 불필요한 통증을 일으킬 수 있다는 것이다. 이것은 치료를 실시하는 사람에게도 역시 나쁘다. 누르기-멈추기 기술은 어깨, 팔, 손의 지속적인 수축을 요구하며 이는 안전하고 효과적으로 일을 할 때 피해야할 동작이다.

통증유발점 치료 목적으로 누르기-멈추기 방법을 사용하는 마사지 치료사는 흔히 그들의 전완부와 손에 만성 통증을 가지게 된다. 이는 마사지 치료 전문가의 높은 이직률에 기여하는 심각한 인체공학적 위해 요인 중 하나이다. 새로 일을 시작한 마사지 치료사가 그만두기까지 걸리는 시간은 평균 3년이다. 당신 자신을 치료하든 다른 사람을 치료하든, 안전하게 실시하지 않으면 오래 지속하기 어렵다. 다행히도, 더 안전하고 효과적인 통증유발점 치료 방법이 있다.

짧고 반복적인 문지르기(The Short, Repeated Stroke)

허혈성 압박으로 지속적인 압력을 가하는 것 대신에, 통증유발점 결절을 가로질러 짧고 강하게 연속적으로 문지르는 것이 더 좋다. 효과도 더 빠르고, 손도 덜 상하고, 통증유발점에 대한 자극도 더 적고, 피부나 근육에 멍이 들 위험도 더 적다. 게다가, 반복적인 움직임은 누른채 멈추는 것(누르는 강도나 멈추어 있는 시간과 상관없이)보다 통증유발점에 더 많은 변화를 일으킨다.

통증유발점을 압박하는 것은 합리적인 생각이지만, 반복적인 "짜내기" 동작은 혈액과 림프액을 더 효과적으로 밀어낸다. 림프액에는 지속적으로 수축해온 근섬유에서 생성된 축적된 노폐물들이 담겨있다. 당신이 더러운 행주를 헹굴 때 어떻게 하는지 떠올려 보라. 딱 한번 적셔서 비틀어 짜는 것 만으로는 아무리 세게 오래 비틀어도 깨끗해지지 않는다. 깨끗한 물에 여러 번 담궜다가 물을 짜내기를 반복해야 깨끗해진다. 동일한 과정이 통증유발점 치료에도 필요하다.

통증유발점 조직에 혈액 순환이 증가하면 림프액이 씻겨나갈 뿐만 아니라, 히스타민과 다른 통증 유발 물질들이 씻겨나가고 산소와 필수 영양소로 가득한 신선한 혈액이 유입된다. 통증유발점은 매듭지어진 근섬유들로 인해 모세혈관이 차단되어 기본적인 물질들이 고갈된 상태였다.

지속적인 압박에 비해 짧고 반복적인 문지르기를 사용할 때의 또다른 장점은 지속적인 통증보다 간헐적인 통증이 더 견디기 쉽다는 것이다. 간헐적으로 움직이는 압박을 통해 당신은 누르고 멈출 때 견딜 수 있는 통증에 비해 약간 더 아픈 정도로 훨씬 깊이 압박할 수 있다.

미세스트레칭(The Microstretch)

깊게 문지르는 기술의 또다른 이점은 통증유발점을 구성하는 근섬유를 원래 길이로 스트레칭 시키는데 도움이 된다는 것이다. 공모양의 점토에 대고 깊게 문지르기 마사지를 실시한다면 어떤 일이 벌어질지 떠올려보라: 당신이 문지르는 방향으로 넓고 길게 퍼질 것이다. 통증유발점의 근섬유에 미치는 영향도 비슷하다. 이런 개념을 미세 스트레칭이라고 하며, 이는 근육 전체를 거시적으로 잡아 늘이는 전통적인 스트레칭 운동과 대비된다. 미세 스트레칭은 통증유발점이 있는 바로 그 부위에 필요한 만큼만 적용한다. 이런 방법으로 시행하면, 통증유발점에서 근육이 뼈에 부착하는 부위까지 이르는 근섬유의 단단한 끈(taut band)을 과신장시킬 가능성이 적다. 이 단단한 끈을 과도하게 자극하면 통증유발점이 자극되어서 더 단단히 고정될 수 있다.

짧고 반복적인 문지르기는 1.5인치 이내로 천천히 움직이되, 한번의 움직임은 2초 정도-"일천 일,일천 이"라고 말하는 속도 정도-걸리게 한다. 문지르기는 통증유발점의 이쪽에서 저쪽으로 움직이기만 하면 된다. "일천 일"하면서 이쪽으로, "일천 이"하면서 저쪽으로 문지른다. 역시, 피부 위로 손가락이 미끄러지는 것이 아니고, 피부가 손가락과 함께 움직이게 한다. 이렇게 하면 근육을 감싸고 있는 얇은 막, 근막에 도달할 수 있다. 근막의 뻣뻣함은 종종 문제에 기여한다. 피부위로 미끄러지지 않고 피부 자체를 움직일 때는 윤활제인 기름이나 로션을 사용할 필요가 없다.

수분은 언제나 심장 쪽으로 이동시킨다고 들어왔겠지만, 각각의 통증유발점에 있는 수분은 극히 소량이어서 이 경우에는 방향이 그리 중요하지 않다. 할 수 있다면 심장 방향으로 밀어내면 좋겠지만, 그것이 여의치 않을 때는 어떤 방향으로 문질러도 무방하다. 통증유발점 마사지를 손쉽게할 수 없다면, 당신은 지쳐서 더 이상 하고 싶지 않을 것이다. 압력은 당신이 통증유발점을 가로지를 때만 가하고, 돌아올 때는 압박을 뺀다. 이렇게 하면 문지르는 중간중간에 짧지만, 꼭 필요한 휴식을 취할 수 있어서 훨씬 일하기 쉬워진다.

한 종류의 문지르기, 다양한 활용(One Kind of Stroke, Multiple Uses)

이 한가지의, 지나치게 간단한 치료적 문지르기는 신체 모든 부위의 통증유발점 마사지에 사용된다. 이는 스스로 시행하는 치료뿐 아니라, 파트너 간의 마사지, 전문적인 치료에도 활용될 수 있다. 의사는 동일한 방법으로 근육을 만지면서 진단을 할 수 있다. 이는 손과 손가락에 최소한의 긴장을 유발하는 기술이다.

전통적인 스웨디쉬 마사지의 일부 방법들은 많이 사용하면 손에 상당한 손상을 초래한다. 가장 안좋은 예로 *페트리사지(petrissage)*, 손가락과 반대쪽 엄지를 근육을 깊이 주무르는, 대중적이고 기본적인 기술이 있는데, 이는 매우 신속하게 과사용 손상을 일으킬 수 있다. 마사지 치료사들이 학교를 졸업할 무렵이면 이미 손과 전완에 만성 통증을 얻어 팔을 쓸 수 없는 경우도 드물지 않다. 이 장에서 소개한 방법들은 이런 류의 일이 벌어지지 않도록 고안되었다. 일반적인 마사지 기술에 비해 손을 보호할 수 있고, 통증유발점 치료에 훨씬 더 효과적이다. 동작의 경제성 측면에서 훨씬 더 효율적이어서 전통적인 방법들에 비해 훨씬 적은 노력이 소요된다.

표 4.1은 자가 치료 또는 전문가에 의한 치료에 상관없이 적용되는 안전하고 효과적인 통증유발점 마사지의 9가지 원칙을 나열하였다. 이 원칙들에서는 신체 모든 부위에 적용되는 기본적인 마사지 방법을 정의하였다. 제시된 통증유발점 치료는 비교적 간단하며, 15초에서 20초 이상 걸리지 않아야 한다. 너무 많이 했으면, 멈추고 다른 곳으로 이동하라. 그것이 적절한 치료이다.

표 4.1 마사지 지침(Massage guidelines)

1. 자가 치료를 할 때, 가능하면 도구를 사용해서 손을 보호하라.
2. 지속적인 압박 대신에 깊게 문지르기 마사지를 사용하라.
3. 짧고 반복적으로 문지르며 마사지하라.

4. 오직 한 방향으로만 손을 움직여라.
5. 한번 문지를 때 2초 정도 걸리도록 천천히 움직여라.
6. 10점 척도로 7점 이하의 통증 정도를 목표로 하라.
7. 통증유발점 당 6~12회의 문지르기로 횟수를 제한하라.
8. 하루에 3~6회 정도 통증유발점 치료를 실시하라.
9. 호전되지 않는다면, 엉뚱한 부위를 치료한 것일 수 있다.

기분 좋은 통증(A Pleasant Kind of Pain)

통증유발점은 눌렀을 때 아프기 때문에, 통증이 더 심해질까 두려워서 치료를 꺼리게 될 수 있다. 당신은 마사지로 인한 중등도의 통증은 실제로 유익한 것임을 이해해야 한다. 어느 정도의 통증을 동반한 전기적 흥분은 통증유발점을 지속시키는 신경학적인 되먹임 고리가 파괴되면서 나타나는 치료적인 것이다. 게다가, 자기 스스로 가하는 통증은 대개 스스로 제한하게 되어있다. 당신이 타고난 방어 기제는 당신이 견딜 수 있는 정도 이상의 통증으로부터 자신을 보호해줄 것이다. 단단한 도구로 너무 깊이 마사지하지만 않는다면, 당신 스스로에게 해를 입힐 가능성은 매우 적다(Simons, Travell, and Simons 1999, 140-141).

마사지로 인한 통증의 정도는 대개 치료 효과를 측정하는데 도움이 된다. 최대 효과를 얻기 위해서, 좋은 방향으로 통증이 느껴질 정도로 충분한 압력을 가해야 한다. 0은 통증이 없는 것이고, 10은 견딜 수 없는 통증을 의미하는 1~10점 척도로 7점 정도의 통증을 목표로 한다. 7점이 당신이 견디기 힘든 정도라고 생각되면, 당신이 견딜 수 있는 정도의 숫자를 선택하라. 당신 얼굴이 고통으로 일그러지고 입에서 욕이 튀어나온다면, 당신은 너무 센 압력을 사용하고 있는 것이다.

마사지를 할 때 동반되는 통증의 또다른 긍정적인 측면은 이것이 통증을 없애는 엔도르핀을 즉시 분비시킨다는 것이다. 흥미롭게도, 당신 몸에서 생산되는 엔도르핀은 화학적으로 모르핀과 유사하지만 몇 배 더 강력하다. 건느리기도 싫을 정도로 심한 통증유발점을 가지고 있다면, 살짝 눌러서 초기 통증을 일으키고 다음 마사지를 실시하기까지 10~15초를 기다려라. 그 사이에 엔돌핀이 분비되어서 통증을 덜어줄 것이다. 그리고 나서 마사지를 하면 훨씬 덜 불편할 수 있다.

다른 사람을 치료하고자 할 때, 적절한 압력을 결정할 줄 알아야 한다. 당신은 자신을 대상으로 통증유발점 마사지를 연습하면서 기본적인 감각을 익힐 수 있다. 다른 사람에게 실시할 때, 어깨 위쪽에 있는 승모근부터 시작하는 것이 좋다. 당신이 가하는 압력에 대한 그 사람의 반응을 보면 다른 부위에 어느 정도의 압력을 사용해야할 지 결정하는데 좋은 기준이 된다. 당신이 치료하고 있는 근육에서 느껴지는 통증의 정도가 몇 점인지 계속 물어보라. 의도치 않게 심한 통증을 호소하면, 10~15초 정도 쉬면서 엔도르핀이 분비되어 효과를 나타내기를 기다려라. 당신은 거의 같은 압력을 훨씬 덜 아프게 사용할 수 있다. 그 후에, 조심스럽게 다시 시작하라.

자가 치료를 할 때, 통증유발점을 눌러서 2-3점 정도의 통증만 느껴질 때까지 매일 수 차례 치료를 실시하라. 한 번 만에 이 목표에 도달하기를 기대하지 마라. 정상적으로, 통증유발점이 연관통을 보내는 것이 멈춘 후에도 수 차례의 추가 치료가 필요하다.

자가치료 도구들 (Tools for self-Treatment)

당신의 손과 손가락이 스스로 마사지 하면서 과사용되어 다칠 가능성을 고려해서, 가능하면 사용을 피하는 것이 현명하다. 예를 들면, 당신의 상부 승모근을 마사지할 때 당신의 엄지와 검지를 이용해서 근육을 쥐고 주무르는 것이 보통이다(그림 4.1). 그러나, 당신은 승모근에는 별 호전 없이 손만 금새 피로해짐을 발견하게 될 것이다.

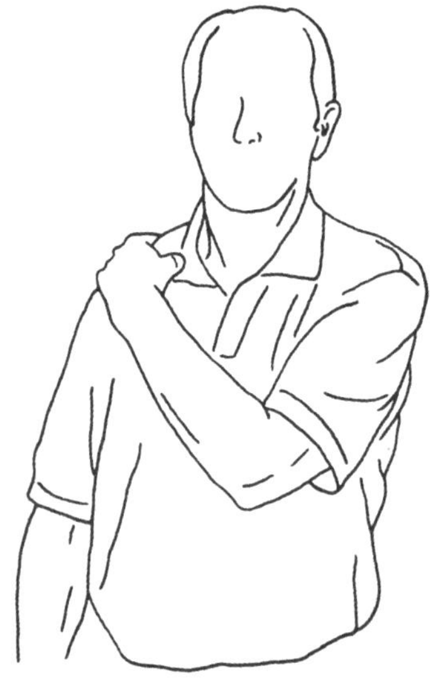

그림 4.1 엄지와 검지에 무리를 주므로 두 손가락으로 쥐고 하는 마사지는 피하라.

매우 다양한 마사지 도구를 이용하면 손을 보호하면서 더 센 힘으로 손이 닿지 않는 부위를 마사지할 수 있다. 가장 용도가 다양하고 잘 고안된 도구 네 가지는 치료용 막대기(Thera Cane, 그림 4.2과 4.3), 등지압봉(Backnobber, 그림 4.4와 4.5), 지압손잡이(Knobble, 그림 4.6과 4.7), 쉐말라(Shemala, 그림 4.8과 4.9)이다. 쉐말라는 실제로는 2개의 도구로서, 고무 검지와 고무 엄지 각각에 나무공이 부착되어 있다. 이런 도구들은 다른 많은 유용한 도구들처럼 마사지 치료사, 마사지 학교 또는 건강 센터에서 구할 수 있다. 또한 인터넷 쇼핑몰에서도 구입이 가능하다.

피부가 벗겨지거나 멍들지 않고 편안하게 사용하기 위해서 마사지 도구를 언제나 옷 위로 적용해야 한다. 또한 치료용 막대기 또는 등지압봉을 사용할 때 팔을 교차시켜 더 나은 지렛대 효과를 올리거나 신체 반대방향에 도달할 수 있다. 이러한 자세는 당신이 치료하려는 부위 근육을 더 이완시킬 수 있게 해준다. 이런 도구들의 사용 지침에서는 여전히 통증유발점에 대고 누르고 멈추기 방법을 사용하도록 안내하고 있지만, 앞서 언급한 모든 이유들로 반복적인 마사지를 사용하는 것이 더 좋다.

당신의 등쪽 어느 부위든 마사지할 수 있는 가장 간단하고 값도 싼 도구는 당신 몸과 벽 사이에 테니스공을 대고 누르는 것이다. 기다란 양말에 공을 넣고(그림 4.9) 어깨에 걸고 등 부위로 내리면 공을 떨어트려서 온 방안을 공 줍느라고 돌아다닐 필요가 없다. 양말은 또한 공을 제 위치에 도달하게 해주는 편리한 손잡이가 되며, 이는 특히 등쪽에 팔이 닿지 않는 경우에는 아주 중요하다. 공을 조절하는 약간의 경험과 기술이 쌓이고 팔을 등까지 뻗는 동작이 어느 정도 가능해지면, 양말을 사용하지 않아도 된다(그림 4.10).

고탄성(High-bounce) 고무공을 사용하면 테니스공보다 더 깊은 부위까지 마사지할 수 있는데, 대형 완구점에 가면 다양한 크기의 공을 묶어서 팔기도 한다. 벽에 대고 사용하기에 가장 좋은 크기는 직경 60mm 또는 25/16inch인 가장 큰 것이다(그림

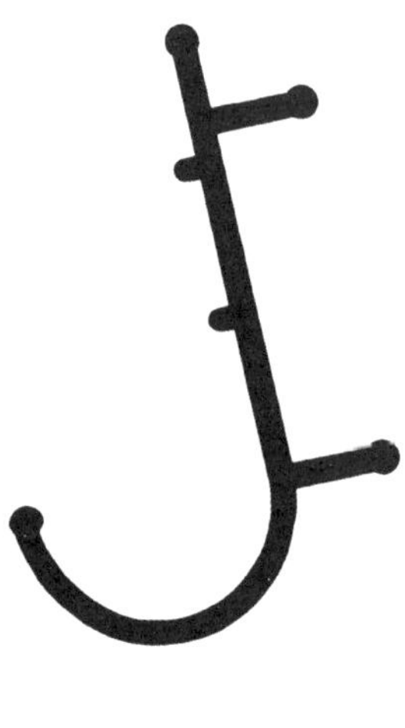

그림 4.2 치료용 막대기

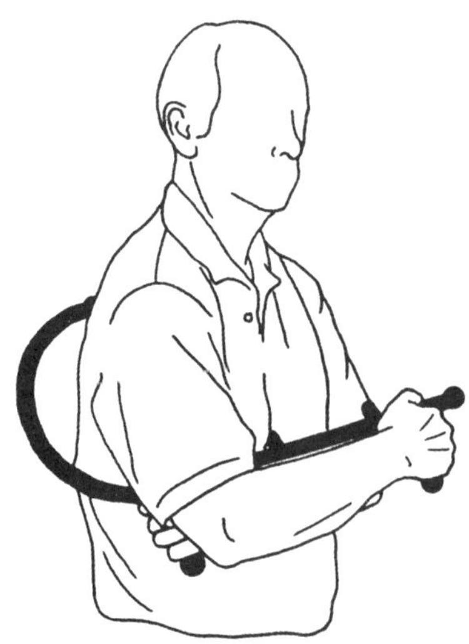

그림 4.3 치료용 막대기를 이용한 팔 교차 마사지

4.11). 고탄성 공은 너무 딱딱하지 않으면서 단단하고 질겨서 훌륭한 마사지 도구가 된다. 고탄성 공의 한 가지 문제는 하절기 장난감이다보니 가을이나 겨울에는 가게에서 잘 팔지 않는다는 것이다. 또 다른 결점은 싼 재료로 만들어서 매일 장기간 사용하다 보면 균열이 생기거나 부서지는 경향이 있다.

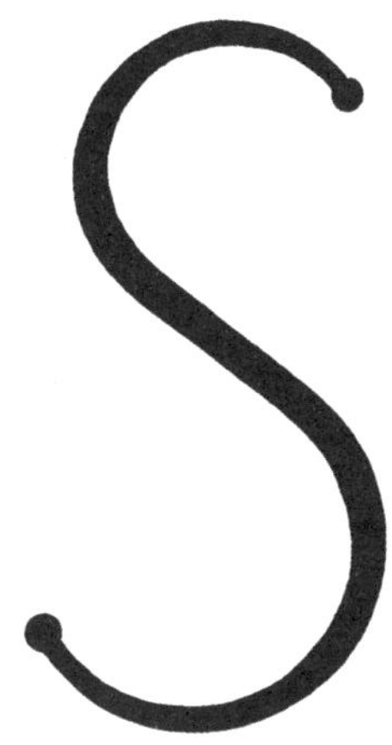

그림 4.4 등지압봉(backnobber) (가지고 다니기 쉽도록 중간에서 분리된다)

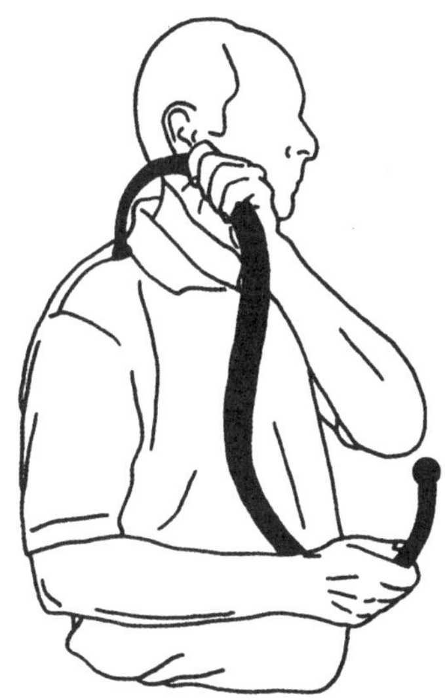

그림 4.5 등지압봉의 사용

벽에 대고 마사지할 때 더 오래 사용할 수 있는 도구는 라크로스 공으로, 직경은 테니스공과 동일하게 64mm 또는 21/2inch이다(그림 4.11). 라크로스 공은 고탄성 공이나 테니스 공보다 좀더 단단해서 힘을 덜 주어도 깊이 압박할 수 있다. 또한 벽에서 테니스공보다 덜 미끄러져서 좀더 정교하고 세심하게 조절할 수 있다. 최대 효과를 보기 위해서, 양말 없이 라크로스 공을 사용하는 방법을 배우고 싶을 것이다. 아주 마른 사람이나 근육통이 아주 심한 사람들은 핸드볼 또는 라켓볼 공처럼 좀더 부드러운 공을 사용하는 것이 좋다.

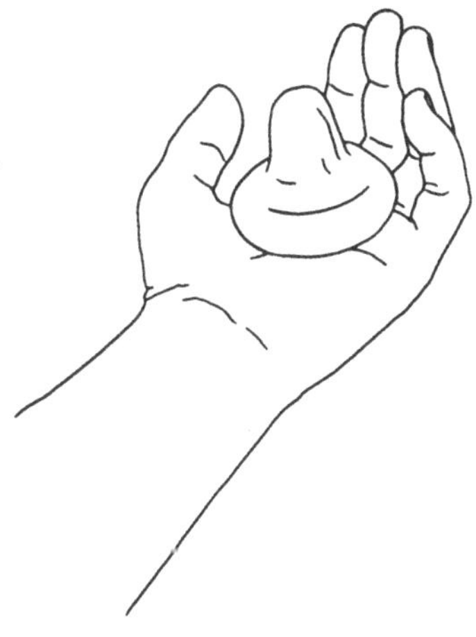

그림 4.6 지압손잡이 마사지 도구

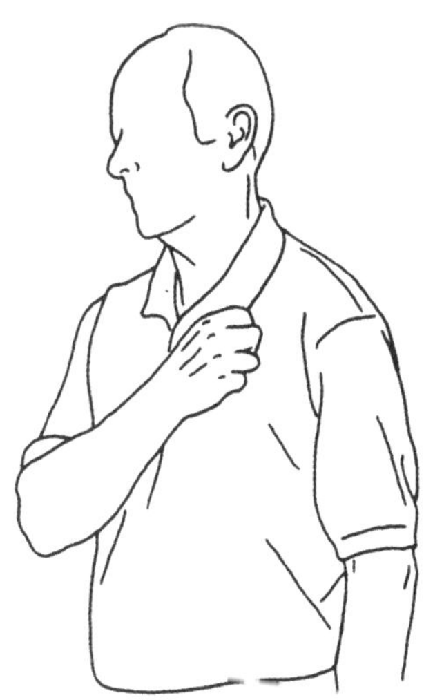

그림 4.7 지압 손잡이를 이용한 흉근 마사지

라크로스 공은 매우 단단해서 항상 동일한 벽 위치에 대고 충분히 세게 누르면 벽이 눌릴 수 있다. 어떤 사람들은 이런 문제를 방지하기 위해서 1/2inch 합판(2 feet 4 feet)의 1/4쪽을 벽에 못으로 박아놓고, 마사지용 벽으로 사용한다. 합판이 눈에 거슬리지 않도록 늘 열어놓는 실내 문의 안쪽에 설치하면 된다. 또는 나무 베니어판위에 멋진 그림을 붙이고 폴리우레탄으로 마감해서 잘 보이는 곳에 걸 수도 있다. 손님을 초대해서 당신의 "벽걸이 작품"에 라크로스 공을 대고 바디워크를 체험해보도록 하면서 통증유발점에 대해 전도할 수도 있을 것이다.

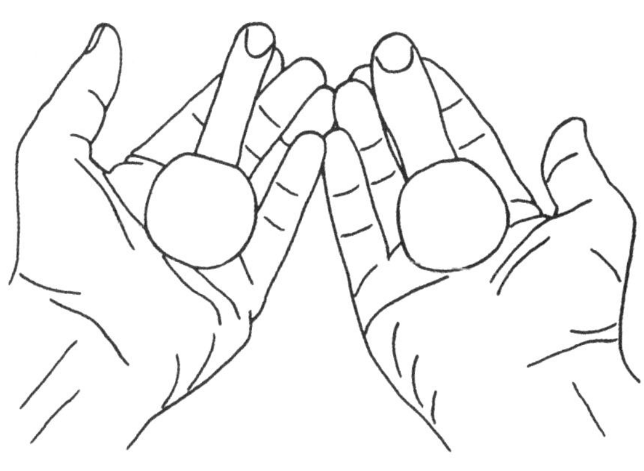

그림 4.8 쉐말라 도구들, 왼쪽그림은 검지, 오른쪽 그림은 엄지이다.

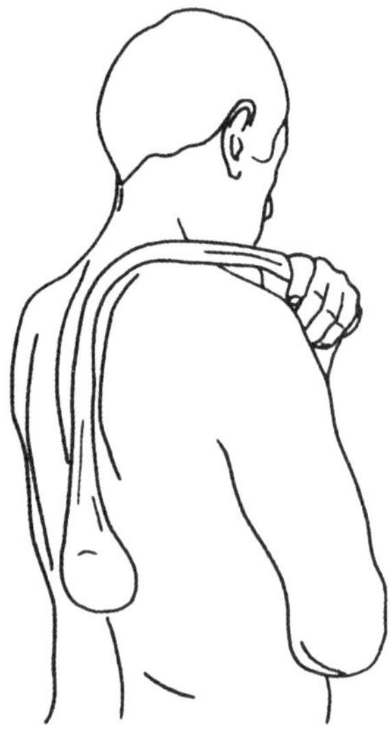

그림 4.9 벽에 대고 양말에 넣은 공으로 등 마사지하기

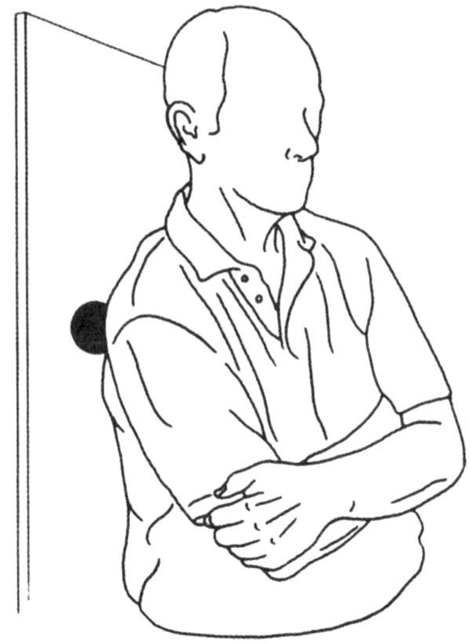

그림 4.10 벽에 대고 라크로스 공으로 마사지하기

라크로스 공은 계절에 상관없이 큰 스포츠용품점 또는 인터넷 쇼핑몰에서 구입할 수 있다. 가게에서는 한 개씩 구입할 수 있다. 인터넷으로는 최소 12개 묶음으로 주문해야 하지만, 그래도 비싸지 않다. 주변에 친척이나 친구들에게 공을 나누어주면서 통증유발점이라는 개념도 함께 전해도 좋다.

당신의 체중을 전적으로 이용해서 마사지를 하려고 공을 바닥에 두고 그 위에 눕는 식으로 마사지를 시도해봤을지도 모르겠다. 이는 누르기-멈추기 기술을 선호하는 사람들이 수년간 사용해온 방법이다. 그러나, 벽에 기대어 서서 공으로 마사지할 때에도 발을 벽에서 조금만 멀리 옮기는 것만으로 체중을 이용할 수 있다(그림 4.10). 벽에 기대어 서면, 공을 바닥에 깔고 눕는 동작에 비해 좀더 자유롭게 움직일 수 있고 반복적인 마사지 동작을 실시할 수 있다. 두 가지 방법 모두 시도해보고 당신에게 잘 맞는 방법을 선택하면 된다.

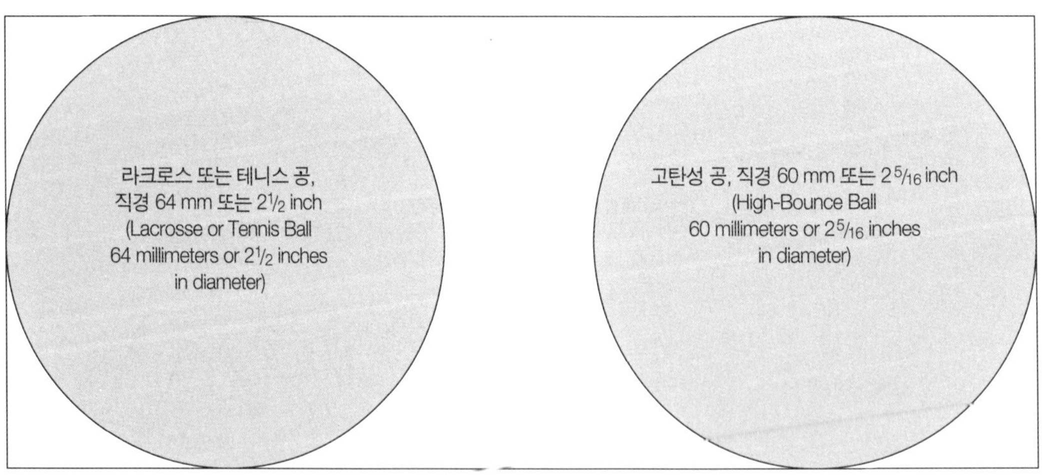

그림 4.11 벽에 대고 하는 마사지에 사용되는 공들의 실제 크기 비교

전문적인 치료를 위한 손 동작 (A Stroke for Professional Treatment)

다른 사람을 마사지해줄 때, 일반적으로 마사지 도구를 사용하는 것은 그리 좋은 생각이 아니다. 의도치

않은 손상을 피하기 위해서, 당신은 손과 손가락 만을 이용해서 섬세하게 접촉할 필요가 있다. 마사지를 할 때 손을 사용하는 기본 원칙은 최소한의 노력과 긴장으로 적절한 힘을 가하는 것이다. 통증유발점을 치료할 때, 항상 두 손을 포개어서 마사지하는 손가락들에 반대쪽 손을 대어, *지지된 손가락(supported fingers)* 방법을 사용하도록 하라(그림 4.12). 이런 방법으로, 당신의 손들은 작업부하를 분산시켜 힘과 긴장을 최소화할 수 있다. 이것이 신체 모든 부위를 안전하고 인체공학적인 방법으로 짧고 깊게 마사지할 수 있는 이상적인 방법이다.

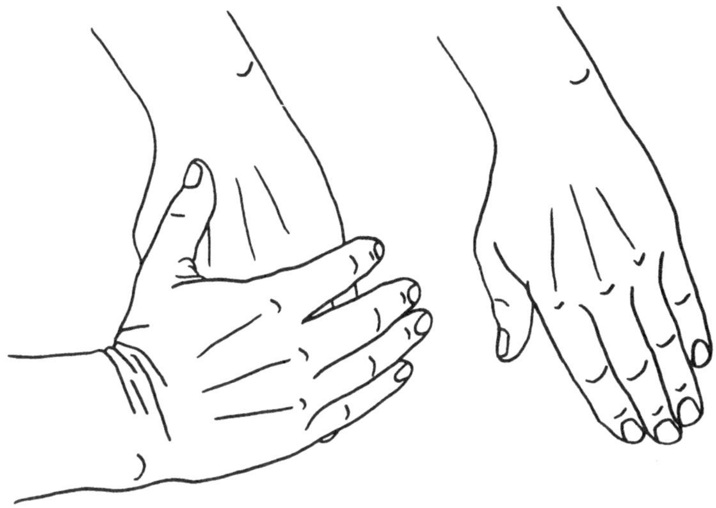

그림 4.12 지지된 손가락으로 마사지하기. 지지하는 손의 끝이 반대쪽 손가락의 손톱을 덮고 있다.

그림 4.12에 보여준 한 손 마사지 자세는 손목, 손, 손가락을 곧게 유지하면서 최대한 이완된 자세를 보여준다. 이 자세에서 손과 전완부 근육은 최대한 배재하고 어깨, 가슴, 위쪽 등의 큰 근육들에서 내려오는 힘을 사용한다. 손가락의 길이가 다 다르기 때문에, 단지 두 손가락에 압력이 집중된다. 둘째, 셋째 손가락을 사용할 것인지, 셋째, 넷째 손가락을 사용할 것인지 선택하라. 강력한 손가락 두 개만 사용하는 방법은 최소한의 노력으로 깊이 압력을 전달할 수 있는 매우 집약적인 도구이다. 지지하는 손이 손톱을 완전히 덮는 것에 주목하라. 손의 *척골 측*(분홍색 부분)이 치료부위 피부에 닿아야 한다. 지지하는 손이 사실상 대부분의 일을 하게 된다.

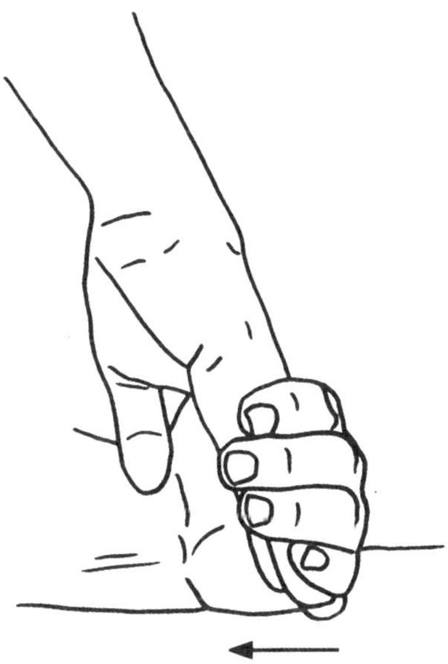

그림 4.13 지지된 손가락을 피부에 대해 거의 수직으로 세워서, 몸쪽으로 당기듯 사용한다.

기계적 확대율을 극대화하기 위해서, 손가락들을 체표면에 대해 거의 수직으로 유지해야한다(그림 4.13). 이 자세는 팔꿈치에서 팔, 손목, 손을 통해 손가락 끝까지 일직선으로 힘이 전달되도록 해준다. 지지된 손가락 기술을 적절히 사용한 예를 그림 4.14에서 확인할 수 있다.

당신 손톱이 중간 길이 정도만 되어도, 이 방법으로 손을 사용하기 힘들 것임을 눈치챘을 것이다. 당신은 손 끝의 편평한 부분만 이용할 수 있을 뿐이다. 그러나 이런 자세는 인체공학적으로 비효율적이어서 치료 효과를 보기 전에 손과 손가락이 피로에 빠질 것이다. 어떤 종류의 일을 할 때, 손톱이 길면 손톱으로 인한 거북함을 피하기 위해 근육이 더 많이 일을 해야 하기 때문에, 그 비효율성으로 전완부와 손에 통증유발점이 생기기도 한다.

손톱을 짧게 자르고 싶지 않다면, *지지된 주먹(supported knuckles)*을 사용해보라(그림 4.15). "문 두

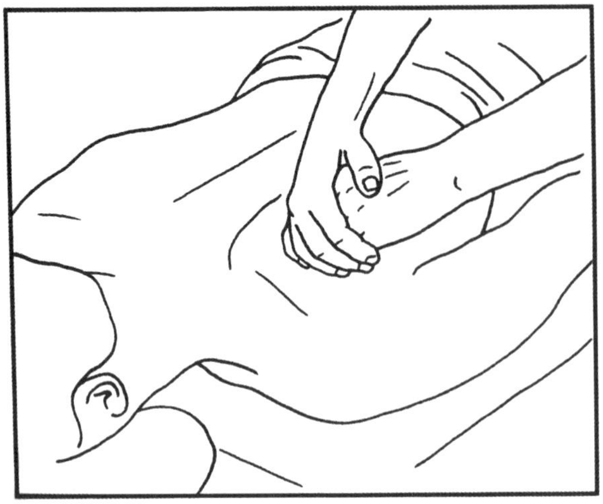

그림 4.14 지지된 손가락을 이용한 마사지의 실제

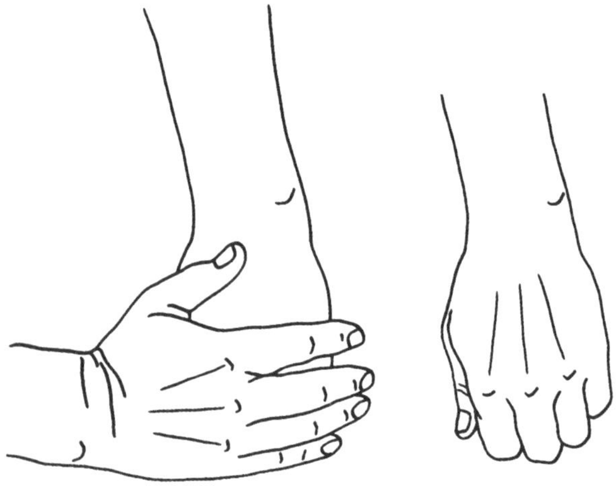

그림 4.15 지지된 주먹을 이용한 마사지

드리는 주먹" 자세에서 셋째, 넷째 손가락이 도구가 될 수 있다. 당신의 손목과 "싸우는 주먹"은 일직선을 유지해야 어깨에서 내려오는 힘을 잘 전달할 수 있다. 주먹은 매우 힘이 좋고, 깊이 침투하는 매우 정교한 마사지에 적합한 손가락에 비해 다소 뭉툭하다.

손, 손가락, 엄지의 만성 통증으로 고생하는 마사지 치료사들은 전신의 근막통을 다룬 *통증유발점 치료 워크북*(Davies 2004)을 통해 자가치료 정보를 많이 얻을 수 있다.

동료 간의 마사지(Massage Between Partners)

특별한 재능이나 치료적인 소질 없는 사람의 손일지라도, 손에는 거의 마술에 가까운 뭔가가 있다. 흔히 하는 목 안마가 얼마나 기분이 좋은지 누구나 안다. 단순한 사람간의 접촉으로 마음이 특별히 평온해지고, 평정심을 되찾게 된다. 마사지 지침을 이해하고 정확히 적용만 하면, 통증유발점 치료는 가족 간, 동거인 간, 좋은 친구 사이를 불문하고 두 사람 사이를 변화시킬 수 있다. 의사는 같은 기술을 통증유발점 진단에 사용할 수 있다. 이 부분에서 묘사한 그림들은 아버지와 딸 사이의 그림이다. 이런 경우에, 두 사람 모두 전문적인 마사지 치료사이지만, 동료간에는 그런 고도의 기술이 전혀 필요치 않다. 효과적인 방법으로 통증유발점 마사지를 시행하기 위해 요구되는 어떤 종류의 학위나 자격증도 없다.

앞으로 이어지는 3개의 치료 관련 장들에서, 어깨 문제에 관련된 24개 근육 각각에 적용되는 "동료 마사지"를 위한 기술을 소개할 것이다. 모든 내용은 통증유발점을 찾을 수 있고, 그 근육들을 치료할 수 있는 마사지 지침을 얻을 수 있도록 구성되어 있다.

자가치료 목적의 손가락 집기-엄지와 손가락들로 근육을 쥐고 주무르기-는 추천되지 않지만, 다른 사람에게 사용할 때는 원하면 사용해 볼 수 있다. 하지만, 효과를 극대화하고 손에 대한 위험을 최소화하기 위해, 그림 4.16에 보여준 것처럼 양손을 함께 사용해야 한다. 마사지를 대상자 앞에서 실시하고 있는데, 이는 직관적으로 생각하는 바와 반대가 될 지 모르지만, 어깨 위쪽 승모근 통증유발점이 근육의 앞쪽에 잘 생기기 때문에 훨씬 효율적이다. 이 방법은 두 사람간의 키 차이가 아주 많이 나지 않는다면, 둘 다 서서

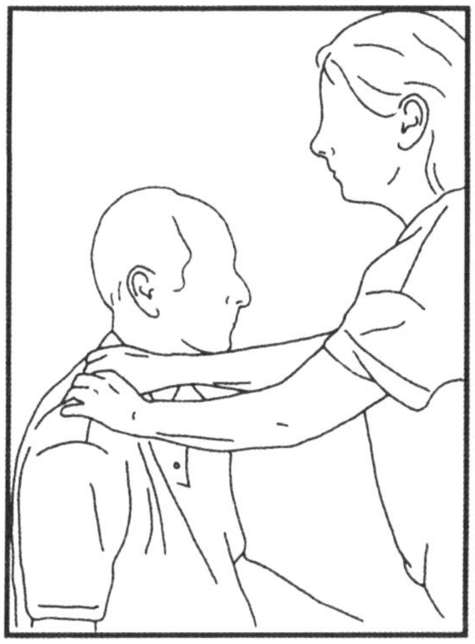

그림 4.16 양손의 손가락과 엄지를 이용한 마사지

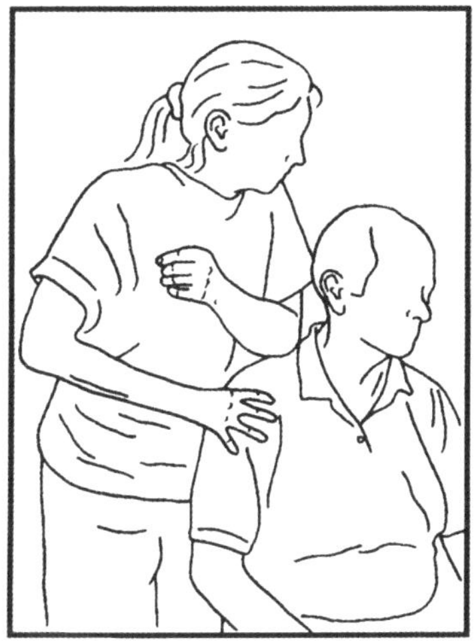

그림 4.17 팔꿈치 모서리를 이용한 마사지

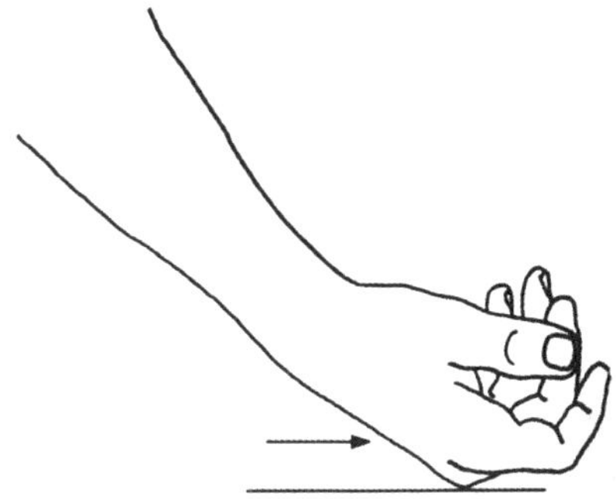

그림 4.18 손가락을 보호하기 위해, 느슨하게 쥔 주먹을 마사지에 이용하라

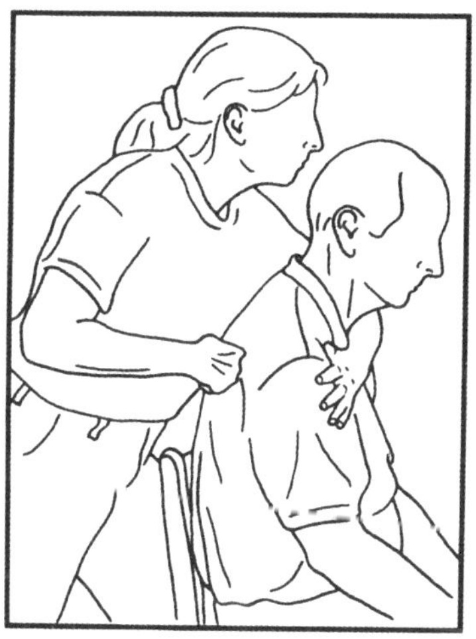

그림 4.19 느슨한 주먹을 이용한 마사지

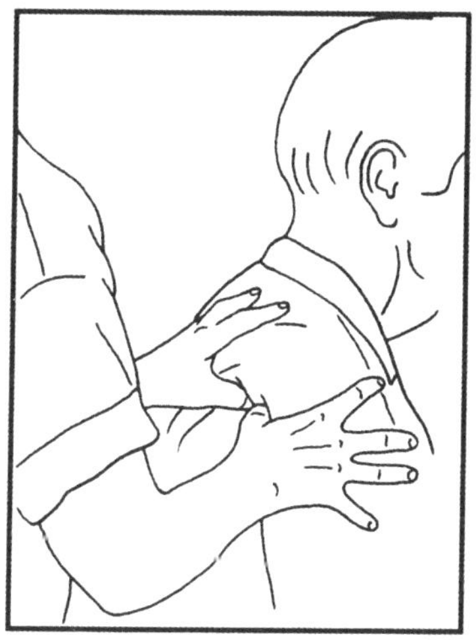

그림 4.20 지지되지 않은 엄지는 너무 빨리 피로해진다.

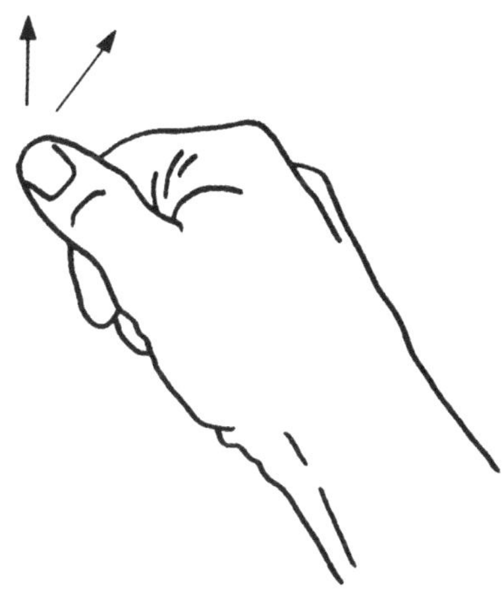

그림 4.21 지지된 엄지, 엄지가 검지에 기대있다.

해도 괜찮다(그림 4.17). 대체 방법으로, 팔꿈치 모서리가 어깨 위쪽에 적용 가능한 훌륭한 도구가 되지만(그림 4.17), 너무 강한 압력을 주지 않도록 주의한다. 두꺼운 승모근일지라도, 팔꿈치는 너무 강력한 도구가 될 수 있다. 느슨하게 쥔 주먹은 위쪽 등 근육들 어디에나 적용할 수 있는 좋은 도구이다(그림 4.18과 4.19).

다른 사람에게 마사지를 해줄 때 지지되지 않은 엄지는 사용을 피하라(그림 4.20). 이 방법은 엄지 손가락 아래쪽 근육들에 무리를 준다. 엄지를 마사지 도구로 사용하려면, 다른 손가락들에 대고 사용하는, *지지된 엄지*를 사용하라(그림 4.21). 엄지로 문지르는 방향을 그림에 화살표로 표시하였다. 손가락들의 경우처럼, 할 수만 있다면 언제나 양쪽 엄지를 같이 사용하라(그림 4.22와 4.23).

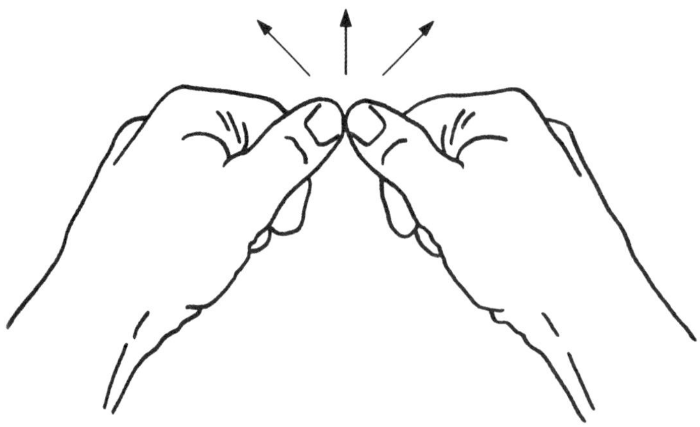

그림 4.22 양손의 지지된 엄지로 몸에서 멀어지는 방향과 양쪽 방향으로 문지르기

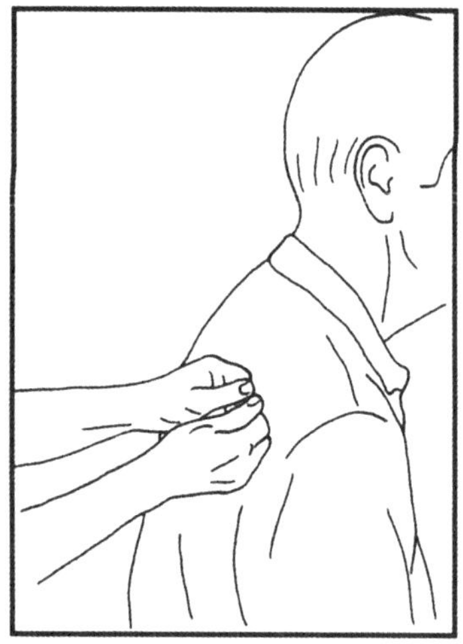

그림 4.23 지지된 엄지를 사용하면 마사지가 덜 힘들다.

실제적인 효과 거두기 Making the Method Work

통증유발점 마사지가 통증유발점과 연관통을 없애는 데 매우 효과가 좋지만, 몇 가지 애로사항이 나타나도 놀라지 말라. 그것은 다른 새로운 기술을 배울 때와 마찬가지이다. 당신은 약간의 문제 해결을 통해 자신의 기술을 가다듬을 필요가 있다.

문제 다루기 (Dealing with Problems)

심부 마사지는 종종 통증 부위에 멍이 들게 한다. 대개는 걱정할 필요가 없지만, 당신은 압력을 약간 줄여서 사용하고 싶을 것이다. 대부분의 멍은 당신이 엉뚱한 부위를 치료해서, 치료효과가 나타나지 않아 너무 많이 마사지 한 결과 나타날 때가 많다.

통증유발점은 마사지에 매우 잘 반응하기 때문에, 대개는 통증의 경감을 느끼는데 오래 걸리지 않는다. 대부분의 치료 실패는 정확한 원인 부위를 찾지 못하고 엉뚱한 곳을 치료한 결과이다. 제 5장의 시작부분이나 이 책의 맨 뒤에 실려있는 통증유발점 안내를 참고하여 특정 부위에 연관통을 일으킬 수 있는 근육들을 훑어보라. 또한 어깨와 같은 일부 신체 부위는 여러 근육들로부터 기인한 연관통이 복합적으로 나타날 수 있다.

의욕을 가지고 잘 따르지 않은 것이 숨겨진 문제일 수도 있다. 자신을 치료할 때, 절반의 정성과 노력으로는 그리 큰 효과를 보지 못할 것이다. 일주일에 한 두번 하는 것만 가지고는 효과가 없을 것이다. 당신이 얻을 수 있을 것이라고 기대하는 결과를 얻지 못했다면, 치료를 좀더 자주 실시할 수 있는 방법을 찾아야 될지도 모른다. 특히 심한 통증유발점을 치료할 때는 하루에 적어도 세 번은 치료해야 한다. 그보다 적게 치료할 경우, 당신은 결과에 실망하게 될 것이다. 빨리 좋아지려면 실제로 하루에 여섯 번 정도로 자주 치료할 수 있다. 한 부위당 치료에 걸리는 시간이 15~20초 밖에 안됨을 기억하라. 이는 아주 짧은 자투리 시간이며, 당신의 하루를 늦추거나 방해할 정도가 아니다. 당신은 효과를 거두기 위해서 한번에 한 부위당 6~12번 정도만 문지르면 된다.

하루종일 시행한 수 차례의 치료에 더해서, 가장 어려운 통증유발점은 자기 직전과 기상 직후에 마사지 하는 것을 명심하라. 통증 때문에 자다가 깼다면, 일어나서 한번 또 치료하라. 대개는, 한번에 오래, 세게 하는 것보다 자주 치료하는 것이 더 효과적이다.

어떤 사람들은 단순히 통증유발점 마사지 요령을 터득하는데 어려움을 겪는다. 당신은 근육을 가시화하거나 통증유발점을 찾는데 어려움을 느낄 수도 있고, 도구 사용이나 마사지 기술에 대해 미숙하고 확신이 없을지도 모른다. 이런 경우에는, 통증유발점을 잘 아는 전문 마사지 치료사를 통해 몇 차례 치료를 받아 보는 것이 도움이 될 수 있다. 문제에 대해 솔직하게 말하라. 당신 스스로 통증유발점을 치료하는 방법을 배우고 싶다고 말하라. 이것은 모든 사람이 갖추어야 할 인생 기술이다.

통증유발점 마사지는 근막통에 매우 효과가 좋다. 정확한 유발부위에 제대로 실시하면, 대개는 일주일 이내에, 가끔은 단지 하루나 이틀 만에 명백한 효과를 나타낸다. 내부 장기의 질환이 근골격계에 통증유발점을 형성하고 악화시킬 수 있음을 잊지 말자. 어깨는 종종 이런 식의 통증에 이환되는 부위이다. 지속되거나 재발되는 통증은 장기의 또는 전신적인 원인을 가지고 있을 수 있다.

당신의 통증이 사고나 낙상으로 시작한다면, 당신은 의학적 주의를 기울일 필요가 있는 숨겨진 뼈나 조직의 손상을 가지고 있을 수 있다. 온 몸이 다 아프고 제대로 마사지를 해도 도움이 안되거나 통증이 더 심해진다면, 섬유근막통이나 다른 전신의 문제가 있는 것일 수 있으므로 다른 방법을 찾아볼 필요가 있다.

건강 문제(Health Issues)

성공적으로 통증유발점을 없앴는데 짧은 시간 내에 다시 통증이 재발한다면, 당신의 근육에 통증유발점을 발생시키고 지속시키는 건강상의 요소가 있을 것이다. 종종 이러한 지속 인자들은 그것을 인지하고 올바른 방법을 사용하면 조절할 수 있다. 당신에게 비타민 B, C, 칼슘, 마그네슘, 철분 또는 칼륨이 부족하지 않은지 고려해보라. 이러한 영양소의 섭취가 부족하면 근막통증유발점을 없애기가 힘들다. 흡연, 과도한 음주, 피임약, 특정 약물들은 비타민 C와 일부 B를 몸 밖으로 빠져나가게 하는 것으로 알려져 있다.

당신의 통증유발점을 완화시킬 수 없다면, 갑상선 기능 저하증이 있을 수도 있다. 저혈당도 통증유발점을 악화시키고, 수분 섭취 부족 또는 신기능 장애로 생기는 고요산혈증도 통증유발점을 지속시킬 수 있다. 만성 감염 또는 알러지도 통증유발점을 지속시킨다. 처방받은 약물들이 통증유발점을 지속시키는 문제의 원인일 수도 있다. 약물의 부작용 목록에 근육 또는 관절의 통증이 나와있으면, 의심해보아야 한다.

음식 알러지가 근막통과 섬유근육통에 있어서 중요한 역할을 할 수 있음을 기억하라. 당신이 음식 알러지를 겪고 있다면, 그것이 매우 다양함을 알 것이다. 어떨 때는 사라졌다가도 새로운 음식에 대해 다시 생기기도 한다. 어떤 경우에도, 음식 알러지는 근육 대사에 영향을 주며 통증유발점과 지속되는 어깨 통증의 치료를 어렵게 만드는 핵심 원인이 될 수 있다.

카페인도, 그리 많은 양이 아닐지라도, 통증유발점에 대한 드러나지 않는 지속 인자가 될 수 있다. 카페인은 중독성이 아주 강해서, 섭취를 중단하면 3~4일간 불쾌한 금단 증상을 일으킬 수 있다. 통증유발점 치료에 성공하지 못했다면, 카페인이 들어있는 모든 음식들을 피하고 어떻게 되는지 보라. 카페인이 당신의 문제였다면, 즉각적인 효과를 보게 될 것이다.

당신의 기대(Your Expectations)

당신은 통증유발점 마사지로부터 무엇을 기대해야 할 지 궁금할 것이다. 당신을 괴롭히는 어깨 통증을 완전히 해소하는데 얼마나 많은 치료 횟수가 필요한지가 궁금할 것이다. 당신의 통증유발점은 재발될 것인가? 통증이 완전히 사라지기를 기대할 수 있을까? 이 모든 질문의 답은 당신이 얼마나 현명하고 성실하게 노력하는가에 달려있다. 합리적인 수준의 헌신으로 대부분의 사람들은 통증유발점 치료를 상당히 효과적으로 치료하는 방법을 배우고 통증유발점 마사지를 이용해서 오십견을 치료할 수 있다.

그럼에도 불구하고, 당신의 기대는 현실적이어야 한다. 당신은 통증유발점 마사지를 단번에 해치우고자 하는 강한 열망을 종종 경험할 테지만, 이는 현명한 계획이 아니다. 빠른 해결은 종종 눈가림일 뿐이며 문제를 잠시 보자기로 덮어서 가리는 것에 지나지 않을 수 있다. 이는 당신이 치료를 너무 일찍 멈출 때 나타나는 현상으로서, 활발한 통증유발점을 단지 잠재된 통증유발점으로 바꾸어서 어떤 종류의 작은 긴장만 있어도 다시 살아나게 된다.

가끔은 한 차례의 치료로 완전히 치료가 되는 경우도 있다. 신체는 적절한 자극이 있을 때 스스로를 치료하는 능력이 매우 탁월하다. 이런 현상은 종종 새로 발생한 통증에서 나타난다. 오래된 통증유발점은 좀 더 세심한 주의를 요하고, 수주간의 시간이 걸려야 해결되는 경우가 많다. 이는 당신이 자가치료를 했는지, 또는 전문가의 도움을 구했는지에 따라 문제가 된다. 당신이 전문 마사지 치료사라면, 고객이 적절한 치료 횟수가 소요되어야 함을 이해하지 못해서 좌절한 경험이 있을 것이다. 이는 통증유발점 마사지가 보험 지급 대상이 되면 바뀔 것이다.

사람들은 자가치료를 할 때나 전문 치료사로 나가서나 치료를 너무 빨리 중단하는 경향이 있다. 당신은 증상이 좋아지기만 하면 치료를 중단하고 싶은 유혹을 받을 것이다. 그러나, 통증유발점을 눌러봐서 여전히 아프다면, 단지 잠복기로 들어갔을 뿐임을 기억하라. 당신의 마사지 프로그램은 눌러봐서 안 아플 때까지 계속 되어야 한다. 마사지는 통증유발점과 그로 인한 통증에 마법처럼 작용하지만, 정확하고 완벽하게 시행되었을 때에만 그러하다.

습득 과정(The Learning Curve)

당신은 근막통에 대해 가장 유용한 발견을 하고서도 금새 잊어버릴 수 있음에 놀랄지도 모른다. 치료 요령이나 가장 효과가 좋은 도구 등에 관해 매일 매일 일기를 적는 것이 유용하다. 그렇게 하면, 문제가 다시 발생해도, 일기에 적혀있는 이미 효과가 검증된 해법을 찾을 수 있어서 새로 고민하지 않아도 된다.

통증유발점 마사지에 성공하기 위해서, 오래된 법칙을 적용해보자: 그저 계속 시도하라. 어려운 문제가 발생했을 때, 필요하다면 이 책의 관련된 부분을 찾아서 어느 부분이고 읽고, 또 읽어라. 밑줄을 긋고 책 귀퉁이에 메모를 하라. 공부하고 생각하는 시간을 가져라. 해부학적인 자세한 사항들과 근막통에 관한 세부사항들 모두 너무 새로워서 어리둥절하고 질려버리는 경우도 드물지 않다. 통증유발점 치료는 언뜻 보기보다 훨씬 간단하고, 결국은 모두 치료됨을 명심하라. 포기하지 말자! 계속 노력하자! 당신은 남은 여생 동안 통증으로부터 해방될 수 있는 새로운 기술을 배우고 있다.

이 책에 나와있는 모든 내용을 습득하려면 오랜 기간이 걸리지만, 시작 단계부터 긍정적인 결과를 보기를 기대할 수 있다. 이 책을 기초로 삼아서 계속 해답을 찾아가다 보면 거의 날마다 유용한 무언가를 배우게 될 것이다. 근육과 뼈에 대해 알려고 노력하라. 당신의 피부 표면 아래에 무엇이 있는지 이해하는 것이 필수적이다. 피부 밑으로 보이거나 만져지는 뼈 표지물(bony landmark)은 특히 중요하다.

이 책에서 본 것을 좀더 자세히 공부하고 싶으면, Frank Netter의 *인체 해부도*(*Atlas of Human Anatomy*, 1989)를 구해서 그의 훌륭한 그림들을 참고해 볼 수 있다. 해부된 신체를 보면서 공부하고 싶다면, Robert Acland의 *비디오 인체 해부도*(1995)의 여섯 부분을 보면 특별한 식견을 가져다 줄 것이다. 어깨, 팔, 손에 관해서만 관심이 있다면 상지라는 제목의 첫 번째 부분만 봐도 된다. Acland박사는 당신이 책에서는 볼 수 없는 3차원적인 움직임을 효과적으로 시뮬레이션 할 수 있는 이동식 카메라 기술을 이용해서 인체 해부 및 구조의 숨겨진 세부사항들을 잘 보여준다. 당신이 할 수 있는 어떤 방법으로든, 계속 탐구하고 학습하라. 당신이 상상할 수 없는 보상이 따를 것이다.

숨겨진 유익(Hidden Benefits)

전문가에 의해 시행될 때, 마사지는 매우 편안하게 느껴질 수 있다. 근육의 긴장이 감소하면서, 훌륭한 마사지는 심박동, 혈압, 호흡수를 낮춰준다. 자가치료를 하면서 그렇게 많은 효과를 기대하는 것이 모순일지 모르지만, 당신이 신경을 쓰면 이완 효과도 상당히 올릴 수 있다. 당신은 자가치료 세션을 안정과 진정 목적으로 사용할 수 있다. 그 시간을 일종의 명상으로 활용하라. 당신이 치료하는 각 근육을 이완시키는데 마음을 집중하라. 당신이 한 근육을 이완시킬 수 있을 때, 몸 전체도 함께 이완되는 경향이 있다.

근육의 긴장을 의도적으로 감소시키는 것은 통증유발점의 통증 또한 감소시킨다. 당신이 점진적이고 전체적인 이완을 충분히 잘 하게 되면, 처방받은 진통제의 효과와 거의 같은 수준의 통증 감소를 얻을 수 있다. 근육 이완으로 통증유발점을 없앨 수는 없지만, 통증유발점 마사지가 성공을 거두기 시작할 때까지 통증을 좀더 견딜만하게 도와줄 수 있다.

마사지 치료사들을 위한 몇 가지 조언들
Some Words for Massage Therapists

통증유발점 마사지가 어떤 사람에게는 효과가 없고 통증이 계속 문제가 될 때, 이는 당신 잘못이 아닐 수 있다. 그 고객이 과중한 부담 아래 놓여있거나, 많은 양의 반복적인 동작으로 계속되는 활동을 하고 있을 지도 모른다. 이런 활동이 문제의 첫번째 원인이었다면, 문제는 계속 재발하고 지속될 수 밖에 없다. 이러한 요소들에 관해 고객과 함께 상의하고 변화시킬 수 있는 방법을 찾아보라. 문제가 되는 동작을 하는 동안에 통증유발점의 재발을 부분적으로라도 막을 수 있는 즉시 적용 가능한 자가 치료 방법을 배우게 돕는 것도 유용한 해결책이 될 수 있다.

그러나 당신의 기법을 전문 치료사로서 향상시킬 필요성도 놓쳐서는 안된다. 치료가 특정 고객의 경우 덜 성공적이라고, 당신의 치료 성과를 변명하느라 시간을 낭비하지 말라. 고객이 효과가 없다고 말하면, 그 말이 사실이다. 그것은 고객의 몸이고 고객의 통증이다. Janet Travell은 우리 환자들이 우리의 가장 좋은 스승이라고 믿었다. 당신이 예상한 대로 효과가 나타나지 않는다면, 그것을 새로운 배움의 기회로 보

라. 그리고 해답을 찾을 때까지 사방으로 뒤져라.

스트레칭 문제(The Stretching Issue)

당신 때문에 통증이 더 악화되었다는 불평에 대해 특히 귀를 기울여라. 그것은 스트레칭의 문제를 중점적으로 다룰 수 있는 기회이다. 많은 사람들에서 근육이 늘어나면 문제가 악화된다. 많은 경우에 스트레칭은 명백히 잘못된 행동이며, 특히 어깨 복합체가 완벽한 예이다.

회전근개의 근육과 힘줄들은 근육이 통증유발점 때문에 짧아지고, 뻣뻣해졌을 때 특히 더 손상받기 쉽다. 통증유발점으로 인한 유연성 감소를 염두에 두지 않고 스트레칭을 시도할 때, 생각보다 큰 해를 입기 쉽다. 대부분의 치료사들, 특히 물리치료사들은 스트레칭에 관해서 훨씬 더 신중할 필요가 있다. 누군가가 당신 때문에 통증이 심해졌다고 불평을 하면, 혹시 너무 일찍 혹은 과도하게 스트레칭을 사용하지 않았는지 생각해보라. 안전한 방법은 모든 통증유발점을 치료할 때까지 스트레칭을 연기하는 것이다. 그 후에도, 과하게 의욕적으로 스트레칭을 하다보면 통증유발점이 다시 활성화될 수 있다.

스트레칭 신봉자는 스트레칭을 하지 않고도 적절히 실시된 통증유발점 마사지로 상당히 효과를 볼 수 있음을 믿기 어려울 것이다. 그들은 스트레칭을 잘 견디고 그로부터 도움을 받은 사람들의 경우에도, 통증유발점들이 여전히 근육들을 짧고 뻣뻣하게 유지시키고 있음을 기억할 필요가 있다. 통증유발점이 사라지면, 근육들은 자연스럽게 길어지고 가동범위는 정상으로 돌아오게 되어있다. 이러한 단계에서 스트레칭과 운동이 안전하고 적절하게 이뤄질 수 있다.

특별한 통증에 대한 특별한 치료(Specific Treatment for Specific Pain)

치료적 마사지 전문가는 통증 치료에 훨씬 더 객관적으로 접근할 필요가 있다. 섬세하고 숙련된 마사지 치료사가 시행하는 전통적인 스웨디쉬 마사지, 전신 마사지는 실제로 모든 사람이 좋아하는 비길 데 없는 경험임을 부정할 사람은 없다. 그러나 이런 전통적인 관행은 치료사에 의해 결정되며, 고객의 필요를 고려하지 않으므로 근막통증유발점을 적절히 치료하기는 어렵다.

대부분의 마사지 고객들은 특별한 종류의 통증에 대한 치료 목적으로 찾아온다. 그러나 치료사들은 대부분의 경우, 제한된 부위의 특별한 문제에 대한 임상적 접근을 고려하기 보다는 늘 관습적으로 실시하고 있는 한 시간짜리 마사지를 시행하는데 더 관심이 있다. 임상적인 마사지 치료의 초점은 고객이 가지고 온 문제를 해결하는 것이어야 한다. 진정으로 효과적인 임상 치료를 하려면 현재 대부분의 마사지 학교에서 배우는 내용보다 통증유발점을 찾고 치료하는 데 훨씬 더 많은 실력이 필요하다.

마사지 치료 프로그램은 지불된 한 시간을 적절히 채우기 위해 고안된 수많은 방법들로 가득차있다. 통증유발점 마사지는 비슷한 용도로 알려져 있는 다른 수많은 치료 방법들 중의 하나로 학생들에게 소개된다. 학교 운영자들의 공식적인 태도는 모든 방법이 효과적이고, 특정 방법이나 다른 사람의 방법에 대한 비판은 노골적으로 무시된다. 이렇기 때문에 통증유발점을 최우선순위로 여기기 위해 반드시 필요한 근막통에 대한 근본적인 이해가 매우 부족하게 된다. 대신에, 정치적인 공정성에 의해 마사지 학교에서는 학생들에게 모든 종류의 무기를 주면서 그것들 중에 무언가가 목표를 명중시키리라는 순진한 기대를 갖도록 강요한다.

보다 정확한 초점(A Sharper Focus)

통증유발점 마사지는 대단히 실제적이고 다방면으로 효과적인 통증 치료 방법이다. 이것은 마사지 침대나 마사지 의자가 없이 어느 곳에서나 실시할 수 있는 단독 요법이다. 또한 오일이나 로션 없이 옷을 입은 채로 매우 효과적으로 실시할 수 있다. 통증유발점 마사지는 단독 치료로 사용될 수도 있고, 다른 마사지 방법들과 결합해서 더 큰 효과를 올릴 수도 있다. 순수하게 임상적인 도구로서, 통증유발점 마사지는 특정 문제와 특정 근육에 제한적으로 사용할 수 있으며, 꼭 전신 치료의 일부가 될 필요는 없다. 의사들과 건강보험회사가 이러한 예외적인 비용-효과적인 통증 치료 가능성을 알아보기 시작하면, 통증유발점 마사지에 정말로 능숙한 마사지 치료사들에 대한 수요가 매우 늘어날 것이다.

통증유발점 치료는 대체 의학의 또 하나의 분야가 아니다. 어느 누구도 그것을 건강 관리 분야의 한쪽 구석에 있는 문제로 여겨서는 안된다. 통증유발점은 단지 수많은 통증 원인 중 하나가 아니다. 의사 Travell과 Simons가 확신한 바대로(Simons, Travell, and Simons 1999,12), 그것은 통증의 가장 흔한 원인일지도 모른다. 마사지 학교에서는 통증유발점 마사지를 일차적인 방법으로 가르쳐야 하고, 의사와 간호사를 포함한 보건의료 전 분야 학생들에게도 가르쳐져야 한다. 특히, 자가로 실시하는 마사지를 통증유발점을 이해하고 성공적으로 치료하는데 가장 기본이 되는 것으로 가르쳐야 한다. 임상가들이 자기 자신의 통증유발점을 찾아내어 성공적으로 치료할 수 있어야, 그들의 고객들의 통증 문제의 비밀을 벗길 수 있을 것이다.

제 5 장

어깨 통증의 치료, Part A

Shoulder Treatment, Part A

이 장에서는 6장과 7장과 함께 당신에게 어떤 근육이 당신의 어깨 통증에 기여하는지, 어떻게 근육의 통증유발점들을 발견하고 치료할 수 있는지에 대해 알려줄 것이다. 근육의 중요도에 따라 가장 중요한 근육들은 5장에 나머지들은 순서에 따라 6,7장에서 논의될 것이다. 근육의 위치를 모르겠으면 제 1장으로 돌아가서 해부학에 대하여 다시 공부하라.

다음 3장에 걸쳐 소개되는 근육들은 어느 것이나 유착성 관절낭염에 기여할 수 있다. 당신이 통증유발점에 대해 공부하면 할수록 당신은 어떤 근육이 어떻게 일을 하는지, 문제를 일으키는데 어떠한 역할을 하는지 알 수 있을 것이다. 또한 이것은 당신의 등에 문제를 야기하는 행동들에 대해 이해하는데 도움을 줄 것이다.

당신이 경솔하게 구시대적인 방법으로 통증유발점에 대해 처치한다면, 통증유발점은 다시 재발하는 경향을 가진다. 그 이유는 만성 통증은 새로운 다량의 시냅스를 열어서 중추신경계를 감작시키고, 또한 정보들은 하나의 신경세포에서 다른 곳으로 옮김으로써 전기화학 스위치를 감작시키기 때문이다. 이것 때문에 근육에 생기는 통증유발점들이 재발하는 것이다. 또한 오랫동안 치료받지 못한 통증유발점들은 스트레스 하에서 금방 재활성화 된다. 심지어는 만성의 널리 퍼진 통증유발점들이 중추신경계에 영구적인 변화를 야기시키는 것이 섬유근막통의 원인이라는 증거도 있다(Mense and Simons 2001, 158-174, 186-187).

통증유발점들의 과정을 단계적으로 치료하는 것이 중요하다. 또한 통증을 국소화 시키고, 다시 재발하지 않도록 하는 것이 통증유발점 치료의 가장 중요한 유용성 중의 하나이다. 어떤 행동이 문제를 야기한다면, 그 행동의 전후에 통증유발점을 문질러 주는 것이 도움이 된다. 통증유발점으로 인하여 일을 그만두거나 주말에 여흥을 즐기는 것을 그만둘 필요는 없다. 단지 이미 과사용된 근육을 지켜야 한다는 것을 파악하라. 특정 근육의 과사용을 피할 수 없다면 마사지를 잘 사용해야 한다.

다음 두 페이지분량의 통증유발점 지침은 당신의 통증을 야기하는 통증유발점을 치료하고 위치를 알아내는데 도움을 줄 것이다.

통증유발점 지침 : 어깨 통증 Trigger Point Guide: Shoulder Pain

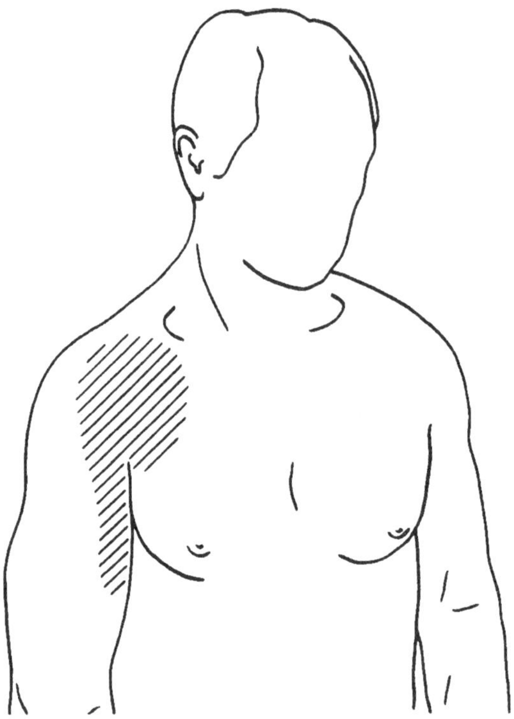

어깨 앞부분 통증
(Front-of shoulder pain)

1. 극하근(infraspinatus) (135)
2. 전방삼각근(anterior deltoid) (149)
3. 사각근(scalenes) (118)
4. 극상근(supraspinatus) (132)
5. 대흉근(pectoralis major) (174)
6. 소흉근(pectoralis minor) (180)
7. 견갑하근(subscapularis) (125)
8. 이두근(biceps) (189)
9. 광배근(latissimus dorsi) (143)
10. 오훼완근(coracobrachialis) (197)
11. 쇄골하근(subclavius) (180)
12. 상완근(bracialis) (191)

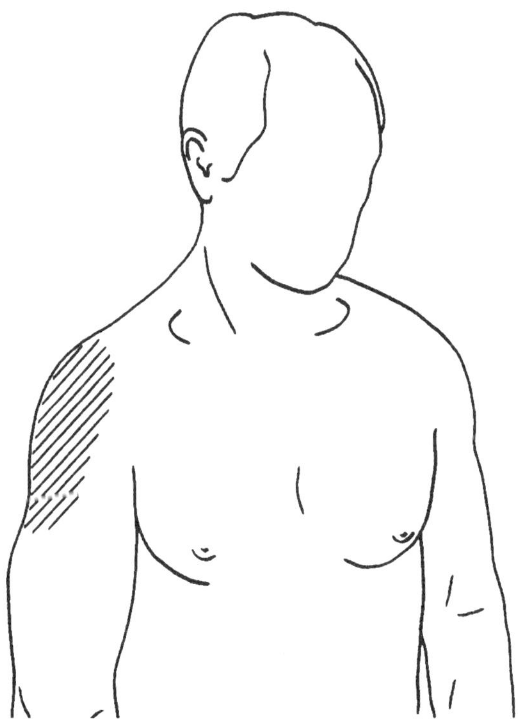

어깨 측면의 통증
(Side-of- shoulder pain)

1. 극하근(infraspinatus) (135)
2. 사각근(scalenes) (118)
3. 중간삼각근(middle deltoid) (149)
4. 극상근(supraspinatus) (132)

통증유발점 지침 : 어깨 통증 Trigger Point Guide: Shoulder Pain

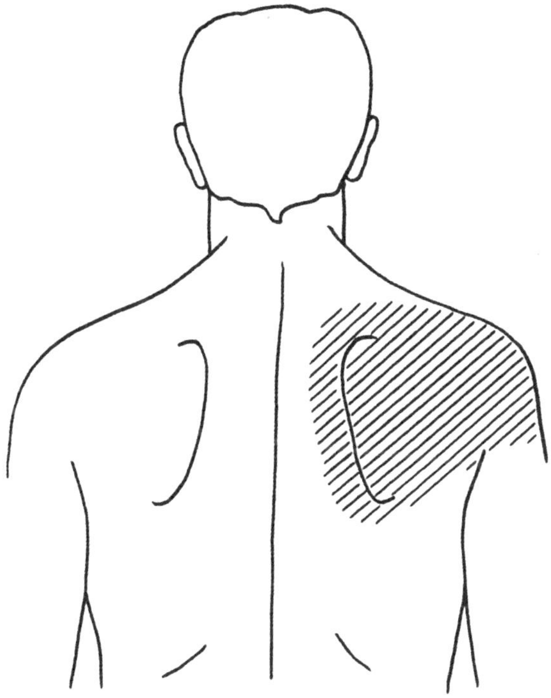

어깨 뒷면의 통증
(Back-of-shoulder pain)

1. 사각근(scalenes) (118)
2. 견갑하근(subscapularis) (125)
3. 소원근(teres minor) (140)
4. 승모근(trapezius) (152)
5. 견갑거근(levator scapulae) (160)
6. 후방삼각근(posterior deltoid) (149)
7. 능형근(rhomboids) (163)
8. 상후거근(serratus posterior superior) (166)
9. 극상근(supraspinatus) (132)
10. 대원근(teres major) (147)
11. 광배근(latissimus dorsi) (143)
12. 삼두근(triceps) (193)
13. 흉장늑근(iliocostalis thoracis) (169)
14. 전거근(serratus anterior) (183)

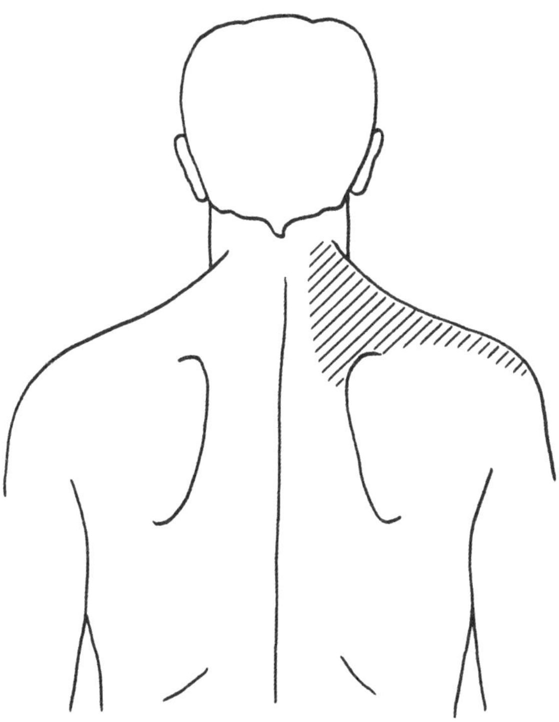

어깨 윗면의 통증
(Top-of shoulder pain)

1. 승모근(trapezius) (152)
2. 견갑거근(levator scapulae) (160)
3. 사각근(scalenes) (118)
4. 극상근(supraspinatus) (132)
5. 횡격막(diaphragm) (186)

전방 경부의 근육 Anterior Neck Muscles

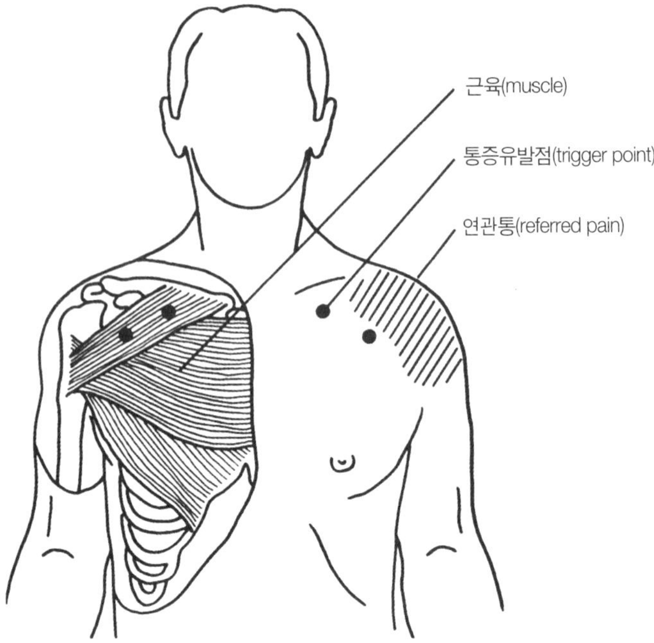

그림 5.1 핵심 그림 장치(key to pictorial devices)

사각근이 비록 목의 전방 및 측면에 위치하지만, 이들의 통증유발점은 등의 윗쪽, 어깨 그리고 상완부위에 놀랄만한 정도의 통증을 유발한다. 사각근이 통증유발점 지침의 리스트의 상위에 위치함을 주목하라. 사각근의 통증유발점이 또한 전완 및 수부의 통증, 무감각, 찌릿함과 종창등을 유발할 수 있으며, 사각근은 또한 어깨 통증에서 찾아봐야할 우선적인 근육중 중요한 하나이다.

사각근의 통증유발점은 때때로 회전근개근육의 문제보다 선행하는데, 그 이유는 이부위에서의 통증유발점이 어깨의 모든 부위에 연관통을 일으키며, 또한 위성 유발점을 일으키기 때문이다. 극하근, 소원근, 삼두근, 삼각근, 흉근 또한 이런 문제를 야기할 수 있다.

이런 이유로, 사각근과 흉쇄유돌근이 5장에서 처음으로 논의될 것이다. 흉쇄유돌근은 어깨로 통증을 유발하지는 않으나, 사각근의 통증유발점을 촉발시킬 수 있기 때문에 어깨의 문제에 있어서 중요하다. 또한 당신이 잠재적인 사각근의 문제를 해결하기 위해서는 흉쇄유돌근의 구조를 이해하는 것이 좋다.

그림 5.1은 근육, 통증유발점, 연관통에 대하여 묘사하고 있다. 연관통은 좌 · 하에서 우 · 상으로 그려진 대각선의 선으로 표시되어 있다. 근육은 경계에 둘러싸인 평행선으로 표시되어 있다. 통증유발점은 검은 점으로 표시되어 있으며, 그림을 간단히 표시하기 위해 몸의 한쪽에만 표시되어 있으나 반대편에도 대칭적으로 분포한다.

흉쇄유돌근 (Sternocleidomastoid)

흉쇄유돌근은 제1장에서 논의된 어깨 통증과 연관된 24개의 근육에 포함되지 않음을 기억하라. 또한 흉쇄유돌근은 어깨통증을 직접적으로 유발하지도 않고, 이 장의 처음에 기술된 통증유발점 지침에도 기술되어지지 않고 있다.

흉쇄유돌근은 그들의 목에 세군데 뼈에 부착하여, 그것의 이름이 근육의 이름을 구성하고 있다(그림5.2). "흉"은 흉골에서 "쇄"는 쇄골에서부터, 그리고 "유돌"은 귀뒤의 유양돌기로부터 기인한다. "흉쇄유돌"이란 단어는 딱보면 굉장히 험악한 듯 하지만, 세부분을 띄어놓고 보면 이해하기 쉽고, 이 근육은 당신이 상상하는 것보다 더 많이 고통을 가져다 줄 수 있기 때문에 당신은 당신의 흉쇄유돌근에 익숙해질 필요가 있다.

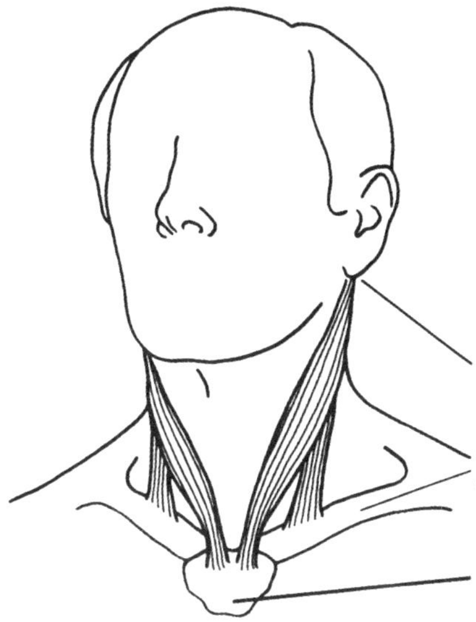

그림 5.2 흉쇄유돌근과 부착점

때때로 "줄근육"이라 불리는 흉쇄유돌근은 평면상 목의 앞쪽에 위치하는 것처럼 보이지만, 그다지 큰 주의를 기울이지는 않았을 것이다. 그 이유는 이것의 통증은 목의 앞쪽이 아니라 뒤쪽에 위치하기 때문이다. 흉쇄유돌근 통증점은 참을수 없는 통증 및 다른 문제를 일으키며, 턱, 머리, 얼굴까지 통증을 같이 유발할 수 있다. 사실 아무리 이것이 통증을 유발하거나 문제를 일으켜도, 흉쇄유돌근은 잘 다치는 근육은 아니다(Simons, Travell, and Simons 1999, 308-311).

53세의 샐리의 경우 당신이 연관통에 대하여 알지 못한다면 증상 및 그에 대한 원인을 설명하는 것이 얼마나 어려운지 보여주고 있다. 샐리는 주고속도로에서 주택과 추돌사고를 일으켰다. 아무도 죽거나 심각하게 다치진 않았으니, 온몸에 멍이 조금 들었다.

그러나 다음날 샐리는 편타성 손상의 징후가 발생하였다. 그녀는 양쪽 눈뒤쪽으로 통증 및 머리의 뒤쪽 및 양눈썹 위로 심한 두통을 호소하였다. 그녀의 주치의는 통증에 대하여 마약성 약물 및 물리치료를 처방하였다. 약물은 그녀의 통증을 반정도는 좋아지게 하였으나 반은 여전히 남아 있었다. 물리치료클리닉에서는 그녀의 목에 일주일에 두번씩 총 3주간 전기치료를 시행하였다. 비록 치료가 도움이 되었으나 단지 수시간 정도의 효과 밖에는 보이지 않았다. 그녀는 계속 약물이 필요하게 되었으나 약물중독을 두려워하게 되었으며 아무런 도움이 되지 않는다고 여기게 되었다.

도움이 되는 것을 찾고자 그녀는 미사지사 및 카이로프레틱 치료사를 만나기로 하였다. 마사지사를 먼저 만났는데, 그는 편타성 손상은 목의 앞쪽뿐 아니라, 뒤에도 영향을 미칠 수 있다고 설명하였고, 검사상 샐리의 흉쇄유돌근 및 승모근에서 압통부위를 찾아내었다. 압통점을 강하게 압박함으로써 그녀의 통증을 재현할 수 있었으며, 통증유발점 치료가 그녀의 통증을 더욱 경감시켜 주었다. 그녀는 카이로프레틱 치료사와의 약속은 취소하고 마사지사와 추가 치료를 받기로 하였다. 경미한 편타성손상이 유착성 관절낭염으로 발전하는 경우가 드물지 않기 때문에 그녀는 운이 좋은 편이다.

증상(Symptoms)

흉쇄유돌근의 통증유발점은 다양하게 해석될 수 있는 많은 수의 증후를 갖는다. 이 증후들은 연관통, 균형 문제, 시력 장애, 전신적인 문제의 네가지로 분류된다. 덧붙여, 흉쇄유돌근 통증유발점으로 인한 다른 근육의 위성유발점의 생성은 그들의 효과를 확장시킨다.

연관통(Referred pain). 흉쇄유돌근의 통증유발점은 근육자체의 통증을 유발시키진 않으나, 그 자체의 압통이 붓거나 민감한 림프절로 오인될 수 있다. 그것들은 또한 당신의 목을 한쪽으로 기울게 하는 통증이 없는 목의 강직의 이유가 될 수 있다. 흉쇄유돌근의 두 가지의 연관통의 형태가 다름을 주목하라(그림 5.3)

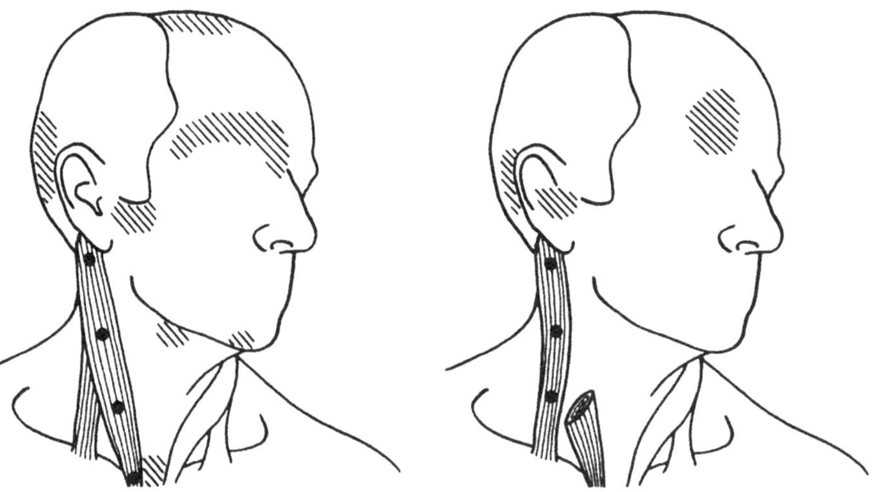

그림 5.3 흉쇄유돌근 통증유발점과 연관통의 형태

머리꼭대기나 눈썹위의 두통은 흉쇄유돌근 통증유발점의 중요한 표현형태이다. 흉골분지의 통증유발점은 깊은 안구 통증, 삼킴시 혀의 통증과 눈위, 귀뒤, 머리꼭대기의 두통을 유발할 수 있다. 연관통이 턱근육의 통증유발점을 촉진하거나 지속시킬 수 있기 때문에 턱관절의 통증에 기여할 수 있다. 통증은 때때로 목의 뒤쪽으로 퍼질수도 있다. 아래쪽으로는 흉골의 위쪽으로 연관통이 생길 수 있다. 삼차 신경의 자극에 의한 병으로 생각되는 삼차신경통을 닮은 얼굴의 측면으로 호소하는 통증은 그림5.3에 표시되지는 않았다. 안면부 통증 및 눈썹위의 통증은 부비동염과 혼동될 수 있다.

쇄골분지의 통증유발점은 깊은 이통 및 어금니의 통증을 야기할 수 있다. 또한 때때로 이마의 반대쪽으로도 두통을 유발할 수도 있다(Simons, Travell, and Simons 1999, 308-318).

균형 문제(balance problems). 쇄골분지 통증유발점의 다른 흔치 않은 문제점은 당신의 균형에 문제를 일으켜서 어지럽게 하거나 메스껍게 하고, 휘청거리거나 넘어지게 할 수 있다는 점이다. 어지러움은 수분에서 수시간 혹은 수일간 지속될 수 있다. 이 증후들은 현훈이나 메니어스병으로 오진되기도 한다. 통증유발점이 치료되지 않는다면 증상들이 오래 지속될 수 있다. 만성 어지러움으로 인하여 뇌의 문제를 의심하게 되기도 한다.

쇄골분지의 통증유발점이 치료되지 않는다면 당신의 균형을 담당하는 뇌의 부분으로 거짓정보를 전달한다. 내이에 이상이 없음에도 현훈을 경험할 수 있다. 트라벨 박사는 흉쇄유돌근 통증유발점의 잘못된 인식이 낙상이나 오토바이사고의 원인이 될 수 있다고 하였다.

쇄골분지의 통증유발점은 또한 청력 저하를 유발할수도 있다. 이는 중이의 작은 뼈조각들에 붙은 고막근에 잘못된 장력을 전달하기 때문으로 생각되며, 이 작은 근육들에 전해지는 장력들이 내이에서의 진동을 방해하고 결국 청력 저하를 가져온다. 흉쇄유돌근을 마사지하는 것이 청력을 회복하는데 도움이 될 수 있다(Simons, Travell, and Simons 1999, 308-314).

시력 장애(visual disturbances). 흉골분지는 시력 저하나 복시를 유발할 수 있으며 또한 안검하수를 유발할 수도 있다. 눈이 충혈되기도 하고, 과도한 눈물 분비로 콧물이 줄줄 흐를 수도 있다. 이들 통증유발점들은 눈 주위를 둘러싼 눈둘레근에 연관된 근연축을 일으켜 안검하수(눈꺼풀 처짐)의 원인이 될 수도 있다. 눈둘레근에 연관되어 눈꺼풀의 떨림이나 글을 읽을 때 페이지가 흔들리는 듯 보이는 현상이 나타날 수도 있다.

전신적인 문제(systemic symptoms). 흉쇄유돌근 통증유발점이 일으킬 수 있는 네번째 그룹의 문제는 무게를 잘못인식하거나, 이마에 식은땀, 부비동, 비강, 인후에 분비물의 증가가 포함된다. 이 통증유발점들이 부비동의 울혈, 부비동 분비물, 인후통, 만성 기침, 건초열 이나 감기증상의 단순한 원인이 될 수 있다. 약을 복용해도 호전이 없다면 강력히 의심할 수 있다. 오래 지속된 만성 기침이 흉골분지를 마사지함으로써 자주 멈춰질 수 있다(Simons, Travell, and Simons 1999, 308-311).

원인들(Causes)

흉쇄유돌근의 주된 기능은 머리를 반대로 돌리는 기능이다. 또 다른 기능은 몸이 움직이는 동안 머리를 고정하는 기능이다. 그러므로 통증유발점은 머리를 고정시키려는 노력에 의해 생성될 수 있다. 목을 뒤로 꺾어 위를 보는 동작이나 한쪽으로 오랜기간 돌리는 동작은 이 근육에 문제를 야기할 수 있다(Simons, Travell, and Simons 1999, 314-316).

무거운 것을 드는 동작이 또한 흉쇄유돌근에 염좌를 유발한다. 낙상 및 편타성 손상이 흉쇄유돌근을 포함한 목근육들에 과도한 스트레칭 및 수축을 유발한다. 흉쇄유돌근의 근막통 증후군은 수년간 유지될 수 있다. 통증유발점을 유발하는 다른 요인으로는 꽉조이는 칼라, 짧은 다리, 측만증, 천식, 만성 기침, 과도한 환기, 스트레스, 습관적인 근긴장이 있다.

흉쇄유돌근의 다른 기능으로는 흡기시 흉골을 올리는 것이 있으며, 따라서 가슴 호흡은 이 근육들을 혹사시킬 수 있다. 횡격막으로 호흡하는 것을 배우는 것이 좋다.

흉쇄유돌근에 불필요한 스트레스를 피하기 위해, 고개를 한쪽으로 오래 돌린 채로 앉아 있거나, 침대에서 독서하거나, 엎드려 자는 것은 피하는 것이 좋다. 구부정하게 앉거나 전화기를 어깨로 고정시킨채 통화하는 것은 피해야 한다. 흉쇄유돌근에 문제가 있을 때는 흡기를 위해 고개를 강하게 돌려야 하는 자유형은 피하는 것이 좋다.

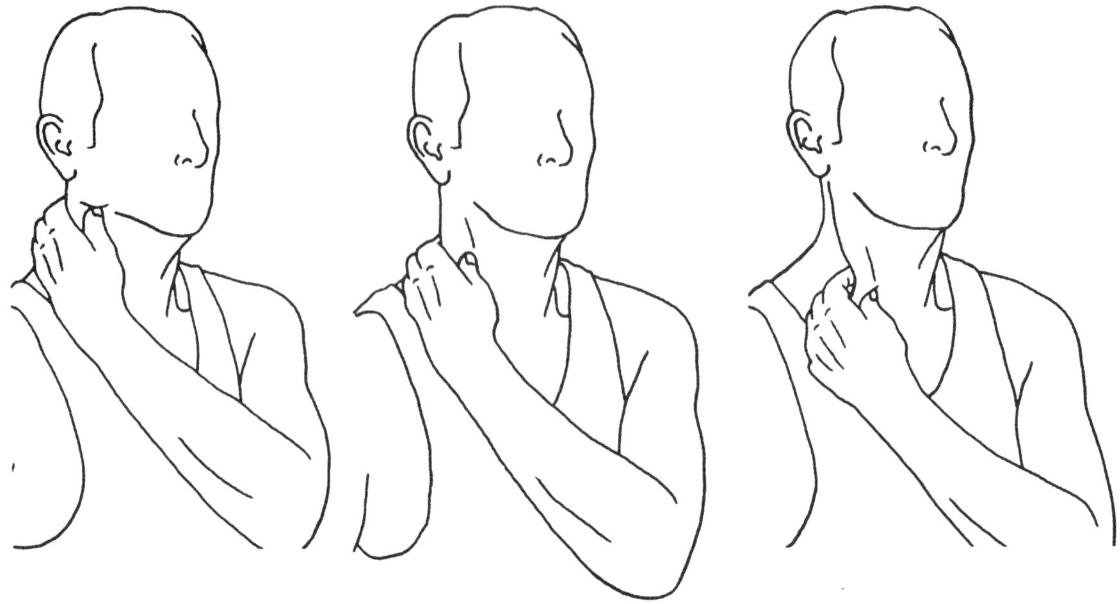

그림 5.4 손가락들과 엄지를 이용한 흉쇄유돌근 마사지, 집게 쥐기를 꼭 사용해야 하는 몇 안되는 부위이다.

자가 치료(Self-Treatment)

흉쇄유돌근 통증유발점에 의해 생기는 증상들을 혼돈하는데 대한 좋은 소식은 당신이 단순히 상상을 하는 것으로 당신의 증상들을 고정시킬 수 있다는 것이다.

흉쇄유돌근을 마사지하기 위해 근육을 엄지와 다른 손가락 사이에 위치시킨 후 문질러라(그림 5.4) 그림에서 보는 바와 같이 반대편 손으로 잡고, 근육의 두 부분을 구별하려고 노력하라. 흉골분지는 쇄골분지의 앞쪽으로 위치한다. 자세히 주의를 기울인다면 구분이 가능하다. 각각의 분지의 통증유발점들을 찾아서 귀뒤쪽에서부터 흉골쪽으로 마사지 하라.

당신이 그들을 쥘 때, 통증유발점들이 자극된다면 만성 통증이나 당신의 이마, 얼굴, 턱등에 당신을 괴롭히던 증상들이 나타날 것이다. 또한 상태가 심각하다면, 약간 쥐는 것만으로도 같은 증상들이 나타나거나 악화될 수 있다.

그렇다고 두려워하지는 마라. 흉쇄유돌근을 마사지하는 것이 처음에는 약간 아플 수 있어도 해롭지는 않다. 반복해서 마사지 한다면 수일이 지나지 않아 통증은 없어질 것이다.

흉쇄유돌근 마사지는 전두부 통증을 즉시 좋아지게 할 수 있으며, 어지럼증이나 다른 증후들에도 마찬가지이다. 이 근육들을 과사용하는 것이 통증유발점을 유발한다는 것과 증상을 악화시킬 수 있다는 것을 기억하라. 한번 마사지할 때 한부위 당 1~2분 이내여야 한다.

치료사는 목의 앞쪽을 마사지하는 것은 특히, 노인들에서 경동맥의 혈전을 잘 떨어지게 하여 뇌졸중을 유발할 수 있음을 알아야 한다. 경동맥은 당신이 경동맥박동을 느낄 수 있는 곳에 위치하며, 경동맥 근처에서 마사지 할 수는 있지만, 직접적으로 경동맥 바로 위를 마사지해서는 안된다.

동료 치료(Partner Treatment)

59세의 이벨린은 어느날 저녁에 이웃의 현관에 앉아 있다가 갑작스런 어지럼증을 느꼈다. 어지럼증은 오래 지속되었으며, 다음날까지도 지속되었다. 통증유발점을 공부하는 그녀의 친구가 그녀에게 무엇이 잘못되었는지 이야기해 주었으며, 그녀에게 그녀의 목을 마사지하라고 이야기해 주었다.

그녀의 친구는 그녀의 흉쇄유돌근, 사각근, 상부 승모근에서 매우 고통스러워하는 압통을 찾아내었으며, 그자리에서 치료해주고, 마사지하는 법을 교육해주었다. 이벨린의 어지럼증은 그녀의 친구가 떠나고 바로 호전되었다.

이벨린은 혹시 뇌졸중이 걸린 것이 아닌가 두려워했었다. 어지럼증은 전연령에 걸쳐 뇌졸중보다는 훨씬 더 자주 발생한다. 이벨린의 어지럼증의 원인은 밤에 그녀의 이웃방향으로 고개를 돌린채 두시간 이상 이야기했던 것이었다. 그때 숨겨져있던 잠재적인 흉쇄유돌근의 통증유발점이 활성화된 것이다. 친구나 동료 혹은 가족의 흉쇄유돌근 통증유발점을 치료하기 위해 마주서서 상대방의 근육을 잡아라(그림 5.5) 상대방의 통증을 당신이 느낄 수는 없기 때문에 상대방에게 통증점수를 이야기하도록 하여야 한다. 그들이 움찔하거나 물러선다면 당신이 과도하게 시행한 것이며, 그들이 당신의 코를 때린다면 그들은 실망한 것이다.

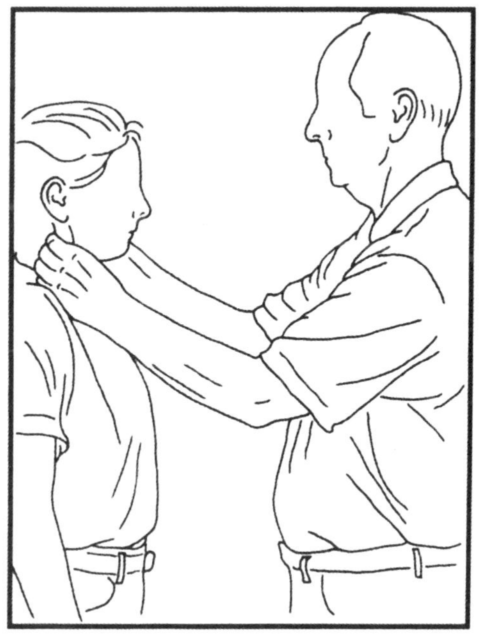

그림 5.5 흉쇄유돌근의 동료 마사지. 반대편 손으로 머리와 목을 고성하라.

임상 치료(Clinical Treatment)

당신이 마사지 치료사라면, 당신은 마사지 테이블 위에 바로 눕힘으로서 치료할 수 있다. 근육을 손가락으로 집어 문지름으로써 한쪽을 치료하라(그림 5.6) 손가락으로 사이공간을 느낌으로써 흉골분지 및 쇄골 분지를 구분하라. 쇄골 분지는 흉골분지보다 깊숙이 위치한다.

쇄골분지를 치료하기 위해서는 당신의 손에 목에 있는 여부 조직을 모두 느낄 수 있어야 한다. 귀 바로 밑에서 시작하여 목근육의 전체 길이를 천천히 탐색한후 두 분지의 통증유발점을 110치료하라. 그다지 큰 압력을 필요로 하지는 않으며 손가락 끝보다는 손가락의 평평한 부위를 이용하라. 치료법은 당신의 손가락 사이에서 완두콩을 굴리는 듯하게 해야한다.

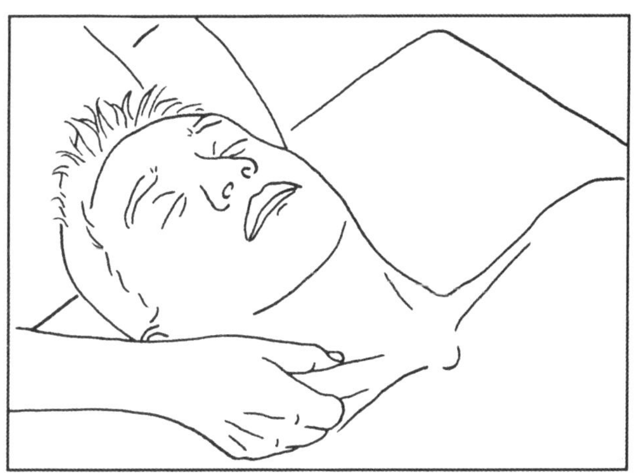

그림 5.6 손가락과 엄지 사이에서 주무르는 방식의 흉쇄유돌근 마사지, 왼손은 목의 뒤쪽을 지지하고 있다.

흉쇄유돌근이 경직되어 있다면, 쇄골분지는

쥐기 매우 어렵다. 로션을 바르지 않는다면 좀더 조절하기 쉬우며, 경직된 흉쇄유돌근을 좀 더 치료하기 쉽게 하려면 목을 살짝 구부리게 하면 된다. 목을 다치지 않았다면 마사지에 의한 통증은 통증유발점이 있음을 의미하며, 건강한 흉쇄유돌근은 통증을 느끼지 않는다.

이책에 쓰여진 대로 흉쇄유돌근 및 사각근을 마사지 한다면 경동맥을 다칠 위험성은 떨어진다. 그러나 경동맥이 정확히 어디에 위치하는지 아는 것이 좋다. 기관 옆에 목울대 위쪽 부위는 경동맥이 직접적인 압력에 의해 가장 다치기 쉬운 부위이다. 이 부위에서는 경동맥이 흉쇄유돌근의 바로 옆에 위치하며, 따라서 멀어지는 방향으로 마사지를 해야한다. 목에 있는 어떤 근육이라도 마사지를 할 때는 손끝에 느껴지는 박동에서 멀어지는 방향으로 마사지를 시행해야 한다.

사각근 (Scalenes)

사각근은 목의 양쪽에 위치한 세개(혹은 네개)의 그룹으로 이루어진 근육들이다. "사각"이란 단어는 그리스의 "고르지 못한"에서 유래되었다. 각각의 사각근은 여러 개의 척추뼈에 붙으며, 결국 고르지 못한 길이를 가진다. 통증유발점은 근육의 중간정도 부위에서 발생하므로, 사각근의 통증유발점은 다양한 부위에서 발생할 수 있다. 다음의 케이스는 사각근에서 발생하는 다양한 문제를 포함한다. 각각의 케이스에서 자가 마사지가 통증유발점을 치료할 수 있었으며, 어떤 케이스에서는 사각근의 통증유발점이 어깨 통증을 유발하기도 한다.

32살의 베시는 우체국에서 일하고 있었으며, 어느날 작은 교통사고가 일어났다. 그후 그녀는 그녀의 우측 목부위에 경직을 호소하였으며 수일간 지속되어 일을 못할 정도였다.

31살의 프로발레댄서인 홍선은 그의 등과 좌측 어깨 사이에 지속적인 통증을 호소하였다. 마사지를 받으면 일시적으로 호전되었으나, 통증이 사라지지는 않았다. 그는 수년동안 통증을 호소하였으며, 그의 팔을 들기 원치 않게 되었다. 그는 삶을 덜 고통스럽게 하는 방법을 구하고 있다.

17살의 첼로 교습생인 에이미는 그녀의 어깨, 팔, 손에 위약 및 이상감각이 있음에도 불구하고 연주를 멈출수가 없다. 그녀의 부모는 이 문제들이 그녀가 다이빙할 때 풀에 손바닥이 다친것때문이라고 생각하였으나, 수천달러의 검사비를 들였음에도 불구하고 문제는 발견되지 않았다.

56세의 게르하르트는 1년반 전에 등으로 떨어진 후 그의 좌측 어깨 및 상완에 하끈한 통증을 호소한다. 통증은 그가 무엇을 들려고 하면 악화되었으며, 카이로프레틱 치료 및 물리치료는 통증을 악화시켰다. 이상감각은 그의 주치의에서 수근관의 수술이 필요하다고 확신하게 만들었다.

49세의 코니는 그녀의 어깨 및 좌측 팔에 통증을 호소한다. 통증은 주로 아침에 악화되며 밤에 잠을 깨우기도 한다. 그녀의 상완과 손은 모호하게 계속 감각저하를 호소하며, 손은 부을 때가 있었다. 그녀는 일을 하지 못할 정도라고 생각한다.

증후(Symptoms)

사각근의 통증유발점은 어깨 및 상부등의 흔한 통증의 원인이다. 불행히도 사각근은 잘 보이지 않고, 흉쇄유돌근에 가려있기 때문에 잘 인지되지 않는다.(그림 5.7) 흉쇄유돌근 및 사각근은 서로 비슷한 기능을 하기 때문에 한쪽에 문제가 생기면, 다른쪽에도 쉽게 문제가 생긴다.

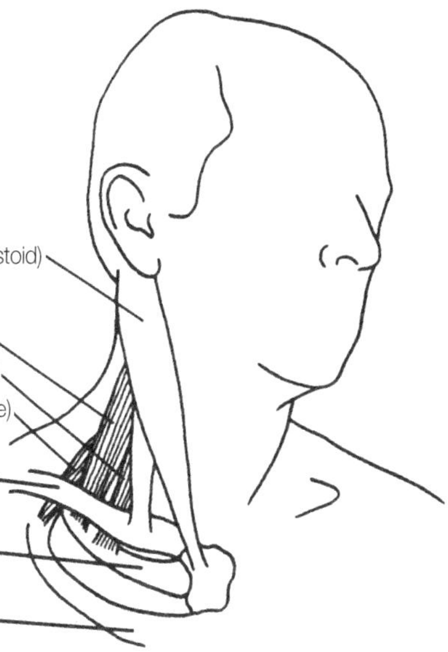

그림 5.7 흉쇄유돌근 뒤에 위치한 전방, 중간, 후방 사각근의 위치.

통증은 사각근 자체에는 잘 생기지는 않으나, 그들의 통증유발점은 연관부위의 통증의 주요 원인이 된다. 그들은 연관 부위에 위성 유발점을 발생하기 쉬워서, 가슴, 등, 어깨, 팔, 손의 이상감각 및 통증 등의 원인이 될 수 있다. 사각근의 통증유발점을 인지하지 못하면 오십견, 흉곽출구증후군, 수근관 증후군 등의 보존적 치료를 실패하는 중요한 요소가 된다. 사각근은 작은 근육이지만 그들의 통증유발점은 넓은 범위의 통증을 유발할 수 있다.(그림 5.8, 5.9, 5.10) 사각근의 어떤 통증유발점도 어떤 부위에 연관통을 유발할 수 있으며, 특정 연관통을 일으키는 유발점도 있다. 예를 들면, 중간 및 후방 사각근의 아랫부위의 통증유발점은 흉통을 일으킬 수 있으며, 중간 및 전방 사각근의 윗부위의 통증유발점은 상완 및 어깨의 통증을 유발할 수 있다.

사각근에 의해 생기는 증후들은 자주 오진된다. 사각근 통증유발점에 의한 상부 등의 통증은 능형근이나 척추의 문제로 오인된다. 사각근 통증유발점의 전통적 징후인 목과 어깨의 동요는 자주 신경인성 틱

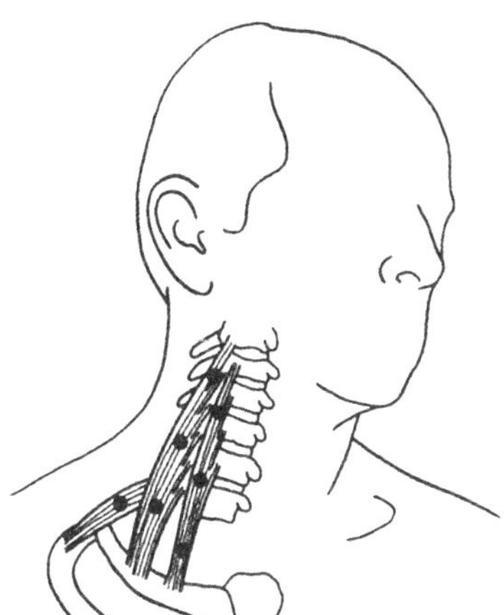

그림 5.8 사각근 통증유발점

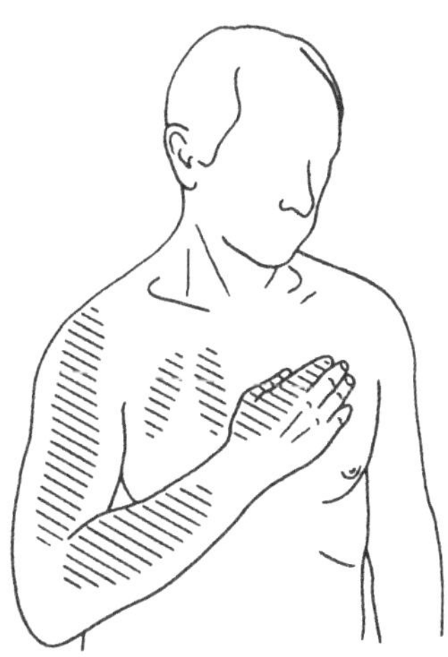

그림 5.9 사각근 연관통의 양상, 전방부

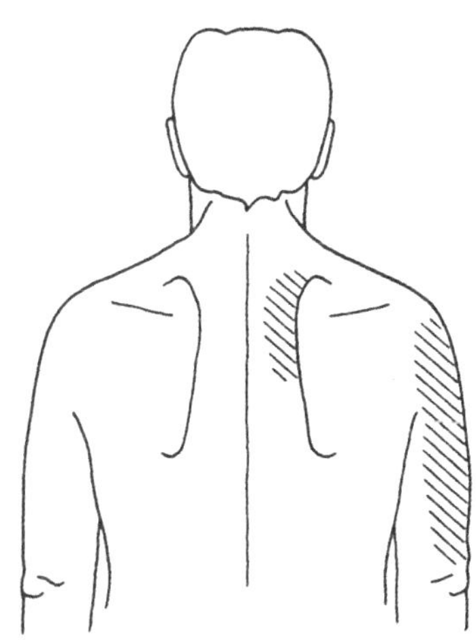

그림 5.10 사각근 연관통의 양상, 후방부

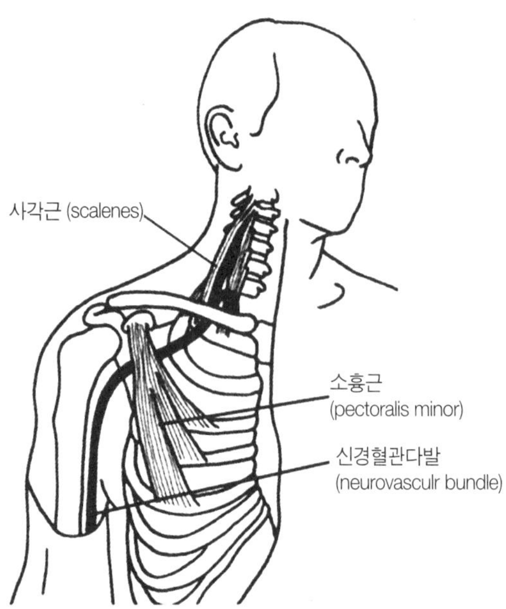

그림 5.11 팔과 손으로 가는 신경, 혈관, 림프관을 구성하는 신경혈관 다발.

으로 오인된다. 또한 사각근 통증유발점으로부터 생기는 흉통은 협심증으로 오인되며, 어깨통증은 점액낭염이나 건염으로, 상완의 전, 후반부로의 연관통은 근염좌로 오인될 수 있다.

어깨, 팔, 손에서 관찰되는 사각근 연관통의 양상은 의사로 하여금 경추 신경근병증이 있다고 믿게 만든다. 때때로 사각근의 통증유발점이 주된 원인이며, 불필요한 검사를 피하기 위해 자세한 검진이 필요하다.

통증유발점이 사각근을 단축시킬 때, 그들은 첫번째 늑골을 흉골쪽으로 당기게 하여 팔로 가는 혈관, 림프관, 신경관들을 쥐어 짤 수 있다(그림 5.11). 이런 이유로 혈류를 방해하거나 신경신호의 전달을 차단함으로서 팔과 손의 통증, 종창, 이상감각, 저림, 화끈거림을 야기할 수 있다. 손이 자주 부어오른다면, 특히 전방 사각근의 통증유발점을 잘 찾아보아야 한다.

이 부분의 신경 및 혈관의 압박으로 인해 생기는 증후의 집합을 *'흉곽출구증후군'* 으로 부르며 이것은 수근관 증후군과 잘못 진단될 수 있다. 트라벨과 싸이먼은 이 두 질환이 심하게 과진단되어 필요치 않은 수술적처치가 행해진다고 지적했다.

손과 팔의 사각근으로 인한 위약감 종종 물건을 떨어뜨리게 만들며, 신경학적 결손이 있다고 오진하게 만든다. 하지만 이런 위약감 사각근의 통증유발점으로부터 생성될 수 있다.

원인들(Causes)

사각근은 경추의 측면과 2개의 늑골에 붙는다. 사각근이 목을 안정시키거나 구부리는 역할을 하지만, 그들의 주된 역할은 흡기시 늑골을 올려서 폐용적을 키우는 것이다. 사각근은 매 흡기시마다 활성화 되며, 당신이 격하게 움직이면 이 근육들은 과도하게 일하게 된다.

습관적으로 횡격막 호흡대신 흉곽호흡을 하면 사각근들은 혹사된다. 단순한 신경인성 과환기도 마찬가지이다. 심각한 감정적인 스트레스에 놓인 사람들은 그들의 사각근에 통증유발점이 발견되리라고 기대된다. 천식이나 폐기종으로 고통받는 사람들은 사각근의 통증유발점을 촉진시킬 수 있으며, 폐렴, 기관지염, 과민반응 혹은 감기도 또한 그럴 수 있다. 금관악기를 연주하는 것도 역시 사각근의 문제를 야기하는 것으로 널리 알려져 있다.

많은 일상적인 동작들이 과도하게 시행되었을 때 사각근에 문제를 야기할 수 있다. 장시간 팔을 몸의 앞쪽에 두고 일하는 것이 사각근에 긴장을 유발할 수 있으며, 무거운 물건을 끌거나 들어올리는 것도 역시 좋지 않다. 무거운 등짐을 지는 것도 역시 사각근 뿐 아니라, 승모근, 소흉근, 흉쇄유돌근 등에 좋지 않다. 사각근은 많은 양의 노력호흡을 요구하는 달리기나 수영등의 활동에서 자주 혹사된다. 사각근의 통증유발점은 다른 근육에서의 위성유발점을 촉발시키거나 유지시킨다.

당신은 낙상이나 자동차 사고등에서 일어나는 머리의 과도한 움직임이 사각근의 통증유발점을 발생시키리라고 기대할 수 있다. 사각근이나 흉쇄유돌근은 모두 편타성 손상에 의해 영향을 받을 수 있으나 또한 쉽게 간과될 수 있다. 자동차 사고후 지속되는 등,어깨,팔,손의 신경학적 증후들은 사각근으로 인한 것일 수 있다. 한 연구에 따르면 편타성 손상의 81%에서 사각근의 통증유발점이 나타났다.

또한 목의 무게를 지탱하는데 도움을 주기 때문에 목을 항상 중앙에 고정시키는 자세에 주의하는 것이 현명하다. 습관적으로 목을 앞으로 움직이면 전방 목근육에 통증유발점이 생기기 쉽다.

자가 치료(Self-Treatment)

성공적으로 사각근의 통증을 발견하고 치료하는 것은 그림 5.7에 나타난 흉쇄유돌근과의 관계에 대한 당신의 이해력에 달려있다. 전방 사각근은 흉쇄유돌근과 경추사이에 위치하며 거의 숨겨져 있다. 전방 사각근을 만지기 위해서는 흉쇄유돌근을 젖혀야 한다.

중간 사각근은 전방 사각근의 뒤쪽에 위치하여 목의 좀더 측면에 위치하여 밑의 반쪽은 흉쇄유돌근과 빗겨져 있다. 후방사각근은 중간 사각근 뒤에 수평으로 위치하여 승모근 앞쪽 경계의 밑과 흉골의 위쪽으로 경계되어지는 삼각형안에 위치한다. 네번째 사각근인 수직으로 위치한 소사각근은 전방사각근 뒤쪽으로 위치한다. 소사각근은 모든 사람이 가지는 것은 아니며 정상 해부학적 변이이다.

소사각근은 목에 착 달라붙어 있어 말랑말랑한 흉쇄유돌근보다 딱딱하게 만져진다. 칠면조의 목을 생각해보라. 사각근을 마사지할 때는 척추뼈 위로 단단히 눌러야 한다.

사각근 마사지는 사실 고통스럽다. 사각근 통증유발점 위에 가해지는 압력은 으스스한 통증을 유발하여 당신을 움찔하게 만들며, 흡사 신경을 직접 압박하는 듯한 느낌을 받게 한다. 동시에 등, 어깨 혹은 가슴에 연관통을 유발할 수 있다. 이것이 연관된 근막통의 증거이며, 당신의 사각근에 문제가 있다면 가벼운 압력의 마사지로 시작하는 것이 좋나.

전방사각근을 마사지하기 위해 손가락을 흉쇄유돌근 뒤에 위치시키거나 이것을 움직여야 한다. 이것을 하기 위해 우선 손가락과 엄지 사이로 흉쇄유돌근을 잡은 후, 기관쪽으로 잡아당겨라. 이 자세에서 당신은 손끝으로 전방사각근을 누를 수 있다. 마사지를 시작하기 전에 흉쇄유돌근을 당겨야 한다는 것을 주목하라(그림 5.12). 가운데 손가락이 새끼 손가락의 도움을 받아 대부분의 일을 한다.

마사지는 당신의 손가락끝으로 목의 측면을 두드림으로 실행될 수 있으며, 목의 피부는 손가락과 같이 움직일 수 있다. 이 동작들은 귀 뒤부터 쇄골의 위쪽까지 흉쇄유돌근의 뒤쪽 경계를 따라 시행될 수 있으며, 흉쇄유돌근 뒤쪽에 숨겨져 있는 가장 아픈 통증유발점도 찾을 수 있

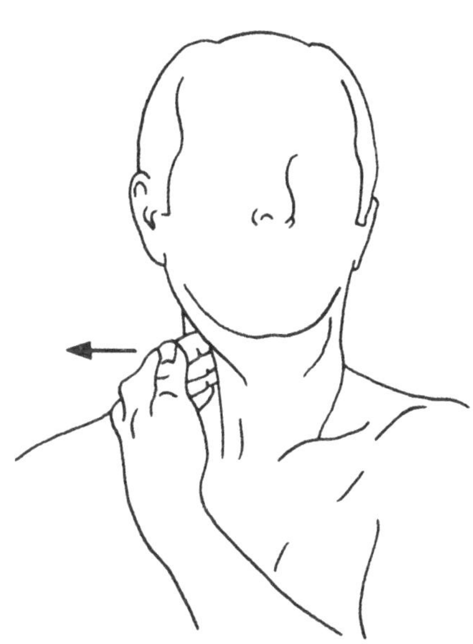

그림 5.12 전방 사각근 마사지. 마사지 하기 전 흉쇄유돌근을 기관쪽으로 잡아 당기고, 사각근을 화살표로 보이는 것처럼 두들겨라.

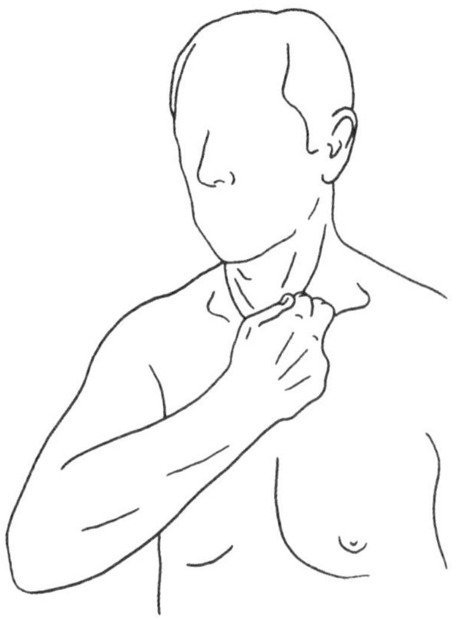

그림 5.13 쇄골에 붙어 있는 흉쇄유돌근 뒤쪽에 숨어있는 사각근 마사지

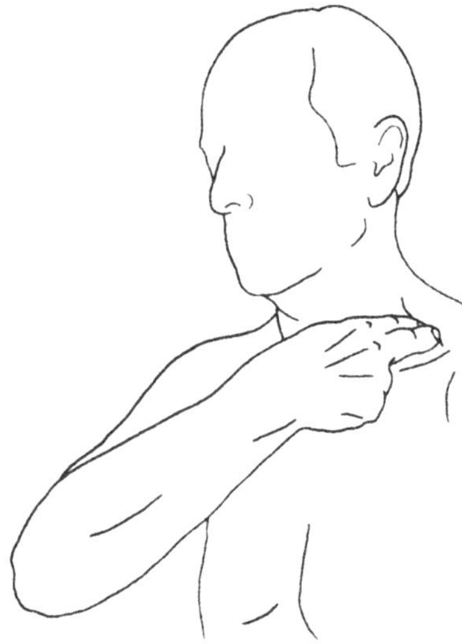

그림 5.14 쇄골에 붙어 있는 승모근의 앞쪽에서의 후방 사각근 마사지

다(그림 5.13). 심지어 쇄골뒤쪽에 깊이 숨겨져 있는 통증유발점을 발견할 수도 있을 것이다.

중간 사각근을 마사지하기 위해 목의 측면에서 같은 방법을 사용하라. 한 세션당 하나의 통증유발점에 6번의 두들김이면 충분하다. 하루에 3번에서 6번 정도 반복하라. 당신의 사각근에서 5군데 정도의 정교한 통증유발점을 찾을 수 있을 것이다.

후방사각근을 마사지하기 위해 가운데 손가락으로 쇄골에 붙어 있는 승모근의 앞쪽 경계 밑을 눌러라(그림 5.14). 압력을 밑으로 가하고 손가락을 인후를 향하여 쇄골에 수평하게 움직여라. 이 두들김은 또한 1인치 정도의 길이로 해야 하고 피부를 같이 움직여야 한다. 당신이 첫번째 늑골을 향하여 마사지를 할수록 뼈를 만지는 느낌이 날 것이다. 후방사각근을 간과해선 안된다. 다른 사각근들이 증상이 없을때에라도 이 근육은 증상을 유발할 수 있으며, 사각근 증후의 원인중 하나가 될 수 있다.

사각근을 피부 손상 없이 효과적으로 마사지하기 위해서는 손톱을 짧게 깍고 다듬어야 한다. 당신의 사각근은 이해하고, 위치를 찾고, 치료하기 어려운 근육중 하나이며, 많은 노력을 요한다. 사각근은 상반신의 근막통증 문제를 유발할 수 있으며 또한 오십견에도 일조할 수 있다.

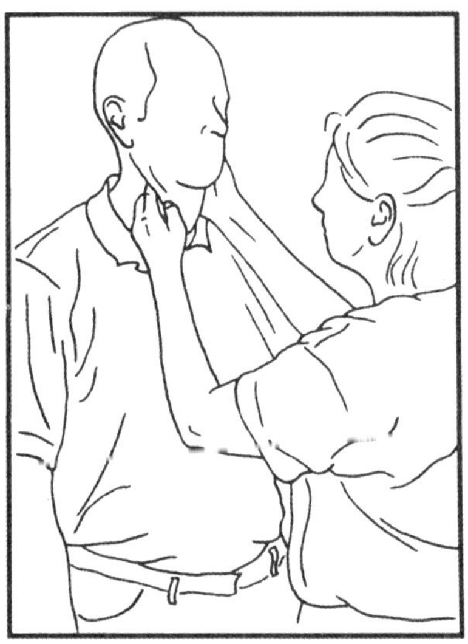

그림 5.15 전방과 중간 사각근의 동료 마사지

동료 치료(Partner Treatment)

당신은 당신의 동료의 사각근을 마주보고 서서 치료할 수 있다(그림 5.15).

척추를 마주보고 당신의 엄지 혹은 검지와 중지를 모아서 누르거나 동일하게 짧고 반복되는 두들김을 기관으로부터 먼 방향으로 두들겨라. 한 개의 통증유발점당 6번의 두들김이면 충분하며 후방 사각근을 간과해선 안된다. 두손가락을 한네 보아서 그들을 발견하고 치료하라. 처음에는 매우 매우 가볍게 시작해야 한다. 매우 가벼운 압력에도 사각근 마사지는 불쾌할 수 있다. 이런 이유로 다른 사람을 마사지하려는 사람은 과도한 사각근 마사지를 피하기 위해 본인 스스로 본인의 사각근에 연습을 해보아야 한다.

임상 치료(Clinical Treatment)

사각근을 효과적으로 치료하기 위해 흉쇄유돌근과 관련하여 사각근의 위치를 의식적으로 명확하게 그릴 수 있어야 한다. 전방 사각근은 전체적으로 흉쇄유돌근의 뒤쪽에 숨겨져 있어 치료하기 어렵다. 흉쇄유돌근이 통증유발점으로 딱딱해져 있으면 더욱 더 전방사각근을 촉지하기 어렵다. 검지와 중지의 등쪽으로 흉쇄유돌근을 기관쪽으로 젖히면서 전방사각근에 접근하라(그림 5.16). 바른 자세를 취하면 손가락은 흉쇄유돌근에 의하여 살짝 덮혀진다.

전방사각근을 아래쪽, 테이블 쪽으로 누르고 쇄골쪽으로 그것의 방향을 잡아라. 각각의 통증유발점은 기관의 반대방향으로 근육결에 수직으로 마사지 할 수 있다. 각각의 두들김을 위하여 흉쇄유돌근을 젖혀야 함을 주목하라. 사각근 마사지는 때때로 연관통 및 이상감각 양상을 유발할 수 있으며, 또한 신경을 누르는 듯한 불쾌한 찌릿한 감각을 유발할 수도 있다. 이것은 통증유발점이 비활성화된 후에는 유발되지 않는다.

중간사각근은 흉쇄유돌근의 뒤쪽에서 목의 측면을 덮는다. 두손가락 혹은 엄지손가락으로 쇄골쪽으로 근육결을 따라서 혹은 수직으로 반복적으로 두들기라. 후방사각근은 쇄골의 위쪽에 승모근과 어깨의 두꺼운 두루마리를 형성하는 쇄골의 꺽이는 점에서 발견된다. 치료를 위한 두들김은 고객의 발을 향하여 시행해야 한다(그림 5.17). 고객이 깊은 숨을 쉴 때, 후방사각근이 수축하고, 첫번째 늑골이 당신의 손가락을 누르는 것을 느낄 수 있다. 네번째 사각근, 단지 소수의 사람들에게만 발견되는 소사각근에 대해서는 생각하지 말자.

당신이 고객의 개별 사각근의 위치를 확신하지 못한다면, 고객이 가슴으로 숨쉴 때 그것들을 촉지해보라. 이것은 사각근들을 더욱 강하게 수축시킴으로써 좀더 명확하게 느낄 수 있다.

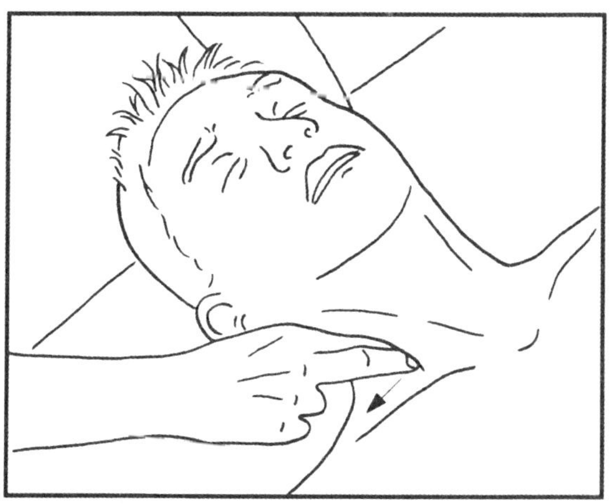

그림 5.16 전방사각근. 두들김을 시작하기 전에 흉쇄유돌근을 기관쪽으로 젖힌후, 화살표 방향으로 시행하라.

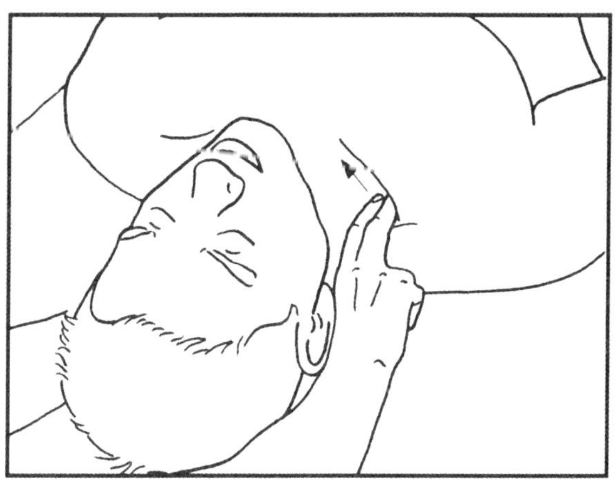

그림 5.17 쇄골 위를 중지로 이용히여 사각근 마사지 시행, 작은 화살표에서 보이듯이 짧고 깊게 시행한다.

회전근개 근육들 Rotator Cuff Muscles

45세의 지니는 그녀가 일하는 곳의 계단에서 넘어질 때 지탱하려고 노력한 후 양어깨의 만성통증을 호소하였다. 의사는 스테로이드 주사 혹은 수술의 단 두가지 옵션을 제공하였으며, 그녀는 둘다 거부하였다. 그녀는 비효율적인 두번의 물리치료를 경험한 후 전문적인 마사지 치료사에게 오게 되었다. 좋은 느낌의 마사지는 그녀를 조금 이완시켜 주기는 하였으나 어깨의 통증을 감소시키진 못하였다. 그녀는 그 후 15년간 어깨의 통증을 가지고 살게 되었다.

통증의 자가치료를 교육받은 후 그녀의 회전근개 근육의 통증유발점은 사라졌으며, 그녀는 그녀가 첫번째날 저녁에 배운 마사지가 이전에 어떤 치료도 가져다 줄 수 없었던 통증의 감소를 가져다 주었다고 말했다. 그녀는 치료에 수천달러를 허비했으며 결과적으로는 15년간이나 불필요하게 고통을 받아왔던 것이다.

어깨 통증, 어깨 관절 운동의 제한, 충돌의 가장 흔한 이유는 견갑하근, 극상근, 극하근, 소원근의 네가지의 회전근개 근육의 통증유발점이다. 당신이 스스로 이 근육들의 통증유발점들을 치료할 수 있다면 당신은 도수치료, 스테로이드 주사, 가혹한 물리치료등을 피할 수 있다. 가장 안전하고 가장 직접적이고 효과적인 어깨 통증의 치료는 회전근개 근육들의 통증유발점을 마사지하는 것이다. 구조적인 문제를 고치기 위한 수술을 하는 경우라도 불필요한 잔여통증이 없다는 것을 확인하기 위해서라도 이것들은 필요하다 (Travell, Simons, and Travell 1999, 141-142, 542, 556, 599; Danneskiold-Samoe et al. 1983, 17-20).

어깨 근육을 성공적으로 찾고 치료하기 위해서는 뼈구조물로서 견갑골에 대해서도 아는 것이 좋다. 당신이 견갑골의 일곱개의 뼈구조물을 찾지 못한다면 근육들을 찾기가 어려울 것이다. 이 장을 읽기 전에 이 책의 1장에 그림 1.1 부터 1.9까지 "어깨의 뼈"에 대해 다시 읽어보는 것이 좋다. 당신이 찾아야 하는 견갑골의 일곱 부분은 상부각, 내측경계, 외측경계, 하부각, 견봉, 오구돌기, 견갑골극이다.

네개의 회전근개 근육은 견갑골을 상완의 꼭대기 혹은 상완골에 붙일 수 있다. 이 중요 근육들은 팔을 돌리기 위해 각각 작동하며, 볼과 소켓관절에 붙잡아 두기 위해 협동한다. 회전근개의 통증유발점은 당신의 어깨통증, 움직임의 제한, 성가신 찰칵거리는 소음등의 대부분의 원인을 차지한다. 이 통증유발점들은 염증, 관절염, 유착 등의 말로 표현되는 견관절강의 질환의 원인의 대다수를 차지한다. 어깨근육을 짧아진 상태로 유지하게 하는 통증유발점들은 회전근개 손상, 근손상, 인대염좌, 관절탈구등의 심각한 물리적 손상의 원인이 될 수도 있다(Travell, Simons, and Travell 1999, 538-371, 596-607)

극상근 및 견갑하근의 통증유발점은 유착성관절낭염 발병의 주요 요인이다. 이것은 통증유발점에 의한 근긴장이 그들의 부착부위 및 점액낭을 자극하여 염증을 일으킬 때 시작된다. 이 염증으로 인한 결체 조직의 과도한 증식이 유착성관절낭염의 본질이다. 이 섬유성 유착의 발달은 회전근개의 통증유발점을 치료함으로서 조기 예방될 수 있다.

극상근의 통증유발점은 골부착부염 혹은 건의 부착부위에 염증을 일으켜서 만질 때 압통을 느끼게 한다. 골부착부염은 섬유화, 석회화 그리고 관절염성 골극을 만드는 경향이 있다. 이런식으로 극상근 통증유발점은 다른 회전근개의 통증유발점보다 유착성 관절낭염의 발달에 더 기여한다. 상완골의 골두가 견봉에 부딪히게 되는 충돌 증후군 또한 극상근의 통증유발점으로 인한 단축때문이라고 여겨진다.

견갑하근의 통증은 유착성 관절낭염의 극초기부터 중요한 역할을 하기 때문에 매우 중요하다. 비록 당신의 통증에 기여하는 다른 근육들을 치료하는 것도 중요하지만, 견갑하근의 문제가 해결되지 않는다면 통증은 지속될 수 있다(Travell, Simons, and Travell 1999, 605; Lewit 1991, 204-205).

회전근개의 통증유발점의 어깨를 딱딱하고 움직이지 못하게 만들기 때문에, 그들은 유착성 관절낭염과 유사하다. 이 두 질병은 일반적으로 구분은 가능하다. 통증유발점은 통증 상태를 야기하는 반면 유착성 관절낭염에서는 통증보다는 관절가동역의 제한이 특징적이다(Travell, Simons, and Travell 1999, 488,685).

나머지 두개의 회전근개근육인 극하근과 소원근은 통증유발점이 그들의 신전을 방해할 때 어깨의 경직에 기여한다. 그들은 또한 견갑하근이 일을 하기에 힘들게 만듬으로써 문제를 일으킨다. 극하근과 견갑하근은 서로 다른 작용을 하는 것에 주목하라. 각각의 근육은 다른 근육이 일을 하기 편하게 이완되거나 신전되어야 한다. 이 자유로운 반대되는 행동들이 건강한 어깨 작동의 기본이다. 이런 주된 근육들이 작용하기 힘들면, 어깨의 모든 미세한 협응 운동이 일치하지 않게 된다. 이것이 유착성 관절낭염의 시작점이다.

견갑하근 (Subscapularis)

견갑하근은 견갑골의 앞쪽에 놓인 유난히 강력한 근육이다(그림 5.18). 견갑골과 늑골 사이의 끼인 모습을 상상해보라(그림에서 가슴쪽 늑골은 제거 되어 몸을 통해 견갑골의 앞쪽을 덮고 있는 견갑하근을 볼 수 있다).

견갑하근은 상완골두에 붙어 팔을 안쪽 혹은 내측으로 돌리는 기능을 한다. 또한 상완골두를 견갑골 소켓에 고정시키는 역할을 한다. 견갑하근이 통증유발점에 의하여 약해지면, 극상근이 견봉에 가까이 끌어올려지도록 하여 극상근 및 점액낭의 충돌을 야기한다.

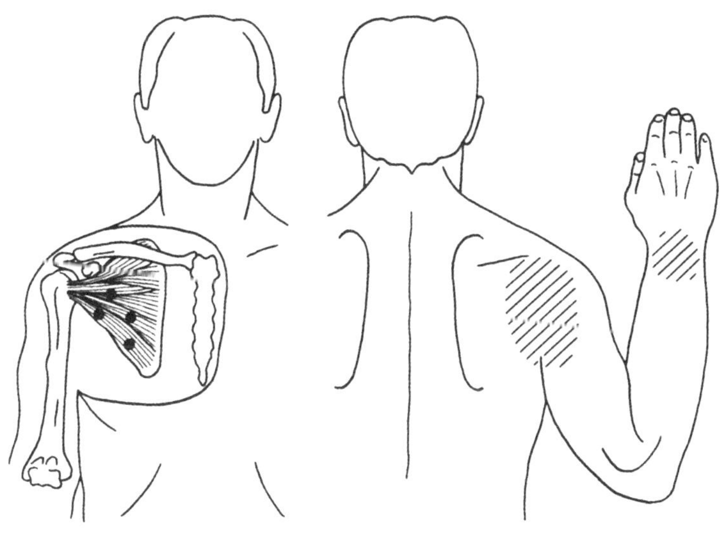

그림 5.18 견갑하근 통증유발점 및 연관통, 늑골은 견갑골의 앞면의 근육을 보기 위해 제기되었다.

견갑하근은 흉곽과 견갑골 사이에 숨겨져 있어 닿기도 어렵고 치료하기도 어렵다고 생각할 수 있으나, 사실 올바른 방법만 안다면 놀랍게도 접근 가능하다. 특별히 유착성 관절낭염에 있어서 견갑하근을 치료하는 법을 아는 것이 치료의 중점이 된다(Travell, Simons, and Travell 1999, 599, 603-607; Cantu and Grodin 1992, 154-155).

48세의 베르니는 수개월동안 좌측 어깨통증을 호소하였다. 폭풍이 지나간 후 부러진 나뭇가지를 주우려다가 그의 팔이 끼인듯한 느낌을 느낀 후부터 문제가 시작되었다. 어깨에선 계속적인 통증이 느껴졌으며, 그는 통증으로 밤에 수면에 방해를 받았다. 그는 심지어 아침에 옷을 입으려 팔을 들기도 힘들었다. 그는 의사에게 가는 것을 싫어하였으나 그의 문제는 나아지지 않았다.

베르니의 아내는 그에게 마사지 쿠폰을 선물하였으며, 마사지 치료사는 그에게 그의 어깨 밑에 굉장히 아파하는 부위를 스스로 치료하는 법을 가르쳐 주었다. 그의 어깨는 점점 더 나아져서 그는 스스로 치료하는데 용기를 가지게 되었다. 3개월 후 그의 어깨는 완전히 통증이 없는 상태가 되었고, 그것을 증명하기 위해 그는 그의 어깨를 자유자재로 움직여 보였다. "나는 통증에 대하여 잊었다" "심지어는 더 이상 그것에 대해 생각지도 않게 되었다" 라고 그는 말했다

루드의 어깨 통증은 매우 다른 방향으로 발생하였다. 67세의 루드는 그녀의 평생 소원인 밴조(목이 길고 몸통이 둥근 현악기) 연주를 배우기로 결심하였다. 그러나 첫번째 교습후 그녀는 그녀의 좌측 어깨뒤쪽으로 연습할 때마다 통증을 느끼게 되었다. 악기의 목을 잡고 활을 뒤로 밀 때 통증이 발생하였으며, 다행히 그녀의 선생은 통증유발점에 대해 알고 있었다.

그는 밴조, 기타 심지어 바이올린을 연주할 때 왼손의 위치는 왼팔이 최대한 바깥쪽으로 돌아가야 한다는 것을 설명하였다. 이 동작을 위하여 견갑하근은 신전되어야 하고, 이것이 근육에 무리를 가져다 줄 수 있다. 그가 그녀에게 견갑하근의 자가 마사지치료법을 가르쳐 주고 난 후, 그녀는 무리하지 않는 한 밴조 연주를 통증 없이 할 수 있게 되었다.

증후(Symptoms)

견갑하근 통증유발점의 주된 증후는 어깨 뒤쪽의 깊숙히 느껴지는 심한 통증이다(그림 5.18). 손목 뒤쪽의 통증은 항상 같이 동반되며 견갑하근 통증유발점의 확실한 징후로 보여진다. 때때로 어깨 통증은 상완의 뒤쪽으로 뻗어나갈 수 있다(그림에서 보여지지는 않음) 문제를 일으킨 견갑하근이 상완의 부착부에서 자극됨으로써 당신의 어깨 앞쪽에서 심각한 압통을 느낄수도 있다(Travell, Simons, and Travell 1999, 556, 600).

어깨를 움직일 때 들리는 딸깍 거리는 소리는 극상근 혹은 견갑하근 혹은 양쪽 모두의 통증유발점이 있음을 알려준다. 이것은 관절이 올바로 움직이지 않는다는 것을 알려주며, 이때 회전근개의 손상이나 만성적인 어깨관절의 불안정성의 위험도가 올라간다 (Travell, Simons, and Travell 1999, 545-546, 599).

견갑하근 통증유발점은 근육의 신전을 방해하여 결국 어깨 관절의 관절가동역을 저하시키고 팔이 어느 방향으로든 돌아가는 것을 제한하여 팔을 앞으로 올리거나 몸의 반대편으로 보내거나, 뒤로 올리는 것을 방해한다. 앞으로 팔을 뻗을 때 수바닥을 위로 보는 방향으로 돌리는 것이 어려우며, 이렇게 견갑하근의 통증유발점으로 생기는 통증과 강직은 점액낭염, 관절염, 이두근염, 회전근개 손상으로 오진될 수 있다. 또한 견갑하근의 통증유발점은 대흉근, 대원근, 광배근, 삼두근, 전방 삼각근의 통증유발점의 생성을 유발할 수도 있다(Travell, Simons, and Travell 1999, 596-607).

원인들(Causes)

추락할 때 몸을 지탱하기 위해 무언가를 잡는 등의 갑작스런 준비되지 않은 어깨 근육에 가해지는 부하가 견갑하근의 문제를 일으키기 쉽다. 특히 나이가 많거나, 과체중이거나 단순히 건강이 좋지 않을 때에도 당신의 어깨는 다치기 쉽다. 다른 원인으로는 상완의 골절후 오랜기간동안의 고정후에도 쉽게 올 수 있으며 뇌졸중 후 마비된 팔에도 쉽게 발생할 수 있다. 마찬가지로 흉부 수술 혹은 대상포진때도 유발될 수 있다(Travell, Simons, and Travell 1999, 878).

적절한 준비운동 없이 과도한 운동이나 스포츠 활동을 할 때 통증유발점이 쉽게 생길 수 있다. 유산소운동 애호가, 수영선수, 테니스 선수, 볼을 던지는 동작을 많이 하는 선수들은 그들의 견갑하근에 문제가 생길 확률이 높다. "투수의 팔" 이나 만성적인 어깨 통증으로 조기에 은퇴한 투수들도 적절하게 견갑하근이나 다른 회전근개의 통증유발점을 치료받는 다면 다시 공을 던질 수 있을 것이다.

자가치료(Self-Treatment)

다행히도 견갑하근의 통증유발점들은 접근 가능한 바깥쪽 경계에 잘 생긴다. 견갑골을 앞으로 그리고 몸의 옆쪽으로 돌린다면 마사지를 위한 자세를 취할 수 있다. 그림 5.19와 5.20은 견갑골과 흉벽 사이에 손가락이나 엄지손가락이 어떻게 위치해야 하는지 보여주고 있다. 이 두그림에서 근육을 보여주기 위하여 팔은 들어올려져 있다. 엄지나 다른 손가락이 어떻게 일하는지 보여주기 위해 팔꿈치는 아래로 향할 필요가 있다. 가능하다면 당신의 손을 다른쪽 어깨에 올려놓아라(그림 5.21) 이것은 견갑골을 끌어 당기게 하여 전면이 잘 노출되게 한다.

그림 5.22는 근육에 닿았을때의 엄지손가락의 위치를 보여준다. 이해하기 어렵다면 그림 5.18을 다시 보아라. 당신의 엄지손가락이 제 위치에 있다면 당신의 다른 손가락들로 견갑골의 뒤쪽을 감쌀 수 있어야 한다. 그림 5.23은 견갑하근을 만지는 손가락들을 보여주고 있다. 손가락의 바닥은 늑골에 밀착해야 하고, 손가락 끝은 겨드랑이의 뒤쪽 벽안에 깊숙이 누르고 있어야 한다.

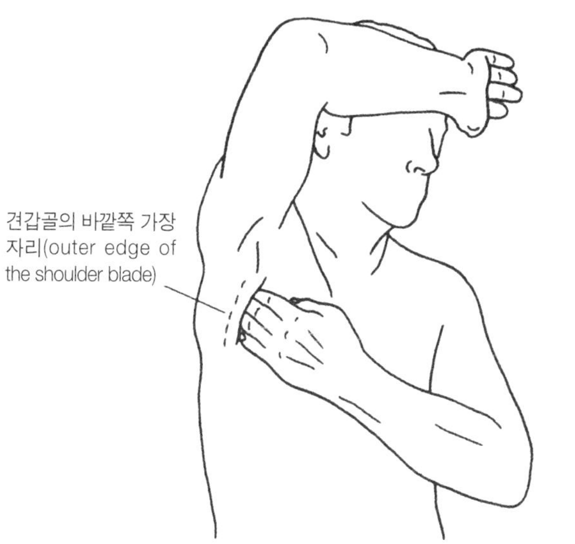

그림 5.19 견갑하근 마사지를 위한 손가락의 위치, 근육이 잘보이게 하기 위해 팔은 올려져 있으나 실제 마사지를 할때는 팔을 내려야 한다.

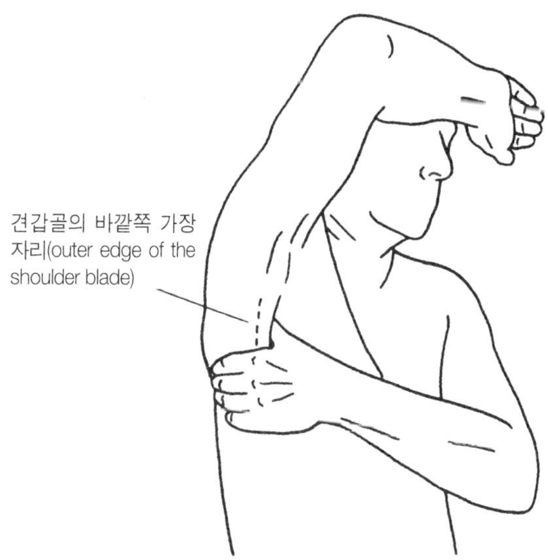

그림 5.20 견갑하근 마사지를 위한 엄지손가락의 위치, 근육이 잘보이게 하기 위해 팔은 올려져 있으나 실제 마사지를 할때는 팔을 내려야 한다.

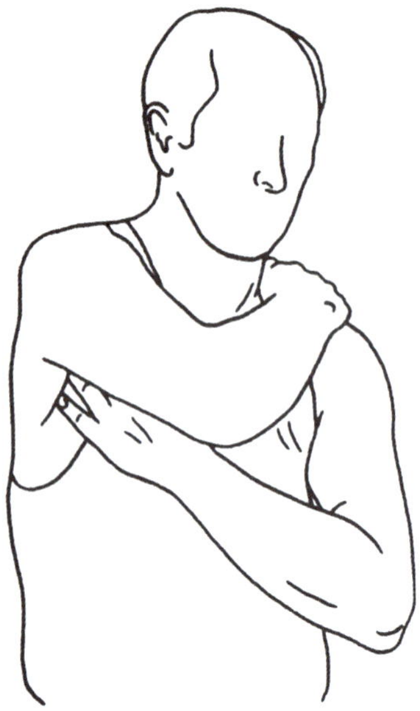

그림 5.21 견갑하근 마사지를 위한 팔의 위치, 늑골에서 먼 방향으로, 견갑골의 바깥쪽 경계를 향하여 마사지하라.

몸을 가로지르게 팔을 위치시키면 앉아있거나 서있거나 누워있을 때도 견갑하근을 마사지할 수 있다. 당신의 손톱이 충분히 길다면 쉽게 효과적으로 견갑하근을 치료할 수 있다. 손톱이 짧더라도 얇은 셔츠를 입으면 치료가 가능하다. 훌륭한 모델의 체격을 볼 수 있을뿐 아니라, 좀 더 명확히 보여주기 위하여 마사지 기술은 피부위에 바로 보여진다. 만약 손톱이 문제가 되거나 손가락이 과사용으로 다치게 된다면 Shemala 방법을 이용하라(그림 4.8)

손가락이 겨드랑이를 찌르지 않게 하고, 단지 뒤쪽으로 들어가게 하라. 겨드랑이의 뒤쪽을 구성하는 두꺼운 근육망을 마사지해서는 안된다. 견갑하근을 치료하기 위해 당신의 손가락은 이 두꺼운 근육망과 늑골 사이에 있어야 하며, 견갑골의 바깥쪽 경계를 느끼고 보아야 한다. 견갑하근은 견갑골의 앞쪽을 덮고 있다는 사실을 주목하라. 견갑하근은 뼈의 바깥쪽 경계와 늑골사이를 덮고 있다. 다른 곳을 마사지한다면 견갑하근을 놓치는 것이다.

견갑하근을 마사지하는 다른 좋은 방법은 팔을 다리 아래로 늘어뜨린 상태로 앉는 것이다(그림 5.24). 이 자세는 어깨 근육을 이완시켜 주며, 팔의 무게를 견갑골로 더욱 옮겨지게 한다. 손가락을 평평하게 늑골에 지지한 채로 늑골과 겨드랑이 뒤쪽의 근육 사이로 깊이 집어넣는다.

당신의 손과 손가락이 늑골에 꽉 조인다면, 손가락 끝은 견갑하근에 바로 부딪히게 될 것이다. 이 방법

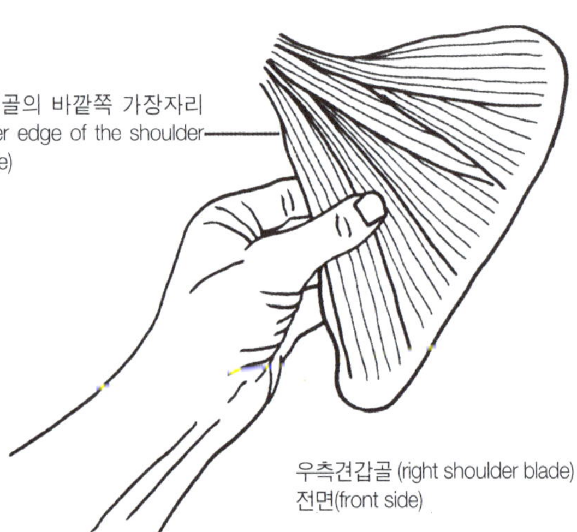

그림 5.22 견갑하근 마사지를 위한 엄지손가락의 위치, 견갑골의 바깥 경계를 향하여 마사지한다.

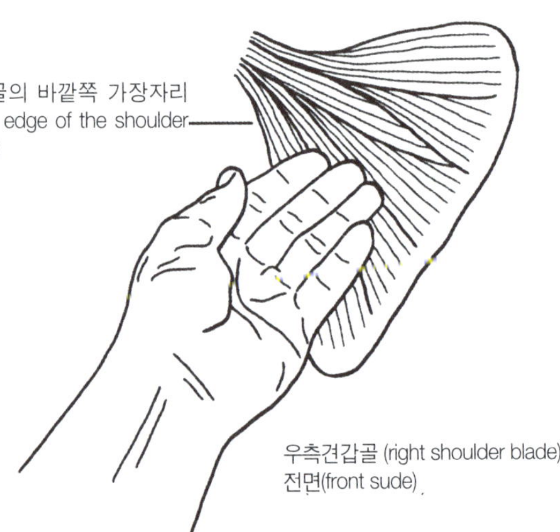

그림 5.23 견갑하근 마사지를 위한 손가락들의 위치, 견갑골의 바깥 경계를 향하여 마사지한다.

이 책의 서론에서도 기술하였지만 저자가 유착성 관절낭염을 치료하는데 쓰던 주된 방법이다. 많은 다른 근육이 문제를 일으킬 수 있지만 견갑하근이 주된 문제의 핵심이다.

이 자세에서의 마사지가 목을 너무 피곤하게 한다면 이마를 테이블에 기댄채로 시행하라. 견갑하근에 닿았는지 확신이 들지 않는다면, 팔을 강력하게 안으로 돌림으로써 견갑하근을 촉지한다. 팔을 안으로 돌리기 위해서 팔꿈치를 밖으로 돌리면 된다.

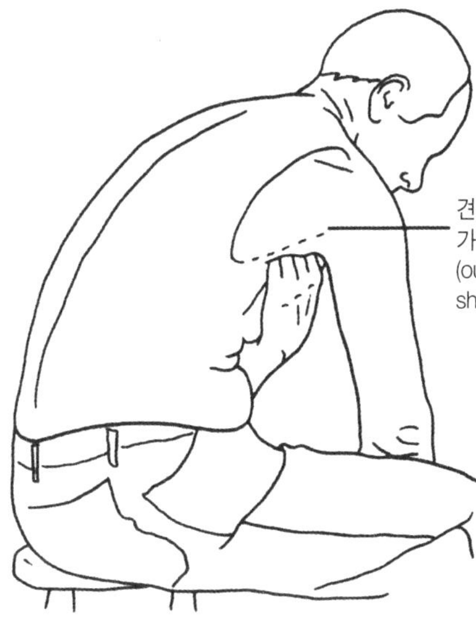

그림 5.24 팔을 다리 사이로 늘어뜨린 자세의 견갑하근 마사지, 견갑하근의 바깥쪽 경계를 향해 두드린다.

견갑골의 내측을 따라 정교한 압통을 찾아보아라. 견갑골의 위쪽으로는 견관절 바로 아래쪽에 위치할 수 있으며, 하지만 견갑골의 하극쪽의 통증유발점도 간과해서는 안된다. 통증유발점을 찾았다면, 천천히 1인치정도의 마사지를 늑골 바깥쪽에서부터 시행하라. 하나의 통증유발점당 하루에 수차례 6번에서 12번 정도씩 마사지 한다. 이것은 당신을 다시 편안한 수면을 할 정도로 통증을 경감시켜 줄 수 있다.

당신이 더 이상 통증을 느낄 수 없을 정도로 매일 마사지 하라. 증상은 금방 좋아질 수 있으나, 완전 관해는 6주 정도의 시간이 걸린다. 수개월에서 수년 이상 지속된 통증유발점은 대단한 주의가 필요하다. 견갑하근의 통증유발점은 매우 통증이 심하나 이것 때문에 실망하지는 말라. 당신이 견갑하근 마사지를 익히지 못한다면 당신의 고통은 지속될 것이다.

동료치료
(Partner Treatment)

점진적으로는 동료가 큰 도움이 될 수 있다. 통증유발점 마사지에 익숙한 간호사, 보조원, 작업치료사들도 어느 정도의 도움이 될 수 있다. 가족 구성원들도 마사지 치료에 대해 배울 수 있다. 다른 사람의 견갑하근을 치료하기 전에 먼저 본인의 것으로 미리 연습해보아야 한다. 이것을 할 시간이 없으면, 당신의 동료는 불유쾌한

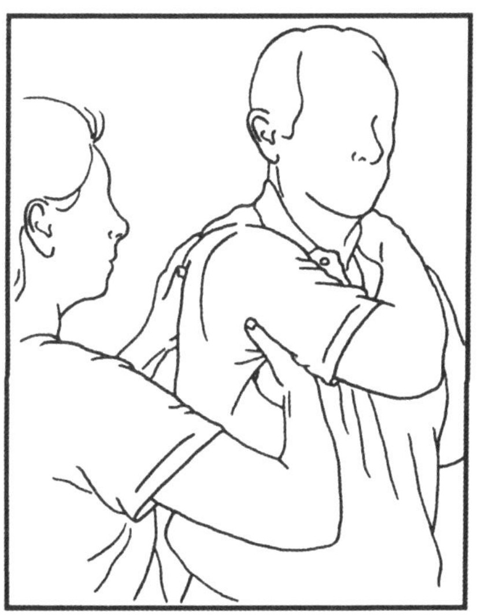

그림 5.25 손가락을 견갑골의 바깥 경계 안쪽에 위치시키고, 동료가 견갑하근을 마사지 하는 방법

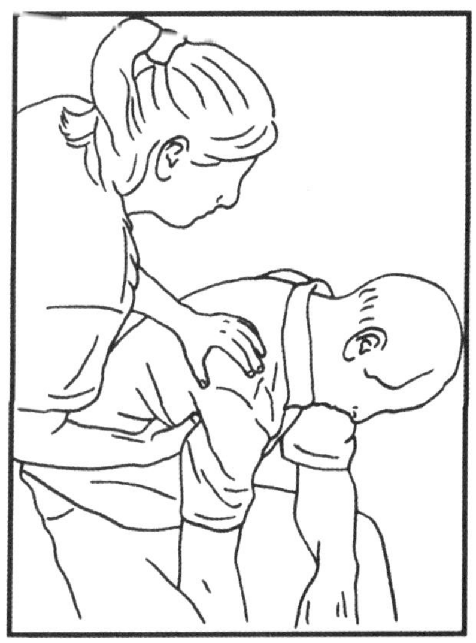

그림 5.26 팔을 다리 아래쪽으로 늘어뜨리고, 동료가 견갑하근을 마사지 하는 방법

경험을 하게 될 것이다. 복부를 제외하고 당신이 주의를 세심히 기울이면서 남의 몸을 치료해야 할 부위는 없다. 스스로 사전에 기술을 습득하고 당신이 무엇을 하는지에 대해 알아야 한다.

당신은 당신 동료의 견갑하근을 선 상태에서 마사지할 수 있다. 이 경우 그들의 견갑하근의 안쪽 경계를 손으로 잡아 끌어서 견갑골의 안쪽 면을 노출시키는 것이 도움이 된다(그림 5.25). 그러나 동료의 팔을 다리 사이로 늘어 뜨려 치료하는 것이 더욱 효과적이다(그림 5.26). 그림 5.27을 보면 견갑하근에 위치한 동료의 손가락이 보여진다. 어떻게 진행되는 것인지 정확히 묘사하기는 어려우나 당신이 직접 시행해보면 알 수 있을 것이다.

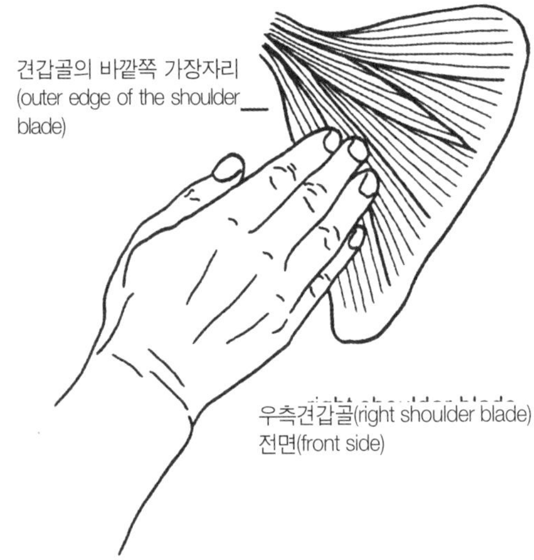

그림 5.27 견갑하근 마사지를 위한 손가락의 위치, 견갑골의 바깥 경계를 향해 마사지 한다.

임상 치료(Clinical Treatment)

58세의 제시카는 거의 십년간 우측 어깨 통증을 호소하였다. 한때 마취하에 유착 박리술을 받기도 하였다. 비록 관절 가동력은 조금 좋아졌으나 통증은 전혀 좋아지지 않았다. 물리치료도 여러 번 받았으나 그다지 효과적이지 못하였다.

작년에 카이로프렉터에게 방문하여 그녀 어깨위에 놓을 자석을 가져오기도 하였다. 그녀는 또한 냉찜질과 진통소염제도 복용하였다. 그러나 이 모든 것에도 불구하고 그녀가 팔을 등뒤로 돌려서 지퍼를 올린 마지막 때가 언젠지 기억할 수조차 없었다. 그녀는 등뒤로 지퍼를 올리는 옷은 더 이상 입지 않고, 브라도 앞쪽으로 조이는 것만 착용하여왔다.

통증유발점 마사지가 제시카를 구원하였다. 첫번째 치료를 마친후, 그녀는 "이것에는 뭔가가 있다. 나는 훨씬 좋아졌다"라고 말했다. 일주일 후 치료사는 그녀가 얼마나 행복해보이고, 희망에 차 보이는 지 보고하였다. 2주 후에 그녀는 밤에 깨지 않고 잘 수 있었다. 두달 후 6번의 치료를 더 받은 후 그녀의 통증은 완전히 없어졌다.

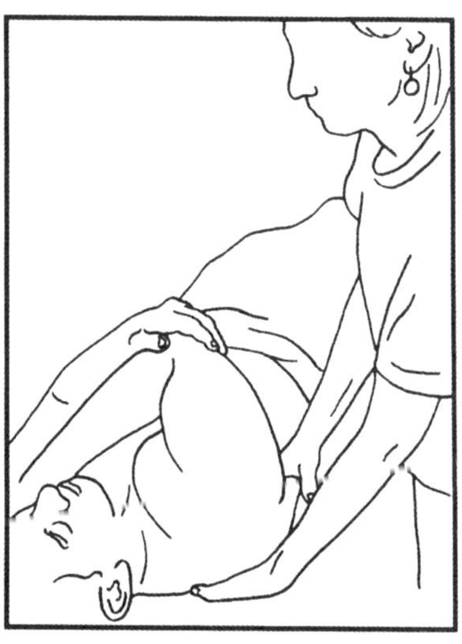

그림 5.28 견갑하근 마사지 손톱의 등쪽으로 늑골에 맞닿아서 치료사 방향으로 시행한다.

견갑하근을 치료하기 위해, 견갑골이 몸앞쪽으로 이동하기 쉽게 고객의 손을 반대쪽 어깨로 이동시켜라(그림 5.28). 고객은 다른 손으로 팔꿈치를 부드럽게 눌러야 한다. 이 자세는 당신이 손이 치료하기 편하도록 공간을 제공할 것이다. 실제로 유착성 관절낭염을 가진 고객들은 반대쪽 어깨에 손을 대기 어렵다. 이것은 치료가 진행될수록 좀 더 나아질 것이다. 고객의 피부에 찰과상을 유발하지 않기 위하여 로션을 사용하거나 손톱을 짧게 깍아야 한다. 고객이 당신의 손톱을 느낀다면, 마사지를 하지 말아야 한다.

한손으로 고객의 어깨 밑을 바치고, 손가락끝을 둥그렇게 하여 견갑골의 내측 경계를 따라 부드럽게 당신쪽으로 마사지 하라. 손바닥을 당신쪽으로 향하게 하고 겨드랑이 밑은 한손으로 받힌다. 올바른 자세에서 당신의 손가락은 흉곽과 견갑골 사이에 위치하게 될 것이고, 손가락끝은 견갑하근을 만지게 할 것이다. 당신의 손톱은 고객의 늑골에 맞닿을 것이다. 견갑골 바로 밑의 손쪽으로 압력을 세게 가하라(그림 5.29). 천천히 주의를 다해 진행하라. 활성화된 견갑하근의 통증유발점은 가벼운 압력에도 참을 수 없을 정도의 통증을 유발할 수 있다. 통증척도수치를 항상 물어보라. 당신이 마사지하는 부분의 긴장을 완화시키도록 항상 고객에게 이야기하라.

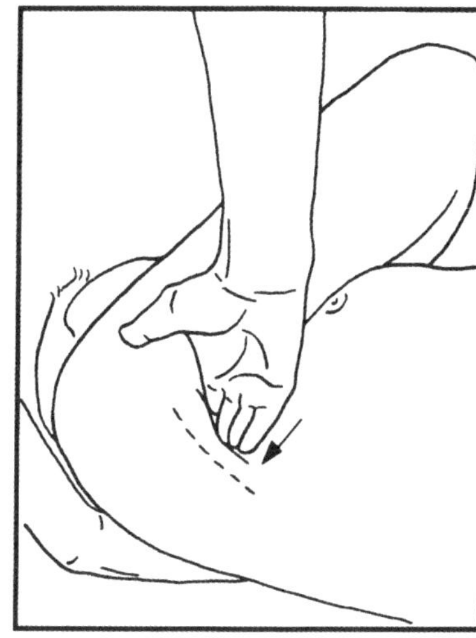

그림 5.29 견갑하근 마사지 시 손가락을 늑골과 견갑골 사이의 공간에 위치시킨다.

마사지 치료를 위해 두 방향이 가능하다. 견갑골의 능선의 근섬유를 따라 내려가면서 할 수도 있고, 근 섬유에 수직으로 짧게 마사지할 수도 있다. 수직으로 짧게 마사지 하는 법은 그림 5.29에 잘 나타나 있다. 근섬유에 수직으로 마사지할 때, 근육의 딴딴한 띠를 느낄 수 있을 것이다.

견갑하근이 붙는 상완부위 방향으로 움직이다가 견갑골의 하극으로 내려오라. 때때로 통증유발점은 이 근육의 아래쪽에서 더욱 악화된다.

비록 치료가 각각의 통증유발점마다 6번에서 12번의 마사지를 요하지만, 첫 두번의 치료에서는 가볍게 적은 횟수로 마사지 하는 것이 좋다. 이 자세에서는 무심코 전거근에 당신의 손가락 등쪽으로 압력을 가할 수 있음을 생각하라. 활성화된 전거근의 통증유발점들이 견갑하근의 통증유발점으로 오인될 수 있다.

어떤 마사지 치료사들은 견갑하근을 마사지하는 적절한 방법은 견갑골의 안쪽 경계 밑으로 접근하는 방법이라고 배워왔다(그림 5.30). 이것은 견갑하근 부착부의 통증유발점을 치료하는데 보조적인 도움이 될 수는 있으나, 바깥쪽으로부터의 접근법을 대체할 수는 없다. 견갑하근 내측의 압통은 주로 승모근, 능형근, 전거근의 통증유발점에서 기인하는 것으로 보여지며 이는 견갑하근을 접근하기 위해서는 이 근육들을 통해야 하기 때문이다. 견갑골의 아랫면을 접근하기 위해서는 고객의 손을 등뒤로 돌려 날개처럼 만들어야 한다는 것을 주목하라. 능형근의 단축이 이것을 방해할 수 있다.

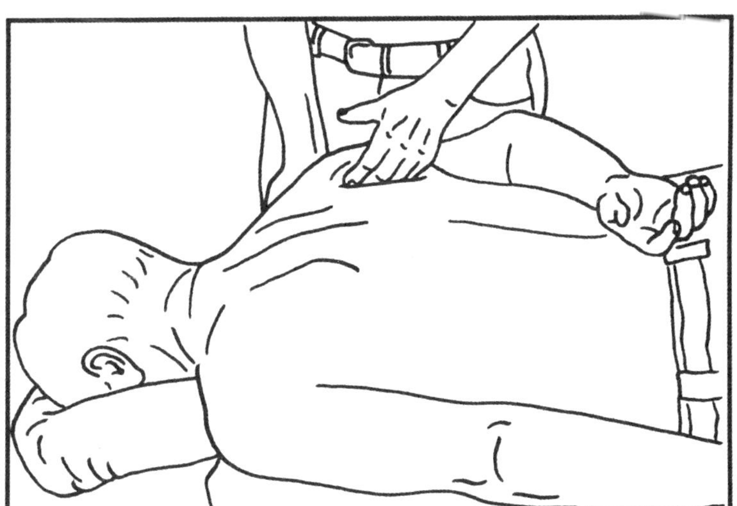

그림 5.30 견갑골의 안쪽 경계밑을 따라 시행하는 견갑하근 마사지.

극상근(Supraspinatus)

극상근은 견갑골극위에 견갑골의 오목하게 들어간 부분에 놓여있다(그림 5.31) 외측말단에는 견봉 밑을 지나서 상완골두의 바깥쪽 부분에 붙게 된다. 이 부착부는 극상근이 팔을 들어올리기 쉽게 지렛대 역할을 한다. 또한 회전근개들이 어깨 관절을 안정적으로 잡아줄 수 있게 도와준다.

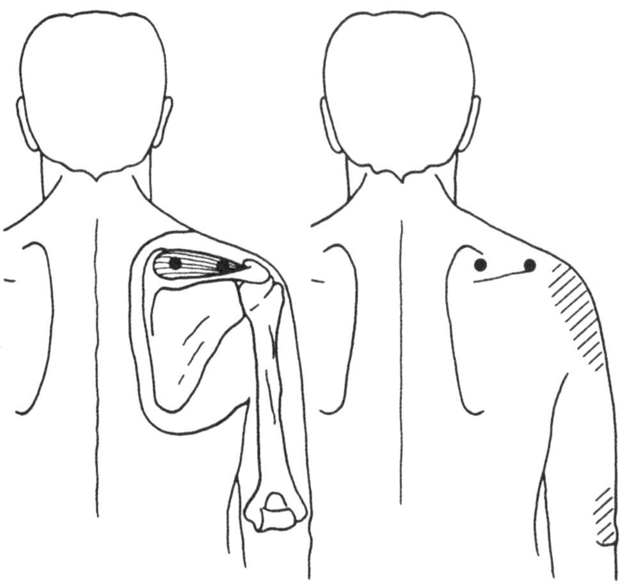

그림 5.31 극상근 통증유발점과 연관통의 양상

극상근은 가장 찾기 쉬우면서 가장 마사지 하기 쉬운 근육은 아니다. 심지어는 노련한 마사지사조차 시도하기 어려울수도 있다. 그럼에도 불구하고 이 근육은 어깨 문제에 있어서 너무 중요해서 무시되어서는 안된다. 치료사들은 올바른 기술을 사용한다면, 극상근이 치료하기 쉽다는 것을 깨닫게 될 것이다. 그것의 작용을 잘 이해하고 있다면 자가치료도 가능하다. 극상근의 통증유발점은 설명되지 않은 어깨문제의 중요한 핵심일 수 있으므로 중요하다.

55세의 에릭은 스키타다가 넘어진 적이 있다. 18개월후 그는 그의 좌측어깨 및 팔꿈치에 통증을 여전히 느낀다. 그의 팔을 올릴때마다 몹시 고통스러워 하였으며, 때때로 단지 걸을 때도 통증을 느끼게 하였다. 그는 수년동안 주말마다 과외로 피아노 연주를 하였다. 의사는 에릭의 회전근개가 찢어졌다고 생각하였으나, 자기공명영상에서는 이상소견이 발견되지 않았다.

에릭의 극상근의 가장 아픈 점을 압박하였을 때 그의 어깨와 팔꿈치의 통증이 악화되었다. 그는 그의 극상근을 마사지 하는 법을 배웠으며, 그의 통증은 삼주 후 좋아졌다.

증상(Symptoms)

극상근 통증유발점에 의한 통증은 어깨 외측의 중간 삼각근에서 깊은 통증으로 느껴진다(그림 5.31). 극하근에서와는 달리 통증이 어깨 관절에서 느껴지지는 않는다. 팔꿈치의 바깥쪽도 통증이 매우 자주 느껴질 수 있으며, 통증은 때때로 상완, 전완, 손목의 바깥쪽으로 방사될 수 있다.

통증은 쉬고 있을 때나 혹은 팔을 들어올릴 때 경험되며, 통증유발점이 근육의 신장을 방해하기 때문에, 당신이 등을 긁거나 팔을 뒤로 올릴 때 극상근이 신전되면서 통증을 유발할 수 있다. 세수하거나 빗질하거나 심지어는 남자들은 면도할 때도 통증이 유발될 수 있다. 테니스를 치거나 천장에 페인트칠을 하는 것들은 물론이다. 이런 어려움들 및 통증이 삼각근하 및 견봉하 점액낭염으로 오인될 수 있다.

쉽게 오인될 수 있는 다른 질환들은 극상근건염, 상완신경총염, 회전근개손상, 충돌 증후군이다. 회전근개 손상은 물론 발생할 수는 있지만 그렇게 흔하지는 않다. 일단 발생하면 일정 동작에서만 통증을 유발한다. 하지만 통증유발점은 모든 범위에서 통증을 유발할 수 있다.

회전근개손상은 자기공명영상에서 발견된다 하더라도 수술을 요하는 경우는 별로 없다. 통증유발점을 마사지하는 것이 미세 손상의 치유에 도움을 줄 수 있다. 또한 통증유발점으로부터의 장력이 미세 손상을 더욱 도발할 수도 있다. 스트레칭은 회전근개 손상에서는 추천되지 않는다.

극상근의 통증유발점은 어깨 관절에서 나는 '뚝' 하는 소리의 원흉이 될수도 있다. 이것은 극상근이 너무 팽팽하게 유지되어 상완골두가 부드럽게 움직이는 것을 방해하기 때문이다. 극상근의 통증유발점이 사라지면 '뚝' 소리는 없어진다. 극상근은 어깨 관절이 부드럽게 움직이게 하기 위해 매우 미세하게 조절되며, 통증유발점에 의하여 이 균형이 깨지게 되면 어깨 관절의 문제가 야기될 수 있다.

또한 극상근이 속칭 "테니스엘보우"로 알려진 외측상과염의 통증의 원인이 될 수 있다. 상완 및 삼두근의 통증유발점이 또한 테니스 엘보우의 주된 원인이 될 수 있다.

원인(Causes)

극상근은 무거운 의자를 옮기거나 상자, 짐등을 옮기는 등 한번의 극한 시도라 쉽게 과부하가 걸릴 수 있다. 또한 공항 터미널에서 무거운 짐을 끌고 다닐때도 손상을 받을 수 있다. 당신이 팔을 늘어뜨린채 무언가 무거운 것을 옮길 때 극상근은 어깨관절을 떨어지지 않게 하기 위하여 일상적인 힘보다 더 큰힘을 내어야 한다.

오랜 기간 팔을 어깨 위로 들어올리는 일을 하거나 팔꿈치 받침대 없이 컴퓨터 자판을 오래 치는 등의 일을 하면 극상근에 반복적인 손상이 가해져서 문제를 일으킬 수 있다. 또한 이미 손상이 있으면 걸을 때 팔을 흔드는 동작등도 손상을 악화시킬 수 있다. 넘어지지 않기 위해 무언가를 잡는 동작 또한 극상근 통증유발점을 촉발한다.

자가치료(Self-Treatment)

당신은 극상근을 견갑골의 위쪽에서, 승모근의 아래쪽에서 발견할 수 있을 것이다. 당신의 손가락을 견갑골극과 견갑골의 꼭지 사이에 위치시켜라(그림 5.32 를 보라). 당신의 손이 바른 위치에 있다면, 당신의 손끝은 견갑골극의 가장자리를 만지게 되고, 손목은 쇄골에 위치할 것이다. 극상근의 수축을 관찰하기 위해 팔을 조금 앞뒤로 흔들어라. 팔이 움직이자 마자, 당신은 당신의 근육이 수축하는 것을 손끝으로 느낄 수 있을 것이다.

극상근의 통증유발점은 두군데서 발생할 수 있다(그림 5.31). 하나는 견갑골의 위쪽 각도 바로 아래의 근육결에서, 다른 하나는 근육이 견봉아래로 들어가는 지점의 1~2 인치 옆에서 발견된다. 이것들이 점액낭염이나 충돌증후군으로 잘못 오인될 수 있으나, 별다른 치료 없이 통증유발점

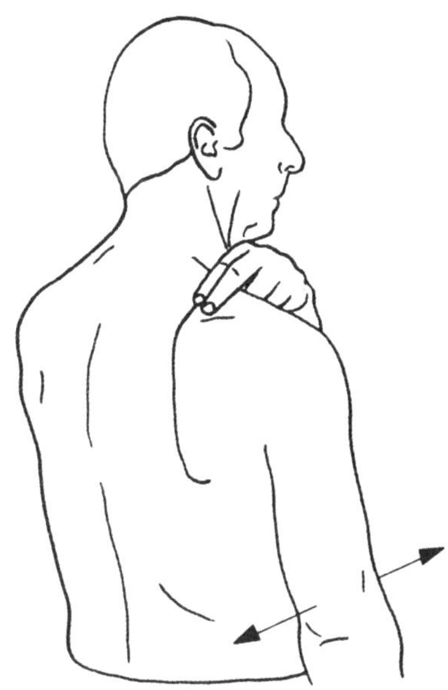

그림 5.32 손가락으로 극상근을 촉지하기 위해 팔을 앞뒤로 흔들어라.

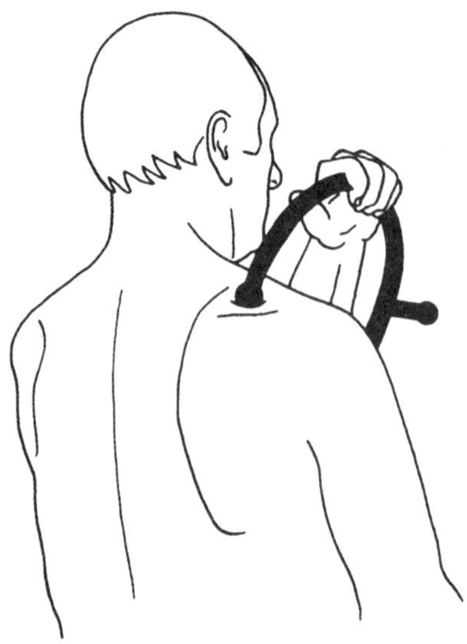

그림 5.33 치료용 지팡이를 이용한 극상근 마사지

을 해소함으로서 치료될 수 있다.

민감한 손가락이 극상근의 통증유발점을 찾아내는데 도움이 될 수는 있으나, 마사지하기는 매우 어렵다. 또한 깊숙하게 근육에 압력을 가하는 것이 매우 어렵다. 극상근 자체가 매우 두껍기도 하고, 또한 승모근의 두꺼운 부분으로 뒤덮여 있기 때문이다. 치료용 지팡이나 등지압봉이 유용한 도구가 될 수 있다(그림 5.33). 등지압봉에 달린 조그만 손잡이가 이 동작에 도움이 된다. 일반적으로 짧은 반복된 마사지를 사용한다.

극상근의 문제는 중간 삼각근의 위성통증유발점을 일으킬 수 있다. 주의를 기울여야 하며, 잘못 오인되어서는 안된다. 삼각근의 통증은 또한 당신에게 그 위치를 마사지하도록 유혹한다. 삼각근을 마사지 하는 것은 쉬우나 극상근으로 인한 어깨 통증을 감소시켜주지는 못한다.

동료치료(Partner Treatment)

옷이 그다지 두껍지 않다면 옷위로 다른 누군가의 극상근을 마사지 할 수 있다(그림 5.34). 통증유발점에 충분한 압력을 가할 수 있도록 상대방은 앉힌 상태에서 뒤에 선다. 극심한 통증유발점을 가진 마른 환자에서는 한손의 손가락만을 쓰고, 풍채가 좋은 사람이라면 보조하는 손을 사용하라.

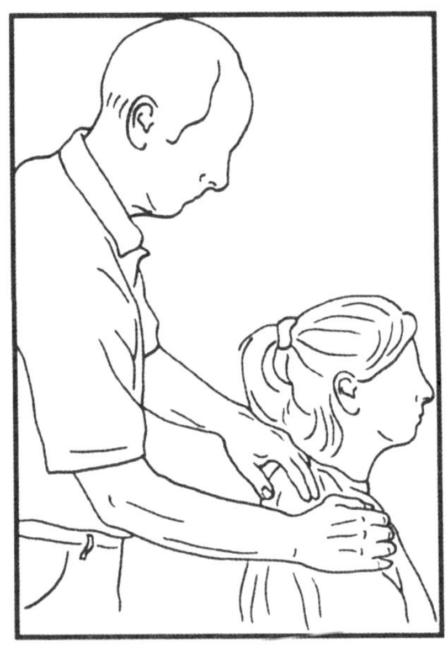

그림 5.34 한손의 두손가락을 사용하여 동료의 극상근 마사지를 하는 법

임상치료(Clinical Treatment)

65세의 잭은 집주변에서 작업할 때 상지의 힘이 약해 장애를 느꼈다. 정원일조차 그에게는 힘들었다. 그는 손을 뒤로 돌려 등을 긁을 때조차 그의 어깨에 통증을 느꼈다. 그는 19살 때 오토바이 사고로 수주간 석고고정을 했었다.

치료사는 잭의 왼쪽 극상근과 사각근에서 극도의 통증을 느끼는 압통을 찾아내었으며, 2주간 3번의 치료를 시행하였다. 치료 후 그는 정원에서 통증 없이 자유롭게 일할 수 있었다고 이야기 했으며, 어떻게 그런 단순한 치료로 더 힘이 세지고 강해질 수 있는지 놀랐다고 이야기 하였다.

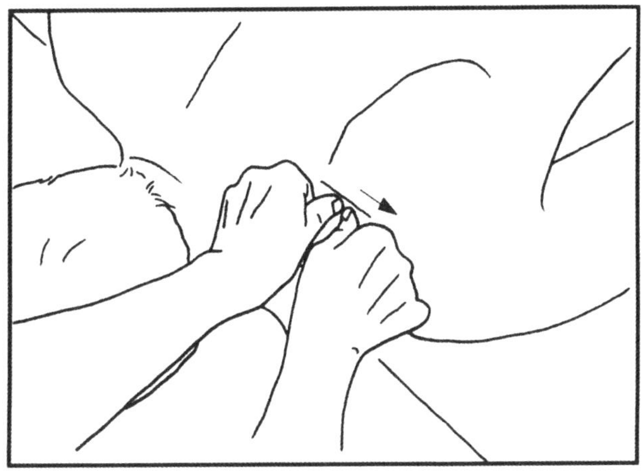

그림 5.35 양엄지손가락을 사용하여 견갑골극 바로 위에서 극상근 마사지하는 법.

마사지 치료사는 테이블 모서리에서 양손의 엄지손가락을 모아서 극상근의 압통유발점을 치료해야 한다(그림 5.35) 엄지손가락은 서로의 손톱을 마주 댐으로써 서로 마주 보아야 한다. 이것이 승모근을 통과하여 매우 강력한 힘을 낼 수 있는 도구가 된다. 손목와 팔꿈치를 구부리지 않은 상태에서 체중을 이용해 압력을 가하여야 한다.

당신이 기술된 대로 이 기술을 정확히 시행한다면, 큰힘을 들이지 않고 효과적으로 할 수 있다는 데에 놀랄 것이다. 견갑골극과 윗경계사이에 위치한 작은 삼각형의 공간을 주목하라. 이 깊이 위치한 통증유발점을 치료하기 위해 어깨의 바깥쪽으로 6번에서 12번의 짧은 마사지를 시행한 후 견봉 밑으로 들어가는 근육의 부분을 마사지 하라. 통증유발점이 존재한다면 매우 민감하게 느껴질 것이다. 이 근육을 부드럽게 치료하라. 극상근은 어깨 문제에서 가장 치명적인 근육중 하나이다. 당신은 이것의 치료를 익혀야 한다.

극하근(Infraspinatus)

극하근은 견갑골극 아래쪽의 거의 모든 견갑근을 덮는다(그림 5.36) 극하근은 상완골두의 뒤쪽에 붙어 팔을 외회전 시킨다(그림 1.41과 1.42를 보라). 이 동작은 공을 던지거나 테니스 포핸드 스트록을 준비할 때 하는 동작이다. 외회전이 일어나지 않으면 팔을 어깨 위로 들어올릴 수 없다. 극하근 역시 상완골두를 어깨 관절에 안정되게 위치시켜주는 중요한 근육 중 하나이다.

다른 회전근개근육들 중에서 극하근의 통증유발점이 제일 생기기 쉽다. 실제로 극하근은 몸의 근육 중 문제가 자주 생기는 근육중 하나이다. 반복적인 통증을 유발하거나 근육을 경직되고 약하게 만드는 극하근의 통증유발점들은 직업운동선수를 위험하게 만들 수 있다.

32살의 테니스 코치인 김은 어렸을 때 테니스를 시작한 후부터 양어깨의 통증을 경험하였다. 회전근개염으로 진단받고 김은 여러 번의 스테로이드 주입술 및 매주 물리치료를 받았다. 여러 번에 치료에도 불구하고 그녀는 통증으로 인하여 오랜 시간 테니스를 치지 못하였다. 그녀는 그녀의 어린 제자들이 그녀와 유사한 통증을 경험하는 것에 대해 걱정하였다. 그녀는"나는 내가 그 나이에 그랬듯이 통증을 이겨내고 운동하도록 하였다." "그러나 나는 그들이 나처럼 장애가 생겨 테니스를 끝낼까봐 두렵다. 나는 무언가 다른 것을 해야할지 모르겠다. 그들은 운동하기 원한다" 라고 말했다.

마사지 치료사가 그녀에게 테니스공을 벽에 대고 그녀의 어깨를 자가 치료하는 법을 보여주고 나서 14세때부터 그녀를 괴롭혀 왔던 어깨 통증이 사라졌다. 그녀는 이 새로운 치료법을 그녀의 제자들에게 가르쳐야겠다고 느꼈다.

김의 제자인 12살 헤더는 다른 사람들보다 더 많은 도움이 필요하리라 보여졌다. 그녀는 또래보

다 작았으며, 크리스마스 선물로 성인용 라켓을 선물받아 사용한 후부터 어깨부터 팔의 바깥쪽으로 느껴지는 심한 통증으로 고생하기 시작했다. 통증은 포핸드 스트록을 위해 라켓을 뒤쪽으로 뺐을 때와 공을 치고난 후 발생하였다.

스포츠 정형외과의는 회전근개염으로 진단하고 운동처방, 스트레칭과 붙이는 스테로이드를 처방하였다. 헤더는 그녀의 어머니에게 스트레칭과 운동이 그녀의 어깨를 더욱 아프게 한다고 불평하였으며, 그것들을 시행하기를 거부하였다. 그녀는 벽에 테니스 볼을 대고 굴리는 것이 유일하게 도움이 된다고 말했다. 그러나 그녀는 무언가 잘못된다고 느꼈다. "이것 말고 다른 근육은 없나요?"라고 그녀는 물었다.

김의 조언대로, 헤더의 어머니는 그녀를 김의 마사지 치료사에게 데려갔고, 다른 근육에도 통증유발점을 발견하였다. 그녀의 4가지의 모든 회전근개근육들에 문제가 있었으며, 사각근 및 전완의 근육에도 문제가 있었다. 치료사는 그녀에게 어깨와 팔을 스스로 치료하는 법을 보여주었으며, 그는 그녀의 새로운 긴 테니스 라켓은 수년 지나고 사용할 것을 제안하였다.

증후(Symptoms)

2장에서 자넷 트라벨이 극하근의 통증유발점으로 인하여 테니스를 그만 둔 것을 기억할 수 있을 것이다. 이것이 그녀를 근막통증증후군의 연관통으로 이끌게 된 일이다. 트라벨 박사는 극하근 자체는 어깨의 뒤쪽에 위치함에도 불구하고, 어깨의 앞쪽에 통증을 유발하는 것에 깊은 인상을 받았다(그림 5.36과 5.37)

극하근 통증은 어깨 관절 깊숙한 곳의 통증처럼 느껴질 수 있어서 관절염이나 회전근개 손상으로 오인될 수 있다. 극하근의 통증유발점은 관절염과 유사하게 보일 수 있다. 통증은 이두근을 따라 내려갈 수도 있고, 어깨의 바깥쪽을 따라 느껴질 수도 있다. 전방 삼각근 및 이두건 고랑을 따라 느껴지는 압통은 이두

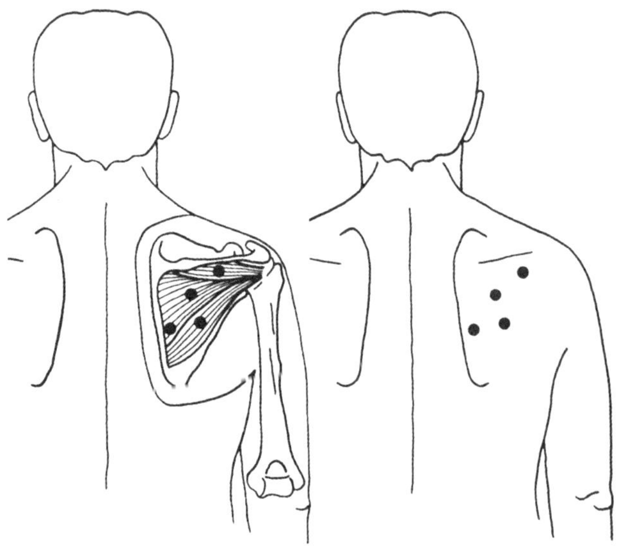

그림 5.36 극하근 통증유발점

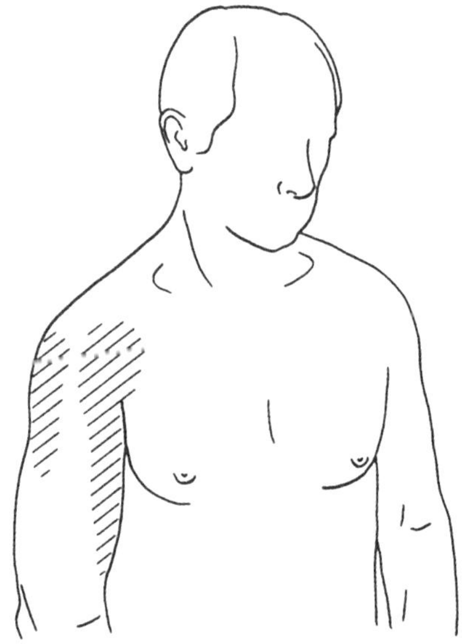

그림 5.37 극하근 연관통의 양상

건염으로 오인될 수 있다.

때때로, 통증은 목의 뒤쪽으로 방사되고, 견갑골의 내측이나 상완 밑 전환, 손의 엄지손가락 측으로 느껴질수도 있다. 통증이 전완으로 방사되었을 때 손목신전근에 위성통증유발점이 생길 수 있다. 이런 점을 깨닫지 못한다면 다른 여러곳을 마사지하느라 수시간을 허비할 것이다.

팔의 외회전에 제한이 있다면, 팔을 어느 방향으로도 움직이기 힘들것이다. 팔의 내회전은 팔을 등뒤로 돌리는데 필요하기 때문에 자켓을 입거나 벗기 힘들 것이다. 침범된 어깨쪽으로 누워자는 것이 매우 고통스러우나, 팔의 무게가 극하근을 잡아당기기 때문에 반대편으로 자는 것도 역시 고통스럽다. 당신은 경사진 침대 혹은 배게를 충분히 높인 침대에서만 잠들 수 있을지도 모른다.

극하근의 기능장애는 다른 회전근개를 긴장되게 만들어 그것들을 역시 과부하를 걸리도록 만든다. 이런 근긴장들은 당신의 주치의에게 당신의 견관절이 굳었다고 느끼게 만들어 마취하에 강제 도수 치료를 권할지도 모른다. 그러나 이런 제한된 움직임들은 회전근개의 통증유발점 마사지로 충분히 치료될 수 있다.

원인(Causes)

극하근은 팔을 위로 올린 상태를 유지하기 위해서 수축하고 있어야 하기 때문에, 오랜 기간동안 머리 위로 당신의 팔을 들어올리거나 앞으로 뻗는 동작들은 극하근에 과부하를 걸리게 한다. 반복적으로 팔을 뒤쪽으로 돌리는 것 또한 극하근을 긴장하게 만들어서 통증유발점을 생성한다. 사고, 추락, 많은 스포츠동작들이 극하근을 다치게 만들 수 있으며, 특히 공던지기 및 라켓을 사용하는 운동들이 그렇다.

팔을 핸들 꼭대기에 올리고 운전하는 동작은 역시 팔을 드는 동작을 하는 극하근 및 극상근에 긴장을 계속 가할 수 있으며, 같은 이유로 팔꿈치 받침대 없이 컴퓨터 자판을 치는 동작도 문제를 야기할 수 있다. 손으로 계속 마우스를 잡고 있는 것도 또한 어깨 통증을 야기할 수 있는데, 이 자세가 어깨를 최대한 외회전 시키면서 극하근을 계속 수축시키기 때문이다.

키보드의 우측편에는 많은 과외의 자판들이 몰려있기 때문에 마우스를 키보드의 왼편에 놓는 것이 당신의 손을 가운데 놓게 되어 팔의 외회전을 감소시켜 통증의 감소에 도움이 될 것이다.

자가치료(Self-Treatment)

극하근은 견갑골의 바깥면에 완전히 노출되어 있으므로, 스스로 마사지치료 하기에 매우 쉽다. 팔을 외회전 시킴으로써 근육의 수축을 느껴 위치를 확인하라(그림 5. 38) 등지압봉뿐 아니라, 치료용 지팡이가 극하근 마사지를 위해 유용하다(그림 5. 39와 5.40). 당신은 벽에 볼을 대고 굴리는 것이 더 좋다고 느낄 수도 있다(그림 5.41). 그림에서와 같이 벽에 반듯이 기대는 것보다는 45° 정도 각도로 기대는 것이 더 좋다.

극하근 통증유발점에 압력을 가할 때, 통증반응은 조금의 시간이 걸린후 발현되므로, 너무 빨리 문제

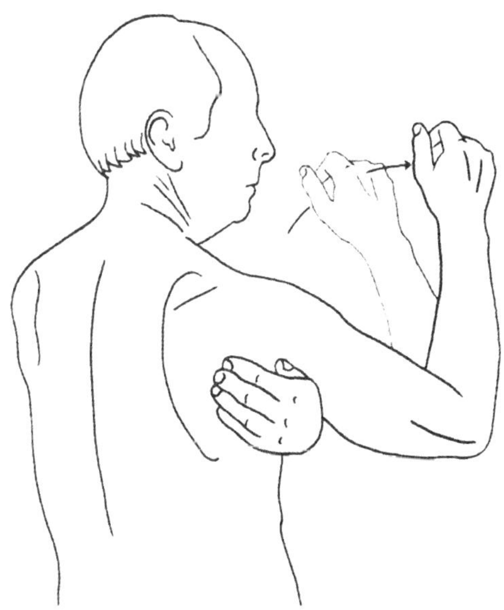

그림 5.38 화살표는 단독 수축하고 있는 극하근 위치를 찾기 위해 외회전 하는 방향을 보여준다.

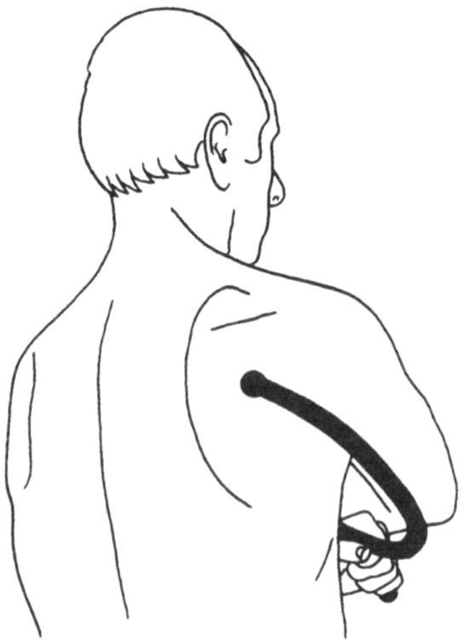

그림 5.39 치료용 지팡이를 이용한 극하근 마사지

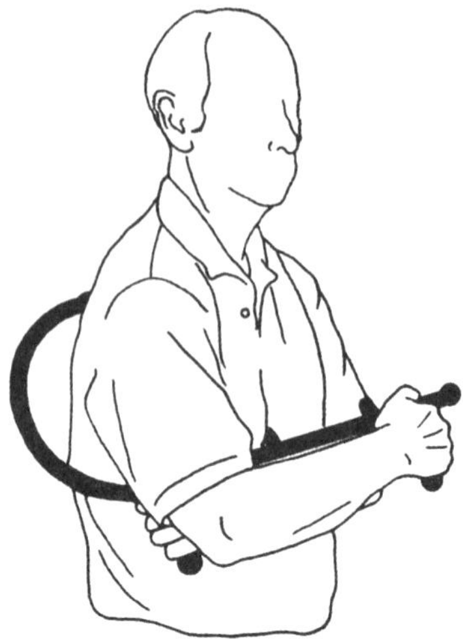

그림 5.40 치료용 지팡이를 옷위로 마사지하는 방법

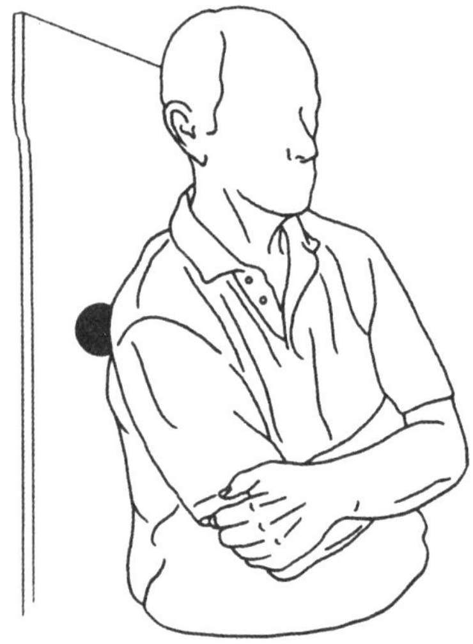

그림 5.41 라크로스공을 벽에 대고 시행하는 극하근 마사지

없다고 단정짓지는 말아라. 특징적인 압통을 느낄때까지 여러 번의 마사지가 필요할 수도 있다.

극하근은 특히 교활한 근육이다. 당신은 극하근 자체에는 통증을 경험하지 못할수도 있다. 극하근의 통증유발점이 어깨의 앞쪽 및 바깥쪽에 통증을 유발할 수 있다는 것을 잊은 채 열심히 그 부위를 마사지 할 수도 있다. 당신은 그것을 직접 누르기 전에는 극하근이 통증의 원인이라는 것을 모를 것이다.

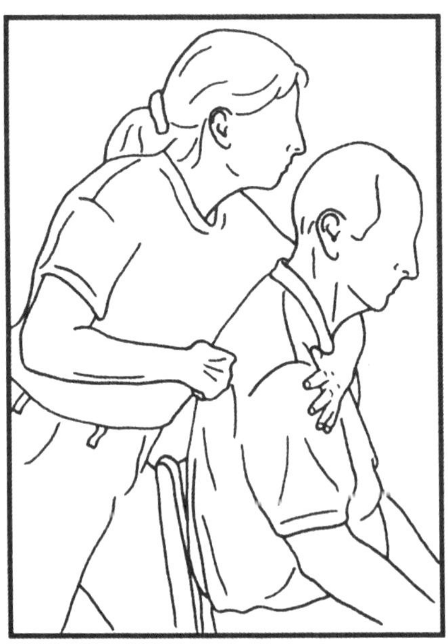

그림 5.42 느슨하게 쥔 주먹의 손가락 관절을 사용하여 동료의 극하근 및 소원근을 마사지하는 방법

통증유발점을 처리하기 전에 운동하거나 스트레칭 하는 것을 두려워하라. 극하근의 통증유발점은 스트레칭하면 역효과를 유발할 수 있다. 물리치료사는 어깨운동을 하는 것을 고집할지도 모르나, 경직 및 근위약은 통증유발점이 생성되는 것을 막기위한 것처럼 보인다. 통증유발점이 없어지면 근력이 다시 좋아지며, 그 시기에 운동 및 스트레칭은 당신의 등의 관절가동에 도움이 된다. 근육이나 힘줄에 찢어짐이 있다면, 스트레칭은 해서는 안된다는 것을 기억하라.

동료치료(Partner Treatment)

극하근은 당신의 체중을 압력을 가하는데 조금만 쓸 수 있다면 다른 사람을 치료하는 것은 어렵지 않다. 상대방을 앉힌 상태에서 뒤에 서서 느슨하게 쥔 주먹을 사용하라(그림 5.42). 또한 둘다 선자세로 양손의 엄지손가락을 사용하여 치료할 수도 있다(그림 5.43). 그러나 상대방의 키가 당신보다 클 경우, 좀 어려울 수 있다.

극하근을 마사지하는데 가장 흔히 저지르는 오류는 견갑골을 젖혀서 견갑골과 척추 사이에 위치한 능형근을 마사지하는 것이다. 근육이 잘 발달한 사람을 치료한다면, 뼈 돌출물들을 느낄 수 없을 것이다.

당신은 근육위의 수평한 견갑골극을 찾거나 각각 내측 및 외측의 경계를 찾아야 한다. 이 세구조물들이 대강의 삼각형을 형성한다. 견갑골은 등뒤로 수평으로 바로 위치하기 보다는 약간 비껴져서 위치하고 있다. 마른 사람을 상대로 할 수 있는 기회를 찾아서, 당신의 손끝으로 뼈구조물들이 어떻게 위치하고 있는지 느껴보아라. 정말 마른 사람에서는, 견갑골의 바깥 경계를 얇은 옷을 통하여 볼 수 있을 것이다.

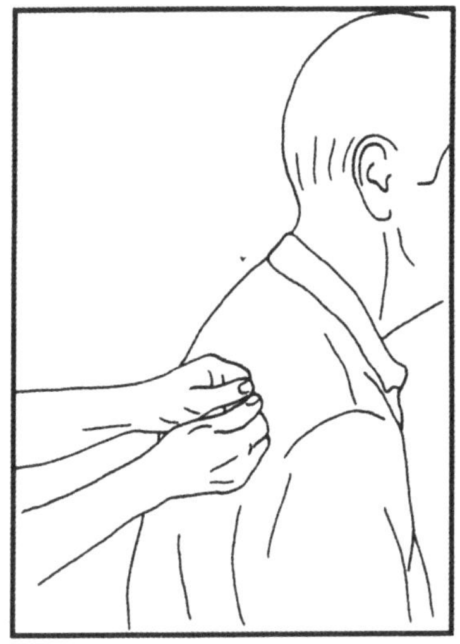

그림 5.43 엄지손가락을 사용하여 동료의 극하근을 마사지하는 방법

극하근의 가장 활성화된 통증유발점은 가장 두껍고 근육질의 부분에 위치한다. 올바른 위치를 안다면 쉽게 찾을 수 있을 것이다. 의심스럽다면 팔을 외회전 시킴으로써 근육을 수차례 수축시켜보라. 통증유발점은 6번에서 12번의 마사지로 통상 치료할 수 있다.

임상치료(Clinical Treatment)

극하근을 치료하기 위해서는 받친 손가락이 필요하다(그림 5.44). 극하근 통증유발점은 견갑골극 밑에 여러 위치에서 발견될 수 있다. 극하근의 통증유발점이 익숙한 통증을 발현하기 위해 여러 번의 마사지가 필요할 수도 있다.

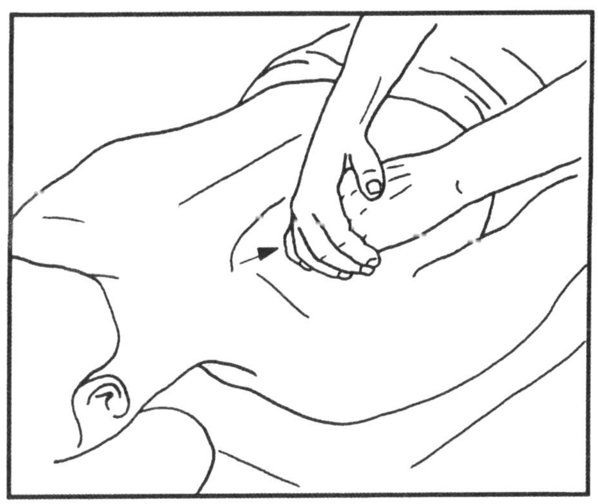

그림 5.44 오른손의 측면으로 극하근 마사지를 시행하는 방법, 왼손의 손가락끝은 치료사의 몸쪽으로 잡아당긴다.

극하근은 당신이 받친 손가락기술을 아직 배우지 않았다면, 그 기술을 익힐 수 있는 좋은 장소이다. 이 위치에서 네 손가락이 모두 닿을 필요는 없다. 중지 및 약지에 힘을 집중시켜라. 새끼 손가락 및 집게 손가락으로 지지하라. 마사지는 짧게 시행하라. 이것들이 치료가 필요한 통증유발점에 집중을 하는데 도움을 준다. 통증유발점을 찾아낸 후 준비하는 마사지를 제외하고는 근육의 모든 부위를 다 마사지할 필요는 없다.

소원근(Teres Minor)

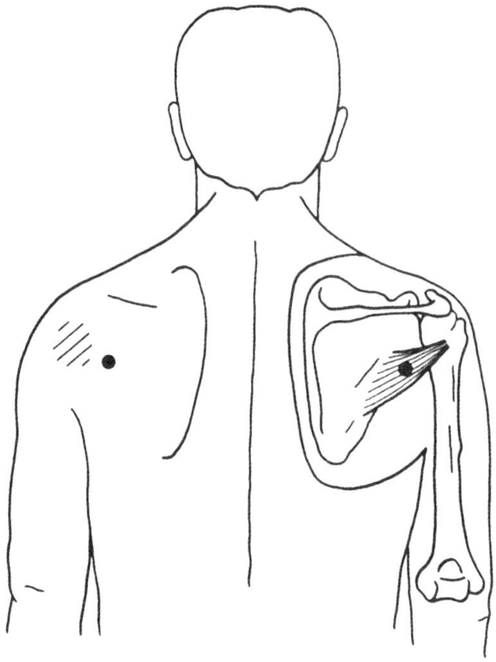

그림 5.45 소원근의 통증유발점 및 연관통의 양상

소원근은 극하근의 바로 밑에 붙어 견갑골의 바깥 경계를 가로질러 상완골두의 뒤쪽 경계에 부착한다(그림 5.45). 소원근은 극하근이 팔을 외회전 하는 것을 도와준다. 이 두 근육은 다른 신경에 의해 지배받는 것을 제외하면, 한 근육의 두갈래라고 생각될 수 있다. 윗견갑신경은 극하근을 지배하고, 액와신경은 소원근을 지배한다.

증상(Symptoms)

소원근을 지배하는 액와신경의 압박은 장사방형 공간 증후군을 유발할 수 있으며, 어깨의 통증 및 소원근의 위약을 야기한다. 이 압박은 통증유발점이나 해부학적 변이에 의할수도 있다. 다행히도 이런 경우는 드물다.

소원근에 의한 통증의 양상은 극하근의 것과는 다르다. 이것의 연관통은 이것이 상완에 붙는 부위쪽의 어깨의 뒤쪽에 국한된 양상을 보인다. 소원근의 통증유발점으로 인한 통증은 다른 어깨문제가 나타나기 전까지는 잘 발견되지 않는다. 모든 회전근개 근육들중 소원근에 문제가 생겼다면 다른 근육에도 물론 생겨있을 것이다.

소원근의 근막띠는 어깨 뒤쪽에 놓여 있는 혹처럼 느껴질 수 있다. 소원근 주변에는 점액낭이 없으므로 실제 그렇지는 않지만, 당신은 이 혹을 느낌으로써 점액낭염으로 오인할 수 있다.

소원근의 통증유발점은 다소 성가신 *이상감각증* – 네번째와 다섯번째 손가락에 감각이상이나 찌릿한 감각을 느낀다 – 을 유발할 수 있다. 또한 거의 어깨 뒤쪽에 통증을 흔히 유발하며, 척골 신경병증 혹은 목의 압박신경병증으로 오인될 수 있다. 비교할만한 손가락의 이상감각이 소흉근의 통증유발점으로부터 유발될 수 있다는 것을 주목하라. 이상 감각이 아닌 이 두 손가락의 통증은 광배근의 통증유발점을 시사한다.

원인(Causes)

극하근에 문제를 일으키는 동작들이 또한 소원근에도 문제를 야기할 수 있다. 팔을 바깥쪽으로 돌린 상태에서 몸 뒤쪽으로 반복적으로 뻗는 동작이 특히 손상을 줄 수 있다. 테니스가 소원근의 손상을 야기하는 운동 중 하나이다. 흥미롭게도 배구가 팔을 과도하게 바깥쪽으로 회전시킨 상태에서 손끝으로 강하게 공을 때림으로써 소원근의 손상을 일으킨다.

자가치료(Self-Treatment)

회전근개 근육들과 같이, 통증유발점이 치료되기 전까지는 소원근을 신전시키려는 노력을 하면 안된다.

소원근 부착부에 어떤 조그마한 찢어짐이라도 있다면, 신전운동은 그것들을 악화시킬 수 있다.

소원근 통증유발점은 견갑골의 바깥쪽 경계부위에 잘 생긴다. 극하근에 했던 것과 마찬가지로 팔을 외회전 시키면서 이 지점에서 소원근이 불룩해지는 것을 느껴라(그림 5.38). 소원근의 통증유발점은 극하근의 것보다 단지 1인치 언저리만큼 멀리 떨어져 있으며, 동시에 같은 기술로 마사지할 수 있다. 테니스공 또는 라크로스공이 벽을 마주보고 소원근을 반복적으로 마사지하는데 최적의 도구이다(그림 5.46). 그림에서 몸이 벽에 기대어 있는 각도에 주목하라. 소원근에 의한 위성 통증유발점들이 생기는지 후방삼각근 및 삼두근을 살펴보아라. 이 모든 통증유발점들은 서로 일내지 이인치 안에 모여 있다.

동료 치료(Partner Treatment)

사람들이 자가 통증유발점 마사지로 통증이 없어짐을 경험했다면 그들은 그것들을 친구나 주변사람들에게 전하고 싶을 것이다. 슬프게도 당신의 가장 가까운 사람조차도 이 통증유발점 치료가 얼마나 효과적인지에 대해 회의스러운 반응을 보인다는 것을 발견할 것이다. 그들은 아마 이런 것들을 들어본 적이 없을 것이다.

당신의 열정을 폭발시키는 대신에, 실제로 도움을 줄 기회를 참고 기다려라. 당신이 이미 자가 치료로 해결한 같은 종류의 통증을 누군가 느낄 때까지 기다려라. 이때가 말로 확신시키기 보다 당신이 경험한 같은 것을 경험시킬 좋은 기회이다. 사치스러운 약속 대신 직접 손으로 시행해볼 수 있는 약속을 잡아라. 당신의 몸에 같은 통증유발점을 발견할 수 있었다면, 다른 이들의 것도 발견하기 어렵지 않을 것이다. 정확한 통증유발점을 처음 경험하면 그 사람이 벌떡 일어나서 더 많은 것을 알기를 원할 것이다.

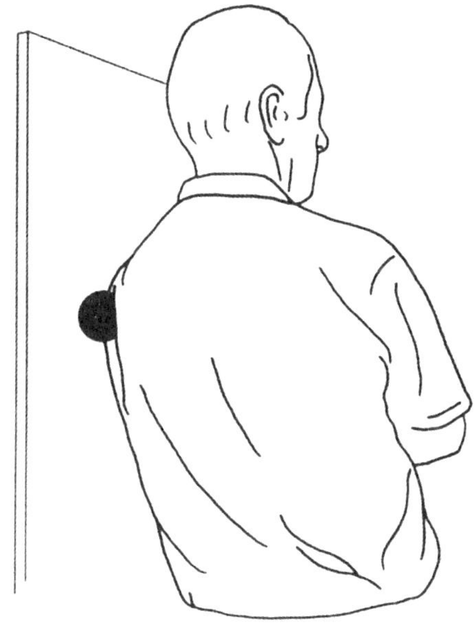

그림 5.46 벽에 라크로스공을 대고 소원근 마사지하는 법

20살의 테레사는 우측 어깨의 앞쪽에 만성통증을 가지고 있었다. 그녀는 대학에서 플룻을 전공했으며, 통증은 연주하거나 연습할 때 증가하였다.

문제는 플룻을 고정할때의 팔의 위치였다. 그녀의 우측 팔은 그녀가 연주하는 내내 등 뒤쪽으로 꺽여져 있어야 했었다. 다행히도 테레사는 통증유발점에 관심이 많은 친구를 알고 있었다. 함께, 그들은 테레사의 극하근과 소원근에서 놀랄만한 정도의 압통점을 찾아내었다. 그녀의 친구는 그것을 여러 번 치료해 주었으며 테레사에게 벽에대고 마사지하는 방법을 가르켜 주었다.

이 마사지는 통증을 놀랄만하게 향상 시켜 주었다. 연주를 계속할 수 있게 하기 위해 그녀는 매 연습 전후로 그녀의 어깨를 마사지 하기 시작하였다.

임상치료(Clinical Treatment)

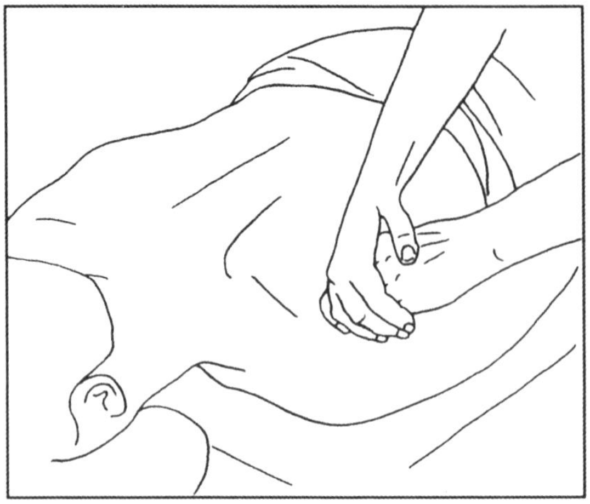

그림 5.47 견갑골의 바깥쪽 경계를 바로 지나 소원근을 마사지하는 방법.

소원근을 치료하기 위해, 치료사는 받침 손가락을 사용해서, 겨드랑이주름의 1인치 정도 위쪽에서 견갑골의 바깥쪽경계를 따라 치료해야 한다(그림 5.47) 양쪽의 받침 손가락이 또한 사용될 수 있다. 이 근육은 집게 손가락정도의 크기 및 두께를 가진다. 이 근육이 긴장하면, 뭉쳐서 말린 자두의 형태로 느껴진다. 소원근의 통증유발점은 당신이 그것에 관심을 집중시킨다면 마사지에 매우 잘 반응한다. 근육이 어디에 위치하는지 확신이 없다면, 견갑골의 외측 경계를 지나 상완골두 뒤쪽으로 붙는 부착부위까지 그려보라. 일상적으로 짧게 마사지 한다. 항상 통증의 정도를 수치화해서 물어보라.

제 6 장

어깨 치료, Part B

Shoulder Treatment, Part B

어깨과 연관된 등근육 Back Muscles Associated with the Shoulder

이 장의 모든 근육은 일차적으로 또는 전체적으로 등에 위치한 것이다. 이는 삼각근에는 엄밀히 말해 적용하지 않았는데, 이는 팔 근육을 다루는 다음 장에 포함시키는 것이 더 적절할지도 모르겠다. 그러나 삼각근은 어깨 통증의 매우 중요한 요소이기 때문에 다음 장으로 미루기에는 무리가 있다. 이에 삼각근을 비롯하여 광배근, 대원근, 승모근, 견갑거근, 능형근, 상후거근, 흉장늑근은 이 장에서 기술하겠다.

위에 기술된 근육은 모두 각각의 특별한 기능이 있으나, 어깨 통증의 유발점에 직간접적으로 영향을 미칠 수 있다는 공통점이 있다. 이러한 근육들은 회전근개보다는 중요도에 있어서 떨어지지만, 환경에 따라서는 각각의 근육이 어깨통증의 주된 원인이 될 수 있다. 따라서 어깨통증에 있어 이러한 근육에 대해서 간과해서는 안된다.

위 근육들의 위치와 정상적 기능에 대해 이해가 어렵다면 1장에 기술되어 있는 해부학과 운동학에 대해 복습이 필요하다.

광배근(Latissimus Dorsi)

"광배근(latissimus dorsi)"은 "넓은 등 근육"을 의미하며, 용어 그대로 등의 중간 및 하부 등의 대부분을 덮는다(그림 6.1). 이 근육은 중간 및 하부 등에 걸쳐 척추를 따라 부착되어 엉덩뼈 꼭대기부분을 가로지른다. 이 근육의 일부분은 아래쪽 늑골 4개 내지 5개와 견갑골의 하부각에 부착되어있다. 이 근육의 윗부분은 겨드랑이 뒤편에서 대원근과 합쳐져 상완골의 전방부에 부착되어 있다. 따라서 이 두 근육의 주된 작용은 팔을 가슴 앞쪽으로 내리는 역할을 한다. 또한 후방 삼각근과 함께 작용하여 팔을 뒤쪽으로 신전시키는 역할을 한다.

37세 마취통증의학과 의사인 Stuart는 체육관 링에서 나오다가 우측 어깨를 다쳤다. 그는 의사이기 때문에 자신이 회전근개의 손상이나 견봉쇄골관절이 탈구되었을 것으로 생각하였다. 그의 친구인 정형외과 의사는 자기공명영상 촬영을 처방하였으나 특별한 손상을 발견하지 못하였다. 그의 정형외과 친구는 "넌 단지 근육이 조금 긴장된 것뿐이니, 잠시 체육관 링에서의 운동은 하지 말아야 하

지만, 오십견이 생길 수 있으니 팔 사용을 지속해야 한다"라고 조언하였다.

이후 몇 주 동안 Stuart는 그의 팔 사용에 치중하였다. 그럼에도 불구하고 그의 어깨 통증은 점점 심해졌으며, 어깨 움직임이 점차 제한되어 더 이상 움직이기도 어려워졌다. 마지못해 그는 물리치료를 받기로 결정하였다. 물리치료사는 "좋지 않지만, 빈드시 좋아 질 것이다"라고 말하였다. 몇 달이 지나자 어깨 움직임은 회복되었고, 통증도 점차 감소하였다. 하지만, 수년 후에도 그가 특정 동작을 할 때마다 여전히 어깨가 아팠다. 또한 같은 쪽 중간 등 부위 깊은 곳에서 만성 통증이 느껴졌다.

환자에게 받은 근막통증에 관한 책을 보고 Stuart는 자신의 광배근과 대원근에서 극심한 통증유발점을 발견하였다. 이들 중 일부의 근육은 체육관 링에서 사용했던 것을 알았다. 이 모든 통증유발점이 지속적으로 있었던 것일까? 이 책에 나와 있는 방법을 이용하여 1주가 지나지 않아 Stuart는 그의 어깨 통증과 중간 등의 통증이 다소 호전되었다.

증상(Symptoms)

광배근은 중간 및 하부 등의 근육이지만, 통증유발점은 어깨 겨드랑이 아래쪽의 지속적인 통증을 유발할 수 있으므로 어깨 근육에 속한다(그림 6.1). 임상의가 근막통을 이해하지 못한다면, 이러한 통증을 흉곽 내 질환으로 오인하여 컴퓨터단층촬영, 기관지경, 혈관 조영술 등을 시행할 수 있다(Simons, Travell, Simons 1999, 572).

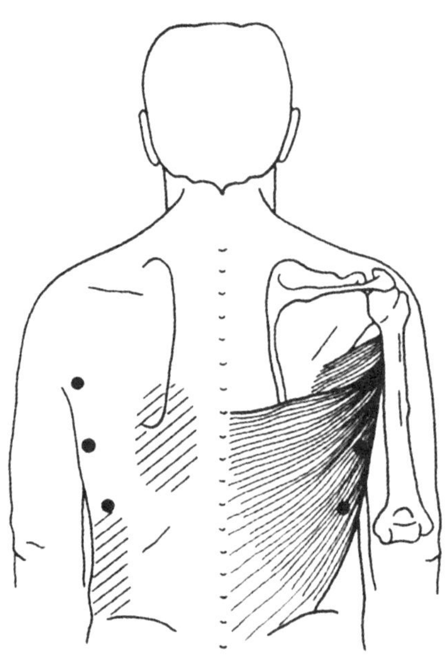

그림 6.1 광배근의 통증유발점과 연관통 양상

통증은 견갑골 전반을 따라 퍼질 수 있고, 삼두근을 따라 내려가기도 한다. 광배근의 통증유발점은 드물게 활성화되면, 통증은 팔의 척골 쪽의 4번째, 5번째 손가락으로 퍼질 수 있다. 아래쪽 통증유발점은 때때로 어깨 앞쪽과 배의 아래쪽 통증을 유발하기도 한다(그림 6.1과 6.2). 어깨 앞쪽의 통증은 이두근의 건염으로 오인될 수 있다(Simons, Travell, Simons 1999, 580).

광배근이나 대원근의 통증유발점은 팔을 끝까지 올리는데 장애를 유발할 수 있다. 또한, 발을 만지기 위해 팔을 아래로 내릴 때 통증이 심해지기도 한다.

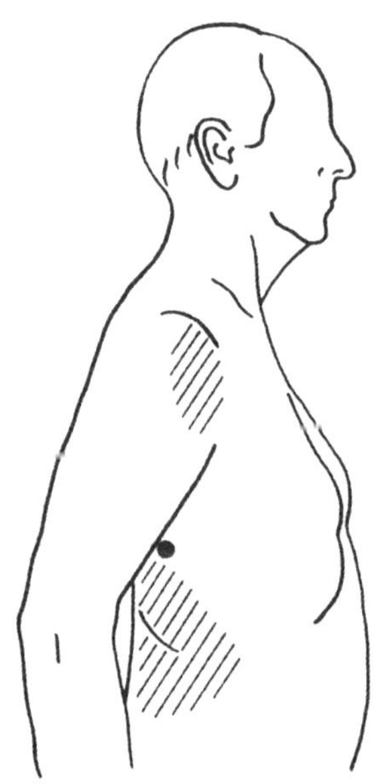

그림 6.2 광배근의 통증유발점과 연관통 양상

광배근의 통증유발점은 팔의 움직임을 많이 제한하지는 않지만, 견갑하근에 위성 통증유발점을 형성하여 오십견을 일으킬 수도 있다. 위성 통증유발점은 하부 승모근, 흉장늑근, 삼두근에도 나타날 수 있다. 광배근의 통증유발점은 그 자체가 상후거근의 위성 통증유발점이 될 수도 있다. 분명히, 광배근은 절대로 간과되어서는 안되는 근육이다.

원인(Causes)

광배근과 대원근이 팔을 아래쪽으로 강하게 뻗는 동작에 있어서 중요함을 고려할 때, 이러한 근육이 긴장되거나 과사용되는 경우를 쉽게 떠올릴 수 있을 것이다. 예를 들면, 스키, 육상, 테니스, 수영, 노 젓기, 나무 베기, 공 던지기 등에서 문제가 생길 수 있다. 팔을 이용해서 몸을 위로 당겨 올리거나(턱걸이), 팔을 아래로 강하게 내리는 동작(안마 체조)을 생각하면 이해가 쉬울 것이다. 목발을 이용하여 보행을 하는 것도 광배근을 과사용하게 한다. 꽉 끼는 속옷을 착용하는 것도 혈액 순환을 저해하여 통증유발점을 활성화시킬 수 있다(Simons, Travell, Simons 1999, 578).

팔을 앞쪽 혹은 머리 위로 드는 동작을 할 때에는 과도한 신장 및 긴장을 유발할 수 있으므로 주의를 해야 한다. 근로 공간에서 레버를 반복해서 내리는 동작도 광배근과 대원근의 과사용을 일으킬 수 있다. Travell과 Simons은 6시간 동안 지속적으로 슬롯 머신을 한 여성에서 광배근과 대원근의 통증유발점이 활성화되는 것을 보고하였다. 그녀의 통증을 기초로 주치의는 담낭에 문제가 있다고 진단하였고, 담낭 절제술까지 시행하였다(Simons, Travell, Simons 1999, 574).

자가치료(Self-Treatment)

손가락과 엄지를 이용하여 겨드랑이 뒤쪽의 근육 뭉치를 잡는 것은 광배근과 대원근의 통증유발점을 찾는데 매우 효과적인 방법이며, 이와 같은 방법으로 마사지를 시행할 수 있으나 매우 힘든 방법이다(그림 6.3). 보다 쉬운 방법으로 치료용 지팡이(Theracane), Backnobber, 라크로스 공을 이용하는 방법이 있다(그림 6.4). 통증유발점을 단지 6~12회 문지르기를 시행한다.

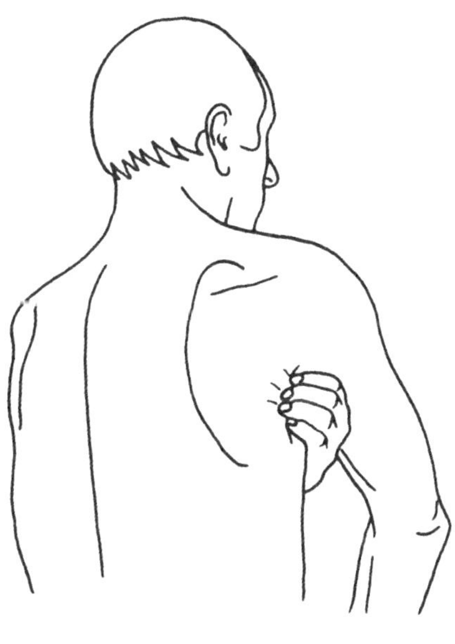

그림 6.3 엄지와 손가락을 이용한 광배근과 대원근의 마사지

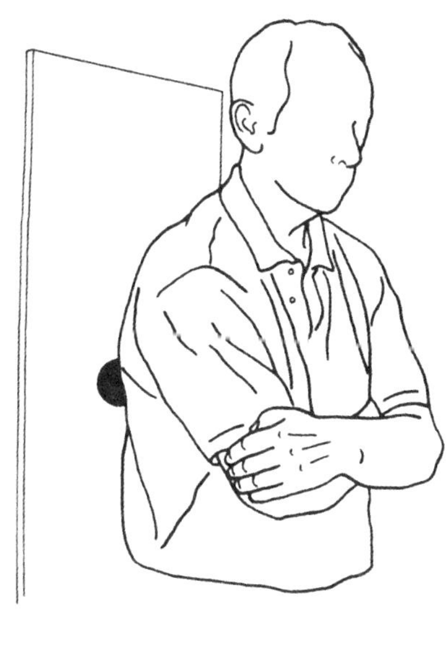

그림 6.4 라크로스 공과 벽을 이용한 광배근 마사지

대원근에 대해서는 아래쪽 늑골부터 겨드랑이까지 등의 가장자리를 따라서 통증유발점을 찾는다. 광배근의 앞쪽 가장자리의 늑골 아래에서 매우 심한 압통점을 찾을 수 있을지 모른다. 이러한 경우는 전거근의 통증유발점이며 매우 심한 통증을 유발할 수 있다.

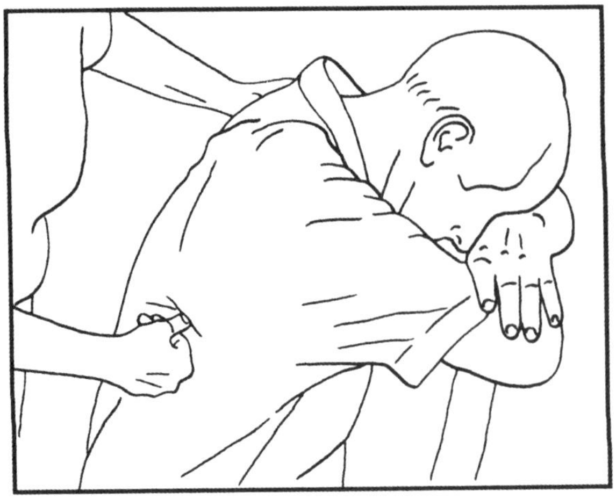

그림 6.5 지지된 엄지를 이용한 광배근의 동료 마사지

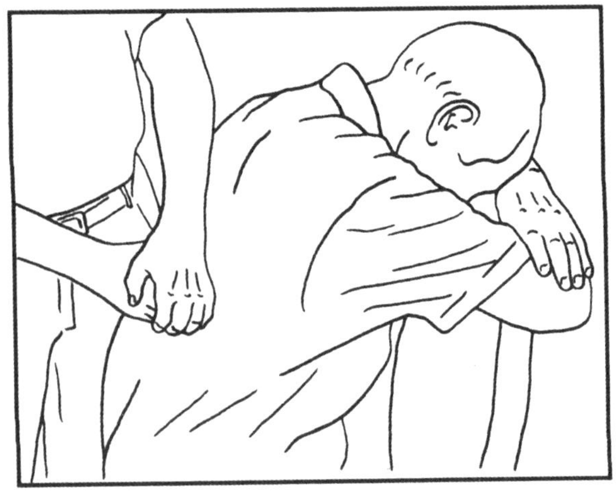

그림 6.6 지지된 손가락을 이용한 광배근의 동료 마사지

동료치료(Partner Treatment)

환자가 간지럼이 심하다면, 다른 사람이 치료하는데 어려움이 있을 수 있다. 하지만, 대부분의 경우 공을 이용하여 스스로 치료할 수 있기 때문에 큰 문제가 되지는 않는다. 다른 사람을 치료하는 경우에는 엄지를 이용하여 치료하게 된다(그림 6.5). 지지된 손가락을 이용하여 치료하는 것도 매우 효과적인 방법이다(그림 6.6). 겨드랑이 부위의 통증유발점을 치료할 때는 간지럼을 유발할 수 있으므로 주의하여야 한다.

임상적 치료(Clinical Treatment)

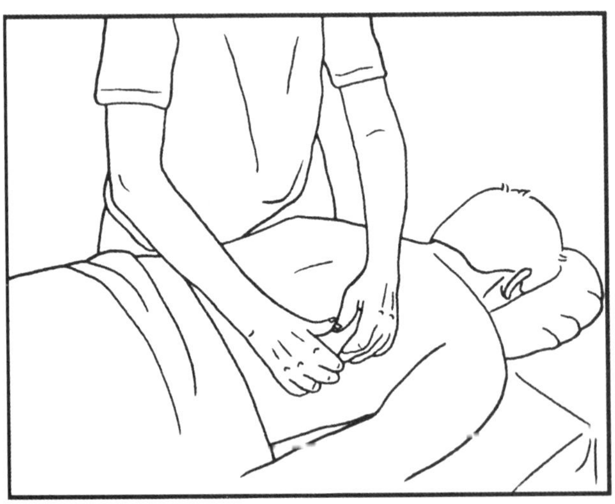

그림 6.7 양손의 엄지와 손가락을 이용한 광배근의 주무르는 마사지

광배근에서 유발된 중간 등의 통증에 대해 근육의 보다 안쪽에 위치한 통증유발점을 자극하지 않고, 중간 등을 마사지하는 경우가 있을 수 있다. 광배근은 양손의 손가락과 엄지를 이용하여 문지르기 방법을 통해 치료할 수 있다(그림 6.7). 또한 지지된 손가락을 사용할 수도 있다. 가장 효과적으로 마사지하는 방법은 전체 근육을 넓게 치료하는 것이 아니고, 통증유발점을 정확하고 집중적으로 치료하는 것이다. 광배근과 대원근은 함께 작용하기 때문에 대부분 동시에 근막통을 유발한다. 따라서 치료도 함께 시행해야 할 것이다.

대원근(Teres Major)

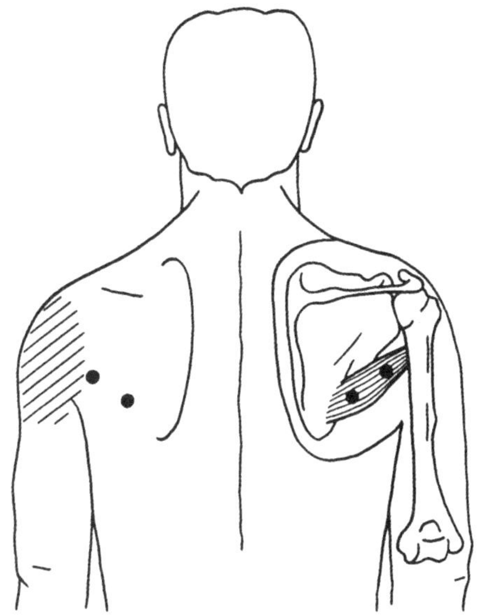

그림 6.8 대원근의 통증유발점과 연관통 양상

대원근은 견갑골 뒤쪽, 하부각 근처에 부착된다(그림 6.8). 이 근육의 윗쪽 끝부분은 광배근과 합쳐진 후 감싸고 돌아서 상완골의 앞쪽 높은 부분에 부착된다. 대원근은 광배근과 함께 팔을 가슴 앞쪽으로 내리는 역할을 한다. 이 두 근육은 겨드랑이 뒤쪽의 두꺼운 근육층을 형성한다. 이 두 근육을 분리하여 촉진하는 방법을 연습하라. 대원근은 둘 중에 더 깊이 위치한 것이며, 견갑골의 모서리 바로 옆에 위치한다.

증상(Symptoms)

대원근의 통증유발점은 삼각근의 뒤쪽 깊은 부위에 통증을 유발하며 때때로 삼두근 아래로 퍼지기도 한다. 이 근육은 탁자나 책상에 팔꿈치를 올려놓거나 선반 위에 무언가를 잡으려고 손을 뻗을 때 어깨 뒤쪽으로 날카로운 통증을 일으킨다. 팔을 교차하거나 아래로 당길 때 통증이 심해질 수 있다. 걷거나 뛰면서 팔을 흔들면 보다 심한 연관통이 발생할 수 있다. 테니스를 하던 중 서브 동작에서 통증이 발생하기도 한다(Simons, Travell, and Simons 1999, 589).

대원근의 통증유발점은 후방 삼각근, 소원근, 견갑하근에 위성 통증유발점을 만들 수 있다. 대원근의 과도한 긴장은 견갑골을 척추로부터 멀어지게 당기기 때문에 능형근의 이차적 긴장을 초래할 수 있다. 대원근의 통증유발점을 찾지 못할 때 많은 경우에서 점액낭염 또는 인대염으로 오인될 수 있다. 하지만, 대원근의 통증유발점을 정확하게 찾는다면 스스로도 쉽게 통증을 감소시킬 수 있다.

원인(Causes)

대원근은 일상 생활 중에도 과부하 또는 과도한 일을 하게 되면 통증을 일으킬 수 있다. 저항이 있는 상태에서 팔을 아래 뒤로 움직이는 것은 매우 위험하다. 예를 들면, 트럭과 같은 큰 차의 핸들을 조작하거나, 파워 핸들이 아닌 경우의 차를 조작하는 경우에 발생할 수 있다. 그러나, 대부분 지속적인 행동에서 문제가 발생한다. 현악기 연주가들은 대원근과 광배근의 통증유발점 발생에 매우 취약하다.

26세의 비올라를 전공한 대학원생인 Holly는 음악가로서의 삶을 원하였다. 그러나 수개월 동안 그녀는 좌측 어깨에서 시작하여 등으로 전이되는 심한 통증으로 더 이상 연주할 수 없었다. 그녀는 초음파 등 여러 물리치료를 받았으나 효과가 없었고, 진통제를 복용해야만 했다. 또한 세가지 다른 방법의 마사지를 받았으나 거의 차도가 없었다.

통증유발점은 사각근과 모든 회전근개, 대원근과 광배근에서 발견되었다. 통증유발점은 양측에 있었으나 좌측에서 보다 심했다. 치료사는 과도한 근긴장에서 문제가 발생하였다고 생각하였다. Holly는 "제가 항상 너무 긴장하고 있다는 사실은 알았지만, 그것 때문에 이렇게 될 줄은 몰랐어요"라고 말하였다.

Holly는 그 동안 정확한 자세로 손을 위치시키기 위하여 좌측 팔을 극단적으로 외회전시키고 좌측 어깨의 모든 근육들을 고정시킨 것 같다. 3번의 치료로 통증은 호전되었다. 6주 후, 그녀는 2시간 동안 쉬지 않고 연주했던 한 번을 제외하고는 통증이 없었다고 하였다. 더이상 비올라를 연주하지 않으면 통증이 없었다. 그녀와 그녀의 선생님은 연주 동안에 근육에 휴식을 줄 수 있는 방법에 대해 연구하였다.

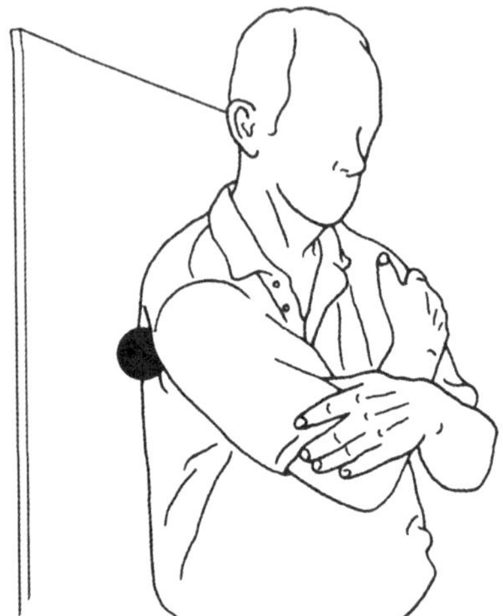

그림 6.9 공과 벽을 이용한 대원근과 광배근 마사지

자가치료(Self-Treatment)

대원근의 치료를 위해서는 벽과 겨드랑이 뒤쪽에 공을 사용하는 방법을 사용한다(그림 6.9). 근육을 견갑골의 가장자리를 이용하여 마사지 한다. 이 지점에 대원근과 광배근의 통증유발점이 함께 위치할 수도 있다. 그림에서 보이는 것처럼 팔을 들어서 치료 부위에 접근이 용이하도록 한다. 손가락으로 마사지하는 방법도 있으나, 손가락을 다칠 수 있으므로 주의해야 한다.

동료치료(Partner Treatment)

환자가 간지럼이 심하다면, 다른 사람이 치료하는데 어려움이 있을 수 있다(그림 6.10). 전체 근육을 마사지 하는 것은 너무 두껍고 단단하므로 하지 않는다. 통증유발점을 정확하게 마사지 한다면, 몇 번만 문질러도 치료가 될 수 있다.

임상적 치료(Clinical Treatment)

광배근과 대원근을 구별하려면 이 두 근육간의 작은 틈을 인지해야 한다. 대원근은 보다 깊이 위치해 있는 근육이다. 이 근육에 도달하기 위해서는 충분히 깊게 손을 위치해야 한다(그림 6.11). 견갑골 외측 경

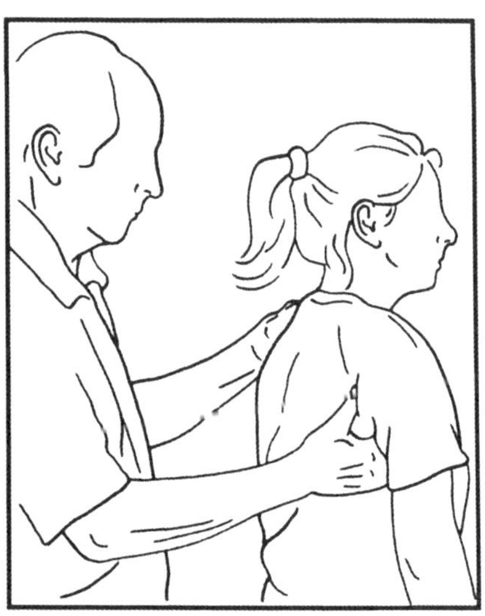

그림 6.10 집기를 이용한 대원근의 동료 마사지

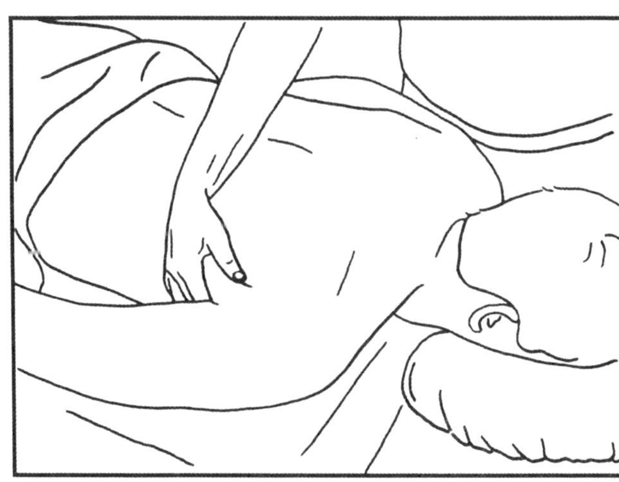

그림 6.11 엄지와 손가락을 이용한 광배근과 대원근의 마사지

계에서 중간쯤 내려온 부위의 뼈에 대고 지지된 손가락으로 대원근을 압박할 수도 있다. 이 방법을 사용할 때 손바닥이 아래를 향하게 하고 몸통을 가로질러 할 수도 있고, 손바닥이 위를 향한 자세로 환측에 서서 할 수도 있다.

삼각근(Deltoid)

삼각근(deltoid)은 삼각형을 닮은 그리스 문자인 'delta'와 닮았다. 인체에서 삼각근은 모자와 같이 어깨의 위를 완벽하게 덮고 있다. 삼각근은 하나의 근육이기는 하지만, 전방, 후방, 중간에 위치한 부분에 따라 기능이 전혀 다르기 때문에 전방 삼각근, 후방 삼각근, 가운데 삼각근으로 나누어 생각하며, 경우에 따라서는 '삼각근들'이라고 복수로 표현하기도 한다.

삼각근은 쇄골과 견갑골극, 견봉에 부착되어 있다. 이 근육의 아래쪽은 상완골 외측의 아래 1/2위치에 있는 돌출부인 삼각 결절에 붙어있다. 극상근과 함께 팔을 전, 후, 외측 어느 방향으로도 올릴 수 있는 역할을 한다. 전방 삼각근은 앞쪽으로 팔을 올리는 역할을 한다. 후방 삼각근은 뒤쪽으로 팔을 뻗는 역할을 한다. 가운데 삼각근은 전, 후방 삼각근과 함께 팔을 옆으로 올리는 역할을 한다. 가운데 삼각근이 힘이나 지구력에서 가장 강한 것으로 알려져 있다.

역방향의 힘이 있지 않으면 팔을 옆으로 들 때, 가운데 삼각근은 극상근과 함께 어깨 관절을 분리시키는 역할을 한다. 견갑하근, 극하근, 소원근, 전, 후방 삼각근과 같은 근육들이 이러한 어깨 관절 분리를 예방한다. 따라서 이러한 어깨 관절의 안정성에 필요한 근육에 통증유발점으로 인하여 근력 저하가 나타나면 견봉과 상완골 사이에서 가운데 삼각근과 극상근이 끼어 견봉하 점액낭과 극상근 인대에 통증이 나타난다. 이러한 경우를 충돌 증후군으로 생각하고 있다(Simons, Travell, and Simons 1999, 623-632).

28세 Sarah는 일할 때 나타나는 우측 어깨 앞, 바깥쪽의 통증을 호소하였다. 그녀는 의학책 번역가로서 하루 종일 컴퓨터를 사용하였다. 그녀는 "마우스를 사용하는 경우 항상 아파요"라고 말하였고, "어떨 때는 어깨를 들 수도 없고, 어깨에서 시작한 통증으로 손까지 아프다"라고 말하였다. 그녀는 약물 치료를 받았으나 큰 효과가 없었다고 하였다.

그녀는 스스로 어깨를 문지르다가 삼각근에서 통증유발점을 찾아서 치료하였다. 하지만, 그녀에게는 극하근에 또 다른 통증유발점이 있었기 때문에 치료에 어려움이 있었다. 두 근육을 모두 치료한 후에 Sarah는 어깨 통증이 매우 호전되었다고 하였다.

Sarah는 그녀의 키보드 오른쪽 아래에 위치한 마우스를 사용하는 반복적인 동작으로 인하여 삼각근과 극하근에 지속적인 긴장이 발생하였다. 그녀는 거의 지속적으로 마우스를 사용하였기 때문에 근육 또한 수축을 지속할 수 밖에 없었다. 이에 그녀는 왼손으로도 마우스를 사용하는 것을 배우기로 하였다.

증상(Symptoms)

삼각근의 통증유발점으로부터 통증은 거의 전이되지 않고, 대부분 통증유발점 주변에 나타난다 (그림 6.12, 6.13, 6.14, 6.15). 통증은 주로 팔을 움직일 때 나타나며, 팔을 사용하지 않을 때는 거의 나타나지 않는다. 연관통은 지속적으로 나타날 수도 있고, 팔의 특정 동작과 연관되어 나타날 수도 있다. 지속적인

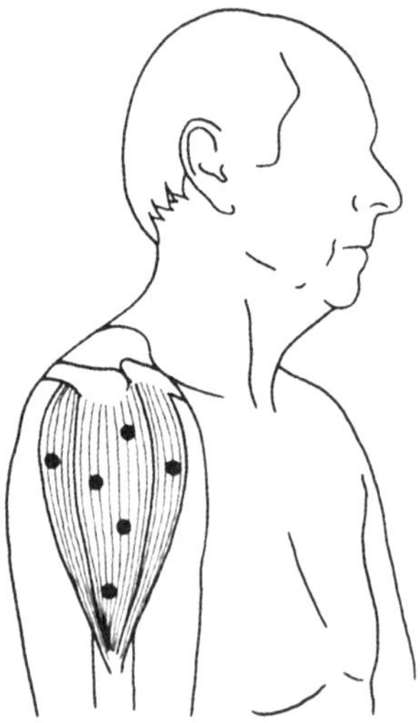

그림 6.12 삼각근의 통증유발점

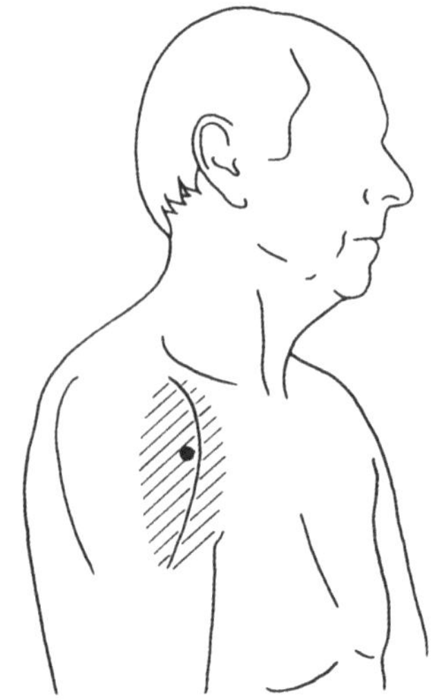

그림 6.13 전방 삼각근의 통증 유발점과 통증 양상

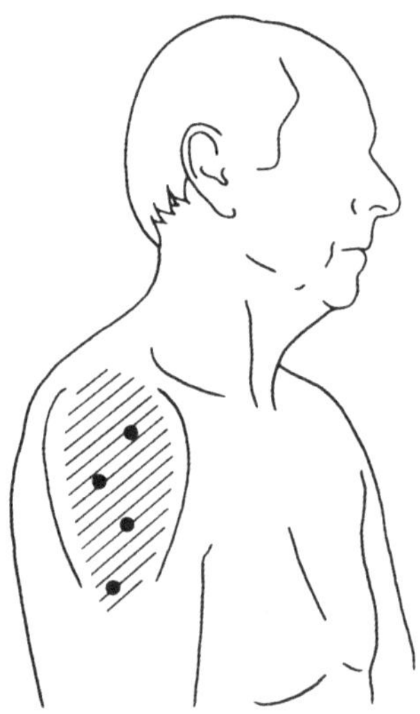

그림 6.14 가운데 삼각근의 통증 유발점과 통증 양상

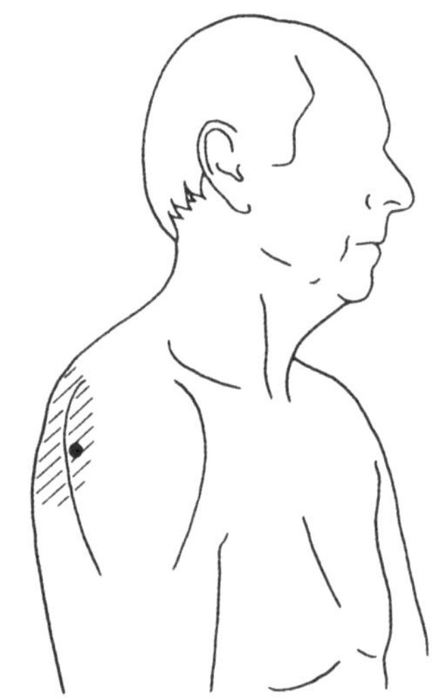

그림 6.15 후방 삼각근의 통증유 발점과 통증 양상

어깨의 둔한 통증은 삼각근보다는 회전근개에서 유발되는 경우가 많다. 삼각근의 통증유발점에서 나타나는 통증이 매우 많기는 하지만, 회전근개에서 유발되는 경우를 잊으면 안된다(Simons, Travell, and Simons 1999, 623-624, 628-629).

삼각근의 통증유발점은 삼각근의 근력을 약화시키고, 팔을 잘 들지 못하게 한다. 이러한 경우 일이나 운동 등을 잘못하게 한다. 팔을 앞쪽으로 드는 빗질과 같은 동작에서 통증이 유발되면, 전방 삼각근의 통증유발점을 찾아야 한다. 팔을 뒤쪽으로 드는 바지 뒷주머니에 손을 넣는 동작에서 통증이 유발되면 후방 삼각근의 통증유발점을 찾아야 한다. 등을 긁는데 어려움을 보이는 경우에는 전방과 가운데 삼각근에서 통증유발점을 찾아야 한다

임상의가 근막통을 알지 못한다면 삼각근에서 유발된 통증을 관절염, 점액낭염, 충돌 증후군, 경추부 신경근 병증, 회전근개의 건염 등으로 오인할 수 있다. 이러한 경우도 있을 수 있으나, 삼각근의 근막통이 보다 많이 발생한다(Simons, Travell, and Simons 1999, 628-631; Reynolds 1981, 111-114).

원인(Casues)

삼각근의 통증유발점이 어깨 통증의 주원인 경우는 드물다. 사각근, 대흉근, 회전근개 등의 위성 통증유발점에서 삼각근 위치로 통증이 전이되는 경우가 보다 흔하다. 하지만, 삼각근 또한 과도한 사용과 긴장으로 자체적으로 통증을 일으키기도 한다.

삼각근은 육상, 수영, 스키, 무거운 물건 들기, 공 던지기 등에서와 같이 강한 어깨 굴곡을 하는 경우에서 과부하가 생기는 경우가 많다. 일상에서는 무거운 물건을 계속 들고 있거나, 반복적으로 팔을 앞 뒤로 뻗는 경우에 과부하가 발생할 수 있다. 아이를 안고 있는 동작도 삼각근과 다른 어깨 근육에 과도한 사용

을 야기하기도 한다(Simons, Travell, and Simons 1999, 628-629; Jonsson and Hagberg 1974, 26-32).

삼각근의 반복적인 부담을 줄이기 위해서는 팔꿈치의 위치에 보다 신경을 써야 한다. 키보드의 위치가 너무 높다면 삼각근에 과중한 부담을 줄 수 있다. 팔꿈치의 위치에 키보드가 있는 경우가 보다 적절한 인체 공학적 방법이다. 운동에서는 너무 오래, 너무 가중한 동작을 하는 것이 문제가 될 수 있다. 모든 프로 또는 아마추어 선수는 자가 통증유발점 치료를 배워서 매일 훈련하듯이 시행하여야 한다.

삼각근은 무거운 물건을 들거나 운반할 때 어깨 관절을 불안정하게 만드는 근육이라는 것을 기억해야 한다. 또한 팔이 비틀리거나 끼이거나 당겨지는 사고나 낙상 등에 의해서도 삼각근은 손상을 받을 수 있다. 실제로 자동차 또는 운동 중에서의 충돌이 삼각근의 통증유발점을 활성화시킬 수 있다. 또한 총을 장전할 때나 테니스, 야구 시합 도중에도 삼각근의 통증유발점은 활성화될 수 있다(Simons, Travell, and Simons 1999, 628-629).

자가치료(Self-Treatment)

통증유발점은 전방과 후방 삼각근에서는 중간 부위에서만 발견될 수 있다는 점을 기억해야 한다. 이에 비해 가운데 삼각근은 빗 모양으로 생겼기 때문에, 통증유발점은 가운데 삼각근 어디에서도 발견될 수 있다(그림 6.12). 가운데 삼각근이 가장 크고, 가장 많은 일을 하기 때문에, 삼각근에서 발생하는 통증유발점은 가운데 삼각근에서 주로 발생한다.

가운데 삼각근은 구조적으로 복잡하기 때문에 정확하게 표현하기 어려우나, 그림 6.12에 잘 나타나 있다. 그림 2.19 C에 나타난 것처럼, 보통은 10개 이상의 작은 세부 근육으로 이루어져 있다. 간단한 구조로 구성되어 있는 앞, 후방 삼각근과는 다르게 가운데 삼각근의 이러한 구조는 보다 강한 힘을 만들 수 있다.

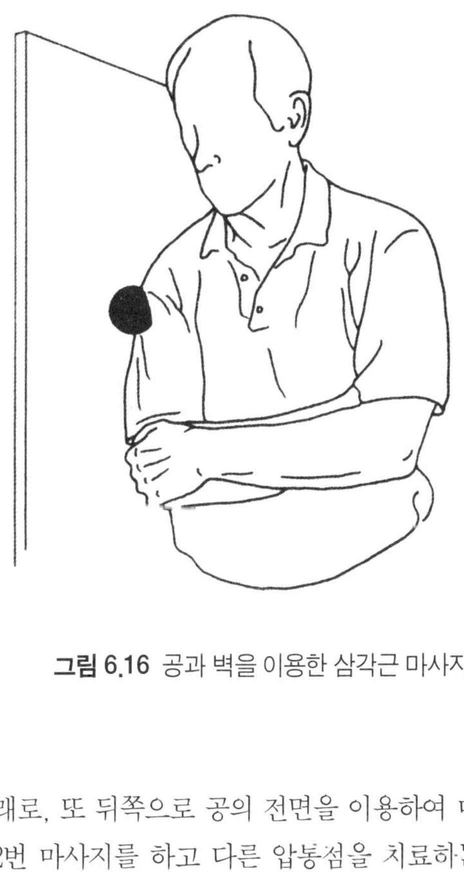

그림 6.16 공과 벽을 이용한 삼각근 마사지

삼각근의 통증유발점은 발견하기는 쉬우나, 스스로의 손으로 쉽게 마사지하기 어렵다. 대신 테니스 공이나 라크로스 공을 이용하는 편이 좋다. 통증유발점의 위치에 따라 벽에 옆으로, 앞으로, 또는 뒤로 서서 공을 이용하여 세 가지 삼각근에 맞게 마사지를 시행한다. 공에 기대어 위에서 아래로, 또 뒤쪽으로 공의 전면을 이용하여 마사지를 시행한다(그림 6.16). 압통점이 확인되면 6번에서 12번 마사지를 하고 다른 압통점을 치료하는 것이 좋다.

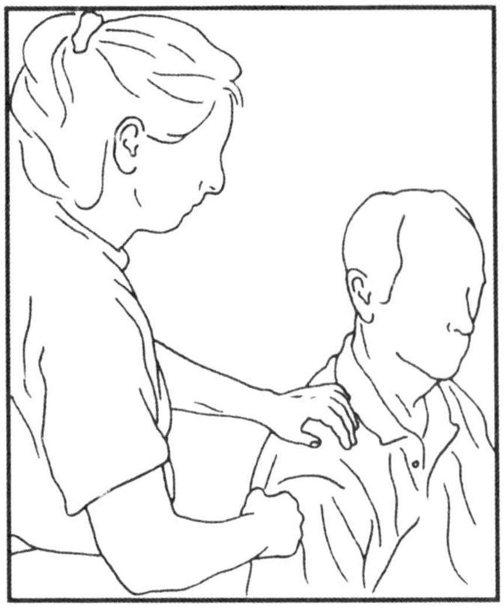

그림 6.17 느슨한 주먹을 이용한 가운데 삼각근의 동료 마사지

동료치료(Partner Treatment)

삼각근에 충분한 압력을 가할 수 있는 위치라면 다른 사람이 치료하기에 그리 어렵지 않다. 가장 효과적인 방법은 환자가 앉아있는 상태에서 살짝 쥔 주먹으로 서서 치료하는 것이다(그림 6.17). 환자가 치료자에게 살짝 기대게 되면 보다 치료가 용이하다. 삼각근의 3가지 근육에 따라 앞, 옆, 뒤 부위를 찾아서 치료한다. 보통 하나의 통증유발점이 보다 심하며, 가장 심한 통증유발점을 우선적으로 치료하는 것이 좋다. 그러나 특별한 불편감이 없다면, 삼각근은 스스로 치료하는 것이 좋으며, 어깨 근육 중 스스로 치료하기에 가장 좋은 근육이다.

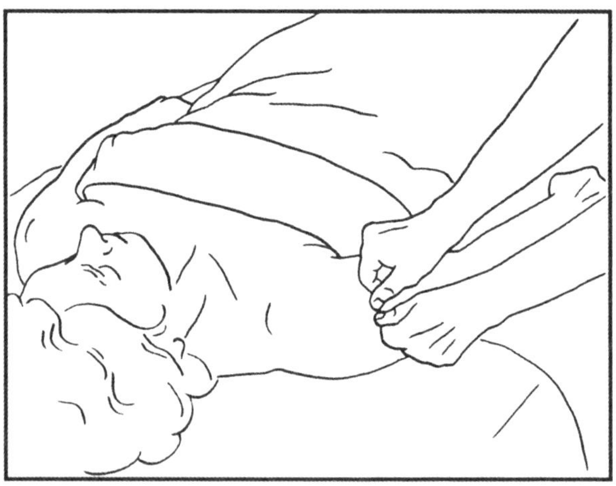

그림 6.18 짝진 지지된 엄지를 이용한 삼각근의 임상적 마사지

임상적 치료(Clinical Treatment)

마사지 침대에 환자가 누운 자세가 삼각근에 대한 전문적인 마사지를 하기에는 조금 어색한 위치이다. 삼각근은 3가지 근육에 따라 각각 치료하는 것이 좋다. 환자가 바로 눕거나 엎드려 있을 때 지지된 손가락을 이용하여 앞, 후방 삼각근을 치료한다. 가운데 삼각근은 양측 엄지를 이용하여 치료한다(그림 6.18). 또한 주먹을 살짝 쥔 상태로 치료할 때는 팔꿈치를 골반 위치에 고정하여 치료자의 어깨 통증을 예방해야 한다.

승모근(Trapezius)

승모근은 등의 윗부분과 목의 뒷부분에 위치하며, 3개의 다른 방향의 근섬유로 이루어져있기 때문에 기능적으로 3부분으로 나뉘어 진다. 상부 승모근은 어깨를 올리거나 고개를 돌리는데 작용하며, 중간 승모근은 어깨를 등쪽으로 당기는 역할을, 하부 승모근은 팔의 다양한 움직임 동안에 어깨를 안정화 시키는 역할을 한다.

30세 Alison은 상체 및 팔의 근력을 증진시키고자 운동 기구를 구입하였다. 그러나 운동 다음날 이전부터 있었던 두통이 심해져 잠을 깼다. 통증은 우측 관자놀이와 두개골 아래쪽 뒷목 부분에 가장 심하였다. 두통과 함께 우측 눈 뒤쪽으로 매우 심한 통증이 있었다. 또한 그녀는 어지럽고 메스꺼워서 밤에는 구토까지 하였다. 게다가, 어깨가 너무 쑤셔서 팔을 들 수 조차 없게 되었다.

통증유발점은 Alison 목 뒤쪽의 흉쇄유돌근과 승모근에서 발견되었다. 우측 승모근의 통증유발점을 자극하였을 때 관자놀이와 눈 뒤쪽의 통증이 유발되었다. 하루 수 차례 자가 마사지 후 통증은 경감되었다. 수 일이 지나자 어깨 통증이 없어졌고, 팔 운동도 가능하게 되었다. 그녀의 치료사는 지금처럼 통증유발점을 관리하면서 다시 운동해도 괜찮다고 말하였다.

증상(Symptoms)

신체의 전체 근육 중 승모근은 통증유발점이 가장 흔하게 나타나는 근육이다. 통증유발점은 어깨 통증과는 관련이 높지만, 보통의 경우 팔의 움직임까지 제한하지는 않는다. 승모근의 통증유발점이 두통과 관련되어있다는 사실은 매우 놀라운 일이며, 경우에 따라서 두통의 유일한 원인으로 밝혀지기도 한다.

첫 번째 승모근의 통증유발점(승모근 통증유발점 #1)은 어깨 위쪽의 가장 높이 위치한 근섬유에 위치하지만, 근육의 가장 두꺼운 부분에서 찾아지지는 않는다. 어깨와 목이 만나는 부분에서 부드럽게 쥐는 방법으로 찾아야 한다. 이 곳은 승모근의 뒷목의 시작 부위이다. 통증유발점을 포함하고 있는 단단한 밴드는 손가락 사이에서 뜨개질 바늘처럼 만져질 것이다.

승모근 통증유발점 #1은 관자놀이 두통의 주요한 원인이나 턱 앞쪽의 저작근, 귀 뒤쪽의 목 부위, 눈 뒤의 깊숙한 부위의 연관통을 일으킬 수도 있다(그림 6.19, 6.20). 이러한 반응은 긴장성 두통으로 나타날 수 있다. 연구자들은 이 부위가 가장 흔한 통증유발점이라고 말하고 있다. 대부분의 사람에서 승모근 통증유발점 #1에 한 개 혹은 그 이상의 통증유발점을 가지고 있다고 한다(Simons, Travell, and Simons 1999, 278-287).

승모근 통증유발점 #1은 흉쇄유돌근 쇄골 섬유의 통증유발점에서 유발된 경우와 구별되게 어지러움증의 주요한 원인이기도 하다. 더 나아가 관자놀이, 턱 부위의 근육들의 통증유발점을 활성화시켜 턱관절 이상과 턱 통증, 이통, 아래 어금니의 통증을 일으키는 이차적 원인이 되기도 한다(Simons, Travell, and Simons 1999, 279)..

승모근 통증유발점 #2는 어깨 위쪽의 근육 깊숙한 곳에서 비슷한 위치 혹은 조금 떨어져서 항상 쌍으로 존재한다. 이 통증유발점이 두통과 경통으로 오인될 수 있는 두개 아래쪽의 통증의 중요한 원인임은 간과해서는 안된다 (그림 6.21). 이 통증유발점은 빈번히 등의 근육들에 위성 통증유발점을 유발한다. 목 마사지가 느낌은 좋으나, 통증 경감에

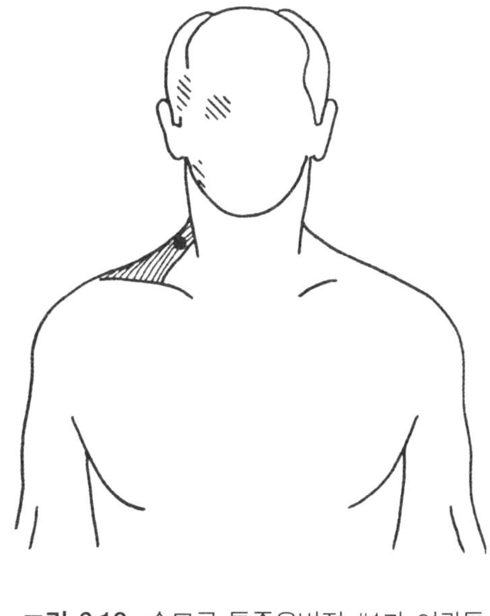

그림 6.19 승모근 통증유발점 #1과 연관통 양상, 앞 방향

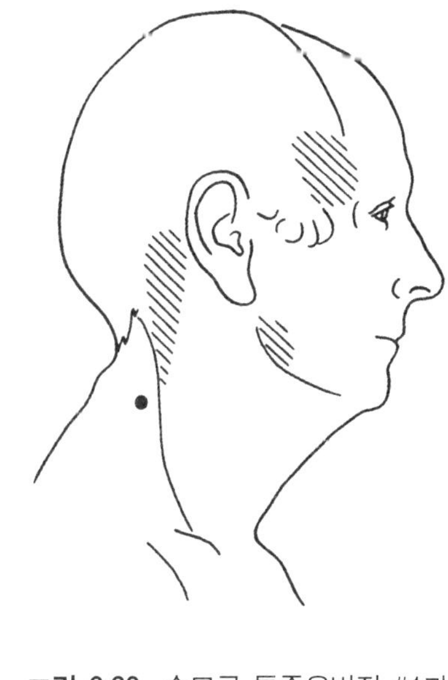

그림 6.20 승모근 통증유발점 #1과 연관통 양상, 옆 방향

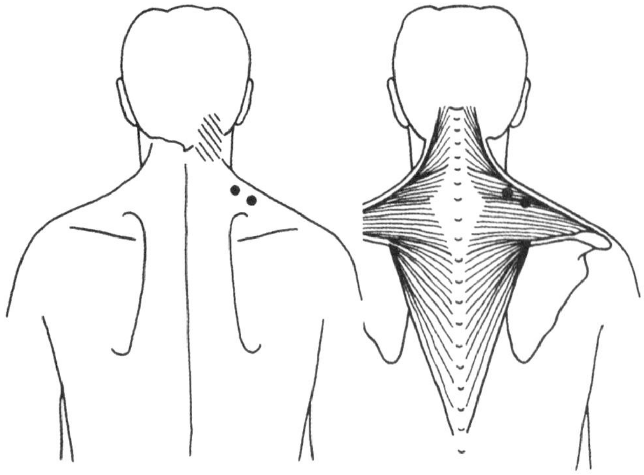

그림 6.21 승모근 통증유발점 #2과 연관통 양상

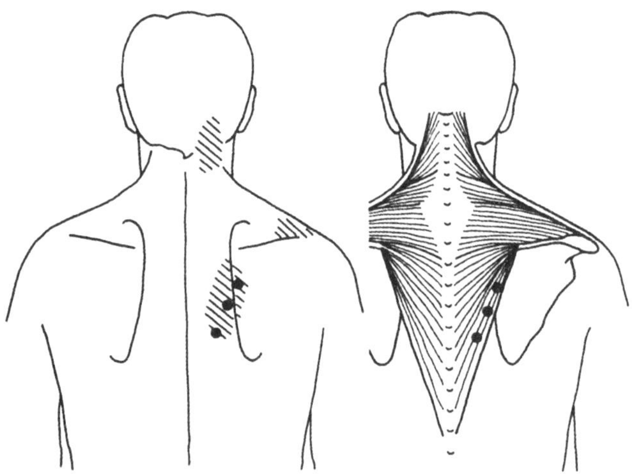

그림 6.22 승모근 통증유발점 #3과 연관통 양상

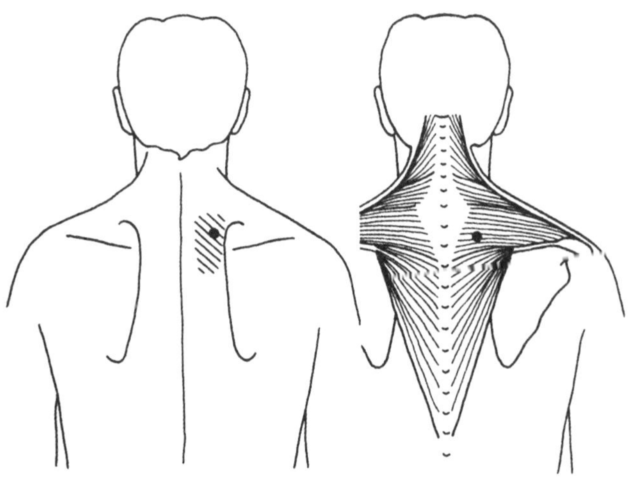

그림 6.23 승모근 통증유발점 #4과 연관통 양상

효과가 없다면, 승모근 외에 다른 등근육의 통증유발점에 대해서도 생각해야 한다.

승모근 통증유발점 #3은 하부 승모근의 외측면에 위치하며, 견갑골의 내측에 위치하게 된다 (그림 6.22). 이 통증유발점은 매우 흔하기는 하지만, 두개골 아래쪽으로 전이되는 통증을 간과하기 쉽고, 경우에 따라서는 상부 승모근으로 연관통이 나타나기도 한다.

어깨 위나 뒷목의 위성 통증유발점은 여러 가지 두통을 일으킬 수 있다. 따라서 두통의 하나의 원인으로 근막통 증후군을 간과해서는 안된다. 승모근 통증유발점 #3는 극상근과 흉장늑근에 위성 통증유발점을 만들 수 있어 어깨 통증의 이차적 원인으로 작용하기도 한다.

승모근 통증유발점 #3는 팔꿈치를 지지하지 않고, 장기간 컴퓨터를 사용한 경우에서 중간 등에 숨이 막힐 듯한 통증이나 타는듯한 통증을 유발할 수 있다. 이러한 통증은 피아니스트에게서 흔히 관찰된다. 승모근 통증유발점 #3는 목에서 멀리 떨어져 있으나 뻣뻣한 목을 만들 수도 있다. 이러한 통증유발점이 하부 승모근을 약하게 한다면,.견갑골의 날개화를 일으키는 요인이 될 수도 있다(Simons, Travell, and Simons 1999, 280).

승모근 통증유발점 #4는 넓은 중간 승모근에서 나타나며 견갑골 안쪽에 위치한다(그림 6.23). 척추 부위의 타는 듯한 통증을 일으키게 된다. 이곳에 얕은 통증유발점은 허벅지에서 가끔 관찰되는 닭살을 유발하기도 한다(Simons, Travell, and Simons 1999, 281-282).

승모근 통증유발점에서 나타나는 증상

은 많은 경우에서 오진과 치료 방법에 혼선을 야기하는 경우가 많다. Travell과 Simons은 다음과 같은 경우로 오진되는 경우가 많다고 하였다: 경추부 신경근병변, 척추관 협착증, 견봉하 점액낭염, 만성 난치성 통증, 후두신경통, 비특이적 안면신경통. 승모근에서 유발된 두통은 경추성, 혈관성, 편두통 등으로 오인되는 경우가 흔하다. 물론, 다른 의학적 원인이 있을 수 있으나 두통의 경우, 승모근에서 야기된 경우도 반드시 감별해야 한다. 통증유발점의 마사지는 두통과 위쪽 등의 통증, 어깨 통증에 매우 안전하고 효과적임이 널리 알려져 있다(Simons, Travell, and Simons 1999, 291-293).

원인(Causes)

승모근은 위쪽 등의 반과 뒷목의 중간 부분을 덮고 있다. 뒷목의 대부분을 덮고 있기 때문에 뒷목의 표면 모양과 승모근의 모양은 매우 유사하다. 이 근육은 두개골 기저부, 척추, 쇄골, 견갑골에 부착한다. 승모근은 어깨를 지지하고 팔을 올리는 모든 동작에서 견갑골을 안정화시키는 역할을 한다. 또한, 팔과 손의 섬세한 동작에서 어깨를 안정화시키는 중요한 역할을 하기도 한다.

고개를 숙일 때와 옆으로 구부릴 때 승모근의 위쪽 부분은 머리와 목의 무게를 지지하는 역할을 한다. 구부정하게 앉거나 목을 앞쪽으로 숙이고 있는 잘못된 자세에서는 승모근의 지속적인 과부하가 유발된다. 또한 흉근의 통증유발점에 의해 가슴을 둥그렇게 모은 자세를 지속하게 되는 경우에는 이차적으로 승모근도 지속적인 수축을 해야하는 문제가 발생한다.

승모근 통증유발점이 나타날 수 있는 또 다른 원인으로 정서적 긴장을 생각할 수 있다. 어깨를 올리는 어떤 일이나 육체적 활동은 승모근 통증유발점을 생기게 할 수 있다. 특히 지속적으로 팔을 앞으로 드는 동작은 어떤 승모근 섬유에도 통증유발점을 만들 수 있다. 팔꿈치를 보조하지 않고 앉아서 손을 사용하는 동작은 좋지 않아, 컴퓨터 사용이 많은 사무직에서 승모근 통증유발점 발생이 많다.

유방이 너무 큰 여성에서는 승모근 통증유발점 발생이 보다 많을 수 있다. 무거운 가슴을 지속적으로 지지하는 것은 승모근의 과부하로 연결될 수 있어 이러한 여성에서는 스스로 관리하는 방법을 익혀야 한다. 무거운 가방을 등에 매고 다니는 경우도 지속적인 만성 편두통이나 뻣뻣한 목을 만들 수 있다(Simons, Travell, and Simons 1999, 287).

Travell과 Simons은 귀와 어깨를 이용하여 전화를 받는 것은 좋지 않다고 제안하였다. 양손을 사용하는 경우에는 스피커폰이나 헤드폰을 사용하는 것이 좋다. 지속적으로 승모근의 통증이 있는 경우에는 서있거나 걸어다닐 때도 주머니에 손을 넣어 상지의 하중을 분산시키는 것이 필요하다(Simons, Travell, and Simons 1999, 301).

66세인 Tom은 서비스 센터의 점장으로 일하고 있다. 은퇴 후에 피아노를 배우면서 여생을 지내고 싶어하였다. 하지만, 불행히도 그는 앉을 때마다 좌측 어깨, 중간 등, 그리고, 두개골 아래 쪽으로 지속적인 둔한 통증을 호소하였다. 특히 팔을 앞으로 뻗을 때 보다 심하게 나타나서 거의 하지 못하였다. 그는 피아노를 배우는데 자신의 체력이 충분하다고 생각하였으나 통증으로 인하여 원하던 피아노를 배우지 못하는 것에 대해 매우 실망하였다.

운 좋게 Tom의 다른 은퇴 후 계획은 통증유발점에 대한 공부였다. 그는 마침내 그의 하부 승모근에서 모든 통증의 원인이 되는 통증유발점을 찾았다. 테니스 공을 이용하여 스스로 치료하였고, 쉽게 통증이 가라앉는 것을 경험하였다. 이후 Tom은 피아노 치기 전과 후에 스스로 마사지하면서 치

료하였고, 다른 어려움 없이 피아노를 배울 수 있었다.

자가치료(Self-Treatment)

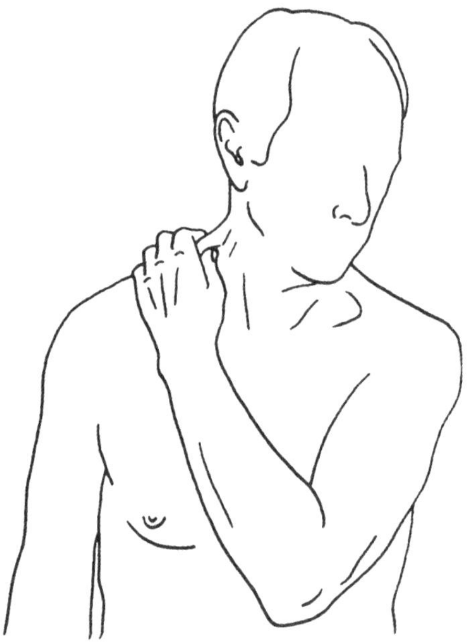

그림 6.24 집기를 이용한 승모근 통증유발점 #1의 마사지

승모근 통증유발점의 각 지점 마다 4개의 주요 위치가 있다. 승모근 통증유발점 #1의 경우는 상부 승모근에 있으며 목과 어깨 사이 각진 부분 피부 바로 아래 위치한다. 얕은 쥐기 방법으로 충분히 치료할 수 있다(그림 6.24). 볼펜 뚜껑 정도 크기의 작은 강한 띠를 느낄 수 있을 것이다. 많은 경우에서는 뜨개질 바늘 크기의 두께이기도 하다. 이와 같이 얇고 가는 줄에서 압통점을 찾아 엄지와 둘째, 셋째 손을 이용하여 굴리듯이 마사지를 시행한다.

승모근 통증유발점 #1의 경우, 강한 자극을 적절하게 주게 되면 환자의 관자놀이 두통과 같은 증상이 재현되거나 악화될 수 있다. 어깨 부위의 근육과 지방층이 너무 많거나 두꺼우면 잘 안 만져질 수 있다. 이러한 경우 환측 손을 주머니에 넣어 승모근을 이완시키면 보다 쉽게 통증유발점을 찾을 수 있다. 손으로 마사지하기에 너무 힘들면 테니스 공과 벽을 이용하여 엄지만으로도 마사지할 수 있다(그림 6.25). 거의 모든 사람이 승모근 통증유발점 #1을 가지고 있을 수 있기 때문에 이 방법은 숙지하는 것이 매우 중요하다.

승모근 통증유발점 #2은 치료용 지팡이(그림 6.26)이나 Backnobber를 이용하여 치료한다. Backnobber를 이용하는 것이 가장 좋은 방법이라고 볼 수 있다. 이 매우 작은 혹은 경우에 따라 매우 두꺼운 상부 승모근을 깊이 파고들어 자극할 수 있는 유용한 도구이다. 가장 강한 압력과 조절을 하기 위해서는 반대측 손을 이용하여 시행하는 편이 보다 좋다. 손을 앞뒤로 움직이는 방법으로 근섬유에 압력을 가할 수 있다. 지속적인 압력을 가하면 주변 조직의 혈액 순환에 좋지 않은 영향을 줄 수 있다. 승모근 통증유발점 #2는 2개의 쌍으로 이루어져 있다는 것을 기억하자. 많은 경우 어깨 끝의 보다 앞쪽에 위치한 것이 보다 심한 통증을 유발한다.

승모근 통증유발점 #3도 치료용 지팡이를 이용하는 것이 좋다 (그림 6.27). 팔을 교차하는 것이 지렛대 원리를 응용할 수 있어 보다 효과적이다. 또한 승모근의 이완에도 이 자세가 보다 효과적이다.

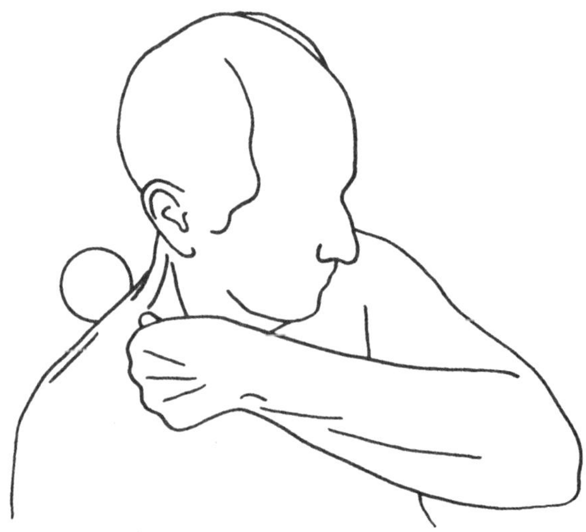

그림 6.25 지지된 엄지와 공, 벽을 이용한 승모근 통증유발점 #1의 마사지

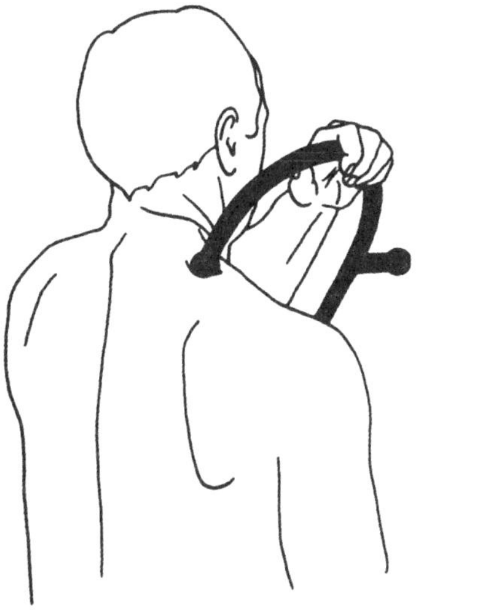

그림 6.26 치료용 지팡이를 이용한 승모근 통증유발점 #2의 마사지

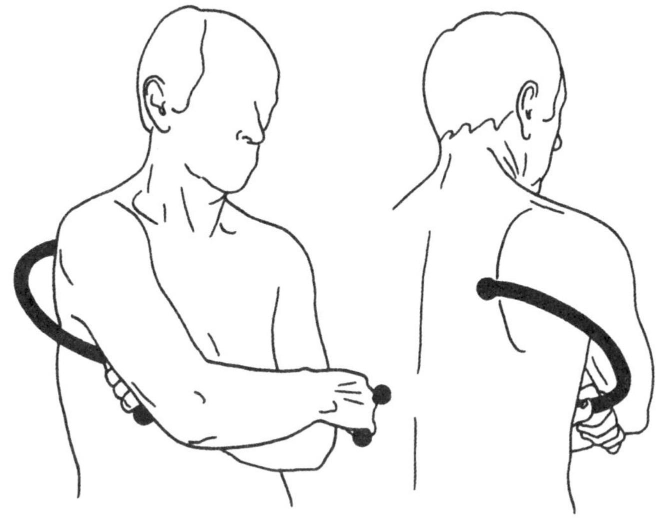

그림 6.27 치료용 지팡이를 이용한 승모근 통증유발점 #3의 마사지

그림 6.27에서와 같이 오른손에 힘을 주게 되면, 압력을 아래 방향으로 줄 수 있다. 근육의 아래 편을 따라 3~4 인치 이동하면서 통증유발점을 찾는 것이 좋다. 보통 1개 이상의 압통점을 찾을 수 있을 것이다.

공과 벽을 이용하는 것도 승모근 통증유발점 #3에는 효과적이다 (그림 6.28, 그림 6.29). 견갑골의 내측을 따라 위쪽으로 움직이게 되면, 공이 통증유발점에 적절하게 자극을 가하게 할 수 있다. 이 방법은 한 개 이상의 통증유발점에 보다 효과적인 방법이다. 통증유발점이 너무 아프다면 테니스 공을 사용하는 것이 좋다. 라크로스 공의 경우 너무 많은 조직에 자극이 갈 수 있다. 이러한 공의 선택은 등과 엉덩이 부분의 여러 근육 치료에 적절히 사용할 수 있는 방법이다.

승모근 통증유발점 #4는 통증이 있는 어깨의 반대측에서 치료용 지팡이나 Back nobber를 이용하여 치료하는 것이 추천된다. 윗쪽에 위치하는 손은 위치를 정확하게 하는데 쓰고, 아래쪽에 위치한 손은 압력을 가하는데 사용한다. 그림에는 보다

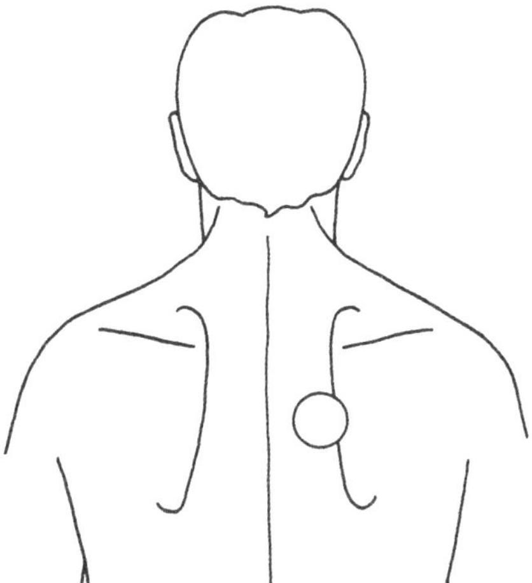

그림 6.28 공과 벽을 이용한 승모근 통증유발점 #3의 마사지

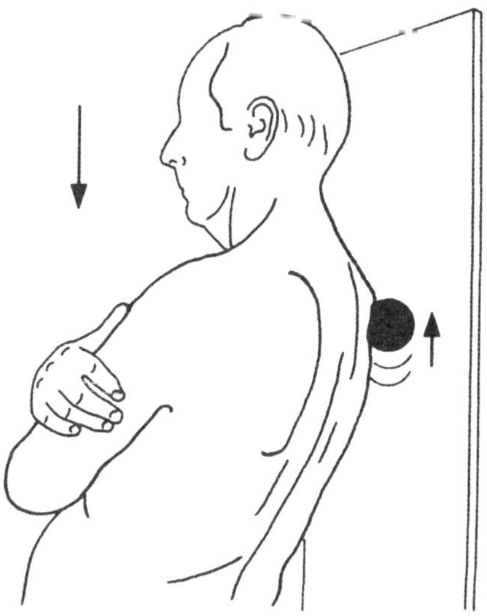

그림 6.29 공과 벽을 이용한 승모근 통증유발점 #3의 마사지

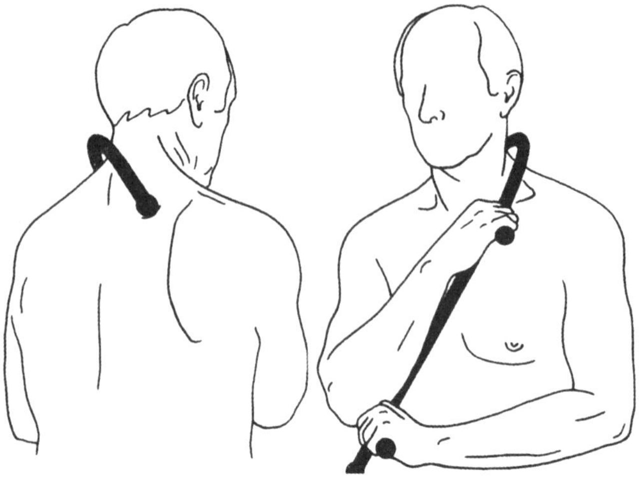

그림 6.30 반대측 어깨 위로 치료용 지팡이를 이용한 승모근 통증 유발점 #4의 마사지

명확하게 설명하기 위해 옷을 벗고 있는 모습으로 표현하였으나 옷을 입어서 피부에 치료용 지팡이 끝이 직접 닿지 않게 하는 것이 좋다.

통증유발점은 하루 3~6번 마사지 하는 것이 좋다. 하지만 6~12번 이상은 하지 않는 것이 좋다. 통증유발점을 전부 없앤다는 생각보다는 적절하게 조절한다는 생각이 보다 효과적이다.

동료치료(Partner Treatment)

다른 사람이 승모근 치료를 도와준다면 손의 피로를 줄일 수 있어 보다 효과적이다. 승모근은 근육의 앞쪽 혹은 뒤쪽에서 치료하는 것이 좋다(그림 6.31, 6.32). 환자가 앉은 상태에서 치료자가 서서 치료를 하면 지지된 손가락에 체중을 실을 수 있어 압력을 전하기가 보다 용이하다.

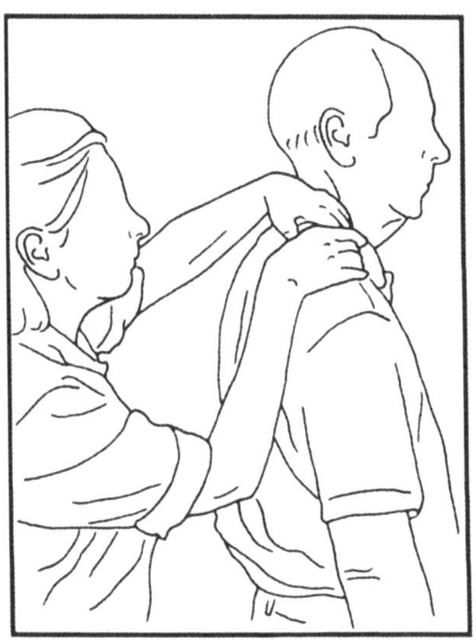

그림 6.31 뒤편에서의 상부 승모근의 동료 마사지

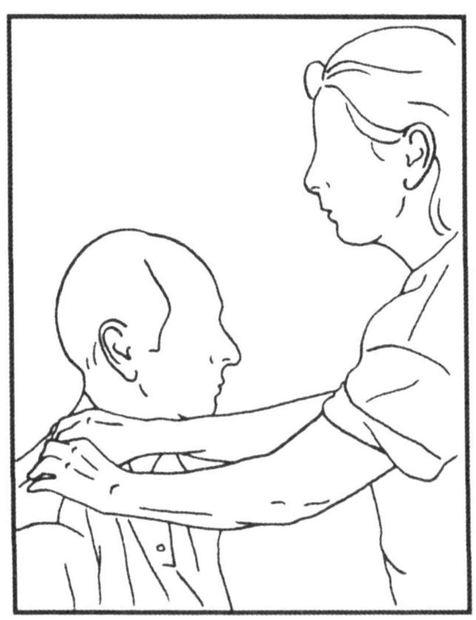

그림 6.32 앞편에서의 싱부 승모근의 동료 마사지

거의 모든 사람이 상부 승모근에 문제가 있으므로, 친근하게 접근하는 것이 추천된다. 하지만, 실제로는 상부 승모근은 자가 또는 동료치료로도 쉽게 치료가 되지 않는 근육이다. 승모근의 통증유발점은 보다 앞쪽에 위치한다. 따라서 근육의 뒤쪽보다는 앞쪽에 보다 집중하는 편이 좋다. 그림 6.31에서와 같이 뒤에서 치료하는 경우에는 손가락을 보다 깊이 넣어서 마사지를 해야한다. 그림 6.32에서와 같이 앞에서 치료하는 경우에는 엄지를 이용하여 치료하는 것이 좋다. 언제나 짧게 반복해서 치료하는 것이 좋으며, 지속적 압력을 가하는 것은 피해야 한다.

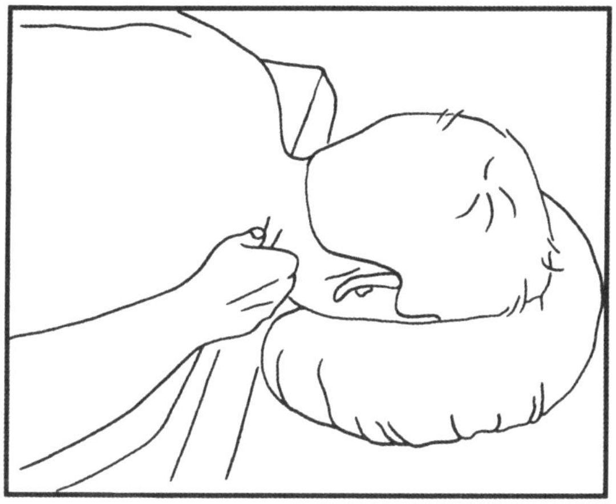

그림 6.33 엄지와 손가락을 이용한 승모근 통증유발점 #1의 주무르는 마사지

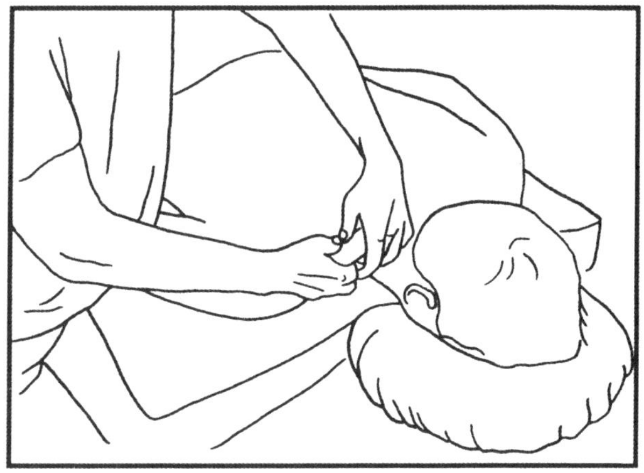

그림 6.34 짝진 손으로 바깥 어깨 방향으로 엄지를 문지르는 승모근 통증유발점 #2의 마사지

임상적 치료(Clinical Treatment)

승모근 통증유발점 #1을 한 손으로 치료할 때는 엄지와 두 손가락을 이용한다(그림 6.33). 승모근 통증유발점 #2는 양손을 이용하여 치료한다(그림 6.34). 근육의 앞쪽에 보다 집중한다. 지지된 손가락을 사용한다면 마사지 방향은 어깨 바깥쪽으로 한다. 마사지 중 움직임에 방해가 되는 부분이 있을 수 있다. 이는 승모근의 90° 방향으로 주행하는 견갑거근으로, 잘 난서진다면 견갑거근의 문제가 있음을 의미한다.

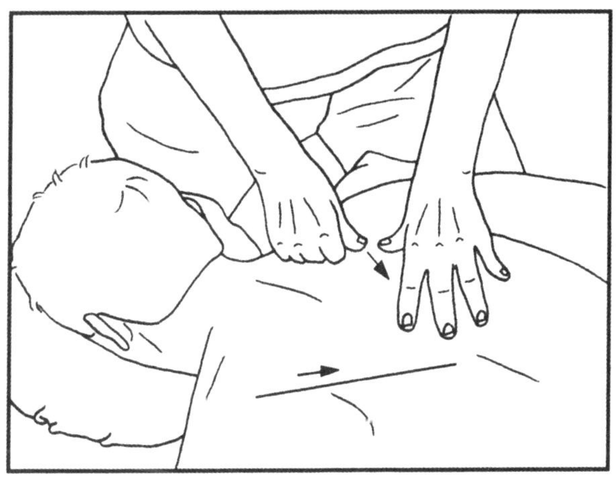

그림 6.35 지지된 엄지를 이용한 승모근 통증유발점 #3의 마사지. 다른 엄지는 근육의 아래 가장자리를 지지하여 움직이지 않게 한다.

승모근 통증유발점 #3는 그림 6.35와 같은 승모근의 주행방향에 맞추어 엄지를 이용하여 치료한다. 왼손은 오른손의 주행 방향을 지시하는 역할을 하게 된다. 주행방향은 승모근의 옆면과 같은 방향이다.

승모근 통증유발점 #4는 지지된 손가락을 이용하여 치료한다. 마사지 치료사들은 대부분 능형근 부위라고 말한다. 실제로는 4개의 다른 근육이 겹쳐져 위치한다. 중간 승모근이 가장 위에 위치하며 차례로, 능형근, 흉장늑근, 마지막으로 상후거근이 늑간 위에 위치한다. 견갑거근은 1~2인치 떨어져서 위치한다.

알다시피 척추와 견갑골 사이에는 넓은 공간이 있으며, 많은 역할을 담당한다. 이곳의 여러 근육에 대해 정확하게 이해한다면 통증을 치료하는데 보다 많은 도움이 될 것이다. 이곳에 적절한 마사지를 통해 많은 통증을 조절할 수 있을 것이다.

견갑거근(Levator Scapulae)

견갑거근(levator scapulae)은 견갑골을 들어올리는 근육으로 이름에서 기능이 정확하게 반영되어 있다. "Levator"는 들어올리다라는 의미의 라틴어이며, "Scapula"는 견갑골의 라틴어이다. 견갑거근의 통증유발점은 승모근과 같이 매우 흔하게 나타난다. 이들은 뻣뻣한 목의 매우 중요한 원인으로 알려져 있다. 실제로 Travell과 Simons은 견갑거근을 뻣뻣한 목 근육이라고 부르기도 했다.

33세 Tony는 전형적인 견갑거근의 문제를 가지고 있다. 그는 3개월 전 가벼운 사고 이후 우측 목의 통증과 뻣뻣함을 지속적으로 호소하였다. 그는 고개를 우측으로 돌리지 못했다. 그의 의료 보험은 물리치료를 받게 하였으나, 스트레칭과 견인은 그의 통증을 보다 악화시켰다. 전기 자극은 약간 도움이 되었으나 통증이 없어지지는 않았다.

Tony의 견갑거근에 마사지를 시행한 후 그는 처음으로 통증이 소실되는 것을 느꼈다. 그는 다양한 방법으로 스스로 마사지를 하루 수 차례 하였다. 일주일이 지나자 통증은 사라졌고, 3주가 지나자 고개를 돌리는데 지장이 없었다.

증상(Symptoms)

견갑거근의 통증유발점은 경부각(neck angle)의 통증과 뻣뻣함을 일으킨다(그림 6.36). 어느 정도 활성화된 경우, 견갑골의 안쪽과 어깨 뒤쪽을 따라 약한 정도의 연관통이 발생할 수 있다. 통증은 뒷 어깨로 전이되어 삼각근의 위성 통증유발점을 일으킬 수 있다. 경부각 통증의 주된 부위는 승모근과 가운데 사각근에 위성 통증유발점을 일으킬 수 있다. 이러한 방식으로 견갑거근은 두통과 어깨 통증을 일으킬 수 있는 근육을 자극하여 복합적인 증상이 나타나게 하기도 한다.

견갑거근의 통증유발점은 후진할 때와 같이 고개를 뒤로 돌려 뒤쪽을 보아야 할 때 발생한다. 따라서 통

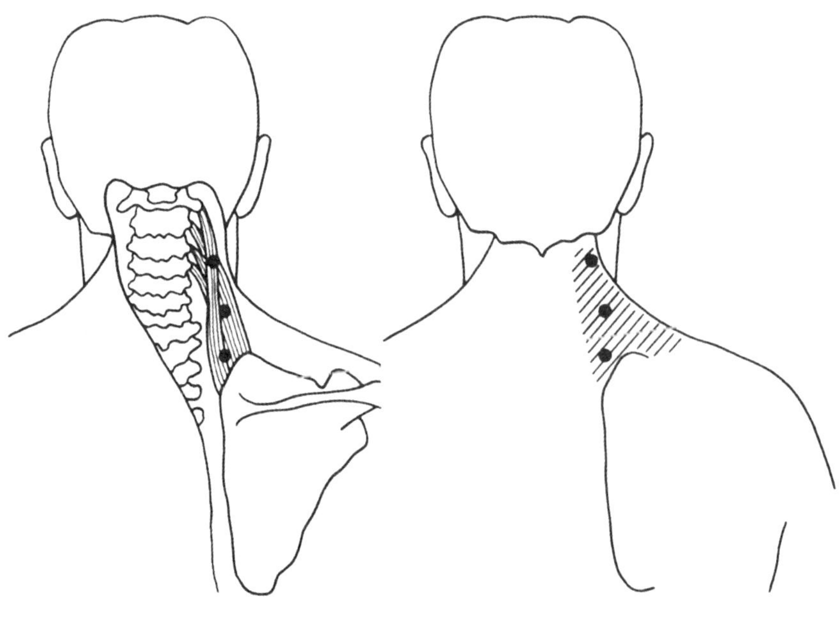

그림 6.36 견갑거근의 통증유발점과 연관통 양상

증유발점이 활성화된 편으로는 고개를 돌리지 못하게 된다. 통증이 심한 경우는 가만히 있을 때도 지속적으로 나타날 수 있지만, 대부분 통증은 고개를 돌렸을 때만 나타나는 특징을 갖는다(Simons, Travell, and Simons 1999, 491-492). 견갑거근의 통증유발점은 사경과 같이 지속적으로 고개가 돌아가 있는 경우와는 관계가 없다. 사경은 흉쇄유돌근에 의해 나타나는 현상이다.

위쪽 등, 뒷목, 견갑골 사이에서 나타나는 통증은 주로 견갑늑골 증후군이라고 명명 되어왔다. 근막통증 증후군에 대한 이해가 부족한 의사들은 이러한 경우 스테로이드 주사나 보조기 등으로 자세를 교정하는 치료를 많이 해왔다. 물론 나쁜 자세는 견갑거근의 통증유발점을 활성화 시키는 요인이기도 하지만, 올바른 치료는 견갑거근의 통증유발점을 직접 치료하는 것이라고 할 수 있을 것이다(Simons, Travell, and Simons 1999, 495,498; Cailliet 1991, 253-257).

견갑골의 상부각 주변에는 많은 점액낭이 있어 견갑거근의 통증유발점은 견갑흉부 점액낭염으로 오인되는 경우가 많다. 이러한 경우 견갑흉부 점액낭절제술을 시행하는 경우도 있다(Lehtinen et al. 2004, 99-105). 물론, 점액낭염도 통증을 일으킬 수 있으나 대부분의 경우는 주변 근육에서 통증을 일으키게 된다. 올바른 접근은 통증을 일으키는 근육을 직접 치료하는 것이라고 할 수 있다.

원인(Causes)

견갑거근의 아래 끝은 견갑골의 상부각에 접한다. 또한 위쪽 끝은 상부 경추 4개의 수평돌기에 접한다. 이러한 해부학적 구조는 견갑거근이 견갑골 즉, 어깨를 위로 올리는데 작용하는 것을 쉽게 이해하게 해준다. 보통 이러한 기능의 과부하가 견갑거근의 문제를 일으키게 된다. 스트레스나 잘못된 자세는 어깨를 항상 올리게 하고, 이러한 경우 견갑거근은 불필요하게 긴장하게 된다.

견갑거근은 경추의 수평돌기에도 접하기 때문에 고개를 돌리는데도 작용하게 된다. 통증유발점이 생기게 되면 이러한 동작에도 문제를 일으킨다. 또한 근육을 신장 시키는데 어려움이 생기기 때문에 반대쪽으로 고개를 돌리는 데에도 문제를 일으키게 된다(Simons, Travell, and Simons 1999, 494).

베개 없이 옆으로 누워서 잔다거나, 지속적으로 한쪽 방향으로 고개를 돌리고 쳐다본다거나, 고개와 어깨로만 전화를 받는다거나 하는 여러가지 상황에서 견갑거근에 문제가 발생하게 된다. 베낭을 잘못 매거나 한쪽으로 매는 가방을 사용하는 경우, 승모근 뿐만 아니라 견갑거근에도 문제를 일으킬 수 있다. 어깨끈이 있는 가방을 지속적으로 사용하는 경우에는 가방이 떨어지지 않도록 한쪽 어깨를 지속적으로 올리고 있을 수 밖에 없게 된다.

견갑거근은 과운동, 정서적 긴장, 팔받침이 너무 높거나 낮은 경우에도 문제를 일으킬 수 있다. 더불어 편타성 손상에서도 가장 흔한 문제가 되는 근육 중에 하나이다. 자동차 사고나 낙상 후에 지속되는 원인 모를 질환의 많은 경우 견갑거근의 통증유발점이 원인인 경우가 있다(Simons, Travell, and Simons 1999, 494-495).

양측 견갑거근이 동시에 작용하게 되면, 고개가 앞으로 떨어지는 것을 방지한다. 따라서 고개를 앞으로 빼는 좋지 않은 자세는 견갑거근의 과부하를 일으키게 된다. 지속적으로 고개를 숙여서 책을 읽는 자세도 견갑거근과 승모근의 과부하를 일으킬 수 있다. 따라서 책을 눈높이에 맞게 유지하는 것이 좋고 다양한 책받침을 사용하는 것이 견갑거근의 과부하를 줄이는데 도움을 줄 수 있다.

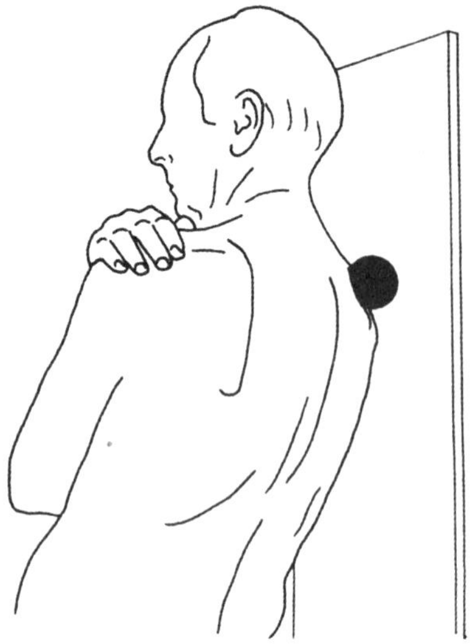

그림 6.37 공과 벽을 이용한 견갑거근 통증유발점 #1의 마사지

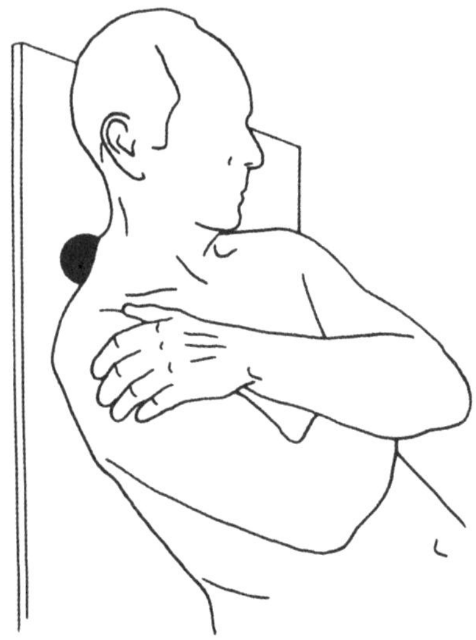

그림 6.38 공과 벽을 이용한 견갑거근 통증유발점 #2의 마사지

자가치료 (Self-Treatment)

견갑거근의 통증유발점은 3개가 보고되어 있다. 견갑거근의 통증유발점 #1은 발견하기 매우 쉬우며, 견갑골 상부각의 바로 위쪽에 위치한다. 하지만, 이곳은 부착유발점이기 때문에 아주 중요하게 생각해야 할 부분은 아니고, 이곳만 치료한다고 해서 경통이나 뻣뻣함이 없어지지는 않는다.

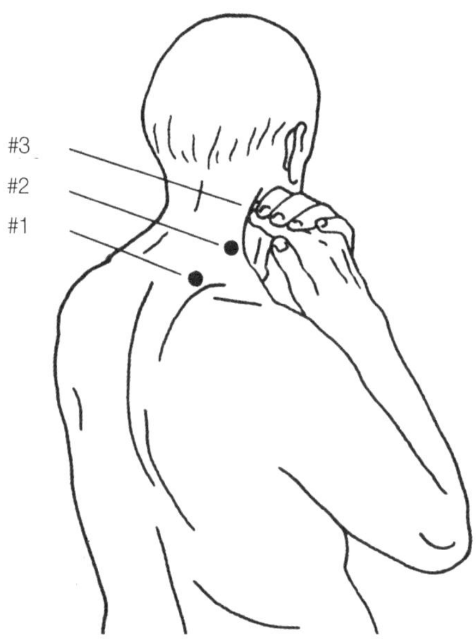

그림 6.39 지지된 손가락을 이용한 견갑거근 통증유발점 #3의 마사지

견갑거근의 통증유발점 #2는 중간에 위치한 통증유발점으로 반드시 추적해야 하는 부위이다. 이곳은 승모근 아래에 위치하기 때문에 강한 압력을 주어야 찾을 수 있다. 중간 승모근에서의 방법과 같이 치료용 지팡이나 Backnobber를 이용하면 보다 쉽게 찾을 수 있을 것이다(그림 6.30).

흉쇄유돌근 뒤쪽에 위치한 견갑거근의 통증유발점 #3를 간과해서는 안된다. 지지된 엄지와 지지된 손가락을 이용하여 치료할 수 있다(그림 6.39). 정확한 위치를 파악하기 위해서는 손가락을 움직이지 않고, 증상이 있는 쪽의 어깨를 위 아래로 움직이면서 찾아야 한다.

때때로 마사지를 하는 동안 모래 같은 느낌이 들 수 있다. 이러한 경우를 손으로 만질 수 있는 *염발음(palpable crepitus)*이라고 하며 인대 내의 석회화 결절에 의한 것으로 생각된다. 또한 근긴장의 증거라 할 수 있으며, 마사지로 치료할 수 있다.

동료치료(Partner Treatment)

두 개의 아래 견갑거근의 통증유발점은 지지된 손가락으로 충분이 치료할 수 있다(그림 6.40). 환자가 견갑골을 상하로 움직이게 되면 보다 쉽게 견갑골의 상부각을 찾을 수 있다. 또한 상부 승모근 아래에 반복적으로 만져지는 견갑거근을 느낄 수 있을 것이다. 이 두 근육의 섬유 방향은 서로 직각이라는 사실을 기억하고 있어야 한다. 견갑거근의 통증유발점 #3는 목의 옆면에 위치하므로 지지된 엄지 또는 두 손가락을 이용하여 부드럽게 마사지를 해야 한다. 마사지를 하는 동안 다른 한 손으로 반대쪽 목을 고정하면 보다 효과적으로 마사지를 할 수 있다.

임상적 치료(Clinical Treatent)

환자의 상부 승모근이 충분히 이완된 후에 깊은 곳의 견갑거근의 통증유발점 #1을 치료해야 한다 (그림 6.41). 그렇지 않으면 지지된 손가락으로 승모근을 아래로 눌러서 내려야 한다. 승모근과 직각으로 교차하는 견갑거근을 확인한다. 견갑거근 근섬유의 수직 방향으로 쓰다듬다 보면 단단한 끈과 같은 근육을 확실하게 느낄 수 있을 것이다.

견갑거근의 통증유발점 #2를 찾기 위해서는 목의 승모근 아래쪽에서 마사지를 해야한다. 지지된 엄지를 이용하여 척추의 수평돌기 쪽으로 반복적인 문지르기를 시행한다 (그림 6.42). 견갑거근의 통증유발점 #3는 목의 측면에 있으므로 두 손가락으로 치료할 수 있을 것이다.

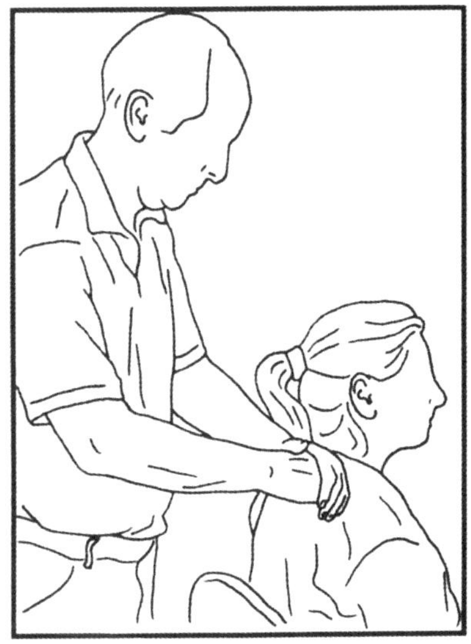

그림 6.40 지지된 손가락을 이용한 견갑거근의 동료 마사지

야구공만한 범위 내에서 두 개의 견갑거근의 통증유발점을 찾는다면, 또 다른 통증유발점을 찾아야 한다. 이러한 경우에는 경추 사각근이나 경추 흉장늑근의 위성 통증유발점일 가능성이 높다. 이 또한 경통과 뻣뻣한 목을 유발할 수 있으므로 치료해야 한다.

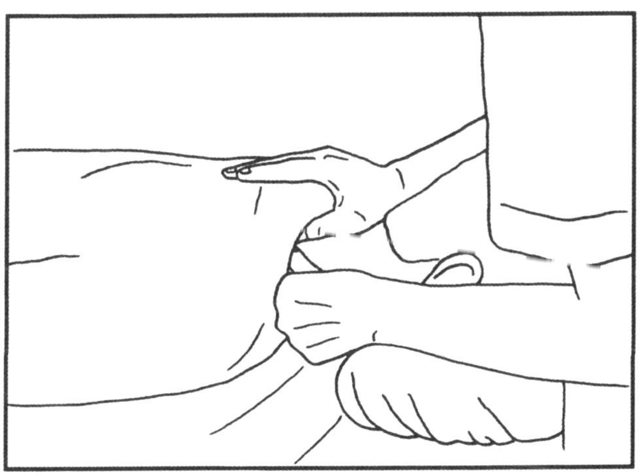

그림 6.41 상부 승모근의 전방 가장자리 아래로 방향의 견갑거근 통증유발점 #1의 마사지

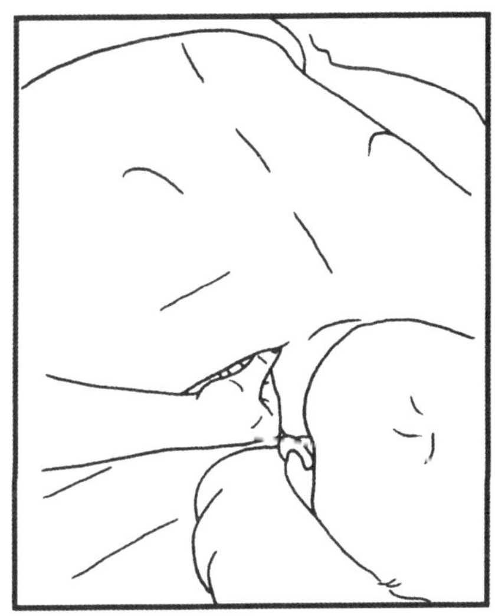

그림 6.42 지지된 엄지를 이용한 견갑거근 통증유발점 #2의 마사지

능형근(Rhomboids)

능형근은 위쪽 등의 수개의 척추와 견갑골의 안측에 붙는다. 소능형근은 대능형근보다 높게 위치하며 다소 분리할 수 있으나, 촉진만으로 분리하는 것은 불가능하다. 능형근의 기능은 견갑골을 척추 쪽으로 당기는 역할을 하며, 견갑골을 올리는데 보조적인 역할을 하고, 팔과 손을 사용하는 동작을 할 때 어깨를 안정화시키는데 사용된다.

29세 Patti는 그녀의 위쪽 등과 목의 뻣뻣함과 통증 때문에 큰 마사지 학교로 주말 여행을 갔다. 그녀는 트럭을 세차한 후 문제가 발생되었다. 치료자는 그녀에게 어깨를 앞쪽으로 해보라고 하였고, 그녀가 어깨를 앞으로 하는 동안 셔츠 위로 견갑골의 익상이 나타났다. 그녀는 "견갑골 사이가 가장 아파요"라고 하였고, "지금처럼 아팠던 적은 없어요"라고 말하였다.

Patti의 승모근, 견갑거근, 능형근, 흉근, 목 뒤의 근육들에서 매우 심한 통증유발점이 발견되었다. 초기 치료는 통증을 경감하여 그녀 스스로 활기차게 하는 것을 목표로 하였다. 다음으로 치료사는 테니스 공과 벽을 이용하여 스스로 마사지 하는 방법을 가르쳐주었다. 또한 다음 번 내원 시에는 흉근 치료에 대해 진행하겠다고 설명하였다. 능형근의 과부하로 인하여 지속적인 만성 통증이 발생하였음을 알게 되었다. 이러한 능형근의 과부하는 익숙하지 않은 트럭 세차 시 매우 심한 과부하가 능형근에 발생했음을 알게 되었다.

증상(Symptoms)

능형근의 통증유발점은 견갑골의 안쪽을 따라 연관통을 유발한다(그림 6.43). 이러한 통증은 앉아있는 동안에도 발생한다. 매우 심한 통증의 경우 능형근 아래에 위치하는 상후거근과 흉장늑근 또는 능형근 위에 위치한 중간 승모근에 발생한 통증유발점이 함께 발현되었을 때 나타나는 경우도 있다. 이러한 네 층의 근육의 통증유발점은 유사한 증상을 나타내는 경우도 있다. 견갑골 사이에 통증을 유발할 수 있는 근육들로는 사각근, 극하근, 광배근, 전거근, 견갑거근이 있다.

다른 여러 근육의 통증유발점을 평가하기 전에 사각근에 대해서 먼저 평가하는 것이 필요하다. 놀랍게도 사각근은 위쪽 등의 통증을 가장 흔하게 일으키는 근육으로 알려져 있다. 사각근의 치료 없이 능형근을 포함한 다른 근육을 치료하는 것은 치료가 잘 되었음에도 불구하고 통증이 경감되지 않을 수 있다. 능형근의 통증유발점에 의한 지속적인 통증은 위쪽 등 통증의 흔한 원인인 견갑늑골 증후군으로 오인되는 경우가 많다. 많은 임상의가 정확한 진단을 하지 못하는 경우가 있다(Simons, Travell, and Simons 1999, 618).

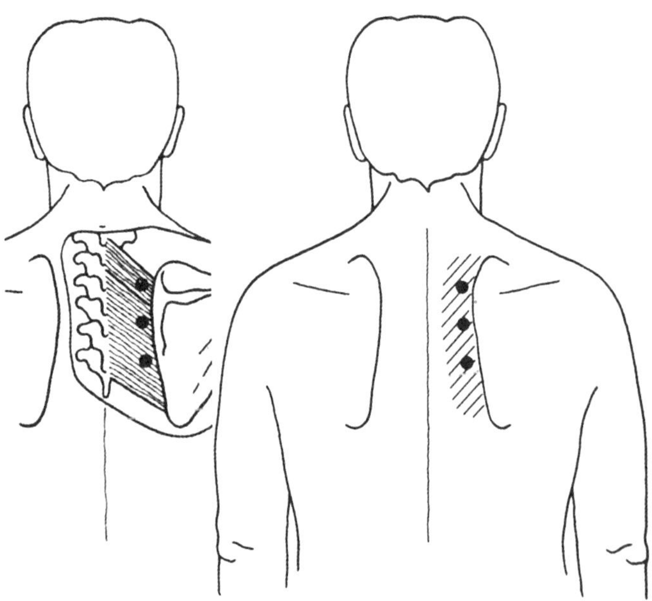

그림 6.43 능형근의 통증유발점과 연관통 양상

능형근이 통증의 원인임을 확인할 수 있는 증상으로는 능형근을 사용하여 어깨를 움직이는 동안 인대에 석회화된 혹에 의한 것으로 생각되는 염발음이 있다. 이러한 당김은 근육의 길이를 단축시키거나 뻣뻣하게 만들 수 있다(Simons, Travell, and Simons 1999, 616). 마사지는 이러한 문제를 해결할 수 있는 치료 방법이다.

능형근이 짧아지게 되면 팔을 앞쪽이나 머리 위로 움직이게 하는데 장애가 생긴다. 통증은 바닥에서 무엇을 주우려고 하는 동작에서 능형근이 신장될 때 나타난다(Simons, Travell, and Simons 1999, 614). 이러한 동작의 제한은 전체 어깨의 움직임에 영향을 주어 오십견을 발생하게 할 수도 있다.

원인(Causes)

능형근의 과부하를 피하기 위해서는 일상 생활에서 지속적 혹은 반복적으로 어깨를 들거나 팔을 당기는 일을 적절히 조절하는 것이 필요하다. 부자연스러운 군인 자세와 같이 팔을 당겨서 어깨를 뒤로 모으는 자세는 지속적인 능형근의 수축을 필요로 한다. 공을 던지거나 노를 젓는 것도 능형근에 부담을 줄 수 있다. 어깨를 위로 올리는 습관적 긴장은 능형근을 포함하여 다른 여러 근육에 통증유발점을 만들 수 있다.

흉근이 짧아진 경우, 능형근에 문제가 발생할 수 있다. 흉근의 통증유발점은 근육을 짧게 하고 견갑골을 앞쪽으로 당기는 현상이 일어난다. 이러한 경우 능형근은 반대로 지속적 수축을 통해 긴장도가 높아진다. 능형근은 흉근이 수축할 때 쉽게 과도한 스트레칭이 일어난다. 이러한 경우 편심성 수축으로 표현되는 고갈되는 근육의 일이 발생하며, 이는 통증유발점의 생성과 연관성이 높다(Simons, Travell, and Simons 1999, 613, 616).

짧아진 흉근의 수축은 양측 견갑골 간격을 넓게 하여 둥근 형태의 어깨모양과 오목 모양의 흉곽 형태를 만든다. 따라서, 흉근의 통증유발점을 우선적으로 치료하지 않는다면 능형근의 긴장도를 줄이거나 올바른 자세를 만들기가 어렵다. 능형근의 통증유발점을 치료하기에 앞서 흉근의 통증유발점을 먼저 치료하고 흉근의 길이를 정상화하는 것이 필요하다. 그렇지 않은 경우, 흉근의 길이 감소로 인하여 능형근에 의한 통증이 심화되는 경우도 있다. 따라서 근막 통증이 없어지기 전까지 지속적인 스트레칭이 필요하다((Simons, Travell, and Simons 1999, 618; Kendal, McCreary, and Provance 1993, 282-283).

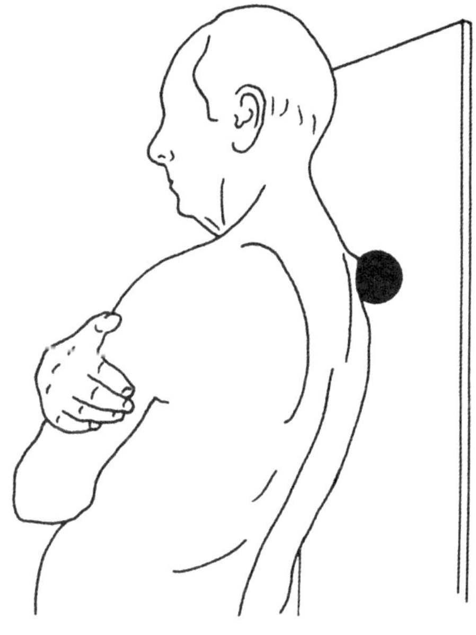

그림 6.44 공과 벽을 이용한 능형근의 마사지

자가치료(Self-Treatment)

능형근은 테니스 공과 벽을 이용하는 것이 보다 익숙하지만, 치료용 지팡이나 Backnobber로도 스스로 쉽고 효과적으로 치료할 수 있다(그림 6.44). 라크로스 공을 사용하면 보다 강한 압력을 줄 수 있고, 보다 쉽게 조절할 수 있다. 능형근의 장기간 지속된 몽우리는 공의 움직임을 방해할 수 있다. 공을 이용하여 하루 수분의 치료로도 능형근의 통증을 쉽게 조절할 수 있다.

동료치료(Partner Treatment)

능형근의 통증유발점을 치료하기 위해서는 환자를 앉게 하고 뒤에 서서 치료하는 것이 보다 쉽다(그림 6.45). 지지된 엄지는 적절한 치료 도구가 될 수 있지만, 지지된 손가락을 사용하는 경우 보다 강한 압력을 줄 수 있다. 이 부분은 모든 사람이 부드럽게 하는 것을 원하며, 그렇게 치료하는 것이 통증을 줄일 수 있는 올바른 방법이다. 사각근 또한 이 부위의 통증을 일으킬 수 있다는 점을 잊어서는 안된다. 이 사실을

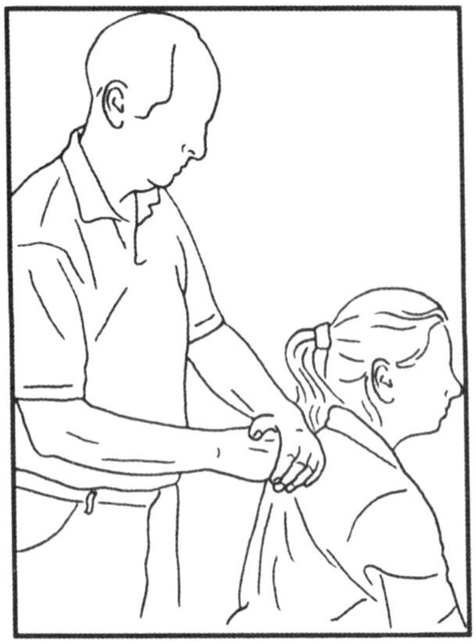

그림 6.45 지지된 손가락을 이용한 능형근의 동료 마사지

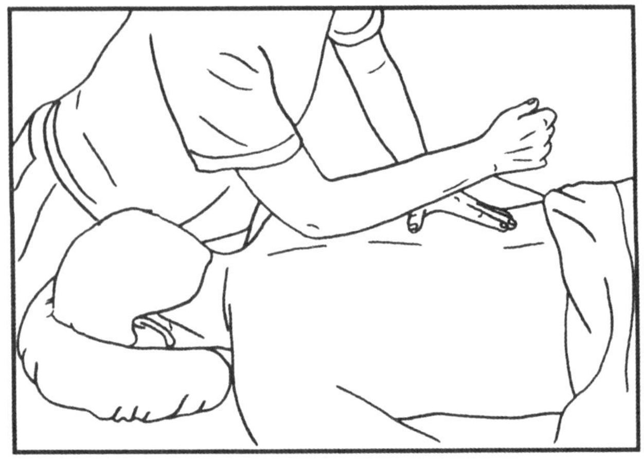

그림 6.46 반대측 손의 안내에 따른 팔꿈치와 엄지를 이용한 능형근의 마사지

간과하면 충분한 치료 효과를 얻을 수 없다.

임상적 치료(Clinical Treatment)

보통의 마사지 치료사는 환자를 누운 상태에서 능형근을 치료하는 방법을 선호한다. 이러한 경우 환자의 몸무게를 이용하여 능형근에 압력을 가하기 쉬우나 치료사의 손에 무리가 갈 수도 있다. 이러한 손의 무리를 피하고 싶다면 환자를 엎드리게 한 후 팔꿈치를 이용하여 치료하는 방법이 추천된다(그림 6.46). 이 방법은 치료자의 체중을 이용하여 압력을 가할 수 있고, 손을 사용하지 않는다는 장점이 있다. 팔꿈치가 너무 국소적이며 자극적이라면 팔뚝을 사용할 수도 있다. 팔뚝의 척골은 마른 환자에게 충분한 자극을 줄 수 있다. 물론 지지된 손가락을 사용할 수 있으나 치료사의 손가락에 무리가 갈 수 있다는 단점이 있다.

상후거근(Serratus Posterior Superior)

상후거근은 능형근처럼 척추에 붙고 같은 방향으로 주행하지만, 견갑골에 붙지는 않는다. 대신 견갑골 아래의 여러 개의 늑골에 붙는다(그림 6.47). 상후거근은 숨을 쉴 때 늑골을 올려주는 기능을 하여 폐에 공기가 들어가는 것을 도와주는 역할을 한다.

44세 Elaine은 지속적인 위쪽 등의 압박감이 강한 통증을 호소하였고, 견갑골 깊숙한 부위의 통증을 주로 호소하였다. 그녀의 주치의는 폐질환을 의심하여 일반 방사선 사진을 찍었으나 다행히도 특별한 이상 소견이 관찰되지 않았다. 그녀는 직장 내 스트레스가 심하였다. 그녀는 하루 종일 학교를 돌아다니는 학교의 관리직으로 일하고 있었다. "학교에서의 일이 너무 많아요. 나는 잠시도 쉴 수 없고, 편안하게 숨 쉴 수도 없었습니다."

Elaine의 위쪽 등 근육이 매우 경직된 것은 그리 놀랍지도 않은 일이었다. 그녀는 치료하는 동안 신음 소리를 내었다. 치료사가 Elaine에게 스스로 상후거근을 마사지하게 하는 것은 매우 효과적인 치료 방법이었다. 두 번의 추가 치료를 통해 그녀는 통증이 호전되었고, 스스로 조절할 수 있는 방법을 배워 일상 생활로 복귀할 수 있었다.

증상(Symptoms)

상후거근의 연관통은 매우 넓은 범위에 나타나며, 여러 다른 근육과 겹치는 양상을 보인다(그림 6.48). 견갑골 아래쪽의 깊은 부위의 통증은 매우 특징적인 증상이다. 통증은 어깨의 뒤, 팔꿈치, 새끼 손가락 쪽의 손목과 손가락 부위에서도 나타날 수 있다. 실제로 새끼 손가락의 통증은 상후거근의 특징적인 증상이다. 손의 전이 양상은 저림증으로 나타나는 경우도 있다. 때때로, 통증은 삼두근 전체, 전완의 척골 부위, 심지어 흉근 부위로 전이되기도 한다. 견갑골 아래쪽의 깊은 부위의 통증은 견갑하근의 위성 통증유발점을 유발할 수 있고, 이는 오십견으로 진행될 수도 있다. 또한 상후거근의 통증유발점은 사각근의 위성 통증유발점으로 발생할 수도 있다.

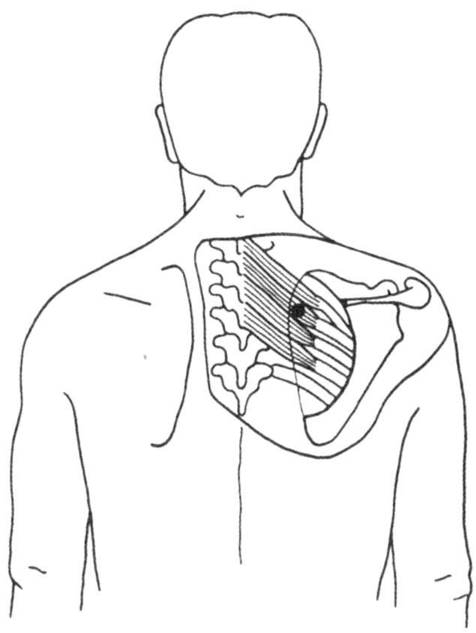

그림 6.47 상후거근의 통증유발점

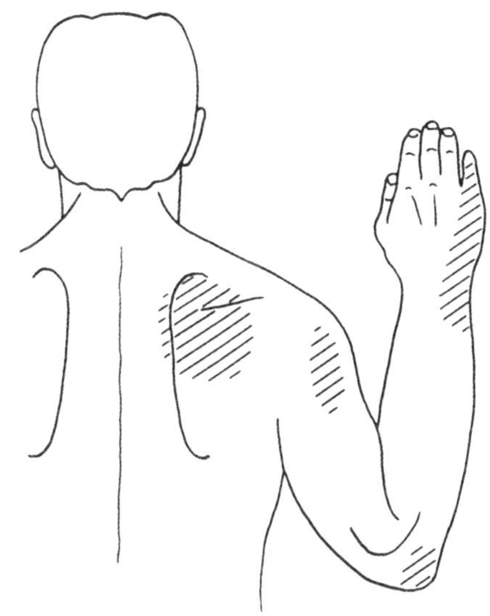

그림 6.48 상후거근의 연관통 양상

상후거근은 Janet Travell에 의해 처음으로 알려졌다. 그녀의 초기 연구에서는 어깨 통증 환자의 98%에서 상후거근의 통증유발점을 보인다고 보고하였다. 이러한 사실이 널리 알려져 있으나, 일부의 경우에서는 아직 잘못 진단하는 경우도 있다. 혼란스러운 증상은 손의 저린 증상이 나타나는 경우인데, 이럴 때는 경추부 추간판 탈출증에 의한 경추부 신경근병증과 감별하기가 어려울 수 있다. 또한 말초 신경증과도 감별이 필요하다. 또한 팔꿈치의 통증은 팔꿈치 점액낭염으로 오인될 수도 있다.

상후거근은 견갑늑골 증후군의 원인으로 널리 알려져 있다. 일부의 외과 의사는 상후거근 제거술이 이러한 질환의 매우 훌륭한 치료법이라고 주장한다. 그러나 통증유발점을 자가 조절함으로써 수술적 치료를 피할 수 있을 것이다.

원인(Causes)

상후거근은 심호흡을 할 때 문제를 야기될 수 있다. 횡경막을 사용하지 않는 신경증성의 과호흡이나 습관성 과호흡은 상후거근의 과부하를 일으킬 수 있다. 특히 천식, 기관지염, 폐렴, 폐기종, 흡연자의 기침 등의 호흡기 질환은 상후거근의 과부하를 보일 수 있다(Simons, Travell, and Simons 1999, 902).

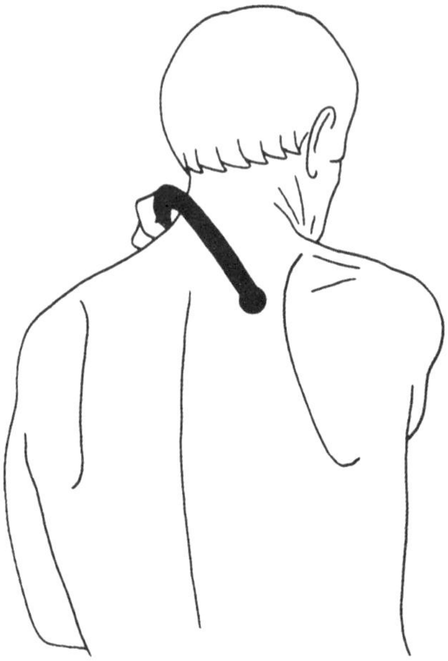

그림 6.49 치료용 지팡이나 Backnobber를 이용한 상후거근과 능형근의 마사지

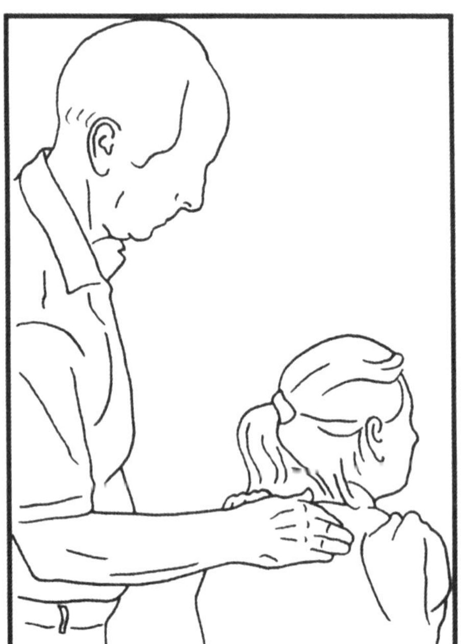

그림 6.50 상후거근의 동료 마사지

자가치료(Self-Treament)

상후거근은 견갑골에 의해 덮여있는 구조이므로 스스로 통증유발점을 치료하기는 쉽지 않다 (견갑골의 상당부분을 제거한 모식도가 그림 6.47에 나타나 있다). 운 좋게도 편측 손으로 반대측 어깨를 잡는 간단한 동작으로 견갑골을 외측으로 이동시킬 수 있다. 이러한 자세에서 치료용 지팡이나 Backnobber을 이용하여 치료할 수 있다 (그림 6.49). 또한 이러한 자세에서 공과 벽을 이용하여 치료할 수도 있다. 능형근에서 사용했던 방법과 동일한 방법을 적용할 수 있다(그림 6.44 참조).

동료치료(Partner Treatment)

상후거근의 치료는 견갑골을 외측으로 이동시킨 후, 공과 벽을 이용하여 쉽게 자가로 치료할 수있다. 자가 치료가 어려운 경우에는 타인의 도움을 받을 수 있다. 능형근과 사각근에서와 같은 방법으로 상후거근의 치료를 시도한다. 그림 6.50에서 표현된 것과 같이 한 손만으로도 충분히 치료가 가능하다. 견갑골의 상부각에 손가락을 대는 것이 보다 쉬운 방법이다. 위치는 능형근의 약간 위와 견갑거근의 통증유발점 #1의 바로 아래에 있다. 실제 치료에는 지지된 손가락을 이용한다.

임상적 치료(Clinical Treatment)

능형근과 동일한 방법으로 치료하되 발꿈치가 아닌 척골을 사용하여 치료한다 (그림 6.51). 상후거근은 매우 얇고 늑골에 바로 위에 위치하기 때문에 많은 압력이 필요하지 않는다. 따라서 치료사의 팔을 선반에 지지하지 않는 것이 중요한 부분이다.

과치료를 주의하여야 한다. 통증유발점은 하루 6~12번 이상은 하지 않는 것이 좋다. 그 이상은 자연 치유 방법을 사용하는 것이 좋다. 통증유발점을 전부 없앤다는 생각보다는 적절하게 조절한다는 생각이 보다 효과적이다.

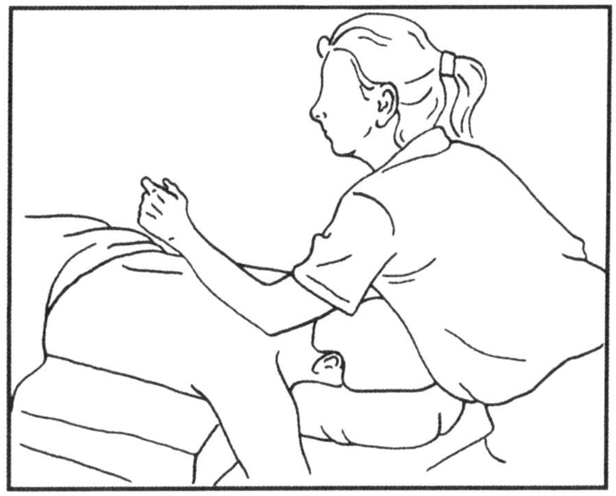

그림 6.51 팔뚝의 척골부위를 이용한 상후거근의 동료 마사지

흉장늑근(Iliocostalis Thoracis)

흉장늑근(iliocostalis thoracis)은 척추와 견갑골 사이에 위치한 3개의 긴 근육 중 하나를 말한다. 3개의 근육을 총칭하여 척추 기립근(erector spinae)이라고도 말한다. 극근(spinalis)이 척추 바로 옆에 위치한다. *흉추장근(longissimus thoracis)은* 조금 옆에 위치한다. 흉장늑근은 척추에서 가장 멀리 떨어져 있지만, 그래도 2인치 미만의 거리에 있다. 흉장늑근은 견갑골 내측에 위치하며 팔을 몸통과 평행하게 내렸을 때는 견갑골 아래에 위치하게 된다(그림 6.52).

위의 3개의 긴 근육은 전체 근육에 어느 위치에도 통증유발점이 생길 수 있어 다양한 등의 통증을 일으킨다. 하지만, 3개의 근육 중 흉장늑근만이 어깨 통증을 일으킬 수 있다. 흉장늑근의 통증유발점은 하부 승모근의 아래쪽 가장자리 바로 아래 혹은 1인치 내의 어깨 통증을 일으킨다 (그림 6.52). 때때로 통증유발점은 견갑골의 아래각 바로 아래에 있는 경우도 있고 견갑골 밑에 위치하는 경우도 있다. 흉장늑근의 통증유발점의 위치는 개인차가 심한 편이다. 정확한 위치를 찾기 위해서는 손을 반대측 어깨에 위치하여 견갑골을 옆쪽으로 이동시킨 후 촉진하는 것이 필요하다.

증상(Symptoms)

통증과 더불어 긴 등근육의 통증유발점은 전체 등근육의 단축을 일으킬 수 있다. 이런 경우 근육의 강한 수축으로 인하여 하나의 통증유발점에서 시작된 증상으로 인해 한쪽 등이 전체적으로 튀어나와 보이며 한쪽 등 근육 전체에 문제가 있는 것처럼 보일 수 있다. 등 연축(back spasm)이라고 흔히 불리우지만, 연축은 열과 스트레칭에 잘 반응한다는 점에서 용어를 구별하여 사용해야 한다. 통증유발점에 의해 근육이 수축한 경우는 통증유발점을 적절하게 치료하지 않는 한 지속적인 수축을 나타낸다(Travell, Simons and Travell 1999, 921,926). Rick의 이야기는 통증유발점에 의한 통증이 얼마나 잘못 이해될 수 있는지를 보여준다.

34세 Rick은 근육이 매우 발달한 미식축구선수로 머리부터 꼬리뼈까지 전체 등의 지속적인 통증과 수축으로 고통받고 있다. 그는 심지어 잘 때에도 등과 어깨 부위의 통증을 호소하였다. 그의 보험에서는 컴퓨터 단층 촬영, 자기공명영상촬영, 일반 방사선 사진을 이용하여 검사하게 하였고, 다른 2명의 카이로프랙터에게 진료를 받을 수 있게 하였지만, 정확한 진단도 증상의 호전도 보이지 않았다. 질병상태를 알아보기 위한 예비 수술까지 시행해야 할 시점에서 스트레칭을 권유받았다. "나는 지속적으로 스트레칭을 하고 있지만, 전혀 좋아지지 않아요. 나의 등은 노인처럼 뻣뻣합니다."라고

호소하였다.

Rick의 등 근육은 나무 뿌리같이 느껴졌으며 통증에 대항하여 근방호가 나타나 점점 뻣뻣하게 되었다. 수 개의 통증유발점이 양측 척추 기립근에서 발견되었고, 마사지를 통해 증상이 호전되었다. 테니스 공과 벽을 이용하여 스스로 한 달간 치료한 후 통증은 더 이상 없었다. 근방호는 더 이상 나타나지 않았으며 스스로도 근육이 부드러워졌음을 느낄 수 있었다.

흉장늑근의 통증유발점은 견갑골의 아래각 부위에 잘 나타나지만, 견갑골의 내측에 넓은 부위에 통증을 일으킨다. 때때로 상복부와 아래 흉근 부위로 몸의 전방으로 연관통이 나타나기도 한다 (그림 6.53). 부정맥 통증유발점은 이 부위의 가운데에서 위치하며 흉장늑근의 위성 통증유발점으로 나타날 수 있다.

흉장늑근의 통증유발점의 연관통은 협심증, 흉막염, 충수돌기염 또는 기타 장기의 질환으로 오인되기 쉽다. 물론 이러한 심각한 질환이 있을 수도 있지만, 근막통도 감별해야 할 질환임을 기억해야 한다.

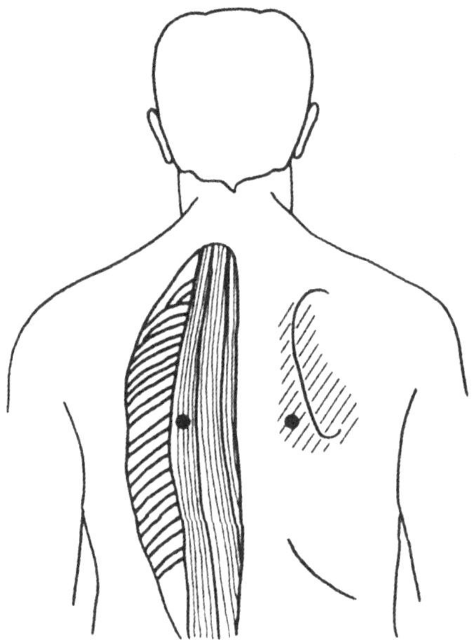

그림 6.52 흉장늑근의 통증유발점과 연관통 양상

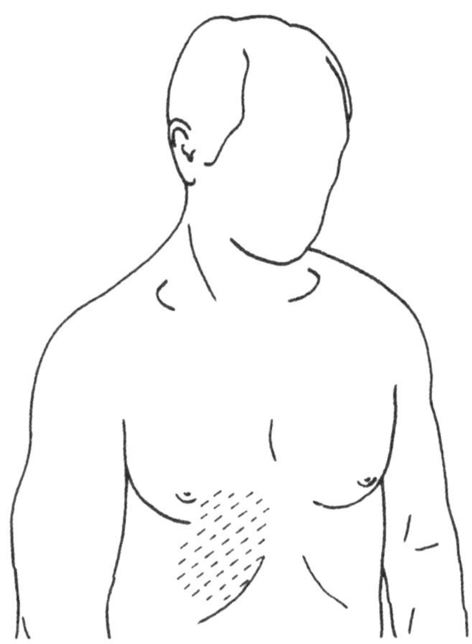

그림 6.53 흉장늑근의 전방 연관통 양상. 점선은 가끔 나타나는 통증을 의미

원인(Causes)

매우 무거운 것을 갑자기 들었을 때가 통증유발점을 활성화시키는 가장 흔한 원인이다. 특히 허리를 똑바로 펴지 않은 상태에서 물건을 들 때는 보다 위험하다. 등 근육은 등을 앞으로 구부리거나 한쪽으로 구부린 상태에서 보다 쉽게 손상을 입는다. 허리가 꼬인 상태에서 물건을 드는 것은 등 근육의 반만을 사용하는 것으로 허리가 꼬이지 않은 상태에 비해 2배 이상의 하중이 걸린다. 따라서 어떠한 일을 할 때에는 허리의 균형을 잡고 하는 것이 좋다.

편타성 손상(whiplash)도 긴 등 근육의 통증유발점 활성화에 주요 원인이다. 또한 편타성 손상은 너무 오랜 기간동안 긴장된 자세로 움직이지 않고 오래 유지하게 할 수도 있다. 반복적인 동작을 하는 일도 문제를 일으킨다. 반복적인 일은 근육이 쉴 수 있는 시간을 주지 않기 때문에 보다 쉽게 문제를 일으킨다.

자가치료(Self-Treatment)

흉장늑근의 가장 좋은 치료법은 테니스 공과 벽을 이용하여 단순하게 벽에 기대어 서는 것이다(그림 6.54). 라크로스 공이나 높은 탄력의 공은 깊은 쪽의 압력이 필요할 때 사용된다. 견갑거근, 능형근, 상후거근, 하부 승모근과 같은 여러 개의 다른 근육도 같은 방법으로 치료할 수 있다. 순차적으로 치료할 때는 견갑거근에서 시작하여 점차 아래로 내려와 흉장늑근을 치료하는 편이 권장된다.

매우 아픈 압통점을 찾아 공을 이용하여 반복해서 문지른다. 짧고 느린 문지름을 이용하여 근섬유의 평행하게 마사지 한다. 무릎의 구부림은 최소화하는 것이 좋다. 치료용 지팡이도 좋은 도구로 사용된다.

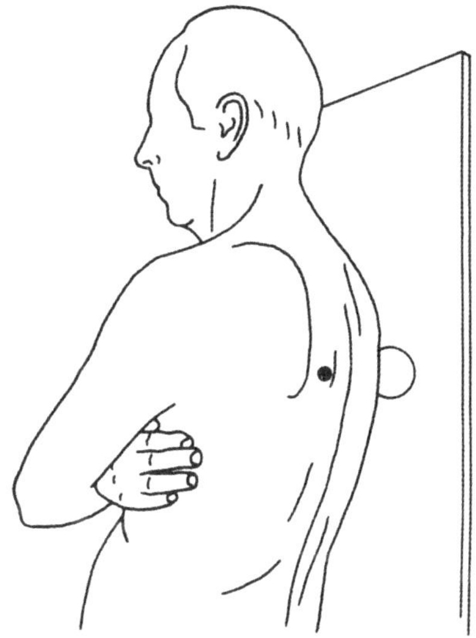

그림 6.54 공과 벽을 이용한 흉장늑근의 자가치료. 검은 점은 반대측의 통증유발점임.

동료치료(Partner Treatment)

흉장늑근은 서서 치료하는 것이 가장 좋다 (그림 6.55). 앉게 되면 몸이 앞으로 기울게 되고, 근육이 긴장된다. 지지된 엄지와 느슨하게 주먹 쥔 손을 이용하여 마사지 한다. 각각의 문지름은 매우 짧고 통증유발점에 국한하여 치료한다. 언제나 6~12번의 문지름이 가장 적절한 치료량이다.

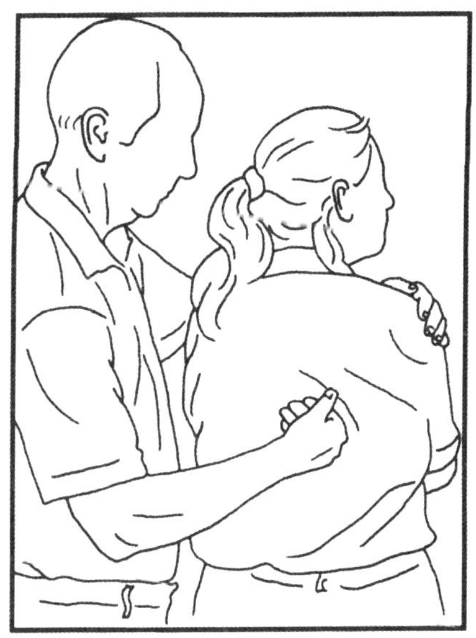

그림 6.55 지지된 엄지를 이용한 흉장늑근의 동료 치료

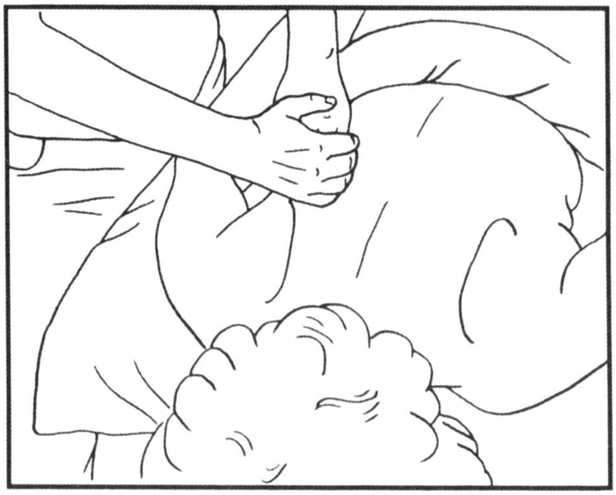

그림 6.56 지지된 손가락을 이용한 흉장늑근의 임상 치료

임상적 치료(Clinical Treatment)

지지된 손가락은 흉장늑근의 가장 좋은 치료 방법이다 (그림 6.56). 또한 짝지은 지지된 엄지를 사용하여 고정시킨 양손으로 함께 문지르고, 치료자의 체중을 이용하여 치료할 수도 있다. 엄지의 움직임으로 마사지하는 것이 아니고, 전체 몸의 움직임으로 마사지 해야 함을 기억해야 한다. 많은 치료사가 손가락을 너무 많이 사용하여 엄지의 만성 통증을 호소한다. 엄지를 사용하지 않게 하기 위해서는 지지된 손가락을 사용한다. 손을 사용하지 않을 때는 팔꿈치를 사용한다. 통증유발점이 견갑골에 의해 가려져 있는 경우는 팔을 선반 아래로 늘어뜨려 견갑골을 옆으로 이동시킨 후 치료한다.

제 7 장

어깨 치료, Part C

Shoulder Treatment, Part C

이 장은 상지 근육과 흉곽 및 흉부 근육 두 부위에 대한 치료를 다루고 있다. 두 그룹 모두 어깨 통증에 관여할 가능성을 가지고 있다. 오십견이나 팔의 가동범위의 심한 제한을 가지고 있다면, 이 장에서 언급하는 대부분의 근육이 통증유발점을 만들어내고 있을 것으로 예상할 수 있다.

언뜻 보면, 이들 그룹 중 어떤 근육들은 거의 관련이 없어 보인다. 예를 들면, 횡경막은 어깨에서 너무 멀리 떨어져 있어서 신경 쓸 필요가 없다고 생각할 수 있다. 그러나 실제로는 횡경막의 통증유발점은 어깨 위쪽으로 통증의 일부를 보낼 수 있고, 상부 승모근에 위성 통증유발점 형성을 부추긴다. 상지 근육들의 경우에는, 모든 근육이 어깨로 통증을 전이시키거나 어깨의 움직임에 직접적인 영향을 미친다. 사실, 그들의 주된 역할 중 하나가 어깨 관절을 유지시켜주는 것이다.

상지와는 달리, 흉부와 흉곽 근육들은 대부분의 어깨 통증과 뻣뻣함에 직접 작용하는 회전근개에 통증유발점 형성을 조장하는 성향을 가지고 있다. 이 책에 나오는 모든 근육들은 그것이 아무리 하찮아 보이는 것일지라도 무시했다가는 큰 코 다칠 수 있다. 어깨 부위 근육들의 기능은 매우 긴밀하게 엉켜있어서 작거나 멀리 떨어져있는 근육도 다른 많은 근육들에 원거리 효과를 나타낼 수 있다. 5장에서 언급한 목에 있는 작은 사각근이 이런 현상의 대표적 예이다. 그것들은 어깨, 팔, 손, 등 위쪽과 흉부를 포함한 많은 다른 부위로 문제를 일으키기로 유명하다.

흉부근육 Pectoral Muscles

흉부근육의 통증유발점은 오십견을 유발시키는 결정적인 요소가 될 수 있다. 우선, 그들은 그들의 통증을 어깨 앞쪽으로 전이시킨다. 더불어서, 흉부 근육의 통증유발점으로 인한 긴장은 어깨 복합체의 다른 근육들의 기능을 떨어트려서 추가적인 통증유발점 형성이 거의 불가피해진다. 어깨 부분의 한 근육에 통증유발점이 생겼는데 치료하지 않고 방치하면, 나머지 모든 근육들에 통증유발점이 생기는 것은 시간문제이다. 이는 거의 통증유발점 바이러스라도 있는 것처럼 나타난다. 결국 어깨 모든 근육이 병들게 되고, 당신은 경험해본 최악의 통증을 겪고 팔을 움직일 수 없게 될 것이다. 이 모든 일은 흉부 통증유발점과 함께 시작될 수 있다(Simons, Travell, and Siimons 1999, 833).

흉부 통증유발점에 있어서 더 중요한 문제는 그들의 통증이 심장 마비 흉통을 흉내낸다는 것이다. 심장마비의 너무나 전형적인 왼쪽 어깨와 팔의 통증은 흉부 근육들의 통증유발점이 통증을 전이시키는 바로 그 부위에 나타난다(Lange 1931, 118-135). 심장 발작 이후에 오랫동안 가시지 않고 남아있는 심한(또는 약한) 흉통은 흉부 통증유발점에서 오는 것일 수 있다(Simons, Travell, and Simons 1999, 819-821; Edeiken and Wolferth 1936, 201-210).

놀랍게도, 심장 통증이 흉곽과 어깨 근육들에 위성 통증유발점을 생성할 수 있기 때문에 심장병 자체도 또한 오십견의 유발 인자가 될 수 있다. 당신이 기억하듯이, Janet Travell은 애초에 심장내과의사로 의사생활을 시작하였다. 그녀에게 통증유발점에 대한 관심을 불러일으킨 것들 중 한가지는 그녀의 심장병 환자들 중에 오십견 환자가 놀랍도록 많았다는 사실이었다.

대흉근(Pectoralis Major)

대흉근은 남자와 여자 모두에서 가슴의 근육 부분에 해당한다. "흉부의(pectoral)"는 라틴어로 "유방"을 뜻하는 *pectus*에서 유래하였다. "대(Major)"는 이것이 가슴 근육 중에 가장 크다는 의미이다.

49세인 Doug는 우측 어깨 앞쪽과 쇄골부위에 통증을 가지고 있었다. 그것은 적어도 10년이상 된 만성적인 것이었다. "팔을 올릴 때 아픕니다. 오른팔을 올리려면 왼손으로 도와주어야만 합니다." 그는 30년 전에 있었던 후방 추돌 사고로 인한 편타성 손상을 의심하기도 했지만, 그는 그보다도 자동화된 조립 공장에서의 그의 과중한 업무가 원인일 것이라고 믿었다.

Doug의 쇄골은 두드림에 매우 민감하였고, 통증유발점은 사각근, 흉쇄유돌근, 승모근, 그리고 회전근개 여러 부분에서 발견되었다. 그의 소흉근과 대흉근 윗부분의 통증유발점은 극심한 압통을 보였다. 첫번째 치료에서, 그의 흉근을 집중적으로 치료하자 쇄골과 어깨 앞쪽 통증이 상당히 완화되었다. 4주간에 걸친 자가치료를 통해서 그의 직장생활은 훨씬 수월해졌다.

증상(Symptoms)

대흉근 통증유발점에 의한 통증은 가슴과 어깨 앞쪽에서 느껴진다. 특히 활동성 통증유발점은 팔 안쪽, 팔꿈치 안쪽과 손바닥, 그리고 네 째, 다섯 째 손가락까지 통증을 보낸다. 통증의 정확한 위치는 이 복잡한 근육의 세 구역 중 어디에 통증유발점이 있는가에 달려있다. 쇄골 구역은 가장 위쪽에 위치해있고 쇄골에 붙는다. 흉골 구역은 중간에 위치해있고 흉골에 붙는다. 늑골 구역은 가장 아래에 위치해있고 갈비뼈에 붙는다. 세 구역은 한데 모아져서 상완골 앞면에 붙는다.

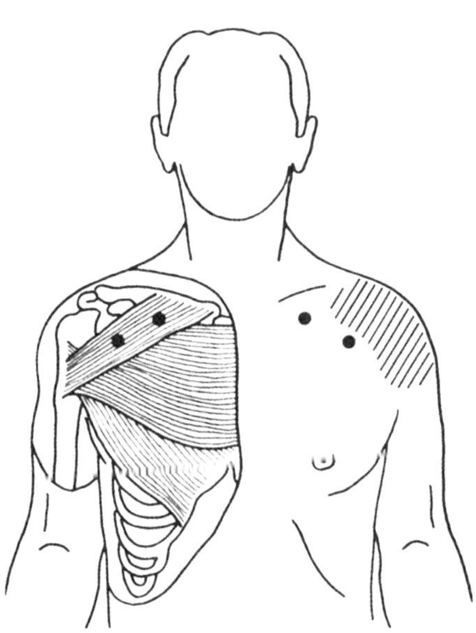

그림 7.1 대흉근, 쇄골 구역: 통증유발점과 연관통 패턴

대흉근에서 통증유발점이 생길 수 있는 곳은 네 곳이다. 그들이 통증을 전이시키는 서로 다른 패턴을 통해서 그것들의 위치를 알아낼 수 있다. 쇄골 구역의 통증유발점은 어깨 앞쪽으로 통증을 보낸다(그림 7.1). 근육의 이 위쪽 부분은 팔을 앞으로 들어올릴 때 전방 삼각근을 도와준다. 쇄골 통증유발점은 삼각근 앞 쪽에 위성을 형성하기 쉽다(Simons, Travell, and

Simons 1999, 826-827).

흉골 구역의 통증유발점은 팔 안쪽과 팔꿈치 안쪽으로 통증을 전이시킨다. 그들은 또한 간헐적으로 깜짝 놀랄만한 통증과 가슴 한 복판에 쥐어짜는 느낌을 일으켜서 심장 병에 의한 통증인 협심증과 쉽게 혼동된다(그림 7.2). 통증유발점에 의한 통증은 팔을 움직일 때 발생하는 경향이 있다는 사실로 이 두 가지 흉통의 원인을 어느 정도는 감별할 수 있다. 진짜 흉통은 가만히 있을 때에도 있을 수 있고, 팔의 움직임과 연관될 필요는 없다. 흉부 근육의 통증유발점에 있어서 혼란스러운 사실은 그들이 정말로 관상동맥의 직경을 감소시켜서 심근으로의 산소 공급을 감소시킬 수 있다는 것이다(Simons, Travell, and Simons 1999, 838). 가짜 심장 통증은 사각근, 복직근의 위쪽 부분, 위쪽 등의 근육들의 통증유발점에서 유래되기도 한다(Simons, Travell, and Simons 1999, 832).

늑골 구역의 두꺼운 바깥 경계에 위치한 통증유발점은 유방 자체의 압통과 통증을 동반한 유두의 과민성을 일으킨다(그림 7.3). 이런 유방 압통은 여성의 브래지어 착용을 매우 불편하게 만들고, 같은 문제를 가진 남성은 셔츠가 너무 불편하다고 느낄 것이다. 늑골 통증유발점에 의한 대흉근의 긴장은 실제로 림프액의 순환을 방해해서 다소간의 크기변화와 울혈감을 동반한 유방의 부종을 일으킨다. 최근에 유방암에 대한 관심이 높아지면서, 이런 현상을 알지 못하는 당신과 당신의 치료자들은 이런 근본적으로 무해한 통증유발점에 의한 증세를 필요 이상으로 심각한 신호로 받아들일 수 있다(Simons, Travell, and Simons 1999, 819-831; Long 1956, 102-106).

다섯째와 여섯째 늑골 사이에 위치한 대흉근의 아래쪽 경계에 위치한 통증유발점은 불규칙한 심장 박동을 유발할 수 있다(그림 7.4). 이것은 일명 이소성 박동으로 불리는데, 정상적으로 심장 박동을 조절하는 심장 내의 신경 센터인 동방결절 이외의 곳에서 발생하는 불규칙한 심박동을 의미한다(Thomas 1997, 637). 대흉근 통증유발점이 일으키는 심장 박동의 교란은 체성 내장 효과로, 근육이 내장 기관의 기능에 영향을 미치는 것이다. 이 경우에, 이 효과는 빨라진 심박동, 쥐어짜는 느낌, 또는 조기 수축으로 나타난다. 당신은 심장에 영향을 미치는 통증유발점은 왼쪽이 있을 것이라고 생각하겠지만, 이 부정맥 통증유발점은 오직 우측에서만 나타난다(Simons, Travell, and Simons 1999, 832).

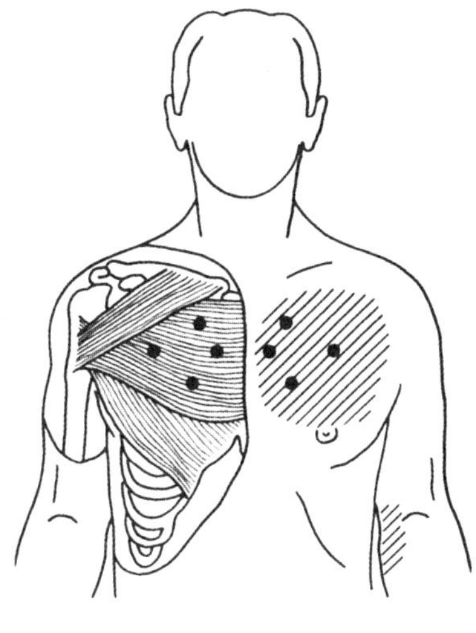

그림 7.2 대흉근, 흉골 구역: 통증유발점과 연관통 패턴

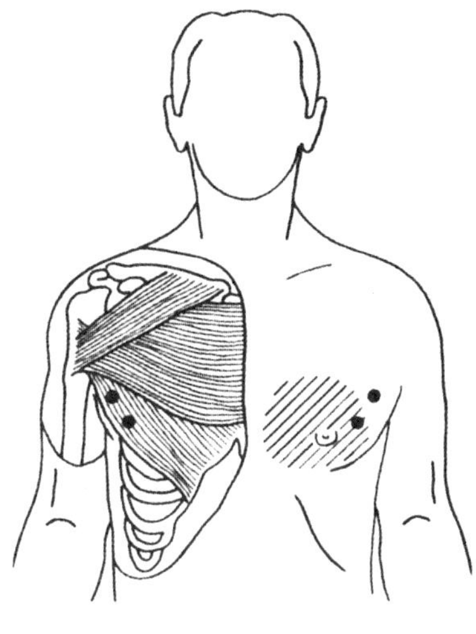

그림 7.3 대흉근, 늑골 구역: 통증유발점과 연관통 패턴

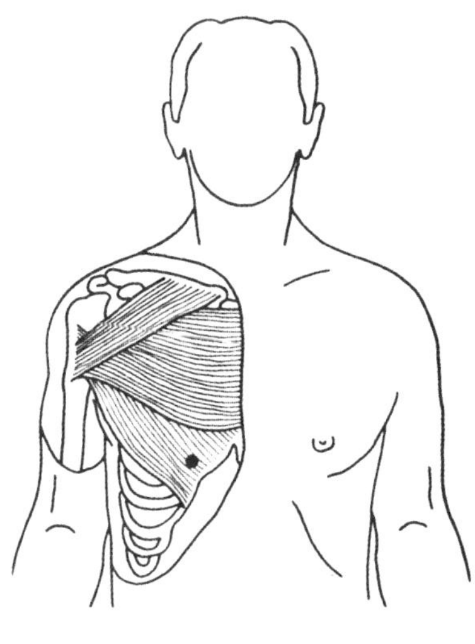

그림 7.4 대흉근, 부정맥 통증유발점

불규칙한 심박동은 당신을 극도의 염려에 빠트려 그 밖의 일들은 갑자기 전혀 신경쓰지 못하게 만들 정도로 매우 우려되는 증상일 수 있다. 그러나 통증유발점이 원인이라면, 이렇게 극도로 걱정하고 주의를 기울일 필요가 없다. 통증유발점이 심박동을 교란시키고 있을 때, 통증유발점 마사지를 하면 즉시 정상 심박동이 회복된다(Simons, Travell, and Simons 1999, 832).

흉부 근육들의 통증유발점 때문에 근육이 긴장되면 어깨를 뒤로 젖히기 힘들고 어깨를 앞쪽으로 잡아당기는 상태가 되어 등쪽 근육들은 지속적인 긴장상태에 놓이게 되고 이는 등쪽 통증의 잠재적인 원인이 될 수 있다. 흉근의 긴장은 또한 둥근어깨 자세를 만들어 머리와 목을 앞으로 내민자세를 유발시켜 흉쇄유돌근과 사각근에 통증유발점을 만든다. 짧아진 흉부 근육들로 인해 어깨와 윗쪽 등 근육에 과부하가 걸리고 점차 넓은 부위에 걸친 통증유발점을 형성해서 팔의 움직임을 제한하고 오십견이 생기고 마는 과정은 쉽게 이해할 수 있을 것이다(Simons, Travell, and Simons 1999, 827-828, 833).

73세인 Anna는 자신이 흉근 통증유발점 환자인 것을 알지 못했다. 그녀는 만성적인 가운데 등쪽 통증 때문에 날마다 경피적 전기신경자극(TENS) 기계에 묶여서 지냈다. 밤에는 치료기를 달고 있을 수 없어서 마약성 진통제를 규칙적으로 복용해야 잠을 잘 수 있었다. 그녀의 흉근에 있는 통증유발점 때문에 근육이 너무 짧아져서 어깨를 펴고 똑바로 설 수 없을 정도여서 꼬부랑 할머니 자세가 되었다. 통증유발점 마사지를 처음 받고 나서, 그녀는 수 년 만에 처음으로 약 없이 잠들 수 있었다. 그녀는 흉근의 압통이 여전히 너무 심해서 열심히 스스로 마사지를 하지는 않았지만, 마사지를 하면 언제나 등쪽 통증이 훨씬 나아졌다.

흉부 통증유발점 때문에 생긴 둥근 어깨 자세는 척추 디스크에 과도한 압력을 부과하고, 신경 압박, 턱관절 문제, 호흡 제한, 만성 피로, 경부통을 포함한 많은 다른 부위에 간접적인 영향을 미친다(Simons, Travell, and Simons 1999, 809). 불행하게도, 흉부 근육들을 긴장시키는 특정 통증유발점을 찾아서 불능화시키지 못하면, 당신의 자세를 교정하려는 노력들은 보통 실패한다. 이 예민해진 근육들의 통증유발점을 풀어주지 않고 스트레칭을 하려고 들면 당신의 문제는 더욱 악화될 수 있다. 유발점이 사라진 후에 자세를 펴고 교정하는 것이 훨씬 효과가 좋다.

당신의 근육들이 유연하고 통증이 없으며 잘 반응하게 되었을 때, 당신은 단지 머리를 쑥 뽑아 올리듯이, 키가 커지게 서는 동작을 취하는 것으로 가장 건강한 자세를 얻을 수 있다. 흉근 통증유발점만 없으면, 당신의 어깨는 자신의 올바른 위치를 찾게 될 것이다. 억지로 당신의 어깨를 군인 제식훈련 자세처럼 뒤로 젖히는 것은 정상도 아니고 건강한 것도 아니므로 하지 마라(Simons, Travell, and Simons 1999, 809-810, 833).

흉근의 근막통증유발점의 이런 다양한 증상들로 인해 아래와 같은 긴 목록의 오진을 범할 수 있다:

- 위산역류
- 이두근 건염
- 기관지염
- 경추 신경근 충돌(impingement)
- 흉곽 증후군
- 장염
- 늑연골염
- 식도열공탈장
- 늑간 신경염
- 장내 가스

- 외측 상과염
- 폐암
- 내측 상과염
- 종격동 기종
- 늑막염
- 전흉부 포착 증후군
- 늑골-끝 증후군(rib-tip syndrome)
- 미끄러지는 늑골 증후군
- 견봉하 점액낭염
- 극상근 건염
- Tietze 증후군

원인(Causes)

격렬한 스포츠 활동이나 다양한 업무를 할 때, 팔을 앞쪽이나 위쪽 또는 몸을 가로지르는 방향으로 강하게 또는 너무 반복적으로 뻗는 동작을 하면 흉근을 과사용하기 쉽다. 이전 장에 소개하였던 트럭에 왁스칠하면서 승모근을 과사용했던 여자환자의 경우, 흉근도 함께 과사용하였다. 울타리 깎는 기구(hedge clipper)를 미숙하게 사용한 경우도 흉부 근육에 문제를 유발하는 강력한 팔 동작의 또 다른 예이다.

어깨를 둥글게 모으는 동작을 조장하는, 특히 근육의 힘을 동원하는 동작들은 무엇이든 주의해라. 만성적인 정신적 긴장이나 불안도 당신의 양어깨를 둥글게 긴장시킬 수 있다. 배낭을 매는 동작도 흉부, 복부, 위쪽 등, 목 부위 근육들에 통증유발점을 형성할 수 있다. 당신이 배낭을 맬 때 긴장이 느껴지는 근육이 있다면 주의를 기울여라. 배낭의 무게를 이기기 위해서 걸을 때 당신의 머리와 몸을 앞으로 숙이고 걷는 자세로 인해 부과되는 긴장도 함께 고려하라. 부담을 줄이거나 동작을 수행하는 다른 방법을 생각해내는 것 또한 통증유발점 치료의 일부이다(Simons, Travell, and Simons 1999, 847-953).

자가치료(Self-Treatment)

벽에 대로 공으로 마사지 하기는 흉부 치료에 사용하기에는 부적당한 방법으로, 특히 여성의 경우 유방이 중간 정도 크기만 되도 치료하는 부위와 겹친다. 그러나 지지된 손가락 또는 지지된 주먹 방법은 탁월

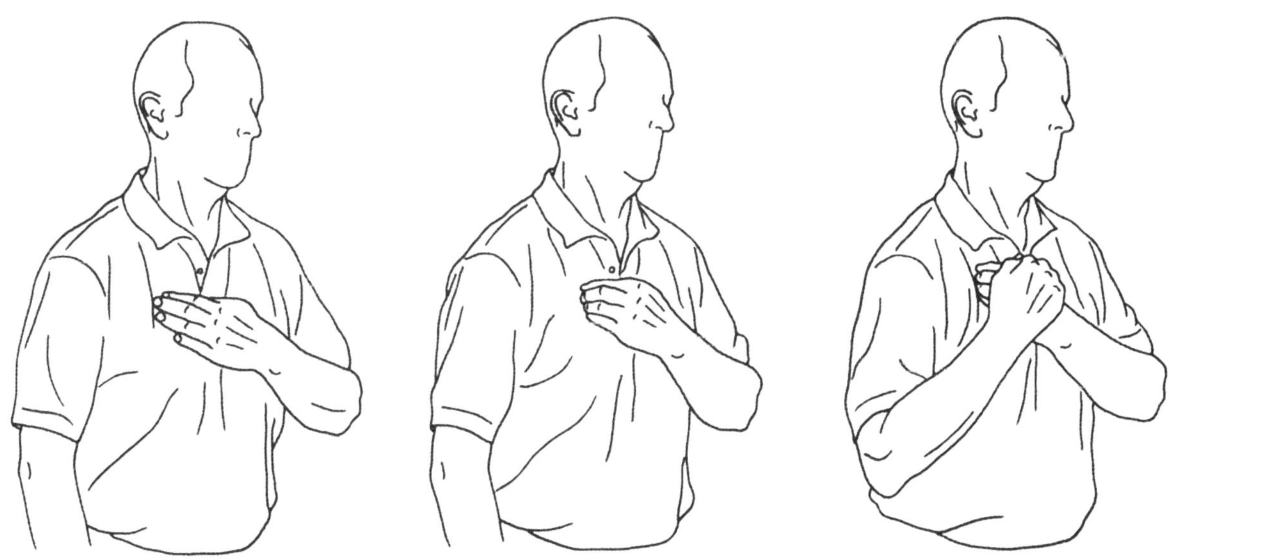

그림 7.5 지지된 손가락을 이용한 흉근 마사지

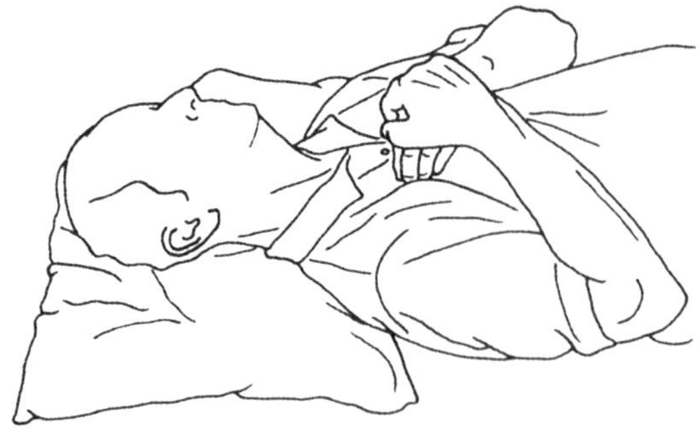

그림 7.6 누워서 지지된 손가락을 이용한 흉근 마사지

한 방법이다(그림 7.5). 아래 그림 왼쪽의 남자가 자신의 손가락을 펼쳐서 사용하고 있는 방법은 압박하는 힘을 투과시키기 위해 너무 많은 힘이 소요되기 때문에 손가락들이 금방 피로에 빠진다.

가운데 그림의 남자는 근육 안으로 깊게 파고 들기 위해 손가락 끝을 이용하고 있다. 우측 그림의 남자는 압박하는 힘의 대부분을 반대쪽 손을 사용해서 자신의 손가락을 보호하는 올바른 방법을 사용하고 있다. 이러한 지지된 손가락 방법은 최소한의 노력으로 쉽게 힘을 투과시키는 최고의 방법이다. 손톱이 길어서 지장이 있어 손가락을 펴서 끝으로 누르는 방법을 시도해보았을 지도 모르겠다. 이런 방법으로 사용하다 보면, 손가락이 곧 피로해짐을 느낄 것이다. 지지된 주먹, 치료용 지팡이(Thera Cane)나 지압봉(Knobble)을 대신 사용해 보아라.

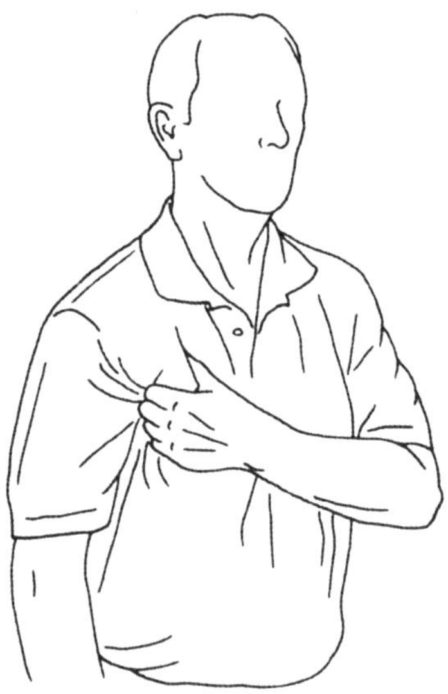

그림 7.7 흉근의 바깥쪽 경계 마사지

남자는 흉근의 모든 부분이 피부 밑에서 바로 만져질 것이다. 여성의 경우, 위쪽 절반은 비슷하게 접근할 수 있지만, 아래쪽 절반은 유방 조직을 관통하거나 유방을 옆으로 밀어내어야 도달할 수 있다. 커다란 유방이 마사지를 방해하게 두지 마라. 등을 대고 누우면(그림 7.6) 중력에 의해서 양쪽 유방이 양 옆으로 이동하기 때문에, 앉거나 서있을 때 유방에 의해 가려졌던 흉부 근육 부위가 좀더 잘 노출되게 할 수 있다. 대흉근 바깥쪽 경계에 있는 통증유발점을 마사지하기 위해서는 당신의 엄지와 검지 사이에 근육을 두고 주물러라(그림 7.7).

심장 부정맥을 일으키는 통증유발점은 흉골 아래쪽 끝인 검상돌기에서 우측으로 몇 인치 떨어진 곳의 늑골 사이에서 발견된다. 이 통증유발점을 마사지하면 날카로운 통증이 느껴지지만, 치료되는 즉시 심장 박동은 정상화될 것이다. 폐기종이 겹쳐있어서 호기 장애가 지속되면, 이 통증유발점을 없애기 어려울 수도 있다(Simons, Travell, and Simons 1999, 838).

흉부에는 많은 수의 통증유발점이 있고, 이들은 신체 전 부위를 통틀어서 제일 아픈 부위가 될 수 있다. 유방 또는 그 주위의 통증은 여성의 경우 유방암의 공포를 자연스럽게 떠올려서 심각한 우려를 일으킬 수 있다. 여성들이 규칙적으로 자가 유방검진을 실시해서 유방 조직의 정상 상태에 친숙해지고, 종양이 자라고 있음을 시사하는 어떠한 변화가 나타날 때 스스로 인지할 수 있도록 하려는 엄청난 노력을 쏟고 있다. 하지만, 의사들과 여성보건 관계자들은 대부분의 여성들이 암을 발견하게 될지도 모른다는 공포 때문이거나, 자신이 무엇을 찾아야 되는지 분명하게 이해하지 못하기 때문에 실제로 자가검진을 실시하지 않는다고 생각한다(Hackett 2000).

이는 애석한 일인데, 유방 자가검진은 유방조직의 정상적인 멍울과 비정상적인 멍울을 구별하고 때로는 유방 밑에 위치한 멍울 같은 통증유발점을 발견하게 될 이상적인 기회이기 때문이다. 유방 부위의 통증이 단지 흉곽의 근육에 위치한 통증유발점에서 기인한 통증에 지나지 않을 경우가 아주 많다. 유방 자가검진을 면밀하게, 통증유발점의 가능성에 주의를 기울이며 실시한다면 두려움을 증가시키지 않고 오히려 진정시켜줄 것이다. 근막통과 유방의 해부학을 모두 이해하는 의사나 간호사를 만나는 것이 엄청난 도움이 될 수 있다(Hackett 2000)

동료치료(Partner Treatment)

흉부는 사적인 부위여서 대부분의 사람들이 자가치료 또는 전문적인 마사지를 선호한다. 친구나 가족의 대흉근 치료를 도와줄 필요가 있다면, 그들이 앉거나 서있는 자세에서 한 손의 손가락 끝을 사용하라. 임상적인 치료를 위해서 사용할 수 있는 또 다른 방법은 환자를 눕히고 지지된 손가락을 이용하는 것이다. 근육의 바깥쪽 경계를 주무를 때에는 자가치료에서 보여준 것 처럼 엄지와 검지를 사용하라(그림 7.7). 흉부는 최적의 상황 하에서도 민감한 부위이므로, 조심스럽게 진행하도록 하라.

임상적 치료(Clinical Treatment)

놀랍게도, 수많은 마사지 치료사들이 신체의 앞쪽은 절대로 치료하지 않는다. 이는 어쩌면 고객에 대한 배려보다는 자신의 과도한 결벽증 때문일 지도 모른다. 이 부위의 치료를 늘 강조하는 치료사들에 따르면 이 부위의 치료를 거부하는 고객을 거의 만나보기 힘들다는 것이다. 근막통증유발점을 가진 사람들은 흉부와 복부 근육의 치료를 통해 매우 큰 도움을 받게 된다.

흉곽의 모든 경계부의 치료 방법으로 지지된 손가락이 가장 좋다. 그림에서 보듯이 치료용 침대 머리쪽에 서서 치료한다(그림 7.8). 많은 작은 통증유발점들을, 특히 대흉근의 흉골 구역에서 찾을 수 있을 것이다. 가슴의 아래쪽 절반을 치료할 때에는 덮개를 씌우고 그 위에 대고 치료한다. 매번 문지를 때마다 덮개나 피부가 움직이도록, 보통은 아주 짧게 반복적으로 문지른다. 대다수의 여성 환자를 치료할 때, 대부분의 유방은 제 위치에서 벗어나 양 옆으로 이동한다. 이는 대부분의 근육들을 치료하기 수월하게 만들지만, 바깥쪽 경계 바로 위에 놓이기 때문에 그 부위를 치료하기는 더 어렵게 만든다. 그럴 때는 단지 환자에게 그녀의 반대쪽 손으로 자신의 유방을 가운데 쪽으로 당기도록 지시한다, 그리고 나서, 당신은 한 손의 엄지와 검지 사이에 바깥쪽 경계부 근육을 위치시키고 안마할 수 있다(그림 7.9).

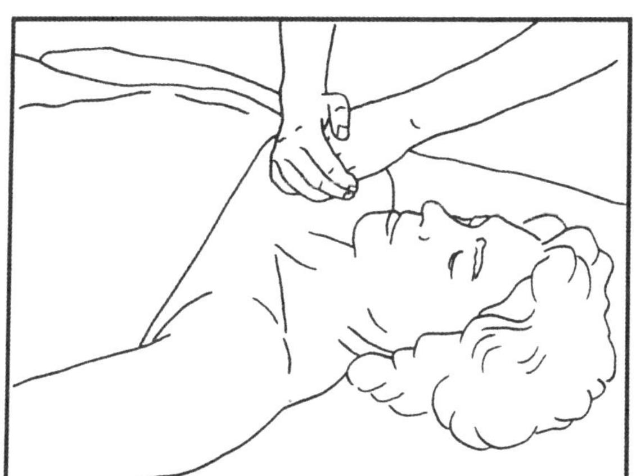

그림 7.8 지지된 손가락을 이용한 흉부 마사지. 당신은 덮개 위쪽으로도 치료할 수 있다.

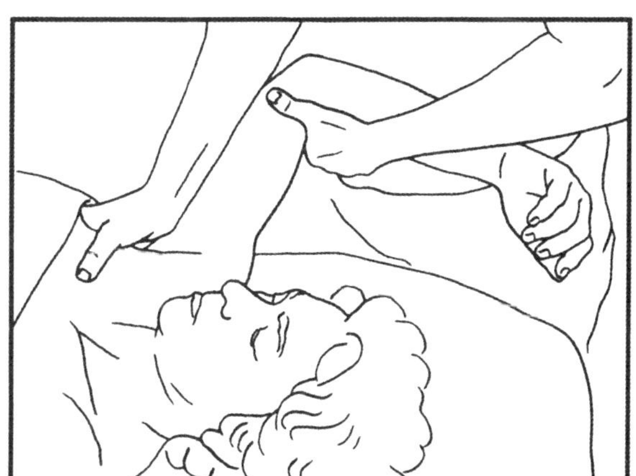

그림 7.9 엄지와 손가락들을 이용한 대흉근의 바깥쪽 경계부 마사지

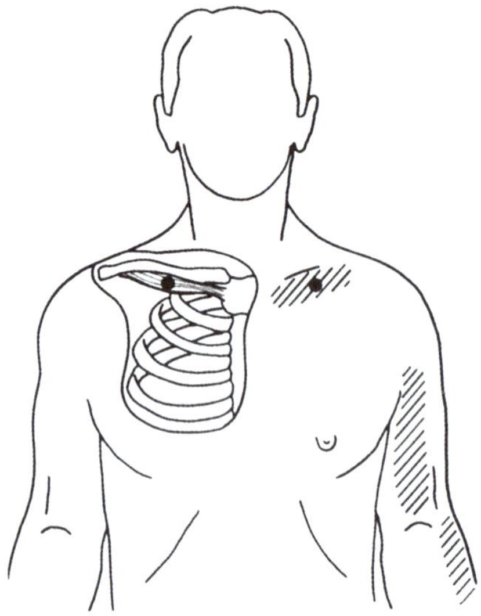

그림 7.10 쇄골하근 통증유발점과 연관통 패턴

쇄골하근(Subclavius)

쇄골하근은 쇄골 바로 아래에 위치해있다. 이 근육은 쇄골의 가운데 부위와 첫번째 늑골이 흉골에 연결되는 끝부분에 부착된다. 쇄골하근의 특수한 기능은 알려져 있지 않지만, 흉쇄관절이 벌어지지 않도록 도와주는 역할을 하는 것으로 생각된다. 대흉근에 무리가 가는 동작들에 의해서 이 근육도 분명히 무리하게 된다.

쇄골하근은 작은 크기에 걸맞지 않게 넓은 부위로 연관통을 퍼뜨리는 패턴을 가지고 있다(그림 7.10). 쇄골하근의 통증유발점은 쇄골 바로 아래에 통증을 일으킨다. 또한 이두근과 전완부의 요측부(엄지쪽)으로 통증을 보낸다. 때로는 손의 요측부, 즉 엄지, 검지, 중지(보이지 않음)에도 통증을 일으킨다. 통증유발점이 쇄골하근을 단축시키면, 이것에 의해 쇄골을 아래로 당기는 견인력이 발생해서 쇄골과 첫번째 늑골 사이를 지나가는 쇄골하 동맥과 정맥이 눌리게 되고, 팔과 손의 혈액순환이 제한될 수 있다. 이 압박으로 인한 부종은 혈관성 흉곽출구 증후군으로 오진되기 쉽다(Simons, Travell, and Simons 1999, 821, 828, 830).

쇄골하근은 대흉근의 쇄골 구역으로 덮여있기 때문에, 이 근육을 직접 만져서 느낄 수는 없다. 그러나 쇄골 가운데 아래쪽으로 깊숙한 곳에서 통증유발점의 압통부위를 찾아 보아라. 그림 7.5와 7.8에서 본 바와 같이, 지지된 손가락으로 이 부위 마사지를 잘 할 수 있다. 세번째 손가락에 압력을 집중시켜서 깊이, 쇄골 뒤쪽에 도달하도록 노력하라.

소흉근(Pectoralis Minor)

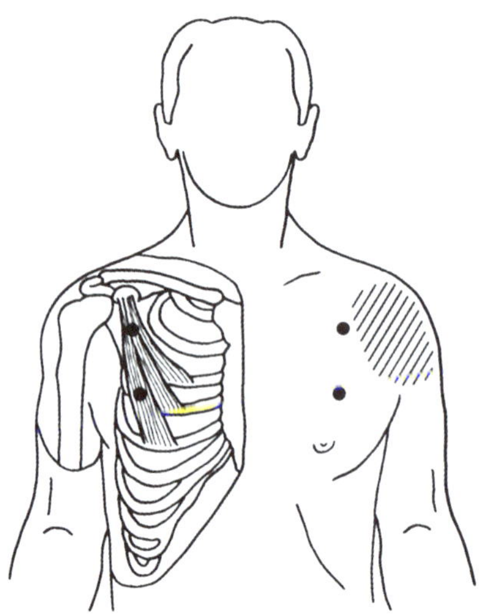

그림 7.11 소흉근 통증유발점과 연관통 패턴

소흉근은 대흉근 아래쪽에 완전하게 가려져 있지만, 전혀 다른 방향으로, 다른 부위에 부착된다. 일반적으로 크기는 더 작지만, 매우 강력하고 두꺼울 수 있다. 소흉근의 위쪽 끝은 견갑골의 작고 이상한 돌출부로 어깨 앞쪽으로 뻗어있는 오구돌기에 붙는다(그림 7.11). 당신의 팔을 무릎위에 편안히 올려놓은 자세에서, 쇄골 바로 아래, 어깨의 공(상완 골두) 옆에서 피부 밑으로 돌멩이처럼 만져지는 단단하고 둥근 오구돌기를 느낄 수 있다.

근육의 반대쪽 끝은 3개 이상의 갈래로 나뉘어서 유방 부위 중앙에 위치한 늑골들에 각각 부착된다. 소흉근의 기능은 오구돌기를 아래로 잡아당겨서 다양한 팔 동작을 할 때 견갑골을 고정시키는 것이다. 이차적인 기능은 격렬한 스포츠 활동 등에서 힘차게 심호흡을 할 때 흉곽의 팽창이 용이하도록 늑골을 위로 당기는 것이다. 소흉근의 통증유발점은 대흉근의 그것과 유사한 증상을 일으키지만, Aaron의 사례에서 묘사한 것과 같이 문제를 일으키는 소흉근은 기묘한 증세를 보일 수 있다.

자동차 회사를 경영하는 52세의 Aaron은 십년전 배구시합에서 왼쪽 어깨 앞쪽을 다친 이래로 반복적인 통증을 겪고 있었다. 그리고 그의 왼손가락은 감각이 무딘 상태였다. "저는 수많은 물리치료를 포함해서 모든 노력을 다 해보았지만, 이 증상은 없어지지 않았습니다." 어깨 근육을 강화해보려는 노력으로 YMCA에서 수중 에어로빅도 하고 있지만, 오히려 통증은 더 악화되었다.

Aaron의 사각근과 소흉근에서 활동성 통증유발점이 발견되었다. 모두 오른쪽보다 왼쪽에서 훨씬 심한 압통을 보였다. 그의 왼쪽 소흉근을 압박하자 그의 어깨 앞쪽 통증과 손의 무딘 감각이 더 심해졌다. 그는 이것이 문제였다는 사실과, 너무나 쉬운 해결방법이 있었다는 사실을 믿기 어려워했다. 한차례의 전문적인 마사지와 자가 통증유발점 마사지 교육 이후, Aaron은 3주가 채 지나기 전에 그의 만성적인 오래된 통증과 무딘 감각을 해결하였다.

증상(Symptoms)

소흉근의 연관통 패턴은 대흉근의 쇄골 구역과 거의 동일하게 주로 어깨 앞쪽에서 느껴진다(그림 7.11). 통증은 때로는 가슴 전체와 팔 안쪽, 팔꿈치 안쪽, 손의 척골 쪽(분홍색 부분), 그리고 셋째, 넷째, 다섯째 손가락(보이지 않음)으로 퍼진다. 흉부의 다른 근육들의 통증유발점에 의한 증상들과 마찬가지로, 이러한 통증 분포는 심장병의 증후로 오해될 수 있다. 다른 오진으로 흉곽 출구 증후군, 경추 신경근 충돌, 극상근 건염, 이두근 건염, 그리고 내측 상과염이 포함될 수 있다(Simons, Travell, and Simons 1999, 844-852).

통증유발점에 의한 뻣뻣함은 소흉근이 팔과 손으로 공급되는 신경과 주요 동맥들로 구성된 신경혈관 다발을 압박하게 만드는 원인이 될 때가 있다(그림 7.12). 이런 자세는 소흉근이 팔과 손으로 가는 혈류를 제한해서 손목에서 맥박이 느껴지지 않을 정도까지 만들 수 있다. 그러나 손과 손가락의 부종은 소흉근 통증유발점의 증상은 아니다. 부어오른 손은 소흉근 밑으로는 지나가지 않고 사각근 밑으로 지나가는 액와정맥이 뻣뻣한 사각근에 눌려서 발생하는 것이다(Simons, Travell, and Simons 1999, 847-851; Rubin 1981, 107-110).

단단한 소흉근이 상완신경을 짓눌러서 발생한 전완, 손 또는 손가락의 둔한 느낌은 수근관 증후군 또는 말초신경병으로 오진되기도 한다. 당신이 기억하듯이, 사각근은 유사한 둔한 느낌과 유사한 해석오류를 일으킨다. 사각근에서 기인한

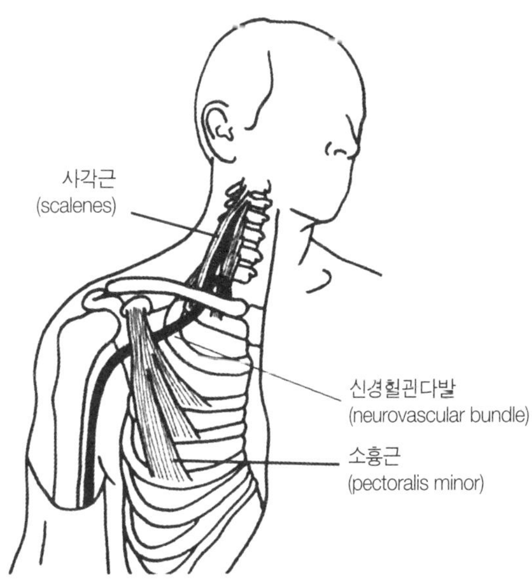

그림 7.12 팔과 손으로 가는 신경, 동맥, 정맥으로 구성된 신경혈관 다발 (진한 선)

통증은 가끔은 바로 소흉근 위치에 통증을 보내고, 흉근에 통증유발점을 만드는 한가지 원인이 될 수 있다 (Simons, Travell, and Simons 1999, 844-851).

짧아진 소흉근으로 인한 둥근 어깨 자세는 하부 승모근에 긴장을 유발해서 가운데 등쪽 통증의 원인이 될 수 있다. 소흉근의 과도한 긴장은 견갑골을 앞쪽으로 잡아당겨서 등에서 밀려나오게 한다. 이러한 견갑골의 "날개화(winging)"는 하부 승모근이 자체의 통증유발점 때문에 약화되서 소흉근의 견인력에 저항하지 못할 때 더 심해진다. 이런 소흉근의 단축은 견갑골의 움직임도 제한한다. 결과적으로, 당신은 팔을 머리 위로 들어 올리거나 뒤쪽에 있는 물건을 잡으려고 팔을 뻗을 수 없게 될 수도 있다. 소흉근에 대한 치료적 스트레칭은 그것의 부착부위에 손상가능성 때문에 권장되지 않는다(Simons, Travell, and Simons 1999, 852; Lewit 1991, 198-199).

원인(Causes)

복부가 아니라 가슴으로 과호흡 또는 얕게 호흡을 하면, 만성 기침과 유사하게 소흉근에 심각한 무리를 줄 수 있다. 편타성 손상은 소흉근을 과신전시켜 통증유발점을 형성할 수 있다. 배낭이나 무거운 핸드백의 끈에 의한 압박은 혈액순환을 차단해서 그것들을 만들 수 있다. 스포츠나 작업을 하면서 팔을 반복적으로 힘껏 아래로 내리는 동작을 하면 통증유발점 형성을 촉진할 수 있다. 머리를 앞으로 내민 채 푹 꺼진, 둥근 어깨 자세 역시 소흉근에 통증유발점을 만들고 계속 지속되게 만든다.

소흉근에 반복되는 문제가 있으면, 그 부위 통증유발점을 일으키거나 지속시키는 상황이 있는지 찾아보기 시작하라. 스트레스 상황에서, 당신 자신도 모르게 숨을 참거나 과호흡을 하거나 아주 얕은 호흡을 할지도 모른다. 등을 구부린 자세는 당신의 흉부 근육을 짧고 뻣뻣하게 만들 수 있다. 무거운 물건을 들어올리는 동작은 사각근과 소흉근에 문제를 일으킬 수 있다. 팔을 앞으로 뻗거나 머리위로 든 채로 오래 일하는 것도 같은 문제를 일으킬 것이다.

자가치료(Self-Treatment)

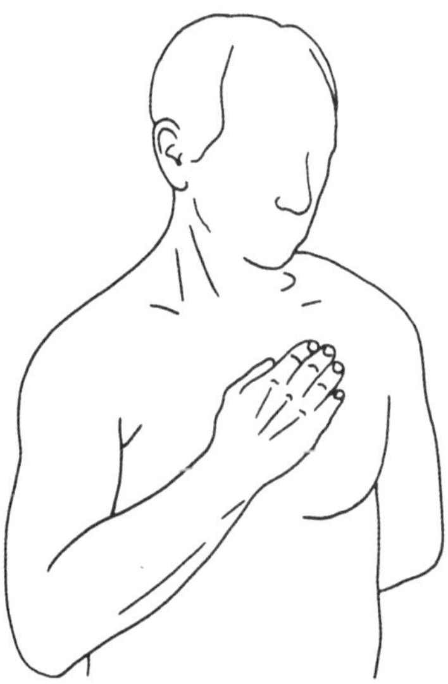

그림 7.13 소흉근의 위치. 손을 등뒤로 돌려서 벽을 밀고 있다.

당신은 소흉근을 수축시킬 때 불룩해지는 것을 느껴서 찾을 수 있다. 국기에 대한 경례를 할 때와 같은 자세로 반대쪽 손을 가슴 위에 얹으면, 당신의 손가락 끝이 닿는 부분이 소흉근의 수축이 느껴지는 바로 그 지점이 된다(그림 7.13). 대흉근이 수축하지 않으면서 소흉근만 수축시키기 위해서 손을 등뒤에 놓고 벽이나 당신의 의자를 뒤로 누르면 된다.

소흉근의 여러 갈래마다 근섬유의 길이가 달라서 소흉근에는 통증유발점이 한 개 이상 있을 수 있다. 지지된 손가락으로 오구돌기에서 시작해서 가슴을 향해 사선으로 내려오는 방향으로 아주 천천히, 깊고 짧게 문지르듯 마사지한다(그림 7.5). 동료치료와 임상적 치료 목적으로, 대흉근 마사지에서 사용한 것과 같은 방법으로 소흉근에도 지지된 손가락을 이용한다.

흉곽 근육 Chest Muscles

어깨 통증에 영향을 줄 수 있는 통증유발점을 가진 흉부 외측의 근육은 단 두 개 밖에 없다. 이것은 전거근과 횡격막이다. 아이러니하게, 전거근의 어깨와 팔의 많은 동작에 참여하고, 오십견 같은 심각한 어깨 기능장애가 있을 때 치료가 필요할 수는 있지만, 이 부위 통증유발점은 어깨통증을 일으키지 않는다.

횡격막 역시 어깨에 직접 통증을 보내지도 않고, 어깨의 움직임에 관여하지도 않는 이상한 역할을 한다. 그러나 횡격막의 통증유발점은 종종 상부 승모근에 통증을 보내어 어깨 문제에 간접적인 역할을 하는데, 특히 장시간 강력한 호흡을 해서 횡격막에 특히 부담을 주는 달리기 또는 다른 종목의 운동을 하는 경우에 그러하다. 흥미롭게도, 횡격막과 전거근은 당신의 호흡 기구의 일부로 함께 작용한다. 이들 중 하나에 통증유발점이 있으면, 나머지 하나에도 통증유발점이 있을 것이다.

전거근(Serratus Anterior)

전거근이 팔 아래쪽에 위치해있지만(그림 7.14), 이것은 실제로 어깨 근육이다. 당신의 늑골과 견갑골 안쪽 경계면에 근육이 부착되어서 견갑골의 회전시에 지렛대로 작용하여, 팔을 들어올릴 수 있도록 어깨 관절면의 소켓이 위쪽을 향하도록 해준다. 이러한 견갑골의 위치 유지 기능이 없다면, 당신은 머리 위로 팔을 들어올릴 수 없을 것이다. 또한 당신이 평소보다 더 많은 공기를 필요로 할 때 전거근은 늑골을 팽창시켜 흡기를 돕는다. 전거근 통증유발점은 신경이 예민해서 습관적으로 전거근을 과사용하는 Judy같은 흉식호흡자에게 문제를 일으킨다.

27세 사회복지사인 Judy는 스트레스를 받을 때 거의 숨을 쉴 수 없을 정도의 날카로운 통증을 겪는다. 그녀는 직업상, 매일 스트레스를 받는다. "통증이 느껴질 때면, 저의 폐 용적의 10%밖에 사용할 수 없는 기분이 들고 숨을 더 빨리쉬게 되요. 계단을 오르지도 못하고 움직이지도 못하고, 아무것도 할 수 없어요! 금속 끈에 묶인 것 같아요. 심호흡을 전혀 할 수 없고, 혹여라도 웃거나 기침 또는 재채기가 나올때면 그 자체로 공포스러워요. 저는 충분한 공기를 얻을 수 없을 것 같은 기분이 들어요. 그리고 어지러워지지요. 정말 안좋을 때는, 경련까지 합니다."

Judy의 위쪽 흉곽 양쪽에서 전거근에 엄청난 압통을 동반한 통증유발점이 발견되었다. 그녀에게 그런 발작이 다가오는 것이 느껴질 때, 자신의 손가락끝으로 전거근을 마사지하는 방법을 알려주었다. 발작이 아주 심할 때에도, 그녀는 수시간 이내에 그녀의 흉곽 옆쪽 통증을 없앨 수 있었다. 예방적인 방법으로, 그녀는 이완요법과 복식호흡을 배우려고 노력하고 있다.

증상(Symptoms)

전거근 통증유발점에 의한 통증은 대개 옆쪽에서 느껴지고, 가끔은 견갑골 아래쪽 끝 정도 높이의 중간 허리에서 느껴진다(그림 7.15 와 7.16). 중간 허리 통증패턴이 흉장늑근의 통증유발점과 우연히 일치하며 그것을 지속시키는 요소가 될 수 있음에 주목하라. 때로는 통증이 팔과 전완부 안쪽, 그리고 손의 분홍색 부위(보이지 않음)로 퍼져 내려간다. 이러한 통증 패턴은 폐 질환- 또는 왼쪽의 경우 심장마비를 시사할 수 있다. 당신이 근막통증유발점이 어떻게 작용하는지 알지 못하면 진짜 원인은 미스터리로 남을 수 있

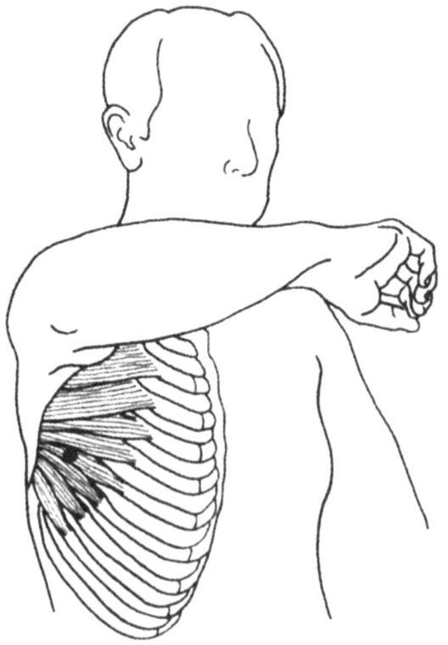

그림 7.14 전거근의 일차적인 통증 유발점은 근육의 어느 분지에도 있을 수 있다.

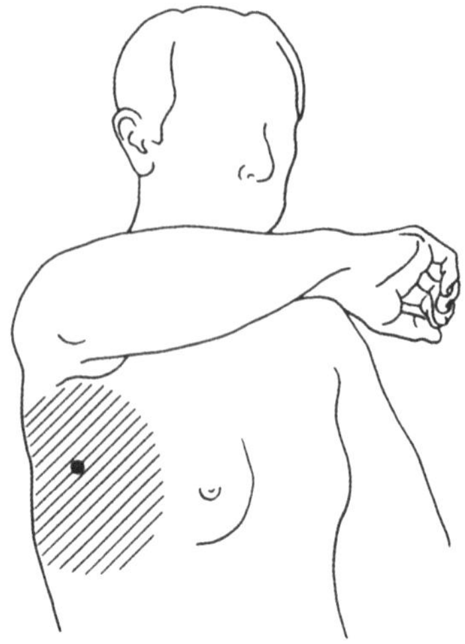

그림 7.15 전거근의 연관통 패턴 (빗금)

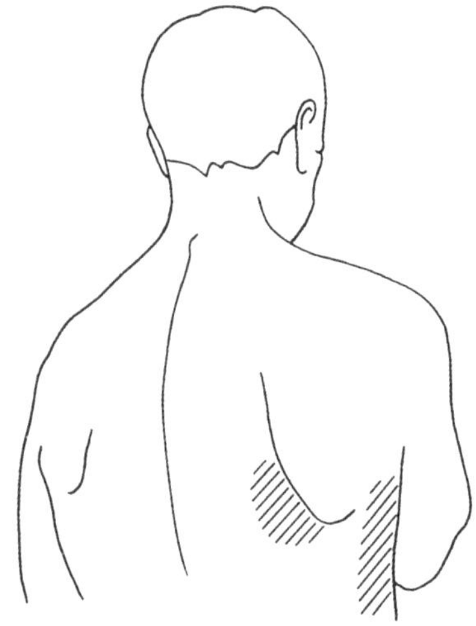

그림 7.16 전거근의 등쪽 연관통 패턴

다(Simons, Travell, and Simons 1999, 887-892).

전거근에 통증유발점이 있으면, 통증 때문에 깊게 숨을 들이 쉴 수 없고, 완전하게 내쉴 수도 없다. 횡격막 호흡을 하면 아파서, 당신은 얕은 흉식 호흡만 하게 된다. 문제가 있는 전거근은 달리기를 하는 사람들에게 익숙한 옆쪽의 바늘로 찌르는 듯한 통증의 주요 원인이 될 수 있다. 옆구리 찌르는 통증은 횡격막, 늑간근 또는 복사근(abdominal oblique muscles)의 통증유발점에서 기인할 수도 있다. 뻣뻣한 전거근은 당신이 뒤쪽으로 팔을 뻗거나 어깨를 뒤로 당기기 어렵게 만든다. 늑골 위로 당기면 유방 부위에 비정상적인 감각이 느껴질 수 있다(Simons, Travell, and Simons 1999, 852; 887-894).

폐기종은 전거근에 통증유발점 형성을 조장하지 않는다고 생각되지만, 다른 원인에 의해서 통증유발점이 형성되어 있을 때, 폐기종을 앓고 있는 사람은 공기를 내뱉을 때 상당한 통증과 어려움을 겪게 된다. 전거근에 문제가 있으면, 심호흡에 작용하는 사각근, 흉쇄유돌근, 상부 후거근에 추가적인 부담이 걸린다. 이는 두통과 악관절 통증으로부터 어지럼증과 손저림에 이르는 증후들을 순차적으로 만들어 내어 가능한 긴 오진 목록을 만든다(Simons, Travell, and Simons 1999, 852; 892-894).

전거근 통증유발점은 어깨와 팔의 움직임을 직접 제한하지는 않는다. 그러나, 근육의 약화를 야기해서 다른 근육들이 더 힘들게 일하거나 익숙하지 않은 방식으로 일하게 만든다. 소흉근, 승모근, 견갑거근, 그리고 회전근개 모두 전거근이 어깨 문제에 예상치 못하게 참여하게 만드는 근육들이다.

원인(Causes)

어떤 격렬한 활동을 하면서 빠르게 추가로 호흡할 때, 전거근은 늑골을 잡아당겨서 흉곽이 팽창하게 만들어 호흡을 돕는다. 이런 이유로, 심한 운동은 이들 근육을 빠르게 혹사시키는데, 특히 당신의 몸 상태가 안좋을 때 그렇다. 옆구리의 찌르는 통증은 잘 훈련된 스포츠 매니아나 운동 선수가 아니라 대개 아마추어나 주말에만 운동하는 사람들에게 잘 생긴다. 전거근은 팔과 어깨를 움직일 때 매우 활동적이어서 테니스, 수영, 달리기, 턱걸이, 팔굽혀펴기, 무거운 것 들기, 그리고 안마 또는 링 체조를 하는 비숙련자들의 경우 특히 취약하다.

힘겨운 기침 증상을 동반하는 호흡기 질환에 걸리면 전거근에 통증유발점이 생기고 옆구리와 등쪽에 통증이 생길 수 있는데, 이것을 당신은 늑막염이나 폐렴으로 진행된 증상으로 생각할 수 있다. 정신적 압박을 받을 때 습관적으로 긴장하거나 과호흡을 하면 전거근의 잠재된 통증유발점이 활성화될 수 있다. 전거근으로 인한 통증 때문에 당신은 실제보다 더 나쁜 문제가 있을 까봐 두려워할 수도 있지만, 이 부위는 자가치료에 특히 잘 반응한다.

자가치료(Self-Treatment)

일차적인 전거근 통증유발점을 옆구리의 가장 돌출된 늑골 위에서 찾을 수 있다. 그곳을 찾으려면, 당신의 유두 높이- 또는 나이든 여성의 경우 예전에 유두가 있었던 높이의 겨드랑이에서 직선으로 3~4인치 내려오면 된다. 일반적으로, 이 자리가 가장 압통이 심한 부위이다. 이 통증유발점이 아주 활발할 때, 건드리면 너무나 아프기 때문에 만지고 싶지 않을 것이다. 다행히도, 효과를 보기 위해 그리 센 압력이 필요하지 않다. 그러나 이 근육들이 부착되는 9개의 늑골 어디에나 통증유발점이 있을 수 있음을 인지해야 한다. 옆구리 통증이 잘 없어지지 않으면, 팔 아래쪽 늑골 전체를 겨드랑이까지 샅샅이 뒤져보라. 가장 아래쪽 늑골에 부착되는 복사근에 통증유발점이 있어도 마치 횡격막의 통증유발점처럼 옆구리쪽 통증을 유발할 수 있다.

겨드랑이 속으로 팔을 뻗어 견갑하근을 마사지할 때 경험하게 되는 극도의 불편감의 일부는 어쩌면 우연히 그 근처의 전거근에 압력이 가해지면서 생긴 것일 수 있다. 거근의 뒤쪽 절반은 견갑하근과 늑골 사이에 위치한다. 같은 견갑골과 늑골이 햄 치즈 샌드위치의 두 장의 빵이라고 상상해보라. 이제 견갑하근이 햄이고 전거근이 치즈라고 머리속에 그려보라. 견갑하근을 찾느라고 그림 5.24와 같이 당신의 손가락을 겨드랑이의 뒤쪽 틈새로 밀어 넣으면 거기가 햄과 치즈 사이가 된다. 이 위치에서, 당신의 손톱은 견갑하근에 닿고 손가락 아래쪽은 전거근 위에 놓이게 된다.

손가락 끝을 전거근 마사지에 이용할 수 있다(그림 7.17). 손가락을 보호하기 위해서, 테니스공을 벽에 대고 사용해보라(그림 7.18). 또는 공을 손에 쥐고 통증유발점을 가로질러서 천천히 움직여보라. 당신의 팔로 공과 손을 옆구리쪽 눌러 꽉 물리게 하면 추가적인 압박을 가할 수 있다.

전거근에 대해 그저 알고만 있어도 문제가 생기지 않도록 예방할 수 있다. 심호흡을 할 때, 옆구리에 날카로운 찌르는 통증이 느껴지거나 숨을 충분히 들이쉴 수 없는 전형적인 증상과 같은 초기 증상에 대해 경각심을 갖고 있으면 된다. 거근을 조기에 치료하면 그것들의 공격을 멈추게 할 수 있다. 아예 문제를 겪지 않고 싶거든,

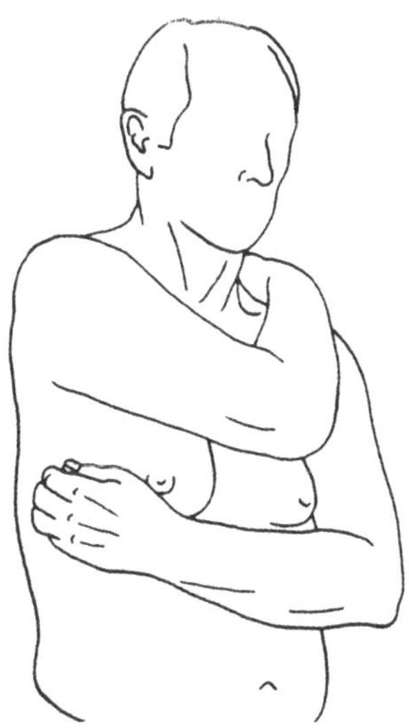

그림 7.17 손가락 끝을 이용한 전거근 마사지

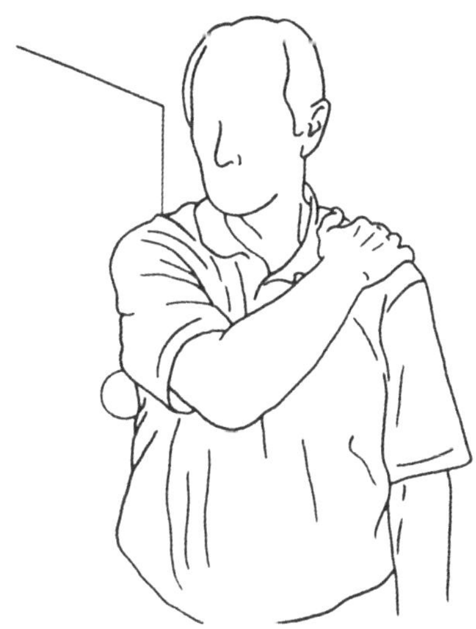

그림 7.18 공을 벽에 대고 하는 전거근 마사지

정신적 스트레스가 습관적으로 근육의 긴장도를 높여서 전거근에 통증유발점이 잘 생기게 만든다는 사실을 기억하라. 숨을 참을 때 또는 흉식호흡을 하는 느낌이 어떤 것인지 인지하는 방법을 배우라. 당신의 몸 상태가 충분히 준비되기 전에 달리기 같은 격렬한 운동을 과하게 하는 것을 피하는 것도 현명한 방법이다.

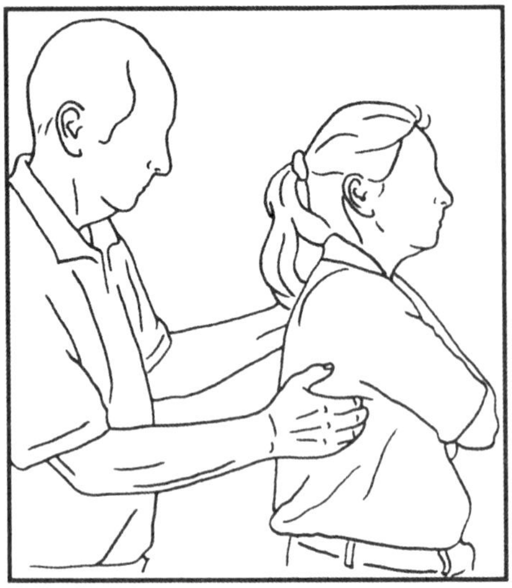

그림 7.19 손가락 끝을 이용한 전거근 동료 마사지

동료치료(Partner Treatment)

다른 사람의 전거근을 치료하는 데 어려움을 겪는다면, 그것은 손가락 끝을 사용하려해서 그럴 수 있는데(그림 7.19), 그렇게 하면 거의 모든 사람이 간지러워한다. 이런 이유로 다른 사람을 치료해주기 어렵다면, 대신에 자가치료를 실시하는 방법의 시범을 보여줄 수 있을 것이다.

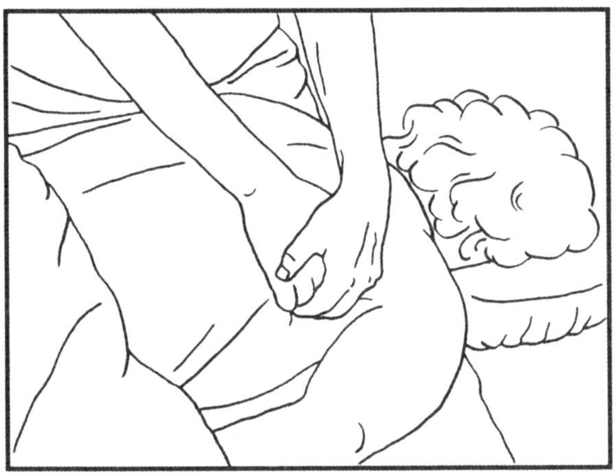

그림 7.20 겨드랑이 아래쪽에 세 손가락 사이로 두 손을 포개어 실시하는 전거근 마사지

임상적 치료(Clinical Treatment)

엎드린 자세로 전신마사지를 하는 상황에서는 간지러운 반응이 훨씬 덜 나타난다. 당신이 그림 7.20처럼 반대쪽에서 몸통을 가로질러 치료할 때, 두 손을 포개어 쥐고 문지르는 힘을 가할 때 살짝 몸을 뒤로 기울이면 된다. 환자가 천장을 보고 눕게하고 옆에 바짝 붙어 서서 지지된 손가락(손바닥이 위로 향하게)으로 전거근에 도달하는 방법도 있다. 여성을 치료할 때는, 치료부위를 확보할 수 있도록 자신의 유방을 당기도록 하라.

전거근 통증유발점은 공포스러울 정도로 심한 압통점일 수 있으므로, 세심한 주의를 가지고 치료를 시작하며, 너무 심하게 치료하고 있지는 않은지 고객의 얼굴을 살펴보라. 계속해서 통증 점수를 물어보라. "압력이 너무 센가요?" 라고 물어보지 마라. "통증 없이는, 낫지 않는다" 라고 믿는 고객이라면 신뢰할 만한 대답을 주지 않을 수 있다. 숫자로 물어보라: 아뭏든 훨씬 정확한 평가방법이다. 고객에게 계속 숨을 쉬고 편안하게 힘을 뺀 자세를 유지하도록 상기시켜라.

횡격막 (Diaphragm)

횡격막은 흉부 장기들을 복부의 장기들과 분리시켜주는 몸 속의 얇은 근육이다. 그것은 가장 아래쪽 늑골 안쪽으로 빙 둘러서 부착된다. 이완 상태에서, 횡격막은 흉곽 아래쪽으로 휘어져 올라간 돔 형태이다. 숨을 들이쉬면 횡격막이 수축하면서 아래로 당겨져 내려와 편평해지면 흉강내에 음압이 걸려서 폐가 팽창하게 된다. 숨을 내쉬기 위해서, 보통 단지 횡격막을 이완시키기만 하면 된다. 제대로 숨을 들이쉬려면, 복강 내 장기들이 아래로 이동해서 횡격막이 아래로 움직일 공간을 만들어 주어야 한다.

손이 닿지 않는 몸 속 깊은 곳에 위치해 있어서 마사지로 치료할 수 없는 근육이 많이 있다. 흉곽 안쪽에 붙어있는 근육들도 이런 경우에 해당한다. 다행히도, 가장 문제를 일으키는 근육들은 바깥쪽에 있다. 횡격막은 경계에 놓여있다. 물론 이 근육의 대부분은 손이 닿지 않지만, 앞쪽 늑골에 붙는 횡격막 가장자리는 만질 수 있다. 이곳은 이 중요한 근육에 도달할 수 있는 귀중한 작은 통로이지만, 눈에 띄는 효과를 보기에 충분하다.

증상(Symptoms)

횡격막의 통증유발점은 아래쪽 늑골 뒤로 근육이 붙는 지점 근처인 늑골 앞쪽 아래로 통증을 일으킨다(그림 7.21). 당신은 또한 옆구리 쪽에서 전형적인 옆구리 찌름인- 전거근에 의한 통증보다 약간 아래쪽에서도 통증을 느낄 수 있다(보이지 않음). 전거근에 의한 통증이 숨을 들이쉴 때 더 악화되는 것과는 반대로, 횡격막 통증유발점에 의한 통증은 전형적으로 숨을 내쉴 때 나타난다. 이 두 근육의 통증유발점은 모두 당신에게 호흡이 가쁜 느낌을 준다.

늑골과 관련된 근막통은 종종 늑연골염이나 늑골의 염증으로 오진된다. 또는 늑골 골절, 위식도 역류, 궤양, 또는 담낭에 문제가 있다고 들었을 수도 있다. 통증유발점이 원인일 경우에는 이런 질환들을 치료하는 것으로 문제가 해결되지 않는다(Simons, Travell, and Simons 1999, 862-879).

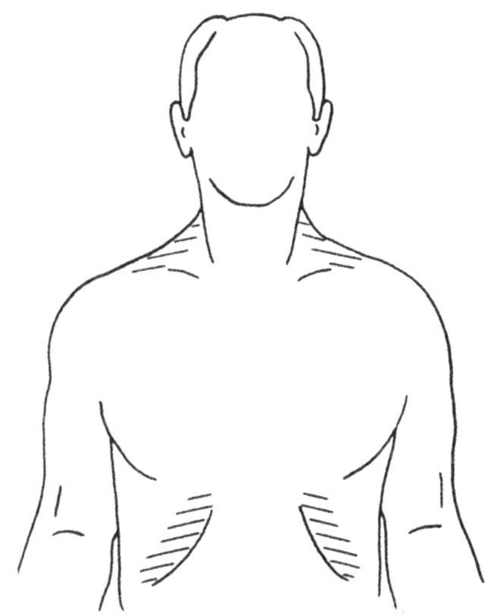

그림 7.21 횡격막의 연관통 패턴. 통증유발점은 늑골 뒤쪽에 숨어 있다.

원인(Causes)

정신적 고통, 만성 기침, 흉식호흡, 그리고 운동 선수에서 과도한 호흡 등이 모두 횡격막에 통증유발점을 일으킬 수 있고, 그 외에도 구부정한 자세나 호흡을 어렵게 만드는 모든 상태가 원인이 될 수 있다. 날씬해 보이려고 배가 들어가도록 계속 힘을 주고 있으면, 당신은 불필요하게 정상 호흡 기전을 방해하게 된다. 하지만 그렇다고 벨트 밖으로 불룩 걸쳐지게 놔두라는 뜻은 아니다. 적절한 절충안을 찾도록 노력해보라.

자가치료(Self-Treatment)

손이 닿는 부위의 횡격막을 치료하기 위해서 늑골 앞쪽 밑으로 지지된 손가락을 파고 들어서 할 수 있는 한 충분히 깊게 문지르는

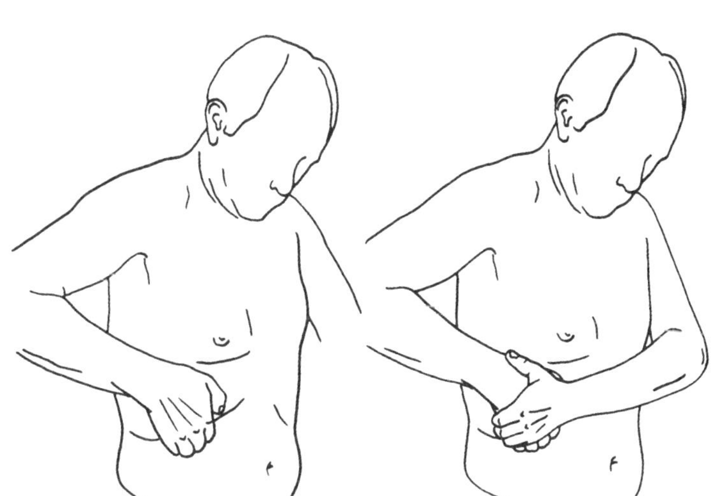

그림 7.22 지지된 손가락으로 늑골 아래쪽에서 위로 하는 횡격막 마사지. 최대한 깊숙히 침투하기 위해서 앉아서 앞으로 숙인다.

마사지를 시행하며, 각 통증유발점 마다 12회 정도 문질러라(그림 7.22). 이 부위는 숨을 완전히 내쉬고 배가 들어가게 당긴 상태에서 도달하기 쉽다. 이렇게 하면 또한 횡격막이 스트레칭되서 마사지할 때 도움이 된다. 최대한 깊숙히 파고들기 위해서, 앉아서 앞으로 숙이거나 누워서 무릎을 세워라.

동료치료(Partner Treatment)

다른 사람의 횡격막은 상당히 개인적인 위치여서 치료해달라는 부탁을 받지 않게 될 수도 있다. 그러나 당신은 이 근육 문제로 고생하는 누군가에게 자가치료 기술을 가르쳐주고 싶을지도 모르겠다. 친구나 식구를 치료할 기회가 생기면, 주의깊고 부드럽게 시작해야함을 명심해라. 동일한 부위의 복근에 극심한 압통을 보이는 통증유발점이 있을 수도 있고, 횡격막 자체의 통증유발점도 당신이 너무 세게 누르면 격렬하게 아프다.

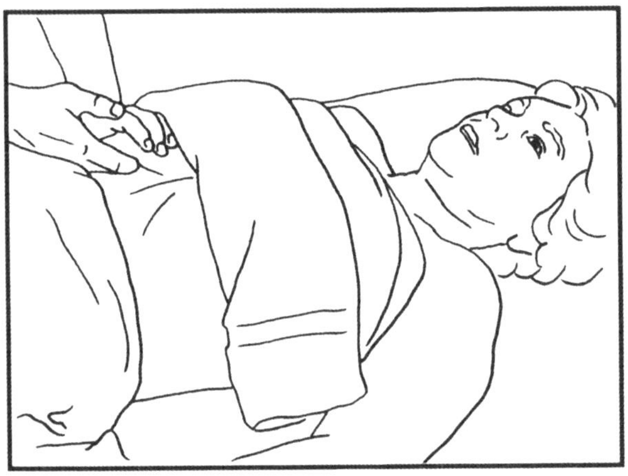

그림 7.23 지지된 손가락으로 가장 아래쪽 늑골 아래를 통해 위로 가하는 횡격막 마사지

임상적 치료(Clinical Treatment)

횡격막 치료는 복부 마사지의 일환으로 포함될 수 있으며, 단지 차이는 손가락들을 늑골 아래를 통해 위로 집어넣는 것이다(그림 7.23). 침습적인 느낌을 줄이기 위해서, 아주 천천히 침착하게 문질러라. 고객이 복부 마사지를 허락한다면, 이것은 상당한 신뢰의 표현이다: 이 부위는 당신이 최선을 다해야 할 부분이다: 침착하게, 중심을 잃지 말고, 아주 조심스럽게 말이다. 마치 아기나 작은 아이를 치료하듯 하라.

상지 근육 Upper Arm Muscles

바디빌더들은 그들의 상지 근육들에 많은 관심을 가지고 있으며 다음 네 근육 : 이두근, 상완근, 삼두근, 그리고 오구완근의 해부학적 이름을 알고 싶어 한다. 그 외의 모든 사람들은 이 중요한 근육들이 아프지 않는 이상 신경쓰지 않는다. 당신의 상지 근육들의 상태가 안좋으면, 당신의 직장 업무나 여가활동으로 쉽게 그 근육들의 힘과 지구력을 초과하게 된다. 당신 손에 들려진 무게가 나가는 것이 무엇이든 간에, 아기이든, 장바구니든, 또는 무거운 연장이든 당신의 상지 근육들이 그 무게를 지탱하게 된다. 운동선수의 경우에는, 때때로 상지 근육으로 전신의 무게를 지탱해야할 때도 있다. 단순히 의자에 앉았다가 일어서거나 차에 타고 내리는 동작으로 상지 근육들에 통증유발점을 일으킬 수 있는데, 특히 체중이 몇 파운드 더 나갈 때 그럴 수 있다.

당신의 네 개의 근육들 중 어디에 통증유발점이 있더라도 어깨 통증에 기여할 수 있다. 또한 어깨의 기능에도 영향을 줄 수 있는데, 이는 네 개의 근육 중 세개가 상완관절(공과 소켓)을 가로질러서 견갑골에 붙기 때문이다.

이두근(Biceps)

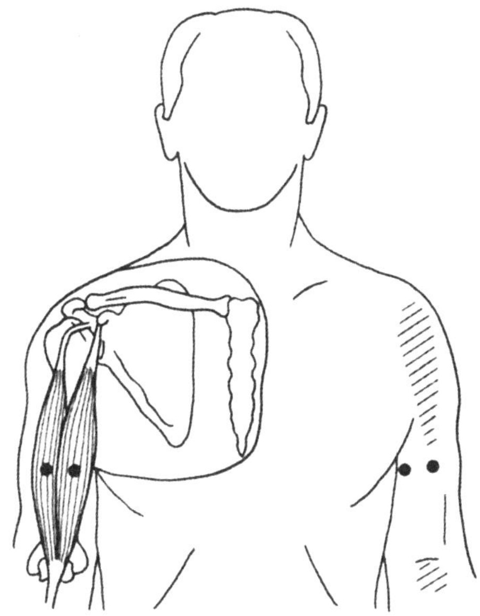

그림 7.24 이두근의 통증유발점과 연관통 패턴

이두근은 두개의 머리를 가지고 있는데, 그 중 단두는 오구돌기에 붙고, 장두는 소켓 바로 위쪽에서 견갑골에 붙는다(그림 7.24). 이 견갑골 부착으로 인해서 이두근을 팔을 들어올리는 동작을 돕는다. 두개의 머리는 하나로 합쳐져서 전완의 요골에 붙어 팔꿈치를 구부릴 수 있게 하고 손바닥이 위로 향하도록 손을 뒤집는 동작을 돕는다.

이두근의 그 밖의 아주 중요한 기능은 팔을 소켓안에 단단히 붙잡아 두는 일에 참여하는 것이다. 많은 근육들이 이 관절을 유지하는데 작용하지만, 이두근이 없으면 아무리 가벼운 무게만 들어도 관절이 당겨져서 벌어지게 된다. 이두근의 통증유발점은 근육을 약화시켜서, 이를 보상하고자 다른 근육들이 평소보다 더 많이 일을 하게 만든다.

증상(Symptoms)

이두근의 통증유발점은 어깨 앞쪽과 팔꿈치 주름 바로 아래에 통증이나 쑤심을 유발한다(그림 7.24). 이두근이 수축할 때는 근육 자체에 통증을 일으킨다. 당신은 팔의 근력 저하를 경험할 수도 있고 손바닥이 바닥을 향한 자세로 팔을 완전히 펴기 힘들 수도 있다. 어깨 뒤쪽으로(보이지 않음) 상부 승모근에 둔한 통증이 생기기도 한다. 이두근에서 전해진 어깨 통증은 삼각근하 점액낭염, 이두근 점액낭염, 이두근 건염, 또는 관절염으로 오진될 수 있다.

팔을 들어올릴 때 어깨에 날카롭게 걸리는 느낌이 있으면 누군가는 충돌 증후군으로 오진하게 될 수 있다. 당신의 어깨 앞쪽 이두건에 극심한 압통이 생길 수 있고, 이를 건막염이라 부르기도 하지만, 이는 대개 이두근 장두의 통증유발점에 의한 이차적 효과일 뿐이다. 어깨의 통증 부위를 치료하는 것은 이두근 통증유발점이 일으킨 문제를 해결하는데 도움이 되지 않는다(Simons, Travell, and Simons 1999, 648-654).

원인(Causes)

극하근, 사각근, 또는 쇄골하근에서 연관된 통증이 이두근에 통증유발점을 만들 수 있다. 또 다른 이두근 통증유발점의 흔한 원인은 스포츠, 손바닥을 위로 향한 자세로 팔 길이만큼 무거운 물건 들어올리기, 그리고 턱걸이처럼 팔꿈치를 강하게 굽히는 운동 등으로 인한 과부하가 있다. 작업장에서의 반복적인 긴장-예를 들면, 나사 드라이버를 반복적으로 돌리는 일- 역시 이두근을 탈진하게 만든다(Simons, Travell, and Simons 1999, 652).

이두근을 수축한 상태로 유지할 필요가 있는 어떤 종류의 활동도 염두에 두라. 예를 들면, 바이올린 연주를 할 때 왼쪽 손을 지판위에 정확한 자세로 유지시키려면 왼쪽 이두근을 계속 수축한 채로 유지해야 한다. 지속적인 수축과 활을 켤 때 길어지는 동작 때문에 바이올린 연주자의 이두근에 종종 통증유발점이 생긴다.

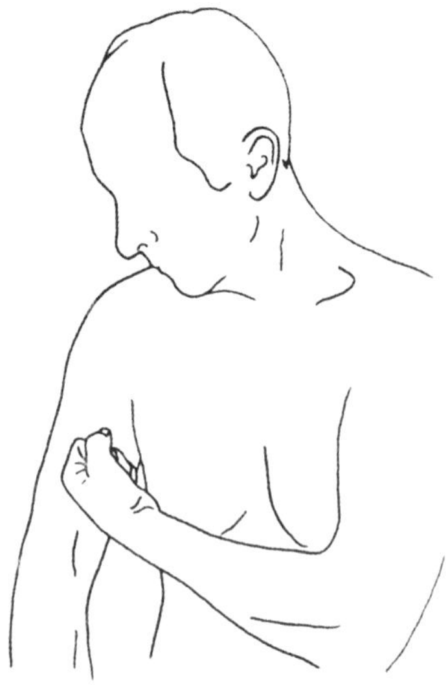

그림 7.25 살짝 쥔 주먹으로 하는 이두근 마사지

자가치료(Self-Treatment)

통증유발점은 근육 중간부위에서 이두근의 두개의 머리 어느 쪽에서도 발견될 수 있다. 지지된 손가락으로 근육을 마사지하거나 살짝 쥔 주먹으로 깊이 긁어라(그림 7.25). 어깨 앞쪽의 압통이 있는 연관부위를 마사지하는데 사로잡혀 있는 것은 시간과 힘 낭비일 뿐이다.

동료치료(Partner Treatment)

자가치료와 마찬가지로, 다른 사람의 이두근을 치료할 때도 살짝 쥔 주먹을 이용하라. 그림 7.26에서 보이는 것처럼 당신의 다른 쪽 손으로 그 사람의 팔을 지지하라. 팔의 앞쪽 중간 지점쯤 내려와서 대충 양쪽 옆에 근육의 각 머리의 통증유발점이 있을 수 있음을 기억하라. 근육의 전체 길이를 마사지할 필요는 없다.

임상적 치료(Clinical Treatment)

자가치료나 비공식적으로 친구 또는 식구들을 치료할 때 사용하듯이 동일하게 살짝 쥔 주먹으로 고객의 이두근을 치료하라(그림 7.26). 특정 통증유발점의 통증을 완전히 없애려면, 지지된 엄지를 사용하라(그림 7.27). 특정 활동이 특정 통증을 유발하기 때문에, 고객이 하루를 어떻게 보내는지 알아내는 것이 중요하다.

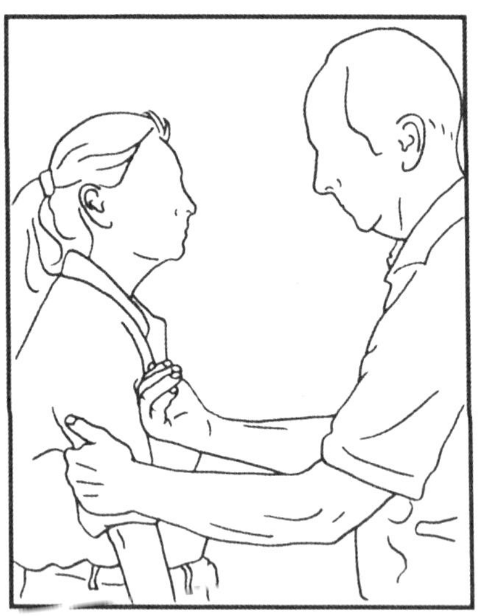

그림 7.26 살짝 쥔 주먹으로 하는 이두근 동료 마사지

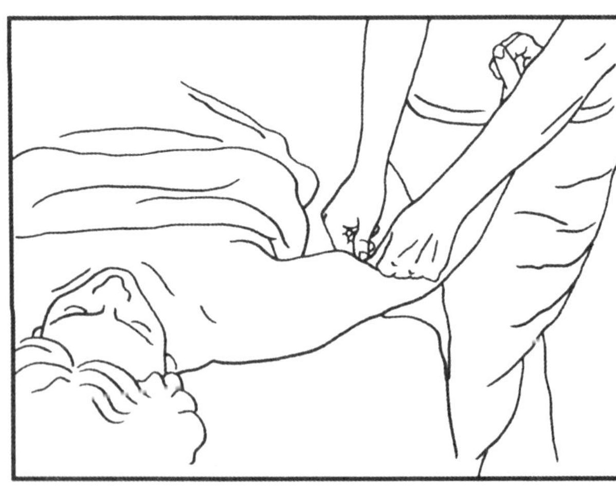

그림 7.27 지지된 엄지를 이용한 이두근

20세인 Emma는 오보에를 전공하고 첼로를 부전공하였다. 두 악기 모두 그녀에게 만성 통증을 안겨주었다. 첼로연주가 그녀의 우측 이두근에 통증을 유발하였고, 활을 사용할 때 어깨에서 마찰음

이 발생하였다. 오보에 연주는 그녀의 우측 엄지손가락 바닥 쪽에 지속되는 통증을 유발하였고, 오보에를 켤 때 더 심해졌다. 두 악기 연주 모두 그녀의 어깨 앞쪽에 통증을 만들었다.

Emma가 호소하는 모든 문제가 있는 쪽인 우측에서 많은 근육들의 통증유발점이 발견되었다. 사각근, 흉쇄유돌근, 전완 근육들, 그리고 회전근개 네 개의 근육 모두가 포함되었지만, 그녀의 빡빡한 연습 일정에서 가장 심하게 과사용된 상완의 근육들이 가장 심했다.

Emma는 그녀의 건강보험이 (단 한번의 통증유발점 마사지보다 그녀의 통증에 대해 효과가 없었던 수 차례의 카이로프레틱과 물리치료에 대해서는 지불하면서도) 전문적인 마사지 치료에 대해 급여인정을 해주지 않았기 때문에 자가 치료하는 방법을 배우는데 매우 적극적이었다. 그녀 자신의 이두근과 상완근을 치료하기 시작한 지 3주 이내에, 우측 팔과 어깨의 통증은 무시할 정도가 되었다. 게다가 어깨의 마찰음도 사라졌다.

상완근(Brachialis)

상완근은 팔꿈치를 움직이는 주력근으로 팔꿈치를 굽혀 물건을 들어올리는 동작 등 정상적으로 이두근이 한다고 생각되는 많은 일들을 한다. 상완근은 이두근 밑에 위치하며 상완골의 아래쪽 절반을 덮는다(그림 7.28). 그것의 위쪽 끝은 삼각근이 부착되는 상완골 중간부위 바로 아래의 높이의 바깥면 뼈 언덕에 부착된다.

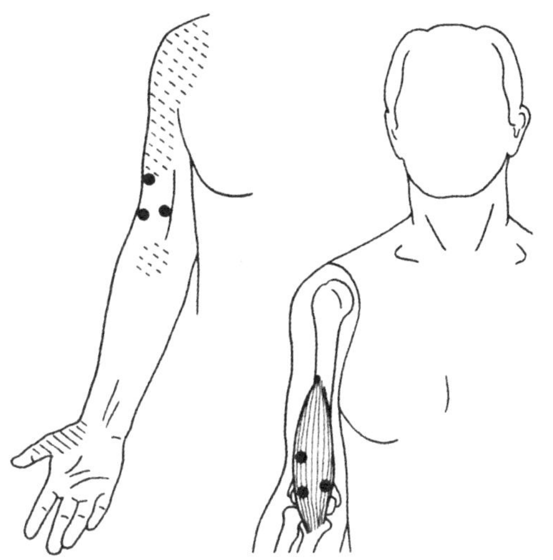

그림 7.28 상완근의 통증유발점과 연관통 패턴. 점선으로 표시된 부분에 가끔 또는 희미한 통증이 나타난다.

증상(Symptoms)

상완근 통증유발점은 팔꿈치를 곧게 펴기 어렵게 만들지만, 그것들이 만든 통증은 일차적으로 엄지손가락 바닥쪽에서 느껴진다(그림 7.28). 또 어깨 앞쪽과 팔꿈치 주름 바로 아래에도 덜 강한 통증을 만들 수 있다. 팔꿈치 근처 상완 외측에 짓누르는 통증이나 뻣뻣함이 나타나기도 한다. 상완근을 관통하는 요골 신경을 압박해서, 엄지와 전완부 뒤쪽에 저림 또는 둔한 느낌을 만들 수 있다(Simons, Travell, and Simons 1999, 660-663).

많은 근육들이 엄지손가락 바닥쪽으로 연관통을 일으킬 수 있지만, 항상 상완근과 사각근이 일차적인 의심대상이다. 엄지 손가락이 아프면 자연스럽게 그 부위를 마사지하게 되지만, 다른 어딘가에서 보내온 통증이라면 이런 방법으로 문제가 해결되지 않음을 기억하라.

원인(Causes)

많은 종류의 활동으로 상완근에 무리가 갈 수 있다. 흔한 원인은 무거운 장바구니를 들거나, 아기를 안고 다니거나, 어린아이를 들어 올리거나, 핸드백을 팔에 걸고 다니는 등−하중이 가해진 상태로 팔꿈치를 굽히고 있는 것이다. 상완근은 오랜 시간동안 무거운 도구를 들고 있거나 팔꿈치를 반복적으로 움직여도 스트레스를 받게 된다. 턱걸이를 너무 많이 하거나 운동 또는 경기에서 팔꿈치를 강하게 굽히는 어떤 동작에 의해서도 당신의 상완근에 통증유발점 형성을 조장할 수 있다. 팔을 당신 앞에 모으고 컴퓨터 키보드 앞에서 하루 종일 일하는 것은 양쪽 팔의 상완근의 지속적인 수축을 요구한다. 이런 이유로, 컴퓨터 사용자들은 거의 언제나 상완근에 통증유발점을 가지고 있다.

당신은 당신의 어느 한쪽 또는 양쪽 상완근을 과도하게 사용하는 동작과 증상 사이의 연관성을 알아채지 못할 수 있다. 이런 현상은 장시간 자신 앞에 악기를 고정시키고 있어야 하는 음악가들에게 종종 나타난다. 예를 들면, 오보에 연주자는 악기의 무게를 지속적으로 지탱해야 하는 우측 손의 엄지손가락에 발생하는 만성 통증과 둔한 감각으로 종종 고생한다. 엄지손가락에서 통증이 느껴지기 때문에, 엄지 자체에 문제가 있는 것처럼 보일지 모르지만, 진짜 문제는 오보에를 들고 있느라 계속 수축한 채로 있어야 하는 상완근에 있다. 이런 문제를 겪고 있는 오보에주자나 다른 연주자들은 기회가 있을 때마다 악기를 내려놓고 팔을 옆으로 늘어뜨려서 상완근이 길어지고 이완될 수 있게 해야한다. 그러나 종종 자가로 적용하는 통증유발점 마사지가 최고의 처방이다. 어떤 종류의 통증유발점 치료에서도 적절한 휴식이 핵심적인 부분이지만, 통증유발점 마사지는 문제를 직접적으로 공격한다.

자가치료(Self-Treatment)

상완근 통증유발점은 팔꿈치 주름 바로 위쪽, 이두근의 바깥쪽 모서리 아래에서 발견된다(그림 7.28). 이두근을 옆으로 밀어내고 상완근에 도달해서 지지된 엄지손가락으로 뼈에다 대고 마사지하라(그림 7.29). 마사지를 받는 쪽 팔을 탁자위에 올려놓은 것에 주목하라. 또는 당신의 허벅지에 팔을 고정할 수도 있다. 신경 포착을 일으키는 통증유발점은 팔꿈치 위로 멀지 않은 바깥쪽 팔에서 아몬드 정도의 크기와 모양으로 근육 내에 일종의 미끌거리는 덩어리로 숨어있다. 이 덩어리는 지지된 엄지손가락 밑에서 미끄러져 빠져나가는 경향이 있는데, 벽에 대고 공으로 문지르면 덜 빠져나간다. 종종, 통증유발점이 이두근의 안쪽 모서리 아래, 몸 가까운 쪽에서 발견된다.

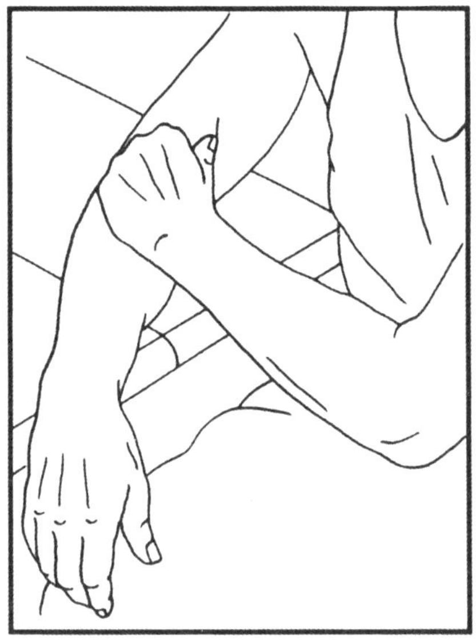

그림 7.29 지지된 엄지손가락으로 이두근 아래를 누르는 상완근 마사지

동료치료(Partner treatment)

이두근에 완전히 가려져 있는 상완근에 도달하기 위해 지지된 엄지손가락을 사용할 필요가 있다(그림 7.30). 당신의 다른 손으로 상대방의 팔을 받쳐라. 분명히, 당신은 이두근을 치료할 때마다 상완근을 확인하고 싶을 것이고, 반대의 경우도 그렇다. 두 근육 모두 치료할 때 지지된 엄지손가락을 사용하라.

임상적 치료(Clinical Treatment)

이두근 아래에 도달하기 쉽도록 지지된 엄지손가락을 사용해서 고객의 상완근을 치료하라(그림 7.31). 팔꿈치를 살짝 구부려서 이두근과 상완근이 느슨해지게 하라. 엄지손가락 통증을 유발한 통증유발점을 치료하기 위해 팔꿈치 주름 바로 위에서 시작하라. 팔의 중간 부위까지 올라가면서 치료하되, 이두근 아래쪽을 치료하도록 노력하라. 엄지손가락의 둔한 감각이 문제라면 "아몬드"를 찾아라.

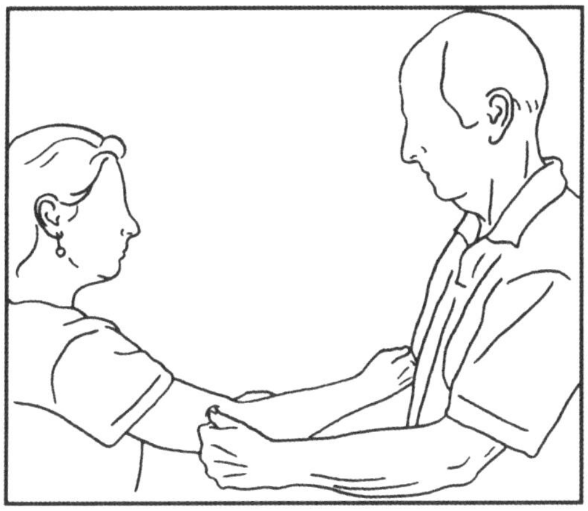

그림 7.30 반대쪽 손으로 팔을 받치고 지지된 엄지 손가락을 사용하는 상완근 동료 마사지

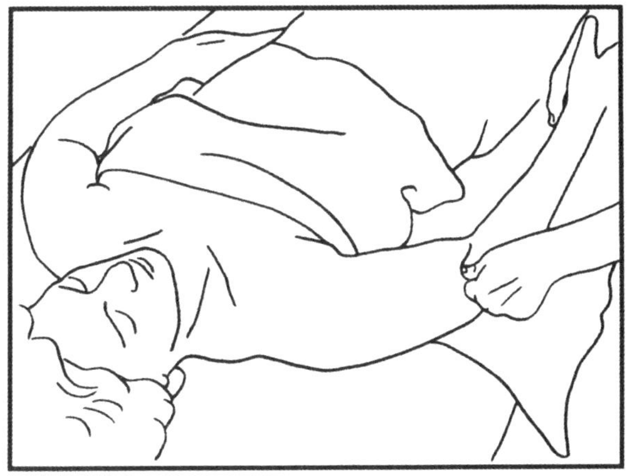

그림 7.31 이두근을 옆으로 밀고 지지된 엄지 손가락을 사용하는 상완근 임상적 마사지

삼두근(Triceps)

삼두근은 세 개의 갈래 또는 머리를 가진 길고 넓적한 근육이다. 삼두근의 장두가 견갑골에 붙어서 팔이 소켓 안에 유지되도록 돕는다. 외측두와 내측두는 상완골에 붙는다. 내측두는 나머지 두 머리 아래에서 뼈에 바로 붙어서 때때로 "심부(deep)" 머리라고 불린다. 세 개의 머리 모두 합해져서 팔꿈치 관절을 가로질러 전완부의 두 개의 뼈 중 하나인 척골에 붙는다. 이로서 삼두근은 팔꿈치를 펴는 강력한 지렛대가 된다. 삼두근 통증유발점은 다섯 개의 다른 부위에서 나타나 다섯 개의 다른 통증 패턴을 유발한다.

증상(Symptoms)

삼두근 통증유발점 1번은 어깨의 뒤쪽, 팔꿈치 외측, 그리고 때때로 전완부 뒤쪽으로 통증을 보낸다(그림 7.32). 아주 심한 때는, 상부 승모근과 목 아래쪽, 그리고 삼두근 자체에 통증을 일으킬 수도 있다(보이지 않음). 이는 삼두근 통증유발점 중에 가장 흔한 부위이지만, 삼두근의 안쪽 절반(몸통에 가장 가까운

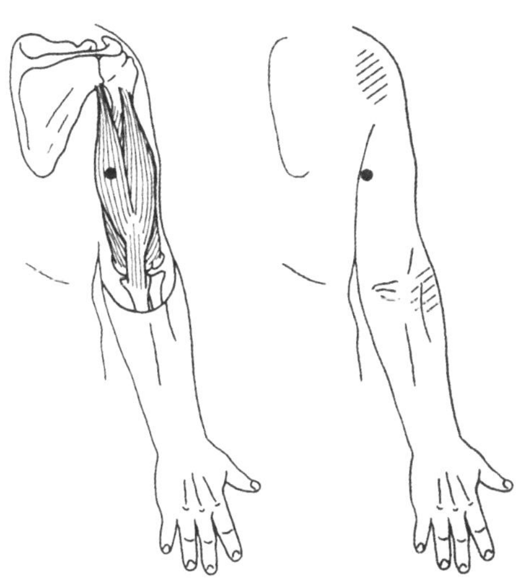

그림 7.32 삼두근 1번과 어깨 뒤쪽 및 팔꿈치 바깥쪽으로의 연관통 패턴

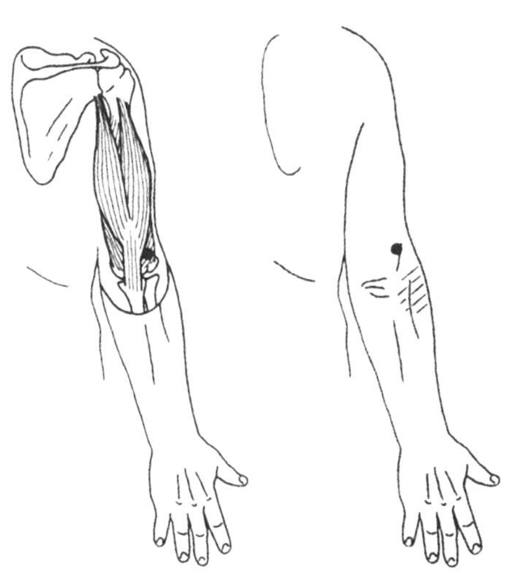

그림 7.33 삼두근 2번과 팔꿈치 바깥쪽으로의 연관통 패턴

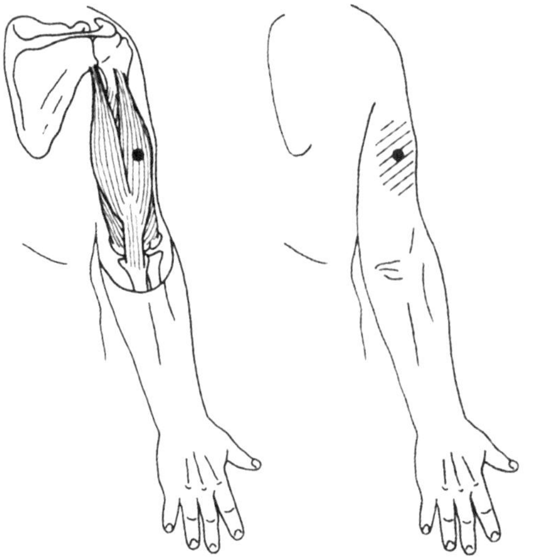

그림 7.34 삼두근 3번과 삼두근 자체 통증을 일으키는 연관통 패턴

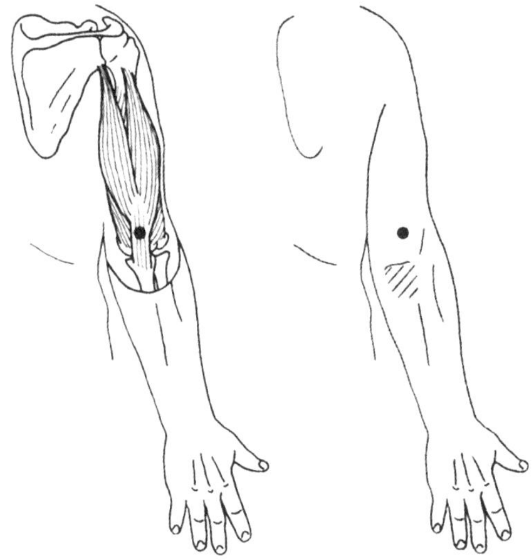

그림 7.35 삼두근 4번과 팔꿈치 부분으로의 연관통 패턴

쪽)에 위치해 있어서 놓치기 쉽다(Simons, Travell, and Simons 1999, 667-668).

삼두근 통증유발점 2번은 팔꿈치에 아주 가까이 있으며 근육이 상대적으로 얇아서 이곳 또한 놓치기 쉽다. 이것은 테니스 엘보우 또는 외측 상과염으로 알려져 있는 팔꿈치 바깥쪽 통증을 일으키는 많은 원인들 중 하나이다(그림 7.33). 통증은 전완부 뒤쪽을 따라 어느 정도 더 내려가기도 한다(Simons, Travell, and Simons 1999, 668-669).

삼두근 통증유발점 3번은 상완 뒤쪽의 삼두근 자체에 국소적인 통증을 일으킨다(그림 7.34). 이것 삼두근 외측두를 긴장시켜서 요골 신경을 압박하게 되면 전완부 뒤쪽과 손목, 그리고 손의 엄지손가락 쪽에 둔한 감각을 일으킬 수 있어 특히 중요하다. 또한 넷째, 다섯째 손가락에 통증, 둔한 감각, 또는 저린 감각이 생길 수도 있다(Simons, Travell, and Simons 1999, 668-669).

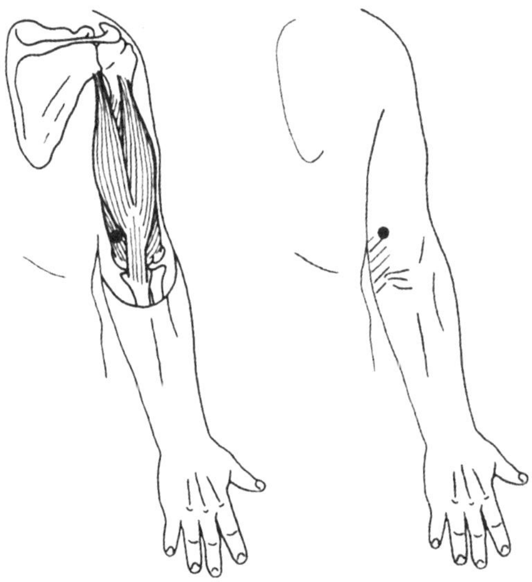

그림 7.36 삼두근 5번과 팔꿈치 안쪽으로의 연관통 패턴

삼두근 통증유발점 4번은 *팔꿈치머리(olecranon) 돌기*, 또는 당신의 팔꿈치 끝부분을 만지면 과민하게 느껴지게 만든다(그림 7.35). 단순히 팔꿈치를 책상 위나 의자 팔걸이에 올려 놓기만 해도 아플 수 있다. 팔꿈치가 당신의 옆구리에 스치기만 해도 아플 수 있다(Simons, Travell, and Simons 1999, 668-669).

삼두근 통증유발점 5번은 팔꿈치 안쪽으로, 때로는 전완부 안쪽까지 연관통을 일으킨다(그림 7.36). 팔꿈치 안쪽의 뼈 돌출부이 *내측 상과*를 두드리면 아프다. 이 부분의 통증은 종종 골퍼 엘보우 또는 내측 상과염으로 불린다(Simons, Travell, and Simons 1999, 668-669).

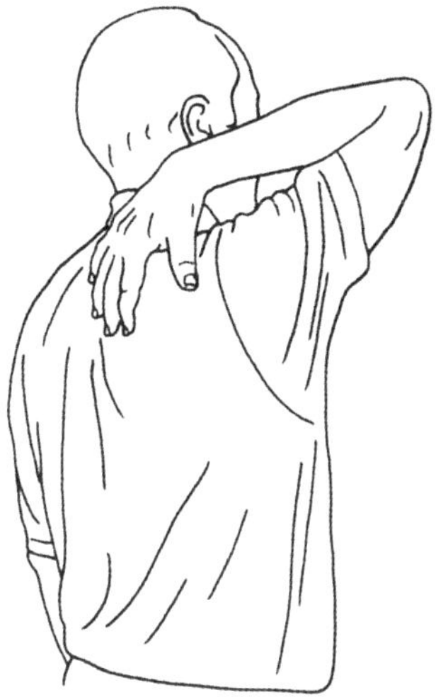

그림 7.37 삼두근 통증유발점은 이 동작을 제한한다.

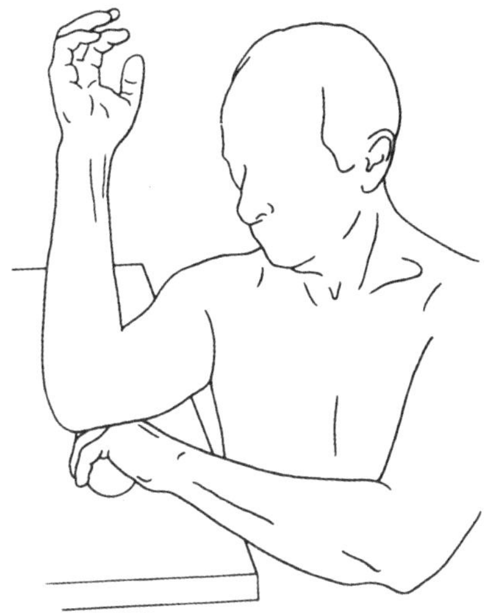

그림 7.38 공으로 지지된 주먹을 이용한 삼두근 마사지(이 방법은 흉곽에 대고서도 할 수 있다.)

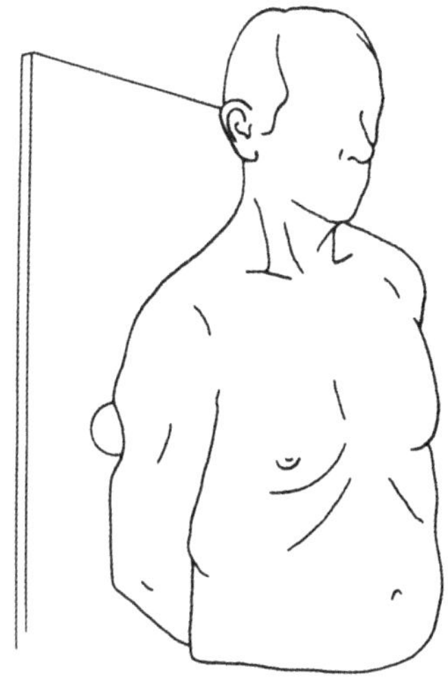

그림 7.39 두 손을 마주잡고 팔꿈치를 굽혀서 벽에 대고 공을 이용하는 삼두근 마사지

이들 통증유발점 중 어는 것이라도, 아주 활동적일 때는 넷째, 다섯째 손가락까지 통증을 일으킬 수 있다. 그들 모두 전완부 뒤쪽과 삼두근 자체에 숨이 막힐 듯한 통증을 일으킬 수 있다. 삼두근 통증유발점은 팔꿈치를 약하게 만들어서 굽히거나 펴는 동작 모두 제한할 수도 있다고 여겨진다(그림 7.37). 관절염, 건염, 상과염, 그리고 팔꿈치머리 점액낭염은 통증유발점을 염두에 두지 않을 경우, 삼두근에 의한 팔꿈치 부위 연관통에 대해 붙이게 되는 흔한 설명이다(Simons, Travell, and Simons 1999, 674-677).

원인 (Causes)

스포츠나 작업상에서의 무리한 동작, 특히 어떤 강력하고 반복적인 밀기 동작에 의해서 삼두근에 통증유발점이 형성될 수 있다. 오랫동안 무언가를 아래로 들고 있는 동작만으로도 삼두근에 매듭이 생길 수 있다. 때때로 삼두근 통증유발점은 예상치 않았던 광배근이나 상후거근의 통증유발점의 위성일 수 있다(Simons, Travell, and Simons 1999, 677).

자가치료(Self-Treatment)

삼두근을 마사지하는 편하고 효과적인 방법은 테니스 공을 이용해서 당신의 손을 지지하며 주먹을 이용하는 것이다(그림 7.38). 이 방법은 책상, 탁자 위, 서류 정리함, 또는 구식 피아노 꼭대기 위에서 하는 것이 가장 좋다. 또는 당신의 흉곽이나 무릎 위에 대고 공과 주먹 방법을 사용할 수 있다. 벽에 대고 공을 이용하면 삼두근의 세 갈래 머리 모두와 그것들의 통증유발점에 최대한 접근할 수 있다(그림 7.39). 어깨의 뻣뻣함이나 통증 때문에 못하는 경우가 아니라면, 당신의 두 손을 뒤로 깍지를 끼고 팔꿈치를 구부려라.

팔꿈치 바로 위쪽으로 팔 후면을 가로지르는 선을 따라 내측(심부)두에 세 개의 통증유발점이 있음에 주목하라(그림 7.33, 7.35와 7.36). Travell과 Simons은 이 심두가 삼두근의 "workhorse"이며 특히 통증유발점이 생기기 쉽다는 사실을 강조하였다. 게다가, 삼두근이 문제가 될 때, 당신은 5개의 통증유발점이 모두 활성화 되어있음을 발견할 가능성이 높다.

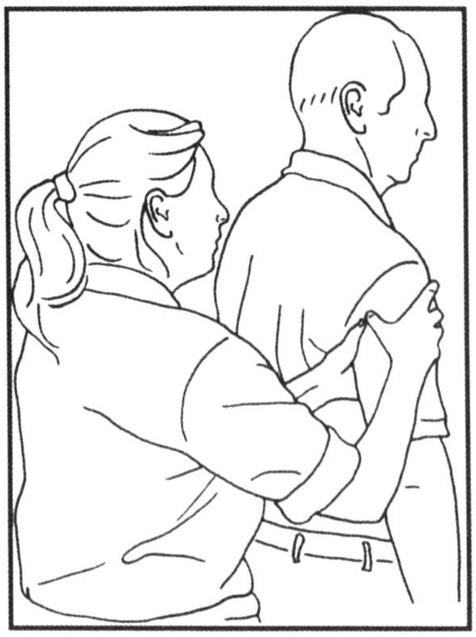

그림 7.40 짝을 이룬 엄지손가락을 이용한 삼두근 외측두 마사지와 왼손의 손가락들과 엄지손가락 사이의 장두

동료치료(Partner Treatment)

짝을 이룬 엄지손가락은 다른 사람의 삼두근 통증유발점을 찾아내고 치료하기에 가장 좋은 도구이다(그림 7.40). 근육의 구조와 3개의 머리가 각각 어디에 위치하는지 머리속으로 아주 선명하게 그려보는 것이 중요하다. 장두는 몸에서 가장 가깝다. 외측두는 가장 멀리 떨어져 있다. 내측두 또는 심두는 상완의 후면 아래쪽 1/3을 가로지르며 덮는다. 당신은 장두의 통증유발점을 당신의 엄지와 검지 사이에 두고 굴려가며 주무르기를 원할지도 모른다. 당신이 압통점의 1 내지 수 인치 내로 접근하게 되면, 치료를 받고 있는 사람이 정확한 위치를 알려줄 수 있을 것이다.

임상적 치료(Clinical Treatment)

고객의 머리를 아래로 향하게 하고 삼두근을 치료한다. 짝을 이룬 엄지손가락을 이용해서 당신으로부터 멀어지는 방향으로 몸의 움직임과 체중이 작용하도록 문질러라(그림 7.41). 장두와 내측두의 내측 통증유발점을 치료할 때에는 특별히 집게손 쥐기(pincer grip)를 사용해서 손가락들과 엄지손가락 사이에서 통증유발점을 굴려라(그림 7.42).

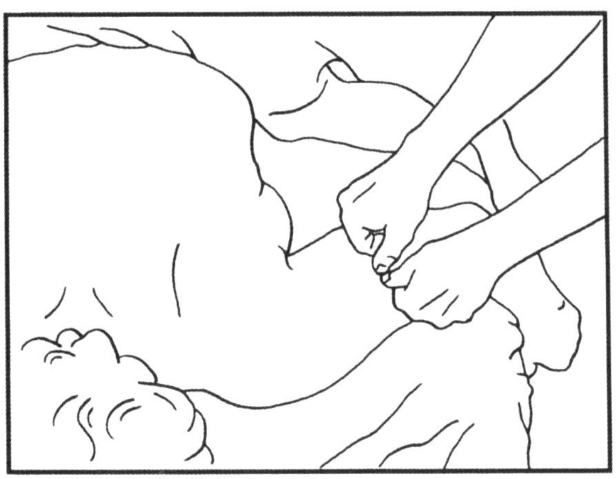

그림 7.41 지지된 엄지손가락들을 이용한 삼두근 임상적 마사지

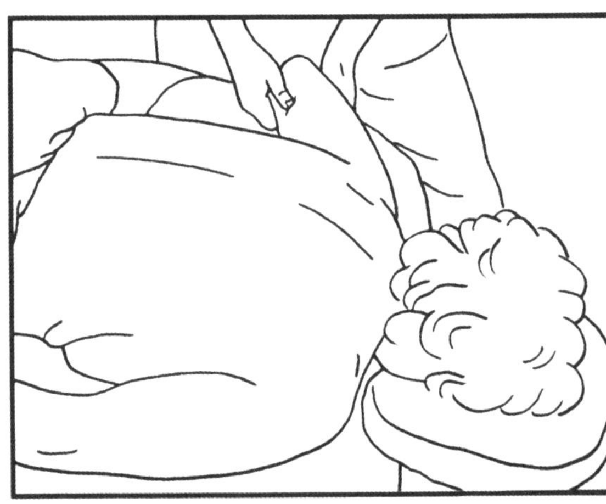

그림 7.42 내측두를 주무르는 삼두근 임상적 마사지

69세인 Sherry는 최근 손자를 만나러 여행을 다녀왔다. 그러는 동안 그녀 자신의 옷가방을 들고 다녔고, 어린 손자를 수없이 들어올리기도 했다. 집에 돌아오자, 그녀는 우측 엄지손가락과 우측 이두근, 그리고 전완부에 무딘 감각이 생겨 고생했다. 게다가, 문제는 예기치 않게 그녀의 손에서 시작해서 어깨, 팔, 손의 통증으로 번져 잠을 잘 수 없게 만들었다.

통증유발점이 Sherry의 회전근개 근육들, 사각근 그리고 삼두근을 포함해서 상완의 4개 근육 모두에서 발견되었다. 모두 평소에 익숙하지 않은 무거운 것 드는 동작을 할 때, 우측 팔과 어깨가 강

하게 잡아당겨지면서 무리가 가게 되는 근육들이다. 마사지를 받고 3일 후 그녀는 통증이 완전히 사라졌다고 연락해왔다.

Sherry의 나이와 근긴장의 심한 정도를 고려할 때, 그녀의 어깨와 팔의 문제가 결국 오십견으로 발전해도 놀랄 일이 아니다. 이 사례는 적절한 시기에 제대로 치료했을 때 통증유발점이 얼마나 잘 반응하는지 보여주는 예이다.

오구완근(Coracobrachialis)

오구완근은 상완의 이두근과 삼두근 사이에 위치한다(그림 7.43). 이 근육은 당신의 검지손가락보다 약간 더 크고 두 배 정도 길다. 그것의 아래쪽 끝은 상완골의 중간 부위쯤에 붙는다. 위쪽 끝은 오구돌기, 어깨 앞쪽으로 돌출된 견갑골의 작은 조각에 붙는다. 오구완근의 작용은 팔을 몸통쪽으로 단단히 당기는 것이다.

증상(Symptoms)

오구완근의 통증유발점에 의한 통증은 전방 삼각근, 삼두근, 전완부 후면, 그리고 손등쪽에서 느껴진다(그림 7.43과 7.44). 통증유발점이 활발할수록, 더 광범위한 통증 전이 패턴이 나타난다. 극단적인 경우에는, 통증이 가운데 손가락 끝까지 도달하기도 한다. 어깨와 상완의 좀더 눈에 잘띄는 통증유발점들을 해결하기 전까지는 이러한 통증 패턴에 오구완근이 관여함을 알지 못할 수도 있다. 이 근육의 통증유발점은 당신의 손을 등 뒤로 돌리거나 머리위로 들어올리는 것을 어렵게 만들 수 있다. 통증유발점으로 짧아진 오구완근은 팔로 공급되는 신경을 짓눌러서 이두근, 전완, 손, 손가락에 둔한 감각을 일으킬 수 있다(Simons, Travell, and Simons 1999, 638-644).

원인(Causes)

오구완근의 긴장을 유발하는 활동의 예로는 팔굽혀펴기, 암벽 등반, 밧줄타기, 수영, 공던지기, 골프, 테니스 등이 있다. 반복적으로 무언가를 끌어 내리는 동작이 요구되는 모든 종류의 일이 오구완근에 스트레

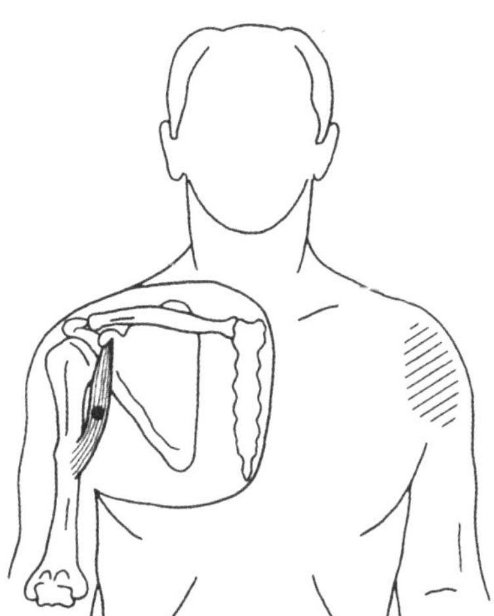

그림 7.43 오구완근의 통증유발점과 연관통 패턴

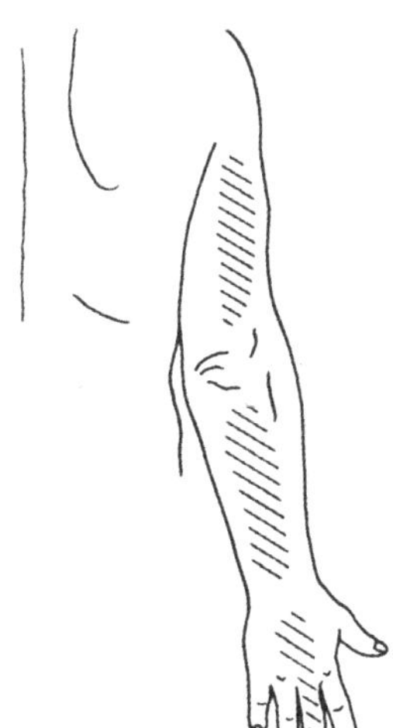

그림 7.44 오구완근의 연관통 패턴

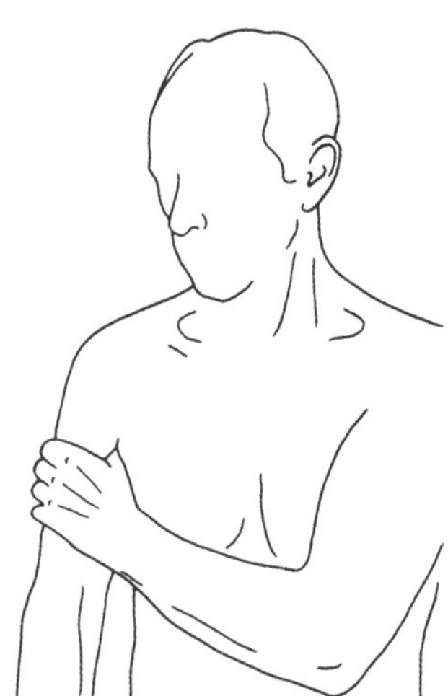

그림 7.45 엄지 손가락을 이용한 오구완근 마사지

스를 줄 수 있다. 이런 종류의 활동을 통증 없이 지속하는 방법은 오구완근이나 다른 취약한 근육들에 대한 자가 치료에 능숙해지는 것이다. 근육들이 평소보다 스트레스를 많이 받게 되는 어떤 상황 전후로 당신 스스로 간단히 바디워크를 하는 것을 습관화 하라. 또한 팔을 몸 앞으로 뻗고 손바닥이 위를 향하는 자세로 어떤 무거운 물건을 들어올릴 때 주의하라.

자가치료(Self-treatment)

오구완근의 위치를 찾기 위해서, 상완골 안쪽으로 최대한 높은 부위를 엄지손가락으로 눌러라(그림 7.45). 반대쪽 손으로 저항을 주면서 당신의 팔꿈치 관절을 단단히 굽힐 때 이 위치에서 근육이 수축하는 것을 느낄 수 있을 것이다. 엄지손가락을 이용해서 부드럽게 가로로 문지르되 근육위에 머무르도록 주의를 기울이면서 통증유발점을 마사지하라. 팔로 가는 주요 신경들이 이 부위에서 오구완근 옆으로 지나가므로, 압력을 적절히 조절하라.

동료치료(Partner Treatment)

다른 사람의 오구완근을 치료할 때에는 그림 7.46에서 보이는 자세를 사용하라. 그 사람에게 당신의 어깨를 반복해서 누르게 하면, 당신은 반복적으로 수축하는 근육을 느끼면서 목표에 정확히 도달할 수 있다. 통증유발점은 팔 안쪽으로 상당히 높은 부위에 있을 것이다. 당신의 손가락 끝으로 몇 번 부드럽게 문지르는데, 이렇게만 해도 너무 센 압력을 사용하면 무진장 아플 수 있다. 이 근육은 자가치료를 하는 것이 가장 좋은 부위여서 일단 당신이 통증유발점을 찾아낸 다음, 자가치료하는 방법을 그 사람에게 보여주는 것도 좋다.

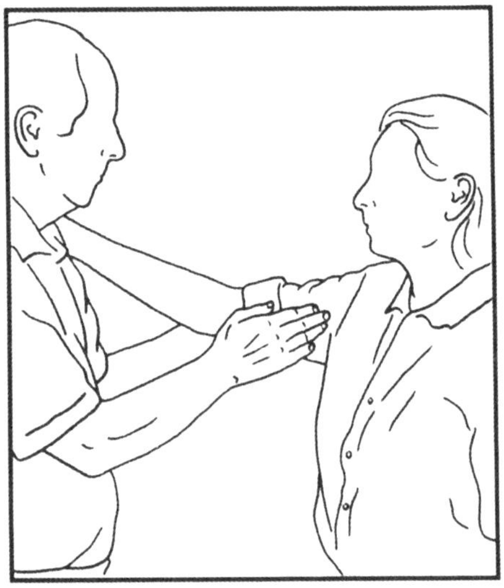

그림 7.46 손가락 끝을 이용한 오구완근의 동료 마사지

임상적 치료(Clinical Treatment)

고객의 오구완근에 접근할 때에는, 이 근육 바로 옆으로 많은 신경혈관다발이 지나감을 염두에 두어 아주 조심스럽게 접근한다. 이것은 그리 큰 근육이 아니어서, 셋째 손가락이나 넷째 손가락으로 치료하는 것도 상당히 괜찮다(그림 7.47). 이두근 바로 뒤에 있는 근육을 느껴보라. 아직도 그 위치가 확신이 서지 않으면, 고객에게 당신 손에 대항해서 안쪽(고객 자신의 몸통쪽)으로 반복해서 누르도록 지시한다. 느리게 몇 번 문질러서 치유 과정이 시작되게 한 뒤에, 고객에게 이 예민한 부위를 자가치료하는 방법을 보여준다.

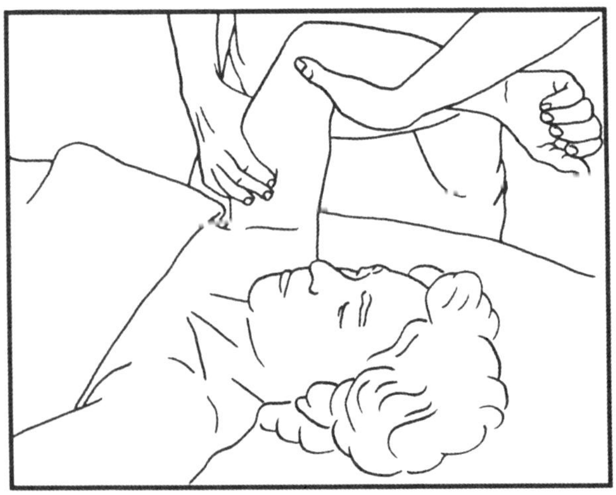

그림 7.47 둘째 손가락과 셋째 손가락을 이용한 오구완근의 임상적 마사지

제 8 장

대체 바디워크 요법들
Alternative Bodywork Therapies

스트레스와 통증유발점 Stress and Trigger Points

오십견은 새로운 책임, 가족의 위기, 실직, 심각한 건강 문제와 같은 일상을 위협하는 변화로 당신의 삶에 예외적인 스트레스가 있을 때 생기는 경향이 있다. 심지어 가을이 되어서 무의식적으로 두려워지고 뭔가 경계하는 상태가 될 수도 있다. 당신의 정서적 스트레스를 높이는 어떤 조건에 의해서도 신체적 긴장이 증가하고, 이는 근막 유발통을 형성하는 밑거름이 된다. 물론 최종적인 결과가 오십견이 아닐 수도 있다. 하부요통 발작, 편두통, 만성 무릎 통증, 턱관절 문제, 또는 다른 종류의 근막통 증후군의 형태로 나타날 수 있다(Simons, Travell, and Simons 1999, 220-221).

당신은 스트레스와 당신 어깨 문제와의 연관성을 깨닫지 못할 수도 있지만, 스트레스는 중요한 유발 요인이며 회복에도 분명히 방해가 될 수 있다. 스트레스가 통증유발점을 없애기 어렵게 만들기 때문이다. 이런 현상의 한가지 원인은 스트레스가 마음을 분산시키고 지치게 만들어서, 그 자체로 당신의 주의력을 갉아먹기 때문이다. 사람들이 식사를 거르고, 당신이 며칠씩 통증유발점 마사지를 거르는 것도 이 때문이다.

게다가 스트레스는 당신의 근육들을 뻿뻿하게 유지시키고 방어 태세로 만든다. 이런 식으로, 스트레스는 통증유발점을 지속시키고 종종 통증유발점을 새로 만드는 원인이 된다. 스트레스는 또한 밤에 숙면을 취하기 어렵게 만든다. 휴식 부족으로 근육들이 지치게 되면, 당신이 통증유발점 마사지를 스스로 실시해도 그 효과가 떨어지게 된다.

스트레스의 숨겨진 효과들을 조절하는 것은 오십견을 치료의 일부로 반드시 고려되어야 한다. 그리 심하지 않은 만성 어깨 통증도 당신의 삶에서 뭔가가 정상이 아님을 알려주는 신호일 수 있다. 스트레스를 물리치는 행동은 당신의 어깨 문제 또는 다른 종류의 만성 통증 치료에 획기적인 변화를 가져올 수 있다.

분명히, 스트레스를 다루는 수많은 방법들이 있다. 이 장에서는 당신이 그 동안 생각해보지 못했을 많은 방법들: 대체 바디워크 요법들을 소개할 것이다. 대략 50가지 정도가 임상에서 실시되고 있다. 이것들은 대개 통증유발점 마사지처럼 스스로 적용할 수 있는 것은 아니다. 보통 특정 형태의 바디워크를 훈련받은 임상가가 치료를 제공할 것이다. 수많은 바디워크요법들이 실제로 어떻게 작용하는지에 대해서는 확실치 않은 부분이 있지만, 거의 대부분은 심신을 안정시키는 경향이 있다. 진정 효과는 대체 바디워크 요법들을 통해 얻을 수 있는 주된 유익이다.

대체 요법들 중 어느 것도 당신의 통증유발점에 직접적인 효과를 보이는 통증유발점 마사지와 동일할 수 없다. 그럼에도 불구하고, 한 두 가지는 당신의 긴장을 감소시키고 통증유발점 치료가 더 효과적으로 이루어질 수 있도록 도움을 줄 수 있다. 대부분의 경우, 대체 요법들은 해로울 가능성이 적다. 가장 큰 문제는 정통 의학이 효과 없을 때 이것들이 도움이 되었다고 법정에서 기꺼이 입증할 의향이 있다고 해도, 보통은 의료보험에서 이들 치료에 대해 지불해주지 않는다는 것이다.

대체 요법들의 선전 문구를 보면 매우 유혹적이지만, 어떤 치료가 당신에게 도움이 될 지는 직접 경험해 보기 전에는 알기 어렵다. 대체 요법을 선택할 때, 치료 방법 자체보다 실시하는 임상가의 인격이 더 중요하게 고려되어야 한다. 당신의 담당치료사는 직관적으로 당신이 좋아하고 신뢰할 수 있는 사람이어야 한다. 대부분의 대체 요법들은 신체적 접촉을 통해 전달되기 때문이다. 누군가가 당신을 만질 때 편안하고 안전하게 느끼지 않는다면 치료 효과를 볼 가능성은 매우 낮다. 이럴 때는 당신의 직관을 믿어라. 당신은 첫 치료에서 당신의 치료사와 치료가 당신에게 적합한지 아닌지 알 것이다.

접촉의 힘 The Power of Touch

사람의 접촉에는 과학으로 적절히 설명할 수 없는 치료력이 있다. 손을 얹는 행위의 장점에 대해서는 역사시대 초기부터 거론되어 왔다. 그리스, 로마, 이집트, 그리고 다른 문명사회 모두가 그 가치를 알았다. 성경에서도 손을 얹는 것에 대해 반복적으로 기록하고 있는데, 이는 치유의 핵심 부분이었다. 대부분의 도수 치료 방법들은 사회적으로 용납되고 안전한(성적이지 않은), 정형화된 사람의 접촉 체계로 볼 수 있다. 마사지 및 바디워크 전문가들은 그들 임상가들에게 안전한 접촉의 윤리를 정립시키기 위해 많은 시간을 들인다.

요즘 우리 사회는 사람간의 접촉을 두려움의 대상으로 여기는 경향이 있는데, 이는 주로 방송이 성으로 점철되어 있기 때문이다. "누군가가 당신을 *만졌나요?*"라는 질문은 종종 성적인 학대, 폭력, 접근이 의심될 때 하는 첫 질문이다. 접촉이라는 개념 자체에 범죄적인 함의가 담겨있는 것으로 간주된다. 결과적으로, 어떤 사람들, 특히 혼자 사는 사람들 중에 아예 다른 사람과의 접촉을 경험한 적이 거의 없는 경우도 있다. 그런 상태라면, 어떤 종류의 바디워크를 받기 위해 신체 접촉을 허용하는 것이 매우 이상하게 느껴질 수도 있다. 여성보다 남성의 경우 이런 문제를 좀더 많이 느끼는데, 일단 자신이 그어놓은 경계만 극복하면 손으로 하는 바디워크의 효과는 남성에서 훨씬 더 뛰어나다.

위약 효과(Placebo Power)

많은 사람들이 그들의 통증에 도움이 되었던 대체요법 치료 결과에 대해 열렬히 증언한다. 대체요법으로 오십견을 치유받은 사람들도 아마 그럴 것이다. 대체요법을 믿지 않는 사람들은 어떤 효과는지 다 실제로는 위약효과라고 믿는다. 하지만, 위약을 싹 나쁘게만 볼 필요가 있을까? 반대로, 긍정적인 결과가 있을 리라 믿고 기대하는 것은 어떤 치료에서도 매우 중요하다. 정통 임상의학의 경계 안에 포함되는 치료에서도 기대는 커다란 치료적 가치를 가진다. 과학적으로 효과가 입증된 치료는 그것을 믿지 않는 사람에게도 효과를 보이겠지만, 그것을 믿는 사람에게는 훨씬 더 큰 효과로 나타날 수 있다(Chaitow and DeLany 2000, 93).

과학은 위약효과를 배재시키기 보다는 이용하기 위해서 매우 관심을 가지게 되었다. 의사들은 항상 위약효과에 의존해왔다. 공식적인 것으로 보이는 종이에 긁적거린 처방전, 벽에 걸린 액자 속 학위증, 흰 가운과 청진기 — 그것들은 모두 위약 효과를 이용하기 위한 것일 수도 있다. 당신의 문제를 라틴어로 된 의학적인 용어로 설명하는 것부터 의사가 특별한 지식을 가지고 있다는 인식을 주기 위한 전통적인 위약이다. 당신이 받은 영수증에도 위약의 요소가 담겨있다. 더 많이 지불해야 할수록, 당신은 가능한 최고의 치료를 받았다는 확신을 가지는 경향이 있다.

위약에 대한 놀라운 사실은 거의 모든 사람에게서 어느 정도 통증 완화 효과를 보인다는 것이다. 아무런 치료를 하지 않아도 위약만으로 통증을 완전히 차단할 수 있음이 수많은 연구에서 입증되었다. 때때로 실제 치료보다 위약이 더 효과적일 때도 있다! 연구자들이 이중 맹검 연구를 세심하게 설계해서, 의사와 환자 모두 조그마한 알약에 무엇이 들었는지 모르게 하는 것도 다 이런 이유 때문이다.

이중 맹검 연구를 거치지 않은 바디워크 요법들에 대한 지속적인 비판이 있다. 그러나 손으로 직접 시행하는 치료는 연구자와 대상자가 무슨 치료를 실시 중인지 모르게 할 수 있는 방법이 없어서 공정한 이중맹검 연구를 시행하는 것이 불가능하다. 유일한 이성적 기대는 접촉의 위약효과를 존중하고 치료의 중요한 부분으로 간주하는 것이다. 다행히도, 위약효과는 새로운 전인치료 개념에서 인정되는 한 부분이 된 것이다. 이제는 모든 분야의 새로 배출되는 임상가들 위약효과의 유익을 무시해서는 안됨을 배우고 있다. 오히려, 그것은 극대화되어야 한다(Jamison 1994, 339-345).

*통증에 대한 전쟁(The War on Pain)*에서, Scott Fishman, (MD)은 위약효과가 단지 정신적인 현상만이 아니라는 증거를 제시하였다. 당신의 생각과 믿음은 모두 통증을 궁극적으로 감지하고 평가하는 뇌의 화학작용의 결과라는 것이다. 실제로 생각은 전기화학 반응으로 나타난다. 의사 Fishman은 생각을 바꾸면, 당신의 뇌의 화학구조를 바꿀 수 있다고 주장하였다. 뇌의 화학작용은 나머지 신체의 화학작용에 밀접한 영향을 미치므로, 당신의 생각이 통증 경험에 적어도 간접적인 영향을 미칠 수 있다는 가설은 매우 설득력있다. 즉, 특정 치료가 당신의 통증을 감소시켜주고 있다고 믿으면, 그것은 착각이 아니라, 그 믿음 자체가 실제로 통증을 줄여주는 중요한 요소가 될 수 있다(Fishman and Berger 2000, 100-121).

자가 치료의 지속적 역할 (The Continuing Role of Self-Treatment)

앞으로 소개될 대체 요법들을 알아가면서, 자가 치료가 도움이 되지 않는 것 같아 보여도 포기하지 말라. 어떤 사람들은 유발저의 자가 치료에 어려움을 겪는데, 특히 기술적으로 숙련되지 않은 경우에 더욱 그렇다. 근육은 피부 아래 보이지 않는 곳에 숨겨져 있어서 상당히 모호할 수 있다.

근육에 대한 모호함을 벗어버리고 자가 치료의 실제 기술을 발전시키는 데에는 시간이 걸린다. 가능하면 매일 조금씩 꾸준히 시행하라. 자가 치료를 배울 수 있는 기회를 자신에게 줄 수 있도록 인내하라. 자가 치료는 실력이다. 언젠가는 그것이 -- 문자 그대로 당신 손끝에 달려있는 언제든지 사용할 수 있는 중요한 인생 기술이 될 것이다. 어쩌면 당신의 기대보다 더 오래 걸릴지도 모르지만, 계속 노력한다면 더 잘하게 될 것이다. 인생의 다른 일들처럼, 포기하지 않는다면, 언젠가는 성공할 것이다.

도수 요법들 Manual Methods

바디워크 유형들의 방대함은 가히 압도적이다. 바디워크의 유형을 나누고 혼란스러울만큼 다양한 치료들간에 연관성을 부여하기 위해서, 이 장에서는 3개의 영역으로 그것들을 분류하였다: 순수한 도수 요법, 에너지 요법, 그리고 운동 요법. 이러한 요법들은 통증유발점 치료와 병합해서 사용하기에 때때로 유용하지만, 특정 유형의 대체요법이 금기가 될 수 있는 상황들에 대한 주의를 잘 살펴서 선택하기 바란다.

치료사들은 흔히 2~3가지 바디워크를 통합해서 사용한다. 도수 바디워크 치료사들 중에 당신이 첫 번째로 선택해야 할 사람은 통증유발점 마사지에도 고도로 숙련된 사람이어야 한다. 많은 카이로프렉터들이 통증유발점 치료가 그들이 사용하는 다른 방법들의 효과를 매우 증대시키기 때문에 이것에 관심을 두고 배운다는 사실을 알면 놀랄 것이다.

카이로프레틱(Chiropractic)

"카이로프레틱"이라는 용어의 문자적인 의미는 "손으로 행해지는"이다. 이것의 창시자, Daniel David Palmer는 척추의 아탈구나 작은 탈구에 의해 신경이 끼여서 그 신경의 지배를 받는 조직에 손상을 야기하고 다양한 종류의 질병이 생긴다고 믿었다. 그가 사용한 최초의 방법은 척추를 비틀고 지렛대로 사용하는 다양한 방법을 통해 단순히 각각의 척추 분절(골격 수준에서)을 움직이는 것이었다. 예상되는 효과는 척추 정렬 상태를 개선시키고, 척추 신경에 가해지는 압박을 제거하고 그렇게 함으로써 다양한 문제 상태를 치료하는 것이다. 카이로프레틱이 주로 요통에 적용되지만, 고혈압, 편두통, 부인과 문제, 천식, 오실금, 이통, 어지러움증, 반복되는 긴장성 손상, 과활동성, 소화불량 그리고 불임 등에 대한 효과도 보고되고 있다.

절충적이고 논란의 여지가 있는 전문성근골(An Eclectic and Controversial Profession)

수년동안, 카이로프레틱은 전인적인, 몸 전체에 대한 접근을 개발해왔다. 그 결과, 오늘날의 카이로프레틱은 척추에 대한 순수한 조작만 하는 경우가 드물다. 종종, 마사지, 견인, 투열요법, 초음파, 전기자극, 스트레칭 운동, 침, 지압, 동종요법, 수치료, 영양 섭취와 허브 처방에 대한 상담 등 다른 치료방법들을 광범위하게 포함한다. 소위 건강을 위한 접촉, 또는 근육 검사는 카이로프레틱에서 매우 대중화되었다.

카이로프레틱 치료실에서 사용되는 도수 치료 중 일부는 전통적인 물리치료 방법과 매우 유사하다. 그러나 카이로프레틱은 물리치료 전문가들이 누리고 있는 인정이나 존경에 대해 연연하지 않는다. 아직 입증되지 않은 분야이기 때문에, 카이로프레틱은 처음 시작될 때부터 오늘날까지도, 만연해있는 엉터리 치료에 중독된 것으로 여겨져왔다. 한 예로, 엑스레이 검사를 너무 보편적으로 사용하는 것에 대해, 많은 사람들은 불필요하고 비용을 더 받기 위한 수단일 뿐 아니라 건강에도 해로울 수 있다고 여긴다.

다른 의문스러운 부분은 정당화된 비판에 대한 반응으로 야기된 듯 하다. 예를 들면, 척추를 부드럽게 원위치 시킨다는 스프링 장착 장비가 널리 보급되어 많은 카이로프렉터들에 의해 사용되고 있다. 이 장비는 대중들이 카이로프레틱 하면 떠올리는 뼈 부딪히는 소리가 나는 '빠르게 밀치기'라는 전통적인 척추 교정 방법에 대한 두려움을 개선해보려는 의도를 가지고 있다. 이 새로운 장비를 이용하면 치료시 통증이 없고, 환자가 탈의를 할 필요도 없다. 이로서 사람들은 망설임없이 더 자주 카이로프렉터를 찾게 되었다.

과학의 발전으로 새로운 장치들이 등장하고 있지만, 위약효과를 가지고 있고 카이로프렉터들이 소송에 덜 걸리게 해준 것 이외에 실제로 어떤 작용을 한다는 증거는 없다. 카이로프레틱은 언제나 논란이 많은 전문 분야였지만, 반대자 만큼이나 많은 옹호자를 가지고 있는 것 같다. 분명한 것은, 카이로프레틱이 사라지지 않고 있다는 점이다.

진짜 의사보다 나은가?(Better Than a Real Doctor?)

카이로프레틱이 계속 살아남는 이유들을 생각해볼 필요가 있다. 먼저, 사람들은 효과는 없고 엄청나게 비싼 의학 치료에 대한 반발로 종종 카이로프렉터를 찾는다. 어떤 사람들은 의사들이 기대에 부응하게 제대로 해왔다면 카이로프렉터는 전혀 필요하지 않았을 것이라고 항의한다. 의사들은 카이로프레틱은 사기이고 쓸모없을 뿐아니라, 사람들에게 영구히 손상을 입히거나 심지어는 죽게까지 한다고 주장한다. 카이로프레틱 지지자들이 이런 비난을 들으면 그들은 카이로프렉터에 의해 지난 백 년 동안 피해를 입은 사람들에 비해 얼마나 많은 사람들이 얼마나 자주 처방받은 약물이나 수술적 과오에 의해 해마다 죽는 지를 바로 지적할 것이다.

엄청난 숫자의 사람들이 카이로프렉터에 대해 좋은 느낌을 가지고 있고 자신의 의사보다 그들을 더 신뢰하는 것은 사실이다. 카이로프레틱 분야가 사기성 체계들에 사로잡힌 사람들로 채워져있다해도, 당신이 그들을 통해 도움이 된다고 믿는다면, 누가 당신에게 틀렸다고 하겠는가? 당신이 통증을 가지고 있고, 카이로프레틱 치료실에서 무슨 치료를 받았던 간에 좋아졌다면, 당신은 신봉자가 되어갈 것이다. 그러면 안되는가? 때때로 치명적인 진통제를 처방하는 정통 의학은 뭐가 다른가?

카이로프레터와 통증유발점(Chiropractors and Trigger Points)

카이로프레틱으로 어깨 통증이 사라졌다고 주장하는 사람들이 있으므로, 도움이 되는 요소가 있는지 살펴볼 필요가 있다. 카이로프렉터들이 요즘 사용하는 기법 중 일부는 어깨 문제를 유발하는 통증유발점을 치료하는데 상당히 효과적이다. Travell과 Simons은 특정 통증유발점 부위에 직접 가하는 치료적 초음파와 전기 자극이 도움이 되는 것 같다고 인정하였다. 이 치료들은 많은 카이로프렉터가 사용하는 방법이다. 지압점이나 침과 같은 카이로프레틱에서 사용하는 다른 방법들 역시 특정 통증유발점을 비활성화시킴으로서 어깨 문제 해결에 긍정적으로 작용할 수 있다(Simons, Travell, and Simons 1999, 146-147).

카이로프렉터들은 해부학과 도수 치료에 능하기 때문에 통증유발점 치료로 통증을 해결할 수 있는 커다란 잠재력을 가지고 있다. 지난 10년간 카이로프레틱 분야에서 가장 고무적인 발전은 통증유발점 치료를 전공한 마사지 치료사들을 대거 기용한 것이다. 이런 추세가 지속되고 효과가 적은 전통적인 카이로프레틱 치료 방법들을 포기한다면, 이 분야에 관한 부정적인 이미지를 일부 지우는데 도움이 될 것이다. 통증을 치료하는 여러 전문 분야 중 통증유발점 치료를 가장 잘 사용하는 그룹이 결국은 나머지를 평정할 것이다. 카이로프레틱이라고 못하라는 법이 있겠는가?

두개천골 요법(CranioSacral Therapy)

두개천골 요법은 두개천골 시스템에 대한 미세한 조정을 가하는 것으로, 두개골, 척추, 그리고 천골 (척추의 말단부위를 구성하는 뼈로 삼각형 모습을 이루고 있다) 로 구성되어 있다. 두개천골 시스템 및 두개천골 요법에 있어서의 중요한 전제는 두개골은 움직일 수 있는 여유가 있고, 뇌척수액의 부피를 조절할 수 있다는 것에 기안한다.

*뇌척수액*은 두개천골시스템에 있어서의 충격 완화 장치이며, 지속적으로 새로이 생성된다. 오래된 척수액은 재흡수되고, 새로운 뇌척수액은 흘러들어와서 일분당 10 회의 속도로 들어오고 나가는 항상성을 이룬다. 이러한 일정한 변동은 아주 미세한 진동을 생성하는데, 이것을 '뇌리듬' 혹은 '뇌 파동' 이라고 명명한다. 뇌척수액의 압력변화는 신체의 다른 장기, 즉 면역 기관이나 감정을 조절하는데 있어 중요한 작용을 한다고 믿어지고 있다. 두개천골 시스템(두개골의 뼈를 포함한)을 도수조작하는 것은 뇌 리듬을 변화시킬 수 있으며, 많은 조건들에 치유하는 효과가 있어 보인다.

두개골의 움직임(The Movement of the Skull Bones)

수천명이 넘는 많은 치료사들이 두개골의 뇌리듬이 있고, 그것들을 조절할 수 있다는 교육을 받았음에도 불구하고, 두개골이 움직임이 있나 하는 것은 오랫동안 논란의 대상이 되어왔다. 숙련된 치료사들은 두개골의 측면의 움직임이, 뇌리듬처럼 거의 감지 못하는 느린 속도로 들어오고 나감을 느낄수 있다. 두개천골 치료사들은 '아주 얇은 머리, 뚱뚱한 머리 효과' 라고 스스로들에게 농담을 던지곤 한다. 몸의 전체가 이러한 리듬에 반응한다. 그리고 이러한 반응은 거의 모든 몸의 영역에서 감지될 수 있다. 특히 어깨, 엉덩이, 그리고 발에서 가장 쉽게 느껴지기도 한다. 이러한 장소들에서 움직임이 결여된 것은 어딘가에서 두개천골시스템의 제한이 있다는 것을 의미하며, 이럴때 만성 통증, 운동불균형 (discoordination), 기력 저하, 정신과 신경계의 이상장해를 일으킬 수 있다.

많은 정형외과나 카이로프렉터들, 물리치료사들, 그리고 마사지 치료사들은 뇌파동이론을 추천하고, 두개천골 치료를 시행한다. 정통파 의사들은 이러한 두개골이 움직일 수 있다는 것을 단호하게 부인하며, 두개골의 접합 부위는 굳어졌고, 성인기에 들어오기 전부터 움직일 수 없다고 주장한다. 재미있게도, 이러한 의학적인 통념은 전세계적으로 받아들여지는 공식적인 학설이 아니다. 이탈리아, 이스라엘, 그리고 다른 세계의 나라의 의과대학생들은 두개골이 비록 노인에게서도 아주 미세하게 움직일 수 있다고 가르침을 받고 있다. 이러한 움직임은 실제로 1970년대 미시간 주립대학에서 (Upledger 1997, 142-150) 전자적으로 측정되었다. 슬프게도, 정통적인 미국의학은 유서 깊은 신념에 도전하는 증거를 수반한 이러한 도전을 인정하지 않았다.

두개 정골요법(Cranial Osteopathy)

뇌리듬은 20세기 초반에 William Sutherland 라는 접골사에 의해 각광받기 시작하였다. 그는 뇌는 아주 느린 속도이지만, 감지할 수 있을 정도로 미세하게 팽창하고 수축한다는 것을 인지하였다. 그는 자신에게 직접 두개골을 움직이지 못하게 하여 우울증이 생기고, 운동장애를 가져온다는 것을 실험하였다. Sutherland 는 또한 척추와 천골의 조그만 움직임은 두개골의 뇌리듬과 서로 동조적이라는 것을 발견하였다. 그래서 그는 두개골, 척추, 그리고 천골을 움직이는 시스템을 개발하기에 이르렀고, 이는 특정한 몸의 상태와 전반적인 건강을 증진시키는 것으로 보여졌다. 수 십년 동안 Sutherland 의 기법은, *뇌접골요법(cranial osteopathy)*이라고 알려졌으며, 미시간 대학의 연구자들 (John Upledger 라는 접골사에 의해 주도되었다)에 의해 각광을 받기 전까지, 제한된 접골사들 및 카이로프렉터들에게 실행되어졌다.

두개천골 치료법(Craniosacral Treatment)

두개천골치료의 훈련은 환자몸의 여러 장소에서 뇌리듬과 수축된 점을 먼저 느끼고 판단하는 능력을 키우는 것에 관여한다. 이러한 수축은 머리, 턱, 목, 척추 그리고 천추에 가볍고 지속적인 압력을 가함으로 풀 수 있다. 각 장소에 대한 치료는 수 초에서부터 5분까지, 혹은 이완됨을 느낄 때까지 지속한다. 이 이론은 조그만 힘을 오랫동안 가하는 것인데, 강하고, 짧은 시간에 주는 것보다 더 효과적인 반응을 끌어낼 수 있다고 한다. 확실히 이러한 부드럽고, 움직임이 별로 없는 손동작이 아주 잔잔하기 때문에 종종 환자들은 바로 잠을 자게 된다.

두개천골 치료는 몸이 스스로 조정하고, 뇌의 기능, 순환기, 호흡기 신경계, 호르몬계, 근육계 그리고 소화기계의 기능을 증진시키도록 북돋워준다. Upledger, 현재 시스템의 중요한 개발자는 혼수 상태의 환자, 뇌손상환자, 산통을 일으키는 아이, 디스크 수술후의 잔여통증이 있는 환자들의 매우 설득력있는 성공적인 치료 케이스에 대해 이야기한다. 다른 성공적인 케이스라고 회자되는 것들은 턱약관절(TMJ joint) 이상, 두통, 귀의 통증, 부비동염, 천식, 얼굴의 통증, 만성통증, 만성 피로증, 불안증, 초조증, 과다증후군, 과다행동주의력결핍증 (ADHD), 난독증, 자폐증, 외상후 스트레스증후군, 그리고 우울증이다. 몇몇의 환자들은 어깨와 팔의 통증에 대해 좋은 결과가 있었다고 말하고 있다 (Upledger 1997, 20-36, 45-51).

두개천골 요법이 방아쇠 결절 주사 요법에 대해 보조적인 요법을 가지거나, 반대로 방아쇠 결절 주사 요법이 두개천골 요법에 대해 보조적인 의미를 가진다고 생각하는 것이 합리적일 것으로 생각된다. 소수의 선행적인 수기치료에서 결정적인 방아쇠 요법들은 몸이 더 이상 수축을 하지 못하도록 함에 있어, 훨씬 용이하게 만들어 준다. 이러한 맥락에서, 두개천골 시스템에 대한 조정은 방아쇠결절이 더 이상 발현되지 못하도록 만들어 준다. 어떠한 경우에도 두개천골 요법은 근본적으로 위험하지 않다. Upledger 의사는 '가장 최악의 경우는 효과 *없음*' 이라고 말한다.

의학적 마사지(Medical Massage)

마사지가 의사에 의해서 행해지거나, 감독하에 이루어진다면, 이것은 합법적으로 '의학적 마사지' 라고 불리울 수 있을 것이다. 하지만, 현재 행해지고 있는 상태로는, 의학적 마사지로 분류가 되고 있지는 않으며, 또한 의료계에 있어서 어떠한 독려도 되고 있지 않다. 치료사가 '의학' 마사지 학교에서 배우고 있는 방법은 일반 마사지 학교에서 배우고 있는 방법과 대동소이하다. 이러한 양 학교에서, 학생들은 의학수업을 받으며, 생리학이나 해부학과 같은, 추정컨데, 이러한 것으로 인해 언제 마사지가 치료적으로 효과가 있거나 없는가에 대한 것들을 판단하도록 교육시킨다.

의학마사지 연습생이 면허증이 있는 미사지 치료사가 되기 위해서는 같은 수의 교육과 실기 시간이 필요하다: 500시간에서 수천 시간이 사정에 따라 요구된다. 이러한 시간은 의사나, 물리치료사, 간호사, 혹은 카이로프렉터가 되는 것에 비하면 아주 많은 수의 수업시간인 것이다. 사실, 이러한 류의 마사지 학교에서는 일정한 기대되는 교육의 수준과 능숙함이 요구되기 때문이다. 대부분의 마사지 학교에서는 경제적인 동기로 입학시키는 경우가 대부분이기 때문에, 수준미달이거나 무능함 때문에 퇴학시키는 경우는 아주 드물다. 이러한 과정은 증명서가 면허증 과정에 대한 설명을 잘 할 수는 없지만, 학생들이 정해진 수업시간을 단순히 참석하는 것에 그치는 것을 설명한다.

아주 많은 수의 의학 마사지 임상가들은 간호사들에 의해 등록이 되었는데, 이들은 마사지 치료 영역에 대한 자기들의 간호 자격증의 지위를 확보하기 위해서 투자한다. 간호사들이 의학적인 영역에 있어 광범위한 교육을 받은 것은 사실이나, 이러한 사실이 마사지가 의학적으로 더욱 효과적이라는 필요 충분조건은 되지 않는다. 의학적 마사지가 스웨디쉬 마사지와의 구별점에 있어서의 유일한 차이점은 관절의 도수법과 스트레칭에 강력한 강조를 한다는 점이다. 이러한 치료는 오십견의 초기 치료에 있어서, 꼭 피해야 할 치료법이다.

달갑지 않은 점은 의학적 마사지를 하는 많은 수의 임상가들이 통증유발점에 대한 마사지를 자신들의 정규 치료법에 넣는다는 점이다. 의학적 마사지 임상가들의 지나친 관심과 관절에 대한 지나친 움직임을 준다는 것은 어깨의 취약한 구조물에 대한 특별히 위험을 줄 수 있기 때문에 주의하여야 한다.

근막 이완술 (Myofascial Release)

근막이완의 목적은 몸에 이상이 있는 근막을 늘린다는 것이다. 근막(fascia)은 얇고, 유연한 연부조직으로서 근육과 다른 몸의 장기를 복잡하고, 섬세하게 짜여진 그물과 같이 덮고 있다. 이런 몸의 장기이므로, 사실 근육보다 근막이 더 많은 주목을 받고 있다 (Chaitow and DeLany 2000, 145-147).

근막은 근육에 힘, 지지점, 그리고 탄성을 더한다. 결국, 근막은 근육의 모양을 유지하는 기능을 한다. 재미있게도, 외과의들은 외과적인 복원을 할 때 근육을 따라서 하기 보다는 근막을 따라 봉합을 한다. 근막에는 탄성이 있고, 봉합할때 지탱할 수 있다. 반면에 근육은 찢겨져 나가는 것이다. 정상적인 조건하에서는, 동작할때, 근막은 충분히 수분이 공급되며 유연하게 된다. 어떤 이유에서든지, 움직임이 제한된다면, 근막은 수분 함량을 잃게 되고, 곧 마르게 되며, 쪼그라들고, 굳어지게 된다. 몇몇의 이론은 관절이 굳어지는 것은 근막이 굳어지는 것이지 근육이 굳어지는 것이 아니라고 말한다.

근막을 치료적으로 늘리기 위해서는, 지속적인 부드러운 압력이 가해져야 하며, 흔히 수분간 지속해야 한다. 이러한 '경계' 를 늘리기 위해서는 수 번의 근막 늘리기가 행해져야 한다. 근막은 점액성이 있는 흐름이 있다. 이것은 다른 형태로 서서히 변하게 하는 성질이 있으며, 그 이후에는 그 모습으로 상당 기간을 유지한다. 이것은 변성후 원래의 모습으로 빨리 되돌아오게 하는 탄성과는 다른 개념이다.

근막을 늘리게 하는 치료법으로, 여러가지 다양한 방법으로 부드러운 힘들이 가해지는데, 이것에는 정지상에서의 압력을 주는 방법과 엄지와 검지로 피부를 꼬집거나, 말려지게 하는 피부의 rolling 기법들이 있다. 근육을 또한 여러 방향으로 밀거나, 당기거나, 비틈으로써, 근막을 부드럽게 하고, 늘리고, 넓히고, 분리하게 만든다. 경계에 다다르거나 더 이상 저항으로 인해 움직일 수 없을 때, 가벼운 압력을 5분정도 지속적으로 준다. 경계에 다다르게 되면, 치료사의 손은 움직임을 느낄수 있고, 조직을 부드럽게 한다. 두개천골 치료를 할때, 시간을 들여 부드러운 압력을 가하면 결과를 얻을 수 있다. 이완시키기 바로전에, 치료사들은 흔히 '치료적인 맥박' 을 느끼며, 그 부위가 조금 온도가 올라감을 느낀다고 한다.

근막동 이완요법은 옷을 입은 채로 한다. 옷을 벗은 채로 치료를 한다면, 피부에 오일을 바르지 않는데, 이는 도수적 스트레치를 할 때 밀접하게 피부와 접촉할 수 있어야 하기 때문이다. 근막 이완요법은 통증유발점을 무기력화 시키기에는 너무나 비특이적이다. 하지만 보통 두손을 쓰게 되면 이완효과나 통증유발점을 무기력화 시키는 효과가 증폭되는 장점이 있다.

근요법(Myotherapy)

도수적인 통증유발점 치료법은 1980년대에 물리치료사인 Bonnie Prudden 의 저서인 *Pain Erasure: The Bonnie Prudden Way* (1980) 에 의해 소개되었다. 그 이후로, 그녀와 후견인들 몇몇이 그 치료법을 배웠으며 실전에 응용하였다. 그녀는 이 치료법을 *근요법*이라고 명명하였다. Prudden의 개념은 ischemic compression(허혈압박법) 에 의해 통증유발점을 늘리는 것이었다. 전통적인 물리치료사로서, 그녀는 운동과 스트레칭을 강조하였다. Prudden 의 생각은 치료적인 마사지에 대해 많은 영향을 미쳤다. 그리고 많은 수의 치료사들은 통증유발점에 허혈성 압박을 가함으로써 만족할 만한 효과를 얻었다.

통증유발점 압박 요법에 대해 이 책에서 소개한 내용은 Prudden 의 원래의 생각을 여러가지 측면에서 발전시켰다. 근요법으로, 예를 들면, 즉각적인 치료 효과를 위해 지나친 압력을 주면 불필요한 통증을 야기시키게 되는 높은 위험성이 있다. 이 책에서 이야기하는 차별화된 점은 주어진 통증유발점을 6번에서 12번에 걸친 제한된 스트로킹 치료만 하면서 제한하는 것이다. 이때 즉각적인 이완을 기대하지는 않게 된다. 이러한 접근법은 치료사의 손과 손가락에 무리한 힘을 가하지 않게 해서 피로도를 줄여주며 그럼에도 불구하고, 동등한 치료 효과를 얻게 한다. 통증유발점은 일반적으로 몸이 치료에 반응하여 낫는 것처럼, 그 자체의 효과로 스트레칭이 없이 이완되게 된다. 이러한 양쪽의 방법은 몸의 통증을 '지워' 주는 측면에서는 지혜롭게 사용된다면 동등한 효과를 나타나게 한다.

신경근육 요법(Neuromuscular Therapy)

신경근육요법은 통증유발점을 치료하는 형식을 띄며, 스웨디쉬 마사지, 허혈압박법, 그리고 근막통유발점치료를 혼합시키는 것이다. 이러한 방법은 근막과 근육을 부드럽게 하는 것에 초점을 둔다. 스웨디쉬 effleurage(gliding strokes)는 통증유발점을 찾기 위해 실행하며, 점진적으로 근육을 이완시키기 위해 쓰여진다. 통증유발점은 익숙한 누른뒤-멈추는 방법 (press-and-hold)을 통해 치료한다. 근막이완의 치료는 특정한 통증유발점을 누르는 동안 실행하게 된다 (Chaitow and DeLany 2000, 108-114, 123).

신경근육요법은 마사지학교나 주말 세미나등에서 널리 가르쳐지고 있다. 실질적인 용어로서, 사실 근요법(Myotherapy)과 동일하다. 이러한 두 기법은 견관절 문제가 있을 때 실질적으로 도움이 되며, 임상가에게 24개의 관련된 견관절 근육중에 어떻게 통증유발점을 찾고, 치료하는가를 이해하는데 도움을 준다. 이러한 두가지 방법으로, 치료가가 통증유발점을 미리 이완시키기 전에 회전근개를 스트레치 시킬 때 위험요소가 있을 수 있음을 숙지한다는 것은 중요하다.

접골요법(Osteopathy)

접골요법 혹은 접골의학은 원래 카이로프레틱과 같이 여러가지 질환을 일으키는 비정상적인 척추 병변을 교정하는 제한된 치료법이었다. 지난 수십년동안, 그러나, 접골요법은 정통적 대중적인 의학에 버금갈 만하게 임상적으로 발전해왔다. 전통적인 도수 기법이외에, 접골치료자들은 지금은 수술도 하고, 약도 처방할 수 있게 되었다. 많은 접골치료자들은 현재는 척추 도수치료를 거의 하지 않는다.

접골치료사들은 현재 대중적인 의사들에 비해 무척이나 다양한 치료적인 양식을 사용한다. 그래서, 여러분이 사는 동네에도 어떤 특정한 양식의 통증유발점 치료법을 그들의 실제 치료에 응용하고 있는 많은 접골 치료사들이 있을 것이다. 견관절 치료시에 통증유발점을 마사지 치료할 뿐 아니라, 통증유발점에 대한 통증유발점 유발주사(trigger point injection)를 시행하는 것이 가능해졌다. 이런 기법, procaine (Novocain)을 직접 통증유발점에 주사하는 행위는 통증유발점을 무력화시키며, 오랫동안 편안함을 주게 된다. 몇몇 보험회사는 제한된 수의 통증유발점 유발 주사에 대해 돈을 보상해 준다. 왜냐하면 이것들은 통증에 대한 합법적인 치료라고 여겨지기 때문이다. 불행하게도, 통증유발점에 대한 마사지는 덜 침습적이며 동등하게 효과를 가져옴에도 불구하고, 보험회사에서 거의 돈으로 보상하지 않는다.

롤핑(Rolfing)

롤핑은 전통적인 치료로서, Ida P. Rolf 에 의해서 제창되었으며, 오직 Colorado 주에 있는 Boulder 연구소에서만 가르쳐졌다. 비록 Ida Rolf 가 자기의 치료법을 구조적인 통합치료법 이라고 명명하였음에도 불구하고, 세간과 인증서를 받은 치료사 그룹에서는 Rolfing 이라고 불려진다. 이를 행하는 치료사들은 적지만, 롤핑은 특별하게 아주 깊게 마사지를 해서 극도로 아프다고 잘 알려져 있다. 초기 10회의 치료는 근육과 그를 둘러싸고 있는 근막의 아주 오래된 경직과 굳음을 교정하는 것이다.

Ida Rolf 는 인간의 몸은 육체적인 외상의 흔적을 담고 있다고 믿으며, 그것들은 근육과 근막에 남아있게 된다. 외상에 대해서, 이러한 조직들은 굳어지며, 유연성과 관절의 각도를 줄어들게 만든다. 이러한 근육은 심지어는 일상적인 동작들을 수행하기 위해서도 더 많이 힘을 쓰도록 만든다. 결과적으로 이러한 스트레스는 당신의 에너지를 빨리 고갈시키며, 자연 치유력을 떨어뜨린다. 그래서, 당신을 만성적인 통증과 나쁜 건강 상태에 잘 이환되도록 노출시키게 되는 것이다. 종종 이러한 육체적으로 유연하지 않은 신체적인 구조는 정신적인 외상을 유발하기도 한다. 롤핑을 함으로써 육체적인 것은 물론 정신적인 경직을 동시에 해결할 수가 있는 것이다.

각 치료시간은 각각 특정 신체 부위에 할당이 된다. 첫번째 시간은 흔히 경추부와 등의 상위쪽을 치료하는데 할당된다. 각 신체 부위에 신중이 고려된 구조적 치료를 시행한다. 마사지는 매우 침습적이어서, 치료사의 몸무게를 이용하여 깊은 압력을 가한 후에 아주 서서히 진행한다. 이러한 극도의 느린 스트로크 기법은 통증을 줄이며, 효과를 극대화하기 위함이다. 롤핑이 효과를 거둘 동안 치료사는 특정한 움직임을 가해준다. 각 치료 시간 동안 치료적인 움직임을 자각하게 된다.

*Hellerwork*는 롤핑에서 기원한 것이며, 롤핑과 매우 유사하며, 움직임에 대한 교육에 더욱 더 많은 비중을 두는 치료법이다. 이 두 기법은 어떠한 것도 특정한 몸 상태에 대한 치료라고 추천되지는 않는다. 그 대신에, 이러한 두 기법은 에너지를 증진시키며, 몸의 최적화, 자긍심을 높이고, 자각도를 높이고, 자세를 바르게 하고, 협응 능력을 발달시키는 '신체화 교육' 이라고 소개되어진다. 그러나, 결국엔 이 2가지 기법은 마사지처럼 근육에 대해 같은 효과를 가져오며, 닥치는 대로 하는 통증유발점치료의 한 양식으로 인식되어진다. 그러나, 지나친 압력을 가하는 Hellerwork 나 Roifing과 같은 치료 방식은 환자에 대해 아주 민감하게 잘 반응하지 않는다면, 견관절 질환에 대해 상당히 위험을 줄 수 있기 때문에 조심하여야 한다.

스포츠 마사지(Sports Massage)

이 마사지는 특히 운동선수를 위해 고안된 것으로, 능력을 증진시키고 스포츠와 관련된 여러가지 통증을 감소시켜 왔다. 스포츠 전, 후 또는 스포츠 하는 동안 적용될 수 있으며, 이때 특별히 고안된 여러가지 방법으로 상해 예방을 할 수 있는것에 중점을 두고 있다. 많은 프로 선수들은 프로 마사지 치료사들을 스탭으로 두고 있다.

운동시에 근육은 흔히 과수축되고 과부하가 걸리게 된다. 이로 인해 효율이 떨어지게 되며, 쉽게 지치며, 또한 상해에 대해 더 잘 다치게 된다. 과사용하게 된다면, 근육은 국소적인 혈류량이 떨어짐에 따라 충분한 수분과 영양분을 빼앗기게 된다. 혈류 순환을 증진시키는 것은 정확히 마사지가 좋은 영향을 미치는 원리이다.

선행 연구에서 10~20%의 근육힘의 증가는 정상적인 마사지를 통해 가능하다고 얘기한다. 다른 연구에서는 에너지를 증진시키고, 협응능력이 개선되며, 빠른 치유가 가능하다고 얘기한다. 마사지는 관절각도의 증가, 관절 경직의 감소, 과도한 훈련에 따른 치유기간을 단축시킨다. 이를 합쳐서, 이러한 장점들은 프로운동선수들의 수명을 늘려주며, 아마추어 선수들에게도 많은 도움을 주게 된다.

스웨디쉬 마사지(Swedish Massage)

현재 사용되고 있는 모든 종류의 치료적인 마사지는 스웨디쉬의 마사지에서 찾을 수 있다. 서양세계에서, 스웨디쉬 마사지는 가장 널리 알려져 있으며, 가장 인기있는 형태이다. 이러한 치료의 근본은 19세기 초에 스웨덴인인 Per Henrik Ling에 의해 생겨났으며, 그래서 이름이 '스웨디쉬' 마사지이다. 재미있게도, Ling은 그의 관절염을 고치려고 노력하다가 치료법을 개발하였다. Ling의 문제점이 마사지에 의해 고쳐졌으며, 그의 '관절염' 은 바로 다름아닌 근막통 증후군이었던 것이다.

오일이나 마사지 로션은 항상 스웨디쉬 마사지에 있어서 쓰여지며, 마사지를 받을 때 더 편안하게 받기 위해 어느 정도의 탈의를 하는 것이 당연하다. 비록 속옷정도는 입을 수도 있을지라도 말이다. 스웨디쉬의 마사지가 전신치료를 의미하는 것이지만, 가끔 수줍어 하는 사람에게는 허리 이상과 무릎 이하로 제한되기도 한다. 전통적인 스웨디쉬 마사지에서 얘기하는 5가지 방법이 있다: 에플루라지(*effleurage*), *페트리사지*(*petrissage*), *심부마찰법*(*deep friction*), *경타법*(*tapotement*) 그리고, 진동(*vibration*)이다. 각각의 스트록은 다른 효과가 있으며, 모두 혈액 증진을 도와준다.

에플루라지(Effleurage). : 이것은 길고, 부드러운 스트로크이며, 근육방향에 따라 적용한다. 에플루라지(Effleurage)는 당신을 나른하게 하고 잠이 들게 한다. 많은 치료사들은 이러한 에플루라지(effleurage)의 방향이 심장을 향하게 해야 한다고 믿는다. 심장의 반대 방향으로의 스트로킹은 피와 림프액의 저류를 가져오게 한다.

페트리사지(Petrissage). : 손가락과 엄지로 근육을 쥐는 모든 기법을 통칭하는 것이다. 근본적으로, 'petrissage' 는 '안마, 주므르기(kneading)' 을 의미하는 것이다. 하지만, 쥐어짜고, 누르고, 굴리고, 근육을 들어올리는 것들이 다 이러한 범주 안에 들어가는 것이다. 페트리사지(Petrissage)는 흔히 에플루라지(effleurage)보다 더 강한 치료법이다.

심부마찰법(Deep friction). : 이것은 또한 심부 근육 마사지라고도 하며, effleurage나 petrissage 보다 더한 근육의 심부를 문지르는 것이다. 이것은 근막을 늘리고, 펴고, 자유롭게 하는 것 이상을 의미한다. Effleurage와 petrissage를 먼저 실시하여 deep friction에 대한 준비를 한다.

경타법(Tapotement). : 이것은 리듬있게 손가락이나 손의 가장자리로 근육을 두드리거나 때리는 것을 의미한다. Tapotement는 근육을 늘리거나 고무시키려고 하기 위함이다. 다리와 팔에 적용시에는 매우 좋은 기분을 느끼나, 목이나 가슴, 배에 적용시에는 그다지 좋아하지 않는다.

진동(Vibration). : 손가락 끝이나 손으로 지속적으로 피부와 접촉을 하며, 근육을 이쪽 끝에서 저쪽 끝으로 흔드는 것이다. 진동(Vibration)은 속도와 지속시간에 따라 근육을 자극시키거나, 혹은 이완시킬 수 있다.

스웨디쉬 마사지가 잘 듣는 이유는 국소적인 혈류를 자극시키고, 근육의 긴장을 줄여주기 때문이다. 이러한 두가지 효과는 잠을 잘 자게 하고, 혈압을 낮춰주며, 관절을 더 유연하게 하며 통증의 정도를 낮춰준다. 스웨디쉬 마사지가 통증을 줄여줄 때, 통증유발점이 우연히 좋아졌을 가능성이 아주 높다. 비록 통증유발점에 대한 지식이 거의 없는 치료사일지라도, 근육이 뭉쳤을 때는 어떻게 대처하는지 알고 있다. 이러한 점이 스웨디쉬 마사지가 기분을 아주 좋게 하는 점이다. 이러한 뭉친점은 대부분 통증유발점인 경우가 대부분이며, 쥐어짜고, 안마하고, 스트로킹하는 것은 바로 환자가 원하는 것이다. 하지만, 이러한 전반적인 온몸에 적용하는 스웨디쉬 마사지는 오십견일 때 필요한 아주 특별한 치료법에 대한 답을 주는 것은 아니라는 것을 명심해야 한다.

에너지 요법 Energy Therapies

옛 중국 의학에 따르면, 근본적인 생명력은 chi라고 불리우며, 경락(meridian)이라고 하는 몸의 채널 혹은 경로의 시스템을 따라 흐른다고 한다. 이러한 에너지치료 이론의 배경이 되는 것이다. 이론적으로, 이러한 에너지 흐름에 대한 제한은 chi의 흐름을 막으며, 통증을 야기시키며, 정신적인 기능이상과 병을 일으키게 된다. 이러한 에너지 치료는 차단됨을 제거함으로써 chi를 조정하며, 문제점을 치료하게 된다. Chi의 흐름은 특별한 치료법에 따라 새로 조정이 된다. 예를 들면, 요가와 기공은 호흡법을 이용한다. 타이치(Tai chi)는 움직임을 이용한다.

지압과 시아추 (Acupressure and Shiatsu)

'지압' 이라고 하면, 서양식 이름으로는 '시아추' 라고 생각할 것이다. 임상가의 눈으로 본다면 이둘은 다른점이 있지만, 근본적으로는 비슷하다. *시아추*는 '수지 압력' 이라는 것을 일본에서는 의미하며, 가장 오래된 치료법 중의 하나이다. 일본인들은 중국으로부터 수지 치료법을 배웠으며, 이러한 방식은 적어도

5000년 이상 중국에서는 시행되어왔다.

수지압 이론(Finger Pressure Theory)

지압이나 시아추를 이용할 때, 치료사는 부드러운 압력을, 예정되고, 미리 계획한 기(생명체에 자유롭게 흐르는 광범위한 에너지)의 흐름을 이완시키기 위하여 경락점에 가한다. 병, 부상, 혹은 정신적인 저하는 경락의 흐름을 방해하고, 기의 흐름을 차단한다. 경락에 의하면, 흐름의 차단에 따라 다양한 증상을 나타낸다. 지압이나 시아추가 치료한다고 주장하는 질병들은 사실 거의 모든 병을 포함한다. 서양식 경락은 이러한 치료를 마사지의 특이한 형태라고 생각한다. 특이하긴 하지만, '정상적인' 의학적 치료법에서 벗어나지만 않는다면 근본적으로는 해가 없는 치료라고 생각한다.

수지압치료는 일본과 중국에서 아주 다양한 형태로 발전을 하였다. 그리고 현재 대체 의학에 대한 관심이 아주 높은 미국으로 진출하게 되었다. 중국 지압의 보다 잘 알려진 치료법으로는 tuina, shen tao, jin shin, do-in, 그리고 qigong이 있다. 일본식 형태의 지압법으로는 zen shiatsu, namikoshi shiatsu, 그리고 tsubo shiatsu가 있다. 미국에서 지압법이 더 발전 되었는데, 거대생물학적(macrobiotic) 시아추, 맨발 시아추, 일본 시아추, oha 시아추, 그리고 아마도 모르겠지만, 뉴 에이지 시아추 등이 있다.

치료(Treatment)

이러한 여러가지 치료법을 추려내자면, 이러한 모든 종류의 지압법은 '포인트'를 누르는 것에 주안점을 두고 있다. 어떤 임상가들은 치료에 있어서 주는 것이 있으면 받는 것이 있다고 믿는다. 반면 중국에서는 이러한 적어도 손이 미치는 포인트에 대한 자가 치료는 자가 관리에 있어서 중요하다고 생각된다. 이러한 시아추의 각 다른 형태의 지압법은 식사, 운동, 움직임 그리고, 사고에 따라 다른 양상을 띈다. 특히, 어떤 이들은 열이나 냉각치료, 혹은 물속에 담그는 등의 방식을 빌어 지압을 하기도 한다.

수지지압은 허혈점압박이나, 압박-유지 방법 등과 같은 통증유발점의 오랜 형식과 같은 것처럼 보인다. 하지만, 비교적 적은 양의 힘이 들어가며, 근본적으로 통증유발점을 겨냥하지는 않는다는 것이 다른 점이다. 시아추나 지압법에 들어가는 압력은 항상 편안하며, 아프게 하지는 않는다. 오일을 쓰지는 않으며, 옷을 입고 받는다. 마사지 기구를 쓰지 않으며, 가끔 어떤 부분에서 작은 원을 그리거나 눈지르기도 하지만, 길고, 미끄러지는 스트로킹 기법을 쓰지는 않는다. 마사지 테이블은 바닥에 맞게 낮으며, 혹은 메트 위에서 행해지기도 한다.

어깨를 위한 잇점의 측면에서, 지압이나 시아추는 손이 촉감으로 인한 고요한 안정감을 주는데,이것이 치유 과정을 도와준다. 치료사가 통증유발점과 전이통에 대한 해박한 지식이 있다면, 지압이나 시아추가 도움이 될 것이다.

침술 (Acupuncture)

침술은 지압에서 근원되었으며, 정확히 같은 방법으로 사용된다. 이 두 치료법은 근본적인 생체힘을 자유롭게 흐르게 하고, 전반적인 좋은 건강을 증진시키며, 특별한 질병을 낫게 하려고 사려깊게 의도되어진다. 지압은 동양과 서양에서 많은 지지를 얻고 있다. WHO는 침으로 낫는 100가지 병에 대하여 언급한 바 있다.

최근에는 미국과 유럽의 소수의 의사, 물리치료사, 접골사, 그리고 카이로프렉터들은 임상에서 침을 이용한다. 이러한 분야는 공정히 조절되지 않는데, 어떤 곳은 어떤 종류의 학위나 연습도 필요로 하지 않기도 한다. 서양 의사들은 흔히 통증의 조절을 위해서 침술을 이용하거나 중독을 막기 위해 사용한다. 중국에서는 실제로 외과적 마취를 위해 사용한다. 미국에서도 마취를 위해 사용되기도 했지만, 결과는 매우 다양하였다.

치료를 시작하기 전에, 침구사는 당신의 특별한 문제점이나 건강에 대한 전반적인 상태를 요구할 것이다. 광범위한 질문들을 물으면서, 침구사는 당신의 혀를 검사하고, 당신의 손에서 12개의 맥박을 검사할 것이다. 전통적인 중국의 침술법은, 매우 가는 침을 삽입하고, 20 분동안 방치할 것이다. 이 침은 돌리면서, 자극하고, 눌르기도 하고, 튀기면서 포인트를 더 자극할 것이다. 서양의 임상가들은 단지 수초 동안 놔둘 뿐이다. 비록 500개가 넘는 자극 포인트가 있지만, 단지 100 개 정도만의 포인트가 사용되고 있는 실정이다.

침술은 모든 사람에게 다 효과적이지는 않다. 치료의 일부 측면에 대해 정신적인 유대감이 좋은사람에게 좋은 반응이 나타난다. 침술과 같은 대체의학이 당신에게 효과가 있을 것인지는 판단을 해야 하는 것은 중요하다. 5 회 정도까지 치료 했는데도 큰 효과가 없다면, 다른 치료를 지혜롭게 시도하여야 한다.

많은 침구사는 통증유발점의 치료와 기나 다른 경락 치료를 통합한다면 통증이상을 해결할 수 있다고 생각한다. 동양의학을 그다지 신봉하지 않는 다른 이들은 침술의 효과가 통증유발점에 대한 효과 때문이라고 생각한다. 어떤 연구팀은 약 71% 의 경락점이 통증유발점과 일치한다고 발표하였다. 침구사들이 경락이 막힌 점을 찾을 때, 압통점을 찾는 방식을 이용하는데, 이것은 Travell 과 Simon이 사용하였던 통증유발점과 똑같다(Simons, Travell, and Simons 1999, 41-42; Melzack, Fox, and Stillwell 1977,3-23).

Travell과 Simons은 침술을 통증유발점에 대한 드라이 니들링(약 없이 주사만 하는 행위)에 비유하였으며, 그것이 효과있다고 얘기하였다. 드라이 니들링이 procaine 약물주사 보다 더 효과적인 면은 둔화(deadening) 효과가 없다는 것이다. 근육조직이 감수성을 계속 지니고 있다면, 다른 통증유발점이 그 영역에 여전히 위치한 것을 확인할 수 있다. 반면에 방아쇠유발주사는 쓰린 느낌이 더 적게 남긴다는 점이 더 유리하다(Chaitow and DeLany 2000, 155;Lewit 1979, 83-90).

침술은 어떤 특정한 통증유발점이 어깨의 문제를 일으킨다는 것을 겨냥하여 치료할 때에, 유착성 견관절염이나 다른 간단한 견관절 통증을 치료하는데 도움을 준다. 침술 이후에 잔여통증이 있음으로 해서, 며칠 동안 자가 통증유발점 치료를 하지 못할 수도 있다는 것을 명심하라.

응용운동학(Applied Kinesiology)

운동학은 정상적인 몸의 기능, 부상, 몸의 이상, 재활 그리고, 운동 능력을 향상시키는 기준점에 대한 근육과 몸의 움직임을 과학적으로 연구하는 학문이다. 스포츠를 전공한 의사들은 운동학에 대한 지대한 관심을 가지고 있다.

20세기 중반에, 운동학은 응용 운동학이라는 새로운 기법을 발견한 카이로프렉터들에게 관심의 대상이 되어왔다. 최근 이 학문은 치료적인 방법으로 매우 각광을 받게 되었다. 응용운동학 뒤에 숨겨진 난해한 이론은 사람의 건강상태를 나타내는 근육의 힘의 불균형에 기인한다. 이 근육 저 근육을 문지르는 식으로 약해진 근육을 강화시키는 일상적인 것 이외에, 정교하게 근육을 검사하는 방식이 만들어졌다. 근육힘의 발란스가 회복되면 몸의 샘(gland)이나 내장기관의 기능을 다시 활기차게 하고, 이로써 광범위한 병의 범위와 이상이 고쳐지게 하는 원동력이 된다.

황폐해진 운동학(Kinesiology Gone Wild)

응용 운동학은 매우 다양한 범위의 새로운 시스템으로 확대 적용될 수 있다. 모두 같은 원리에 근거하지만, 모두 다 흥미있는 이름을 가지고 있다. 건강에의 접촉, wellness 운동학, 생체운동학, 설립운동학(foundation kinesiology), 진보적 운동학, 교육적 운동학, 프로페셔널 운동학, health 운동학, 기독교 운동학, 과긴장 근육이완 등과 같은 이름들이다. 이러한 여러가지 응용 운동학은 접골사, 카이로프렉터, 마사지치료사, 물리치료사, 그리고 치과 의사들에 의해 행해지고 있다. 어떠한 정규적인 교육이라도 받지 못한 사람은 자기가 특정한 명칭을 찾지 못한다면, 스스로를 운동학자라고 부른다. 대부분 면허를 필요로 하지 않는다. 응용 운동학을 실시하는 임상가는 당신의 건강이 좋아질 것이라고 말하며, 영양학적 결함을 찾으며, 정신과 육체적인 능력을 최대화시키며, 중독을 치료하며, 알러지 반응을 고치며, 불안감을 해소하고, 병적인 식이 습관을 고치고, 과행동증을 정화시키며, 반복적인 긴장병을 고치고, 스트레스를 해소하고, 요통을 고쳐줄 것이다.

다시 예전의 경락으로(Those Old Meridians Again)

응용 운동학에 있어서의 가장 공통적인 치료 양식은 등과 가슴에 있어서의 특정한 부위를 과격하게 문지르는 것이다. 이것은 '신경림프반사점'이라고 하는 인상적인 이름을 가지고 있다. 많은 치료사들은 경락에 이러한 점들이 분포한다고 믿고 있으며, 반면에 다른 이들은 단순히 압통을 느끼는 점을 문지르곤 한다. 이러한 이론은 반사점을 문지르고 문제가 있는 샘기관이나 내장기관에 대한 '에너지 순환회로'를 연다는 것이다. 이러한 곳을 문지르기 전이나 후에 근육힘을 검사하고, 더 강화되었는가를 테스트 한다.

근육 테스트를 한다는 것은 인상적인 쇼와 같은 것이다. 신경림프반사점을 자극하여 근육의 힘이 분명히 증가되는 것은 매우 생생하게 설득력을 주게된다. 테스트 전후 근육테스트의 문제점은 치료사가 지탱하고 있는 방향으로 팔, 다리를 힘을 주어 움직이게 함으로서 행해진다는 것이다. 이때 플라시보 효과가 생길수 있는 여지가 있다. 의식적 혹은 무의식적으로 어떠한 일이 생기기를 바라는 환자, 검사자간의 의지가 작용할 여지가 너무나도 많다. 정작 근육의 힘이 좋아졌는가를 말하기엔 의문점이 있다. 심지어 일어났다 하더라도, 응용 운동학과 관련이 없을 수도 있는것이다.

다시 예전의 통증유발점으로(Those Old Trigger Points Again)

신경림프반사점의 실체는 매우 많은 통증유발점과 같은 곳에 위치한다는 것이다. 신경림프반사점이 실제적으로 근막통증후군의 통증유발점에 지나지 않는다 하더라도, 근육의 힘의 변화가 생기는 것은 통증유발점과 어떠한 관련이 있다고 생각하는 것은 오직 논리에 지나지 않는다.

통증유발점의 특징중 하나가 다른 근육으로의 전이통을 만든다는 것을 기억하자. 통증유발점을 치료할 때, 그 전이통은 사라진다. 이것은 다른 방법으로는 찾을 길이 없고, 설명할 수 없는 신경림프반사점과 관련이 있다기 보다는 근육 힘을 테스트 할 때의 결과에 대한 합당한 이론이다.

응용운동학이 오십견을 낫게 해준다고 열정적으로 설득하는 사람을 만날 수 있을 것이다. 그들을 믿지 않는 것이 잘하는 것이 아니다. 그들은 어떻게 하든지 그들의 논리를 변호할 것이다. 그리고 그들이 어쩌면 맞을 지도 모른다. 그들은 단지 자신들의 개인경험을 이야기한다. 사실이라고 믿는 케이스 경험을 이야기하는 것이다. 경험적인 케이스 이야기는 과학이 시작하는 것에 불과하다. 그들이 정확히 어떤식으로 해서 정확히 나았는지 이야기한다면, 어떤 일이 일어났는가를 보기에 가치가 있다. 응용 운동학은 해를 끼치지 않으며, 어쩌면 기대치 않게 나을 수도 있다.

영기요법(Reiki)

영기 요법은 에너지 양상(energy modality) 라고도 일컬어지며, 2500년전 육체와 영과 혼을 전체적인 생체 에너지 (아마도 뜬소문일수도 있지만)를 재조정함으로써 고칠 수 있다고 하는 불교인에 대한 티벳의 저서에서 근본을 찾을 수 있다. 영기요법을 수행자들은 이러한 에너지를 그들 자신들에게 재조정하고, 또한 당신에게 열려진 에너지 차단점을 파괴하고 자가치유를 도모하도록 하는 목적으로 재조정한다. 영기요업의 철학은, 닫혀지고, 잘못된 에너지의 흐름이 통증과 병을 일으키도록 한다는 것이다.

시행자가 중요 기관이나 샘의 곁에서 12 번의 다른 자세를 수분동안 취하는 동작으로 에너지를 재조정할 수 있다. 머리, 등, 그리고 배에 대한 4가지의 자세가 있다. 손을 위치할 때는 매우 조심스럽게 움직인다. 이는 시행하는 사람의 스타일에 맞게 다를 수 있으며, 심지어는 손을 몸에 대지 않을 수도 있다. 옷을 입은 채로 시행하며, 오일은 쓰지 않고, 아주 조용히 행해진다.

영기요법은 치료라기 보다는 철학에 가까우며, 그 실행하는 사람들에게는 추앙되어진다. 정신 수행을 하여 그들 자신의 몸 건강에 대한 책임을 수행하도록 하게 하며, 모든 이들에게 착하게 살아야 하며, 긍적적인 사고방식을 가지며 그들의 힘을 옳은 곳에 쓰도록 하도록 격려되어진다. 영기요법을 수행하는 자는 특정한 질병을 고친다고 주장하지 않으며, 당신도 어깨 질환을 낫게 할 거라고 많이 기대하지는 말아야 한다. 만약 기대하더라도, 영기 요법의 고요함, 평화로운 접근법은 당신의 초조 불안 -이것이 방아쇠 치료를 하는데 효과적일 수 있 는 -을 없애는데는 상당히 효과적이다. 또한, 광범위한 에너지가 실제적이라고 한다면, 영기요법이 선전하는 모든 효과가 당신에게 영향을 도움이 될 수 있다. 반대로, 광범위한 에너지가 상상물에 불과한 것이라면, 어쩌면, placebo 효과가 영향을 미칠 수 있으며, 치료의 몇 회 동안 지탱하도록 믿게 해 줄 수 있다.

운동요법 Movement Therapies

어깨에 대한 전통적인 조언은 어깨를 어떤 대가를 치르더라도 움직이라는 것이다. 그리고, 오십견에 대한 통상적인 치료법을 말하자면, 대부분의 치료의 초점은 당신의 어깨를 움직이는 것이다. 움직인다면, 관절 각도를 유지할 수 있으며, 더 이상 굳어가는 것을 막을 수 있다. 어느덧 당신은 이러한 이론이 잘 맞지 않는다는 것을 느꼈을 수도 있다. 불행하게도, 운동요법에 대해 선전하는 사람들은 실제로 어떠한 일들이 어깨에서 벌어지는 가에 대한 이해를 하지 못하고 있다.

사실은, 어깨와 등에 있는 근막통 증후군의 통증유발점이 움직임을 막는 이유가 될 수 있다. 통증유발점을 이해하고 조절하기 전에는 운동요법이 그다지 효과적이지가 않게 된다. 실제로, 운동요법은 상당히 불쾌할 수 있다. 그러나, 방아쇠요법이 유발하는 통증에 대한 진전이 생기게 되면, 실로 조심스럽고, 그다지 많은 힘을 필요로 하지 않는 운동을 시작해야 한다. 이때는 일상적인 물리치료가 맞게 되며, 덜 아프게 된다. 이때에는 다음에 설명하는 여러가지 요법중 한 가지를 시도해 볼 만하다. 차질을 일으키지 않으려면, 운동 요법 시행 이전에 자신에게 통증유발점에 대한 마사지를 조금 시도해 보면 좋을 것이다.

동양체계(Eastern Systems)

오늘날 사용되는 대부분의 스타일리쉬한 운동요법은 수 백년전 중국에서 무술로서 개발되어졌던 것이다. Shaolin, qigong, tai chi와 같이 더 알려진 형식은 수 백만 명의 중국인들에 의해 매일 행해지고 있다. 중국처럼 비록 더 숭배되거나 추앙되지는 않지만, 이러한 3가지 가장 잘 알려진 시스템의 부산물들은 서양세계에서도 행해지고 있다.

동양체계는 매우 느리고, 절제된 , 힘을 가하지 않는 움직임으로 몸의 모든 부분을 이완시키고, 힘을 단련한다. 요가는 인도에서 기원한 치료적 운동 요법의 비슷한 체계인데, 어떠한 자세를 만들도록 하고, 그리고 상당한 기간동안 그 자세를 유지하도록 하게 한다. 반면에, 중국인들은 우아하고, 끊임없는 연속적인 흐르는 동작을 하도록 하게 한다.

운동 요법에 대한 동양체계는 오십견을 재활하도록 돕는 잠재력이 있으며, 일단 당신의 통증유발점이 발현하도록 하게 한다. 견관절 문제에 대해서, 어떠한 치료적 운동이라도 당신의 통증을 더하게 할 수 있으며, 너무 일찍 시행하거나, 너무 의욕적으로 시행한다면 중대한 재발을 더 만들게 할 수도 있다는 것을 명심해야 한다.

Alexander 기법(Alexander Technique)

알렉산더 기법은 사실 치료법이 아니다. 왜냐하면, 어떠한 질병을 치료하지는 않기 때문이다. 대신, 정신-육체에 대한 재교육과 관련이 있으며, 이것은 더 효과적인 심호흡, 근육의 긴장을 줄여주고, 전반적인 건강을 증진시키기 위해서 머리, 목, 척추 위치를 재조정하는 것이다.

알렉산더 기법에 대한 근본은 만성적인 육체적인 문제점, 근육통, 호흡곤란 등은 몸을 잘못 쓰거나, 비효율적인 몸의 동작으로 인한 산물이라는 것이다. 알렉산더 기법에 대한 수업중, 당신은 습관성 경직에 대한 경각심을 일깨울 것이다. 그리고, 새롭고 더 나은 운동에 대한 기법을 배우고 행할 것이다. 각각의 수업은 미리 짜여진 정형화되고, 집단 수업과 같은 것으로 이루어지게 된다.

알렉산더 기법은 1900년대 초에 Frederick Matthias Alexander라는 호주의 배우에 의해 소개되었다. 그는 자신이 무대에 설 때 성대의 문제가 있었는데, 이를 치료하기 위해서 새롭게 방법을 고안한 것이다. 결과적으로, 알렉산더 기법은 음악, 극장과 춤을 추는 사람들에게 아주 유명해졌다. 최근 40년 동안, 이 기법은 전세계적으로 유명해졌으며, 모든 생활의 전반에 도움을 주게 되었다. 의학계에서는 전반적으로 이 기법을 이용하고 있다. 왜냐하면, 이 기법은 전반적으로 건강을 증진시킬 뿐 아니라, 해가 없어 보이기 때문이다.

알렉산더 수업 중에, 머리, 목, 그리고 척추를 쉽게 균형잡고, 긴장을 늦추기 위해서 재조정하라고 배울 것이다. 머리, 목, 그리고 척추의 위치는 가장 중요한 것으로 여겨진다. 왜냐하면, 이들이 몸의 나머지 부분의 기능을 지배하기 때문이다. 긴장과 잘못된 자세로부터 오는 양상은 수년이 지속되면서 정상적으로 느끼게 되는데, 이는 주로, 협응능력(proprioception: 감각자각)의 감소가 나이가 듦에 따라 일어나게 되기 때문이다.

재조정은 두 가지 단계로 이루어진다. 첫째는, 몸의 자세와 움직임에 대한 잘못된 패턴과 시각적, 감각적 자각을 증가시키는 것이다. 그 이후에는 이전의 잘못된 습관을 새로운 습관으로 교체하는 것이다. 알렉산더 기법은 당신의 관심이 비효율적인 자세와 운동으로부터 벗어나도록 감시하며, 점차적으로 고치도록 도와준다. 이러한 과정의 일부는, 의식적으로 간단한 운동을 매일 시행하는 것이다. 몸을 이완시키고, 늘리며, 자유롭게 움직이도록 하는 새로운 운동에 대한 생각을 하도록 도와준다.

몸의 잘못된 자세와 습관적인 근육경직은 어깨 관절의 병변을 만들 수 있다. 통증유발점에 대한 진전이 있게 된다면, 알렉산더 수업은 당신의 재활에 대해 의미있는 도움을 줄 수 있을 것이다. 알렉산더 기법의 자유롭고, 자연적인 자세와 움직이는 스타일은 다른 견관절의 병변이 생기는 것을 막는데 도움을 줄 것이다.

Feldenkrais 기법(Feldenkrais Method)

조절된 Feldenkrais 운동 기법은 특정한 질병을 낫게 하는데 초점을 두고 있지는 않다. 재활치료기법의 하나로서 가장 유명하며, 물리치료와 어울려, 부상을 극복하고, 관절 질환에 도움을 준다. 이 기법의 목적은 안좋은 자세, 습관적, 과보상하는 움직이는 양상이 몸에 필요없는 과긴장을 만드는 것을 고치는것에 있다.

물리치료사이며, 유도전문가인 Moshe Feldenlkrais는 러시아에서 태어났으며, 그의 대부분의 일생을 이스라엘에서 보냈다. 그는 자신의 기법을 축구 때문에 생긴 무릎부상으로 인해 심한 통증을 가져오게 되는 자신을 재활하기 위해 개발하였다. 알렉산더의 기법에 영감을 받아, Feldenkrais는 변화가 생기기 전에 무의식적인 습관에 대한 경각심을 받드시 일깨워야 한다고 믿었다. 이러한 경각심은 움직임, 느낌, 감각, 그리고 사고에 대한 예리한 지각을 의미한다. 이러한 것들에 대한 변화는 다른 것들에 대한 영향을 미친다. 움직임에 대한 변화는 가장 직접적인데, 왜냐하면, 움직임은 우리가 알아챌 수 있으며, 보다 많은 의식의 조절을 받기 때문이다.

Feldenkrais기법은 서양의 tai chi와 같은 것과 유사하다. 대부분의 작업이 마루에서 일어나는것에 반해, tai chi는 서서 한다는 점이 다르긴 하다. Tai chi처럼, Feldenkrais는 자연스럽고, 우아한 동작을 하여 자연스럽고, 힘이 들지 않게 움직임이 일어나게 한다. 반복적으로 조그맣고, 유연한 동작을 하여 신경계에 작용을 하게 하며, 이로써, 더 조절되며, 더 유연하고, 균형잡히게 만들어 준다. 정신적인 것과, 감정적으로 덕을 볼 수가 있으며, 이것들로 인해, 에너지를 증진시키고, 자긍심을 높여 준다.

Feldenkrais기법을 시행하기 위해서는 두가지 방법이 있다. 첫째는, 기능적인 통합법인데, 개인교습을 통해 하나 하나 배워가는 것이다. 둘째는 움직임에 대한 자각을 집단 교육에 의해 배우는 방법이다. Feldenkrais에는 어떤 것도 힘이 들어가지 않는다. 기법 중에는 별로 아프지 않는데, 왜냐하면, 대부분의 동작은 당신의 허용할 수 있는 범주 안에서 행해지고, 새로운 동작은 새로운 기법에 적응하는 정도 안에서 행해지기 때문이다. Feldenkrais 기법에 대한 스스로 행하는 프로그램은 인터넷과 많은 책들에서 소개되어 진다. 하지만, 당신의 문제점을 알고, 새로운 동작에 대한 미세한 지적을 해줄 수 있는 선생님과 같이 하는 것이 바람직하다. 모든 동작치료처럼, 이러한 운동 치료는 당신의 통증이 상당히 개선되어, 어깨의 기능이 어느정도 회복된 이후에 행해지는 프로그램이다.

제 9 장

어깨 물리 치료
Physical Therapy for the Shoulder

물리치료 분야에서 큰 변화가 진행되고 있다. 앞으로 수년 내에, 의사와 간호사 다음으로 많은 수를 차지하는 보건의료 전문인력인 물리치료사들은 직업적인 자율성을 가지고자 할 것이다. 이는 자신들이 다루는 영역 내에 속하는 질환들을 진단하고, 의사에게 의뢰할 필요가 있는 질환을 걸러낼 수 있는 자격을 획득하는 것을 의미한다. 가장 중요한 것은, 모든 사람이 의사의 처방 없이 직접 물리치료사를 찾아오고, 이를 보험에서 인정해주기를 바란다는 것이다(Gray 2004, 359).

호주에서는 물리치료사가 1차 의료 제공자가 될 수 있다. 미국과 다른 여러 나라 역시 이런 일이 일어날 수 있도록 교육 프로그램이 갖춰져 있다. 일차적인 목표는 2020년까지 물리치료 학위를 자격 획득에 필요한 요구조건으로 만드는 것이다. 이는 물리치료 분야를 한 단계 발전시키려는 의지를 보여주는 의미있는 목표이다. 변화를 향한 대부분의 움직임들이 실천보다는 말이 더 앞서게 마련이지만, 더 좋은 연구 결과물과 치료 기법의 향상이 필요하다는 많은 지적이 있다. 그리고 기존의 관습과 현상 유지의 편안함을 선호하는 사람들의 피할 수 없는 저항이 항상 존재한다.

통증유발점 — 숨어서 사용하기
Trigger Points – Knocking at the Back Door

물리치료 분야에서 안정적으로 자리를 잡은 사람들은 "치료사가 선호하는 임상 패턴"을 서술해놓고 표준화를 추구하며 전통적인, 증명된 방법들을 사용하는 *물리치료 임상지침*(미국 물리치료 연합, 2003, 15-18)을 모든 사람이 따르기를 원한다. 그러나 실제 임상에서 물리치료는 매우 다양하고, 각 치료사들은 증명된 또는 증명되지 않은 기술들을 조합해서 자신이 선호하는 치료 방법을 발전시키는 경향이 있다. 덜 순응적인 많은 수의 임상가들은 두개천골요법, 지압, 침술, 영기요법, 근막이완술과 같은 공인되지 않은 대체요법들과 심지어 통증유발점 치료까지 사용한다.

많은 물리치료사들은 통증유발점 치료를 배우는 교과 과정을 계속해서 이수하고 그것을 자신의 치료의 한 부분으로 취한다. 그들은 이것이 공식적으로 승인되어 사용한다기 보다는, 실제 경험상 매우 효과가 좋다는 것을 발견했기 때문에 그렇게 한다. 심지어 일부 물리치료 학교에서는 시범적으로 도수치료에 관한 일반 수업의 일부로 통증유발점 치료 내용을 가르치기 시작했다. Janet Travell이 그것에 관한 저술을 시작한 1940년대 초부터 통증유발점 치료의 유익에 관해 알려져 있었음에도 불구하고, 이런 통증유발점 치료에 관한 관심이 나타나는데 오랜 시간이 걸렸다.

바라건대, 보다 많은 임상가들이 통증유발점 치료가 간단하고 직접적이며 효과적임을 경험하면서 모든 물리치료 전문가들이 이 치료를 통증 치료의 일차적인 방법으로 인식하고 사용하게 되는 날이 올 것이다. 그러나, 요즘은 통증유발점 치료가 물리치료 전문가 그룹의 지도자들로부터 마땅히 받아야할 공식적인 인정을 받지 못하고 있다. 놀랍게도, *물리치료 임상 지침*(미국 물리치료 연합, 2003)의 744쪽 중 어디에도 근막통, 통증유발점 또는 어떤 형태로든 통증유발점 치료에 관해 언급한 곳이 없다.

학구적인 물리치료사들은 여전히 유발점과 근막통에 관해 유보적인 태도를 가지고 있다. 전통적으로 물리치료사들이 사용하고 있는 방법들 중 일부에 비해 통증유발점 치료에 관한 더 과학적인 연구들이 많았음에도 불구하고, 전문가들의 습관적인 태도는 이 "증명되지 않은" 치료 방법에 관한 연구들이 나오기를 기다리자는 것이다(Simons, Travell, and Simons 1999, 11-235; Chaitow and DeLany 2000. 65-84; Irwin 2004, 3-10).

임금님은 벌거숭이(The Emperor Has No Clothes)

물리치료 전문가들에게 필요한 유일한 것은 이 치료 방법에 관한 정직하고 새로운 관점이다. 전통적인 물리치료 방법들은 근육의 스트레칭과 근력강화에만 집중되어 있기 때문에 통증의 치료에 실패하는 경우가 너무 많다. 이러한 실패들을 인식하고 토론하고 과학적 연구의 주제로 삼는 일은 드물다. 오십견은 전통적인 물리치료가 심각하게 잘못 적용되어서 도움을 주지 못할 뿐더러 문제를 악화시키기도 하는 좋은 예이다. 오십견이 굳고 약해져 보인다고 해서 스트레칭과 근력강화가 필요하다는 가정은 잘못된 것이다.

실상은 뻣뻣하고 약해진 어깨 근육들은 대개 근막 통증유발점에 의한 것이고, 이것은 스트레칭 운동을 하느라고 팔과 어깨를 움직이는 힘을 가하려 하면, 이완에 더 반발하게 된다. 물리치료, 특히 강도 높은 물리치료는 많은 환자들이 증언하듯이 종종 어깨 문제를 악화시킨다.

불행히도, 구식 치료법으로 훈련 받은 많은 치료사들은 자신들이 학교에서 배운 바대로, 오십견은 스트레칭과 근력강화로 치료하는 것이 옳다고 믿을 것이다. 모든 물리치료사들을 "의사로 만드는 계획에 결함이 있다면, 이것이 전통적인 방법들에 대한 오래되고 부적절한 학문적 집착을 더 강력하고 거만한 주장이 되도록 부축일 위험성이 있다는 것이다.

통증유발점 치료를 배운 물리치료사들은 전통적인 스트레칭 운동이 오십견에 관해서는 정확하게 틀린 방법임을 발견하고 있다. 스트레칭 자체가 *나쁜* 것은 아니다. 스트레칭의 위험성이나 부정적인 효과는 고려하지 않고 너무 이른 시기에 강요하듯이 사용하는 것이 문제이다. 통증유발점을 간과하지 않는다면, 스트레칭과 근력강화를 오십견의 재활에 효과적으로 적절하게 사용할 수 있다.

물론, 해법은 통증유발점 치료를 물리치료의 일상적인 술기로 가져와서, 두 개념을 융합시키는 것이다. 정확한 균형을 이룬다면, 이것은 강력한 조합이 될 수 있다. 근본적인 개념은 당신이 안전하게 스트레칭과 근력강화를 시키려면 통증유발점을 먼저 고려하라는 것이다.

대중의 역할(The Role of the Public)

아직도 수많은 의사들과 물리치료사들이 통증유발점 치료를 증명되지 않은 대체요법으로 여기고 있다.

이는 매우 사실과 거리가 멀다. Janet Travell, David Simons 그리고 다른 많은 연구자들의 방대한 연구 결과 덕분에 통증유발점 치료는 통증에 대해 시행되는 수많은 물리치료 종류 중에서 가장 강력한 과학적 기반을 가지고 있다. 통증유발점은 통증의 정확한 생리적 원인인 근막 통증유발점으로부터 도출되었기 때문에, 여러 통증 치료 방법들 중에도 독보적이다. 통증유발점 치료는 통증의 원인에 맞추어 통증을 없애준다. 심지어 약물조차도 통증의 원인을 치료하지는 못한다. 그것들은 단지 통증 감각에만 영향을 줄 뿐이다 (Simons, Travell, and Simons 1999, 11-93; Chaitow and DeLany 2000, 65-84).

대중의 요구는 통증유발점 치료를 물리치료 영역으로 끌어오는 변화를 가능케 할 것이다. 충분히 많은 수의 사람들이 통증유발점 치료를 요구하다 보면, 그렇게 될 것이다. 물리치료사들은 통증유발점 치료에 숙달되기를 원하게 될 것이고, 의사를 포함해서 오십견 치료에 임하는 임상가라면 누구나 어깨에 관련된 24개 근육의 통증유발점을 찾아내고 효과적으로 치료할 수 있어야 할 것이다. 이들 부위의 특정 통증유발점을 자신있게, 올바른 방법으로 치료할 수만 있다면, 치료법의 형태 — 통증유발점 마사지, 스프레이와 스트레칭, 통증유발점 주사, 드라이 니들링(dry needling) 등 — 은 크게 중요하지 않다. 통증유발점 치료, 특히 통증유발점 마사지는 그렇게 어렵지도 않다.

평범한 시민 수천명이 스스로 시행하는 통증유발점 마사지를 습득해서 성공적으로 자신의 통증을 치료해왔다. 보건의료인력들 중에서는, 마사지 치료사들이 처음으로 통증유발점 마사지의 가치를 널리 인식했고, 20년 이상의 세월 동안 많은 치료사들이 고도로 숙련된 기술로 이 방법을 임상에서 적용해왔다. 물리치료사들과 의사들은 더 잘하지는 못할지라도, 적어도 이들 정도의 기술을 얻고자 노력해야 한다. 불행하게도, 그들이 그렇게 되기를 바라는 대중들의 기대만이 이를 가능하게 할 것이다. 물리치료 및 의학 전문가들 내부의 관습과 현상유지를 원하는 동맹관계의 방해로 이렇게 되는데 수 십 년이 걸릴 것이다.

물리치료 연구 Physical Therapy Research

임상에서 통증유발점 치료를 사용하는 물리치료사는 자기 분야 선임자의 감독과 승인을 거치지 않고, 암암리에 그것을 사용하고 있다. 통증유발점 치료에 관한 연구에도 별 관심이 없어 보인다. 놀랍게도, 스트레칭과 운동과 같은 통증에 대한 전통적인 도수치료 조차도 잘 정립된 양질의 무작위 연구가 없다 (Freiwald et al. 1998a, 267-272). 이는 연구자들이 이미 오래도록 사용해온 방법들은 충분히 좋다고 믿고 있음을 시사한다. 사실 그런 방법들이 이미 정착되어 있고 모두에게 친숙하다는 것 이외에 이러한 믿음의 근거는 없다. 그 방법들이 효과가 없는 경우도 많고 심지어 통증을 악화시킬 수도 있다는 사실에는 별 관심이 없어 보인다.

아무도 언급하지 않는 방 안의 코끼리는 통증에 대해 그 동안 시행해온 물리치료인 스트레칭에 관한 연구가 거의 전무하다는 것이다. 건강한 운동 선수의 근육을 늘이는 목적으로 실시되는 스트레칭의 효과에 관해서는 광범위한 연구가 진행되어온 반면, 스트레칭의 치료적 사용에 관한 진지한 연구는 최근 시작되었다. 네덜란드의 한 연구진은 환자가 스트레칭을 하지 않을 경우에 실제로 더 빨리 회복되었음을 발견하였다(Diercks and Stevens 2004, 499-502). 태국 의사들로 구성된 연구진은 물리치료보다 지압이 통증 감소에 더 효과적임을 발견하였다(Heish et al. 2004, 168-176). 두 연구의 피할 수 없는 결론은 많은 경우에 스트레칭은 회복에 도움이 되기보다는 오히려 방해가 되었다는 사실이다.

통증 치료로 사용되는 스트레칭에 관해 공정한 연구가 시행되기 어려운 한가지 이유는 오래된 개념이 실제로 시비없이, 변함없이 대대로 전수되는 교과과정 속에 확고하게 자리잡고 있기 때문이다. 일단 교과서에 실린 개념에 대해서는 과학적 관심이 사라지는 것 같다.

통증 치료 방법으로서 스트레칭은 물리치료 분야 뿐만 아니라, 모든 보건의료 분야에서 그동안 널리 받아들여졌다(Freiwald et al. 1998b, 54-59; Spring, Schneider, and Tritschler 1997, 981-986). 직관적으로, 스트레칭은 그렇게 하는 것이 옳고 자연스러운 것처럼 여겨지며, 건강 상태가 좋고 근막 통증유발점이 없을 때는 실제로 그렇다. 그러나 환자들의 불평 소리가 들려옴에도 불구하고, 통증에 대한 스트레칭의 효과에 대한 번지르한 주장에 도전해본 사람은 거의 없다. 전통적인 물리치료 방법들에 대해 평가하고자 시도한 많은 연구들은 스트레칭 단독 치료처럼 특정 치료 방법에 대해 연구하지 않고, 여러 가지 치료 방법을 포함하도록 연구 설계가 되어 있어서 심각한 결함이 있고 믿기 어렵다(Sullivan, Kues, and Mayhew 1996, 359-364; Beyers and Bonutti 2004, 321-323).

과학적 타당성의 결여(The Lack of Scientific Validation)

연구의 가장 기본 원칙은 최선을 다해서 변수의 개수를 제한하는 것이다. 한 번에 하나씩 연구하지 않는 것은, 실제로 어떤 효과가 있는지 알고 싶지 않은 것이다. 그러나 그동안 물리치료 연구는 그렇지 않았다. 통합적 접근을 사용해서, 여러 종류의 치료결과가 뒤섞여서 실패 확률을 희석시킨다. 각각의 연구자들은 특정 요소들로 구성된 자신만의 치료법에 대한 연구를 시도했지만, 타당한 결론을 도출할 가능성이 높은 단독치료법에 대한 연구는 거의 시도되지 않았다. 병합 요법은 치료적 장점이 있다 — 운이 좋으면 그것들 중 어느 하나는 효과를 발휘할 것이다. 그러나 어떤 특정 치료 방법이 실제로 어떤 효과가 있는지 알아내기를 원한다면, 병합 치료 자체를 연구하는 것은 과학적으로 좋은 방법이 아니다.

전통적인 물리치료 방법에 대한 과학적 검증이 결여된 것이 문제이다. PubMed와 물리치료 학회지의 지난 십년간 자료를 검색해보면, 이 주제에 대한 과학적 연구들의 일차적 관심이 "쉬운 과학"에 있음이 드러난다. 물리치료 연구분야는 신체적 문제에 대한 꼼꼼한 평가(임상적 평가), 다양한 인종간의 통증 유병률 조사, 신체적 문제 예방 방법 개발에 관한 내용을 넘쳐난다. 물론 이런 연구들도 필요하지만, 오랫동안 사용되어온 물리치료 방법들 — 운동, 스트레칭, 관절과 연부조직 가동, 수치료, 한랭치료, 그리고 전기치료 — 이 많은 사람의 통증 문제 해결에 명백히 실패하고 있음에도 불구하고 대부분 연구되지 않고 있다. 흔히 특정 치료법이나 새로운 치료 도구 도입을 위한 재정적 지원에 의해 동기가 유발된 연구자들에 의해 연구가 실시된다.

물리치료 전문 학술지에서 통증유발점과 근막통이 언급되는 일이 드물다는 사실에 놀라게 될 텐데, 이는 물리치료 학술계에서 통증유발점에 관한 연구나 이해에 거의 관심이 없음을 의미한다. 이것은 그 동안 있었던 연구를 비춰볼 때 받아들일 수 없는 것이다. Travell과 Simons의 연구 결과는 통증유발점 치료가 물리치료를 근막통 문제 전반에 대해 진정으로 효과적인 치료가 될 수 있게 해 줄 대단한 가능성이 있음을 암시하였지만, 학구적인 물리치료사들은 여전히 그것을 무시하고 있다. 이는 불필요한 고통에 계속 시달리는 물리치료 환자들에게 뿐만 아니라, 그들의 환자들처럼 자신도 같은 종류의 근막통으로 고통받고 있는 물리치료사들에게도 비극이다(Simons 2005).

물리치료사들도 역시 아프다(Physical Therapists Have Pain Too)

현재의 물리치료 연구에 대한 마음 아픈 부분은 참여한 물리치료사들 중 2/3에 해당하는 많은 수가 연구 기간 중 어느 해에 그들의 업무와 관련된 통증으로 고통 받았다는 연구 보고가 있다는 것이다(Bork et al. 1996, 827-835; Holder et al. 1999, 642-652). 게다가, 물리치료사의 17%는 만성 통증과 업무 관련 장애 때문에 결국 직업을 바꾸는 것이다(Cromie, Robertson, and Best 2000, 336-351). 이러한 사실은 물리치료사들이 자기 환자들은 물론 자신들의 통증문제도 전통적인 물리치료 방법으로 해결할 수 없었다는 중대한 결함에 대한 좋은 증거이다.

만성 통증을 경험한 물리치료사들은 통증유발점 치료에 대한 의미 있고, 비공식적인 경험을 얻을 좋은 기회를 가진 셈이다. 자가 통증유발점 마사지 목적으로 개발된 방법으로 자신의 환자들에게 도움이 되는지 직접 적용해볼 수 있을 뿐만 아니라, 자신의 전문가로서의 수명도 연장될 수 있다. 자가치료는 통증유발점 과학의 넓은 개념에 대한 예비 연구로 사용될 수 있다. 자가치료를 개인적으로 경험해보면 관심 있게 관찰하게 되고, 그렇게 하다 보면 물리치료실에서 연구를 설계하여 증명해보게 될 수도 있다. 어쩌면 통증유발점 치료를 암묵적으로 자신의 임상에서 사용하던 일부 치료사들이 이런 연구의 중요성에 눈을 뜨고, 이상적으로는 학문적인 기관에서 이에 대한 연구에 착수할 지도 모른다.

물리치료 방법들 Physical Therapy Methods

현재의 물리치료 방법들이 일부 사람들에 대해서 실패하고 있다는 사실에도 불구하고, 그들은 또 다른 사람들에게 계속 사용한다. 앞서 언급한 어떤 내용도 당신을 물리치료로부터 멀어지게 하거나 곤경에 처하게 할 의도는 없다. 당신은 어쩌면 의사의 추천에 근거해서 어깨에 물리치료를 받을 것을 고려할 수 있다. 그러기로 결심했다면, 물리치료사에게 통증유발점 치료를 할 수 있는지 물어보는 것을 명심하라. 그것은 매우 큰 차이이다. 더 나아가서 어깨 문제에 흔히 사용되는 다른 물리치료 방법들 각각의 장 · 단점을 이해하는 것도 좋다. 이들 중 일부 방법들은 특히, 회복과정 — 당신의 통증유발점이 준비되었을 때 사용될 경우에는 도움이 될 것이다.

환자의 능동적인 참여 없이 대개는 치료사에 의해 제공되는 오십견에 대한 수많은 물리치료 방법들이 있다. 스트레칭 요법, 관절 가동, 연부조직 가동, 그리고 전기치료가 이에 속한다. 이런 치료실 내에서의 치료들 이외에도 집에서 환자 스스로 실시하는 프로그램이 거의 항상 제공된다. 이런 프로그램은 대개는 환자의 필요와 능력을 고려한 간단한 스트레칭과 운동으로 구성된다. 스트레칭과 운동이라는 의무가 주어지면서 환자들은 자신의 치료 결과에 상당한 책임을 느끼게 된다. 자가치료는 그것이 효과가 있을 때 하게 되는 것이다. 그러나 오십견으로 고통받는 많은 사람들은 이런 집에서 하는 물리치료 프로그램이 통증을 더 가중시키기 때문에 거의 할 수 없음을 발견한다. 물론 스트레칭이 그 문제의 주범이다.

스트레칭(Stretching)

많은 환자들에게 스트레칭이 성공적임은 의심의 여지가 없다. 그렇지 않았다면, 이것은 오래 전에 중단되었을 것이다. 불행히도, 치료사가 오직 스트레칭의 성공적인 결과에만 주목하다보면, 모든 사람에게 도움이 될 것이라고 믿는 덫에 걸리게 된다. 그들은 많은 통증 환자들이 단지 스트레칭을 견딜 수 없다는 것을 받아들이기 어려워한다. 환자가 스트레칭이 너무 아프다며 항의하면, 열심인 치료사는 통증이 없이, 얻는 것도 없다는 옛말이 있듯이, 더 스트레칭을 해야 한다고 주장한다. 이 지경이 되면, 스트레칭을 견딜 수 없는 환자들은 자가운동을 중단하거나 모든 물리치료를 관두게 된다. 이런 과정이 치료사들로 하여금 치료 실패를 환자의 비협조 탓을 하기 쉽게 만든다.

이런 비판에도 불구하고, 그리고 심지어는 당신이 과거에 스트레칭과 운동으로 어려움을 겪은 적이 있어도, 당신은 통증유발점 치료 시작으로 통증이 사라지고 근육이 늘어난 다음에는 일상적인 물리치료로 치료가 되는 자신을 발견하게 될 것이다. 그럼에도 불구하고, 근막통 치료에 있어서는, 통증유발점 치료가 유일한 치료 방법임을 기억하라. 스트레칭과 운동은 완치를 위해 필요하지 않다. 통증유발점 치료 후에 그것들을 하면 관절운동성 회복이 빨라질 수는 있겠지만, 일단 통증유발점이 해결되고 통증이 사라진 다음에는 일상생활만으로도 자연스럽게 근력과 관절운동성은 돌아오게 마련이다.

기본은 스트레칭이나 운동을 해서 아프면 하지 말라는 것이다. 현명한 전략은 먼저 통증유발점 마사지로 통증을 최소화하는 것이다. 그 후에, 스트레칭과 운동을 하려면, 신중하게 하고 문제가 다시 심해질 듯하면 즉시 멈추어야 한다. 아래 기술된 다양한 물리치료 방법들을 살펴보면, 거의 모든 방법들이 어느 정도 스트레칭을 포함하고 있음을 보게 될 것이다.

스프레이와 스트레칭(Spray and Stretch)

어깨 통증에 대한 물리치료가 그렇게 자주 실패하는 이유는 근막 통증유발점을 너무 자극하기 때문이다. *근막통과 기능장애: 통증유발점 지침서*에서, Travell과 Simons은 이런 문제의 해결책으로 *스프레이*와 *스트레칭* 방법을 내놓았다. 이 기법의 주된 원칙은 통증유발점 위의 피부에 아주 차가운 자극을 가해서 중추신경계를 교란시켜 중등도의 근육 스트레칭을 가해도 방어적인 반응이 나타나지 않게 하는 것이다. 근육의 냉각을 막기 위해 즉시 온습포를 적용하는 것 역시 동등하게 중요하다. *통증유발점 지침서*에 각 근육에 대한 스프레이와 스트레칭에 대한 자세한 그림과 설명이 나와 있다(Simons, Travell, and Simons 1999, 126-138).

스프레이와 스트레칭이 일반적인 스트레칭보다 더 나은 효과를 보여왔지만, 이 방법은 물리치료계에 널리 받아들여지거나 적용되지 않고 있다. 일반적인 물리치료는 단지 누구나 간단하게 할 수 있고, 또한 물리치료 문화에 깊이 자리잡고 있기 때문에 계속 지속되는 것이다(Simons 2001).

Travell과 Simons은 스프레이와 스트레칭을 그들의 "작업 도구(workhouse method)" 라고 불렀지만, 문제를 악화시키지 않기 위해서는 꼭 지켜야할 몇 가지 사항들이 있다. 첫째, 치료사는 자신이 연관통을 유발하는 통증유발점이 존재하는 근육을 스트레칭하고 있는지 확인해야한다. 아픈 부위 자체에 매달리다 보면, 엉뚱한 근육에 치료법을 적용할 수 있다. 스프레이와 스트레칭 방법은 제대로 사용하려면 치료사가 통증유발점과 그들의 연관 패턴에 대해 제대로 교육받아야 한다.

둘째, 어깨 근육들을 스트레칭하기 전에, 통증유발점이 있는 근육과 통증이 전이되는 모든 부분의 피부를 냉각 스프레이로 차갑게 하는 것이 필수적이다. 피부를 냉각시킬 때는 신속하게 실시하는 치료사의 술기가 생명이다. 냉매를 너무 오래 적용하면, 근육까지 냉각되서 스트레칭에 도움이 되기는 커녕 방해가 되어 결과적으로 통증이 더 심해질 것이다.

Travell과 Simons의 각 어깨근육에 대한 스트레칭 체계는 매우 자세하지만, 그것은 치료사 도움하에 시

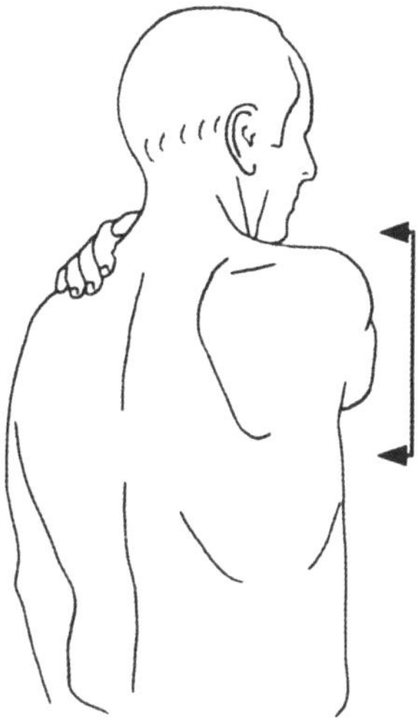

그림 9.1 견갑골 전부를 포함해서 냉찜질 또는 냉각스프레이를 시행해야 하는 부위

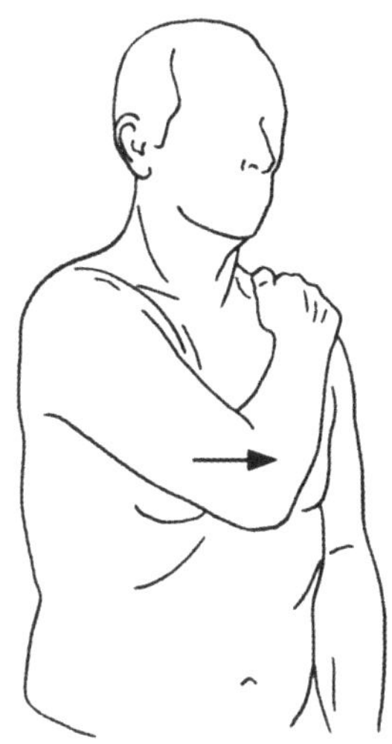

그림 9.2 어깨 후방부에 위치한 근육들의 스트레칭을 위한 자세

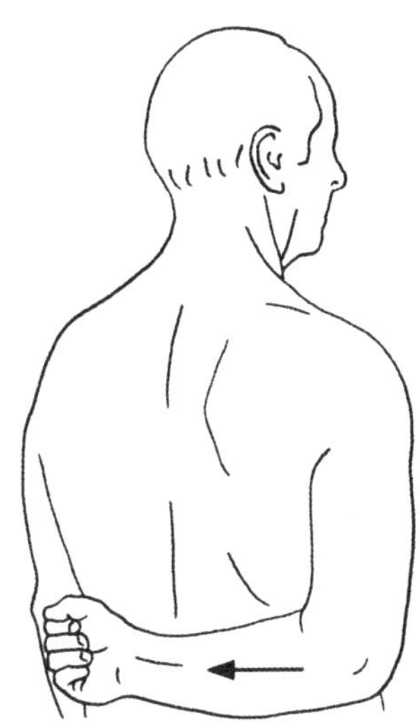

그림 9.3 어깨 상부와 전방부에 위치한 근육들의 스트레칭을 위한 자세

행되는 팔의 3가지 움직임으로 요약될 수 있다. 어떤 근육들은 한가지 이상의 움직임으로 스트레칭된다. 당신의 팔을 몸통의 앞면을 가로질러 움직이면(그림 9.2) 극상근, 극하근, 소원근, 가운데 승모근, 후방 삼각근, 그리고 능형근이 스트레칭된다. 당신의 팔을 등뒤에 놓으면(그림 9.3) 극상근, 극하근, 소원근, 대흉근, 오구완근, 그리고 전방 삼각근이 늘어난다. 당신의 팔을 바깥쪽으로 외회전시키면(그림 9.4) 견갑하근, 대흉근, 소흉근, 그리고 전거근이 스트레칭된다.

스트레칭을 한 다음에, 세번째 요구사항으로 근육의 열이 소실되지 않도록 치료사는 냉각된 피부를 온습포로 덮어 즉시 따뜻하게 해주어야 한다. 통증유발점으로 인해서 치료 전 움직임에 제한이 있었던 경우에는 네번째 단계로 수차례 관절 가동 범위 내에서 부드럽게 움직여 주어 신체로 하여금 이제 좀더 자유롭게 움직일 수 있음을 알게 해주어야 한다.

이러한 정교한 안전지침이 있음에도 불구하고, 스트레칭은 많은 사람들에게 해로울 수 있어서, Travell과 Simons는 스트레칭은 절대로 강제되어서는 안된다고 경고하였다. 그들은 단지 느슨한 부분 만큼 잡아당기고 통증 역치에 도달하면 멈추라고 조언한다. 통증유발점이 이완을 방해하고 있는 근육을 스트레칭하려고 시도하면 근육의 부착부위에 견인력이 발생해서 근육이나 연결된 연부조직에 파열이 발생할 수 있다. 이것은 통증유발점의 양옆에 놓인 근섬유의 단단한 띠가 이미 그들의 한계까지 스

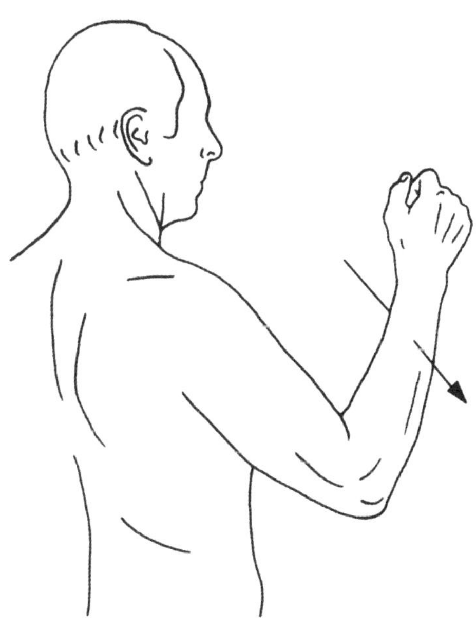

그림 9.4 팔을 외회전할 경우 대흉근, 소흉근, 견갑하근, 전거근이 스트레칭 됨

트레칭되어 있기 때문이다. 근육 내의 이들 단단한 띠는 스트레칭에 대한 제한 때문에 인대와 힘줄의 손상에 있어서 중요한 요소가 될 수 있다(Simons, Travell, and Simons 1999, 127-135).

일부 물리치료사들이 스프레이와 스트레칭을 사용하기 꺼려하는 또 다른 이유는 플루오르 메탄을 사용하는 기화성 스프레이가 환경에 미치는 영향 때문이다. 거기에는 오존층 파괴의 주범으로 여겨지는 화학물질인 두 종류의 염화불화탄소가 포함되어 있다. Gebauer 사에게 의료용으로 제품 생산을 계속할 수 있도록 한시적인 면제가 부여되어 있기는 하지만, 이러한 면제 조치도 언젠가 중단될 수 있다. 이런 점은 치료사가 플루오르 메탄을 치료에 상용하기 어렵게 만든다.

얼음과 스트레칭(Ice and Stretch)

플루오르 메탄의 사용에 관한 염려에 대한 대안으로 Travell과 Simons은 *얼음과 스트레칭*을 제시하였다. 이는 플루오르 메탄의 비용문제와 오존층 파괴 가능성을 모두 없애면서 스프레이와 스트레칭 방법과 거의 유사한 효과를 보이는 대안이다.

얼음은 기화성 냉각 스프레이와 같은 방법으로 신경계를 놀라게 하고 주위를 분산시킬 목적으로 사용되며, 통증유발점과 연관통 부위 피부에 재빠르게 몇 번 문지르기만 하면 된다. 그리고 나서 스프레이와 스트레칭 때와 마찬가지로 근육을 부드럽게 스트레칭하다가 통증이 느껴지면 바로 멈춘다. 얼음과 스트레칭은 얼린 콩을 담은 주머니로 자기 손이 닿는 근육에 한해서 자가로 치료하기에 아주 용이한 방법이며, 손이 닿지 않는 부분은 친구나 가족이 도와주면 된다.

얼린 콩 대신에, 염증에 대한 자가치료 용도로 시판되는 얼음 주머니를 사용해도 된다. 어떤 사람들은 얼음물을 담은 폴리스티렌 컵이나 탄산음료캔을 선호한다. 이런 도구들도 상관없지만, 피부에서 냉기가 응결되는 것을 막기 위해 플라스틱 주머니에 담아서 사용해야 한다. 젖은 피부는 근육을 냉각시킬 수 있는데, 이는 절대적으로 피해야 한다. 피부 위에 묻은 물기를 종이타월로 닦아내는 것도 도움이 된다.

스프레이와 스트레칭 방법과 동일하게 부드러운 스트레칭을 실시한 후 즉시 피부를 따뜻하게 해주어야 한다. 천으로 감싼 온열 패드를 대거나 따뜻한 물로 샤워를 하는 것도 괜찮다. 그리고 나서 조심스럽게 팔을 모든 방향으로 움직여 보아서 당신이 다시 움직일 수 있게 되었음을 느껴보라. 그러나 당신의 통증을 조절하지 않고 얼음과 스트레칭을 시도하는 것은 현명하지 못하다. 치료의 첫 번째 방법인 통증유발점 마사지는 계속 실시하여야 한다. 얼음과 스트레칭이 그것을 대신할 수는 없다.

고유수용성 신경근 촉진법(Proprioceptive Neuromuscular Facilitation)

다소 허세를 부리는 듯한 용어인 *고유수용성 신경근 촉진법(proprioceptive neuromuscular facilitation*(PNF)은 스트레칭을 보다 효율적으로 하기 위해 고안된 다양한 방법들을 가지고 있다. PNF의 일부 방법들은 치료사가 가하는 힘에 저항하는 능동적인 움직임을 사용한다. 다른 형태로는, 스트레칭 목적으로 목표 근육의 능동적 수축과 이완을 함께 사용한다. 이 방법들에는 등척성 수축 후 이완, 수축－이완, 상호적 억제, 근육 에너지 기법, 당김－역당김, 근막이완술, 조절된 호흡법, 그리고 안구 움직임이 포함된다. 이들 방법들은 모두 PNF를 복잡하게 만들었지만, 모두 성공에 기여하지는 못했다(Simons, Travell, and Simons 1999, 153-154; Chaitow and DeLany 2000, 368-371).

PNF를 단순화하려는 의도로 제작된 소책자인 *스트레칭 촉진법* 에서, 저자인 Robert E. McAtee 는 스트레칭의 위험성을 인지하였다. 그는 "스트레칭은 통증을 동반해서는 안된다. 통증이 지속되면, 통증의 원인을 알게될 때까지 PNF를 사용하지 말라"라고 반복해서 경고한다(McAtee 1993, 15). 이는 좋은 충고이며 열렬한 스트레칭 신봉자로 불리는 사람으로부터 듣기 어려운 수준의 솔직한 언급이다.

McAtee는 등척성 수축은 근육이 스트레칭에 저항하게 만들 수 있고, 근경련마저 일으킬 수 있다고 지적하고 있다. 예비적인 수축은 근육의 수축 후 반사성 이완을 일으켜서 스트레칭된다고 가정하고 있지만, 실제로 그렇게 되는지는 확실치 않다. 근전도 검사를 해보면 근육은 수축 전보다 후에 실제로 더 활성화된다. 즉, 예비적 수축을 하면, 하지 않았을 때보다 근육이 더 긴장되서 의도한 바의 반대 효과가 나타난다(Moore and Hutton 1980, 322-329; Condon and Hutton 1987, 24-30).

McAtee는 PNF가 쓸데없이 복잡하기만 하고 단순한 스트레칭보다 더 나을 것이 없다고 믿는다. 또한 어떤 종류의 스트레칭도 다음날 뒤늦게 통증을 일으킬 수 있으므로 이런 부작용을 최소화 하기 위해서는 조금씩 스트레칭 되는 것에 만족해야 한다고 충고한다(McAtee 1993, 10-15). 불행하게도, 작은 변화로 인간의 본성을 만족시킬 수는 없다.

능동적인 고립 스트레칭(Active Isolated Stretching)

*능동적인 고립 스트레칭*은 조금 더 공격적인 형태의 스트레칭이다. 환자는 전범위로, 제한된 범위를 잠깐(약 2초 정도) 넘어서는 유동적인 움직임을 하게 된다. 동작은 치료사의 도움을 받을 수도 받지 않을 수도 있다. 대부분의 야심찬 치료사들은 쉽게 이 방법을 과용하게 되는데, 이는 스트레칭 한계에 대항해서 반복적인 반동을 주는 동적 스트레칭(ballistic stretching) 만큼이나 당신을 위험에 빠트릴 수 있다. 이것은 가장 극단적이고 가장 위험한 스트레칭이다.

능동적인 고립 스트레칭은 주의를 기울이지 않으면 상당히 위험하다. 당신은 근육이나 힘줄의 미체 손상이나 극심한 통증, 그리고 반사성 경련을 경험할 수 있다(Chaitow and DeLany 2000, 154). 이 방법은 운동 선수나 신체 상태가 좋고 근막통이 없는 사람들에게나 해당된다. 능동적인 고립 스트레칭에 대한 통증유발점의 반응으로 심한 통증 위기에 빠질 수 있고, 제대로 통증유발점 치료를 즉시 받아도 수일에서 수주간 고생할 수 있다.

근육 에너지 기법(Muscle Energy Techniques)

어깨 문제에 *근육 에너지 기법*을 적용할 때, 환자는 치료사가 제공하는 저항에 약간의 힘으로 대항해서 작고 능동적인 팔의 움직임을 만든다. 이 움직임은 동작이 제한되는 지점이나 그 근처에서 시작한다. 목적은 최소한의 힘으로 스트레칭해서 새로운 범위까지 팔을 움직이는 것이다. 환자는 20초까지 저항하는 힘을 준다. 환자는 자신의 힘의 20%를 넘지 않는, 아주 약한 힘만 사용하도록 지시받는다. 그러나 이런 작은 힘으로도 근육 에너지 기법은 통증을 증가시킬 수 있다. 때때로 이 치료 전후로 통증유발점 마사지를 실시하면 덜 위험할 수 있지만, 그것도 당신과 치료사가 아주 조심스럽게 스트레칭 할 때만 그러하다.

관절 가동술(Joint Mobilization)

관절 가동술을 할 때, 치료사는 환자의 팔을 움직일 수 있는 전체 범위에 걸쳐서 천천히 조심스럽게 움직인다. 때때로 *활강 가동술(gliding mobilization)*이라고 불리는 이 기법은 연부조직과 관절의 자유로운 움직임을 증가시키는 것이 목적이다. 이 기법은 또한 관절의 골면을 *벌어지게(distraction)* 하고, 한쪽을 다른 쪽에 대해 원을 그리듯이 *움직여서(oscillation)* 연부 조직을 스트레칭시킨다. 환자는 돕거나 저항하지 않고 수동적으로 있지만, 이 기법의 변형된 방법에서는 환자가 움직임에 능동적으로 참여하기도 한다.

관절 가동술은 당신의 통증유발점을 풀어주거나 자연스럽게 유착을 없애지 못한다. 그러나 통증유발점 마사지를 성공적으로 시작한 후에 당신의 운동 범위를 점차 되찾아가기에는 효과적인 방법이다. 관절 가동술의 극단적인 형태는 *마취 하 가동술*로, 관절내 유착이 풀리도록 정상적으로 기대되는 전체 가동 범위까지 팔을 힘껏 움직인다. 마취하 가동술은 힘을 주지 않는 관절 가동술을 연조직 가동술과 통증유발점 마사지와 함께 사용하는 한 거의 필요하지 않다.

통합적 신경근 억제(Integrated Neuromuscular Inhibition)

복잡한 기법인 *통합적 신경근 억제*는 치료사가 당신 어깨의 특정 근육의 통증유발점을 눌러서 붙잡은 상태로 그 근육을 움직여 스트레칭한다. 이 방법은 당신 팔이 움직일 수 있는 한계 근처에서 편한 자세로 30초간 멈추었다가 그 근육을 10초간 수축한다. 그리고 나서 당신이 힘을 빼면 치료사가 살짝 스트레칭을 시작한다. 이때 당신은 동작을 만드는데 참여하지 않기 때문에 이 방법은 수동적 스트레칭으로 불린다. 이 방법의 문제는 그 효과가 의문스러운 "수축-이완" 효과에 기초를 두고 있으며, 또한 눈에 띄는 결과를 얻겠다는 늘 존재하는 야망도 문제가 된다. 그럼에도 불구하고, 통증유발점을 고려하고 있기 때문에, 이 방법은 치료사가 특별히 조심스럽게 실시할 경우, 관절 가동 범위의 약간의 증가를 가져올 수 있다. 통증이 증가하면 그만 두라는 신호이다.

자세 이완(Positional Release)

*자세 이완*은 정골요법(osteopathy)의 *당김-역당김(strain-counterstrain)* 방법과 유사하다. 어깨를 치료할 때, 치료사는 당신의 팔을 가장 통증이 없는 자세로 90초간 유지시킨다. 통증과 제한을 일으키는 통증유발점을 가끔씩 누른다. 그리고 나서 팔을 천천히, 통증 없이 움직여서 통증이 느껴지는 긴장된 자세로 가져간다. 이것은 통증유발점 치료의 효과적인 방법이 될 수 있지만, 스트레칭을 강하게 신뢰하는 치료사들은 자세이완 방법을 불필요하게 변질시켜서 자신의 주요 무기로 사용하려 한다.

연부 조직 가동 운동(Soft-Tissue Mobilization)

물리치료사가 손으로 어깨 근육과 연부조직을 안마하고 문지르고 스트레칭을 하면 보험회사에 *연부조직 가동운동*으로 청구한다. 이 도수기법은 근막 이완의 요소를 가지고 있지만, 실제로 하는 방법은 스웨디쉬 마사지의 페트리사지(petrissage, kneading) 기법과 매우 유사하다. 연부조직 가동운동의 목적은 움직이지 않아서 변성된 연부조직을 풀어서 팔과 어깨가 더 자유롭게 움직이도록 하는 것이다. 연부조직 가동운동은 반흔조직을 좀더 부드럽게 만드는 데에도 사용된다.

이 기법 중에는 *견갑골 가동운동*도 있는데, 치료사가 견갑골에 부착되는 근육들을 주무르면서 견갑골의 정상 운동 패턴을 따라 움직이는 것이다(그림 9.5). 이 방법에 대한 다른 용어는 견갑골간 근육 이완 및 견갑흉곽 이완이다(Simons, Travell, and Simons 1999, 489-490; McMahon and Donatelli 2004, 424-431). 오십견을 앓고 있다면, 견갑골 가동운동은 쉽게 과용될 수 있다. 치료사가 너무 의욕적으로 당신의 견갑골을 흔들고 잡아당기는 것 같으면 중단을 요청하라.

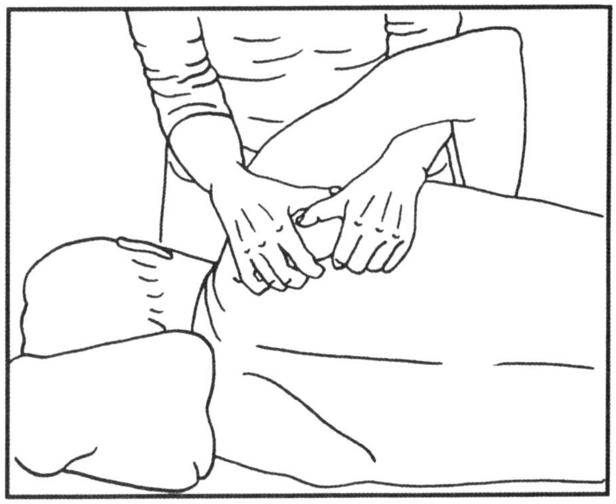

그림 9.5 견갑골에 부착되는 근육들을 스트레칭시키는 견갑골 가동운동

전기 치료 (Electrotherapy)

전기치료는 고압전기 자극(high-voltage galvanic stimulation), 전기자극(electrogalvanic stimulation), 전기자극(electrostimulation), 미세 전류 자극(microcurrent stimulation), 미세전류 자극(microampere stimulation), 전기 근육 자극, 전자침, 그리고 간섭파 치료 등 다양한 명칭으로 불린다. 일반적으로, 모든 종류의 전기치료를 간단히 "e-stim"으로 부른다.

이론적으로, e-stim은 근육 조직을 작고 빠른 경축성 수축을 일으켜서 근피로를 유도하는데, 자극이 종료된 후 반사성 이완이 유발되리라고 가정한다. 이것 역시 논란의 여지가 있는 수축-이완 효과에 기반을 두고 있다. 몇몇 사례에서는, 특히 e-stim을 너무 많이 사용할 경우에 중요한 통증유발점들을 자극하는 것 같다. 한편, e-stim에 의한 수동적 근육 운동은 근육 조직 내에 전반적인 혈액순환을 증가시킨다. 빠른 수축은 진통 작용을 하는 엔도르핀을 분비시키기도 한다. E-stim은 다소 불편감을 유발하는 150볼트 이상의 전류를 사용해서 한 근육당 15분 정도 적용한다. 통증유발점 마사지로 같은 근육을 치료할 때 걸리는 시간과 비교하면 약 60배나 오래 걸리는 것이다.

이 치료의 가장 큰 매력은 통증을 감소시키는 위약효과에 있지만, e-stim은 목표 통증유발점을 정확히 타격하기에 너무 비특이적이다. 게다가, 전기치료는 실제로 모든 물리치료사들이 복합 기구 또는 포괄적 통증 조절 방법으로 사용하고 있다. 산만하게 닥치는 대로 하는 치료법은 엄격한 과학에 근거하지 않고, 이제나 저제나 뭔가가 효과를 내기를 기대하는 것이다.

경피적 전기적 신경 자극(TENS)은 중추신경계에서 통증 자극을 직접 교란시켜서 효과를 나타내는 매우 성공적인 형태의 전기치료이다. TENS는 적용할 당시에는 진통효과가 탁월하지만, 통증의 원인에 대해서는 아무런 영향을 주지 못하고 통증유발점과 만성 근막통 치료에도 도움이 되지 않는다.

진동(Vibration)

인간의 가청 주파수를 벗어나는 진동인 초음파는 스트레칭 전에 근육에 심부열을 가하는데 사용된다. 이것은 물리치료에서 광범위하게 사용되지만, 근육을 단축시키는 통증유발점을 해결하지는 못한다. 실력 좋은 통증유발점 마사지 치료사는 초음파를 필요로 하지 않는다.

가청주파수 안에 있는 초저주파 진동(infrasonic vibration)은 8에서 14Hz사이로 조절되는 손에 쥐고 하는 다양한 전기 진동기를 이용해서 당신의 근육에 적용할 수 있다. 당신은 아무런 효과도 없는 의자 하나에 많은 돈을 지불할 수 있다. 근육통 치료로 널리 사용되고 있는 이 방법은 이완되는 느낌을 주지만, 근막 통증유발점에 미치는 효과는 미미하다. 결과적으로, 일시적인 어깨 통증 감소 이상의 효과를 얻기 어렵다.

수치료와 한랭치료(Hydrotherapy and Cryotherapy)

대부분의 물리치료사들은 통증 치료 과정 어느 시점에서건 습열(moist heat)의 형태로 수치료를 사용한다. 따뜻한 물은 근육을 이완시키고 국소적인 혈액순환을 증가시키고 근섬유와 연부조직의 길이를 늘이는데 도움이 될 것으로 생각된다. 온열은 통증유발점을 해소하는데 특별한 효과는 없고, 오히려 온열을 과도하게 사용하거나 너무 오래 적용하면 더 자극을 줄 수 있다.

한랭치료(cryotherapy) 또는 얼음을 이용한 근조직 냉각치료는 물리치료에서 염증과 부종을 경감시킬 때 사용하고 있다. 이것은 손상 직후에 가장 효과적이고, 일시적인 통증 경감 효과가 있다. 그러나 한랭은 통증유발점의 전형적인 원인이자 지속인자여서, 얼음이나 다른 냉매를 근막통 치료에 사용할 때는 항상 뒤이어 습열을 바로 적용하여야 한다.

자가 물리치료 Physical Therapy as Self-Treatment

어깨 통증과 경직에 대해서, 물리치료사와 의사들은 종종 집에서 스트레칭과 근력강화 운동을 하도록 처방한다. 이러한 숙제는 당신의 어깨가 얼마나 빨리 유연성, 근력, 운동조절, 지구력을 회복할 수 있을 것인가를 결정하는 중요한 요소로 간주된다. 책임있는 임상가라면, 당신에게 조심스럽게 진행하며 자가치료를 너무 과하게 하지 않도록 주의를 줄 것이다. 그러나 심지어는 당신에게 공격적으로 자가치료를 실시하도록 다그치는 사람들도 있다.

통증유발점이 어깨를 움직이는 근육들을 단축시키고 약화시킴을 기억하자. 이 때문에 통증유발점은 어깨의 인대, 힘줄이나 다른 연부조직의 많은 손상들과 마찬가지로 어깨의 통증, 불안정성과 장애를 유발할 수 있다. 근육이 스트레칭에 저항할 때 당신이 스트레칭을 지속하게 되면, 근육 부착부위에 당김(strain)이나 심하게는 파열까지 일으킬 수 있으며 특히, 회전근개가 이런 위험에 취약하다.

이것은 언제나 적용되는 중요한 원칙이다: 스트레칭이나 운동이 통증을 유발하면, 그것을 해서는 안된다. 통증이 사라질 때까지 기다려라. 그리고 약물의 효과로 얻어진 증상의 완화로 착각을 일으켜서는 안된다. 진통제의 효과로 헷갈릴 때에는 절대로 스트레칭이나 운동을 해서는 안된다. 통증이 여전히 그 부위에서 느껴진다면, 조심스럽게 주의를 기울여야 하는데, 이런 신호를 약 때문에 놓치게 된다. 당신의 타고난 경보 장치가 진통제로 마비되지 않은 상황에서도 너무나 쉽게 스트레칭과 근력강화 운동이 지나칠 수 있음은 놀라울 정도이다. 오십견에 대해 전문적으로 치료를 할 때에도 극심한 통증을 만들어서 환자로 하여금 응급실로 달려가 필요치도 않은 수술에 동의하게 만드는 상황이 간혹 벌어져 안타까울 뿐이다.

능동적 스트레칭 (Active Stretching)

두 종류의 스트레칭이 있다. 수동적 스트레칭은 치료사가 당신의 팔과 어깨를 움직이는 것이다. 능동적 스트레칭은 당신 스스로 움직임을 만드는 것이다. 당신이 어깨 치료 목적으로 스트레칭을 선택하려거든, 당신 스스로 조절할 수 있게 실시하는 것이 가장 좋다. 스트레칭이 반드시 필요한 것이 아님을 기억하라. 통증유발점 마사지로 통증이 성공적으로 제거되면 일상생활만으로도 시간이 지나면서 근력과 유연성, 관절가동 범위가 자연스럽게 정상화될 것이다. 스트레칭의 유일한 장점은 이런 과정을 좀더 빠르게 할 수 있다는 것인데, 이것은 부주의하거나 과도한 욕심으로 상황을 더 악화시키지 않을 때에 그러하다.

여기서 소개하는 스트레칭 기법들은 모두 널리 알려진 것들로, 이전에 다른 곳에서 이 방법들을 소개하는 그림을 본 적이 있을 수도 있다. 그러나 그 방법들을 실제로 어떻게 작용하는지 이해하려는 관점에서 다시 한번 살펴볼 필요가 있다. 어떤 스트레칭 방법이든 간에, 처음에는 시간을 할애해서 일단 조금 시행해보라. 그리고 나서 수 시간내지는 다음날까지 기다려 봐서 당신의 어깨가 어떻게 반응하는지 확인하고 더 할지 말지를 결정하라.

코드만 운동(Codman Exercises)

이 가장 유명한 어깨 운동은 어깨를 자신의 평생의 업으로 삼았던 보스턴의 의사, Ernest Codman이 70년 전에 저술한 어깨에 대한 교과서에 소개된 것이다. 이 운동을 할 때 환자가 취하는 자세 때문에 Codman박사는 자신의 치료를 "구부정한(stooping)" 운동이라고 불렀다. 그는 팔을 원형으로 "시계추 같은 움직임"으로 흔들라고 하였는데, 그는 팔의 무게가 수축된 관절 조직을 스트레칭시키고 유착을 방지할 것이라고 믿었다(Codman 1934, 202-203).

불행히도, Codman박사는 근육은 거의 생각하지 않은 것 같은데, 물론 그는 근막 통증유발점의 개념이 알려지기 이전 시대 사람이다. 실제로 팔을 직선으로 시계추처럼 흔드는 Codman 운동은 팔이 흔들리는 끝부분에서 근육의 갑작스런 움직임으로 급격한 스트레칭을 유발하는 경향이 있다. 이는 근육을 늘이기보다는 방어적인 수축을 일으키는 효과가 있다. 하지만 팔을 원형으로 움직이면 좀더 부드럽고 약하게 근육을 늘일 수 있고 근육의 이완에 집중할 수 있다(그림 9.6).

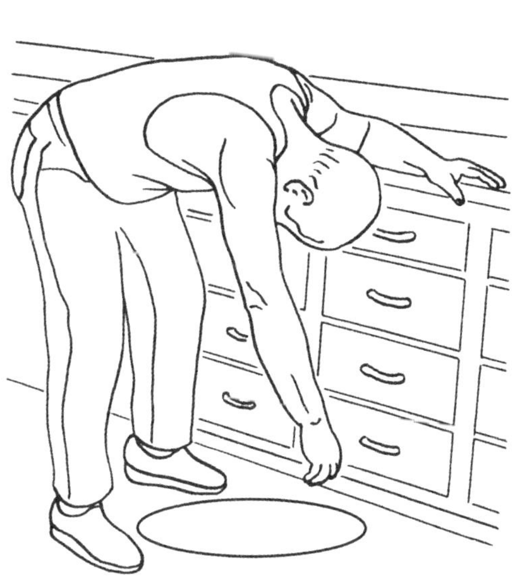

그림 9.6 어깨근육과 결체조직을 부드럽게 스트레칭 시켜주는 코드만 원형운동

팔의 무게 때문에 아래쪽으로 잡아당겨져서 관절이 빠지지 않도록 어깨 근육들이 어느 정도의 긴장상태임을 기억할 필요가 있다. Codman 원형 운동을 할 동안 무게가 나가는 물건을 손에 쥐고 하는 것은 근육들을 늘이기보다는 오히려 더 수축하게 만들므로 지양해야 한다.

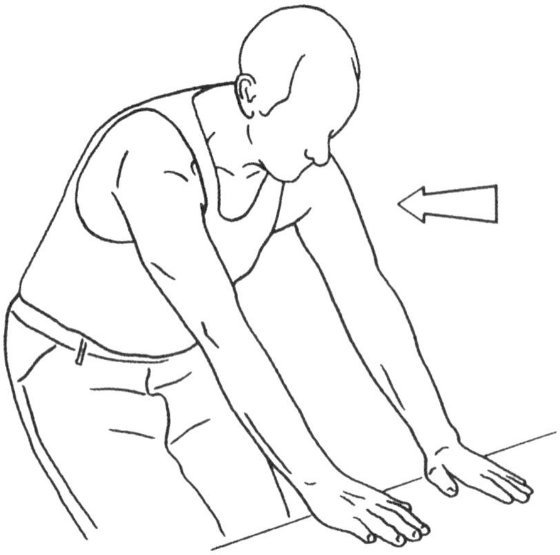

그림 9.7 식탁, 책상, 수납장 선반, 탁자 또는 책꽂이를 이용한 팔 올리기

팔 올리기(Raising the Arm)

팔을 들어올리는 정상 동작의 힘은 승모근, 삼각근, 극상근, 전거근, 그리고 이두근에서 나온다. 이들 근육들의 통증유발점은 통증과 근력 저하를 일으켜서 수축하기 어렵게 만들 수 있다. 팔을 들어올리는 동작은 또한 어깨를 작동시키는 많은 근육들의 신장을 필요로 한다: 견갑하근, 극하근, 소원근, 대원근, 광배근, 대흉근, 소흉근, 삼두근 그리고 오구완근. 이들 근육들의 통증유발점은 물론 근육이 늘어날 때 통증을 일으켜 동작을 방해한다.

팔을 올릴 때 이들 근육 대신에 다른 물건을 사용하면, 이 모든 근육들에 가해지는 스트레스와 긴장을 없앨 수 있다. 식탁이나 책상은 이런 용도로 유용한 도구이다(그림 9.7). 당신의 손을 책상위에 얹고 그저 천천히 물러서면 된다. 손에 체중이 실리면 스트레칭하고자 하는 근육이 수축할 수 있으므로 힘을 완전히 빼야 한다.

90cm(약 3feet)정도 길이의 일반적인 지팡이는 굳은 어깨 스트레칭 목적으로 팔을 들어올릴 때 사용되는 전통적인 도구이다. 또는 비슷한 길이의 PVC 파이프나 커튼봉을 사용해도 좋다. 철물점에 가서 쇠막대기 90cm를 구입하면 되겠다고 생각할 수도 있지만, 그렇게 하지 마라. 쇠막대는 끝부분 마감이 매끈하게 되어있지 않아 피부가 긁힐 수 있다. 하지만 빗자루 막대나 대걸레는 마무리도 좋고 사용감이 좋고 저렴하며 어깨 치료에 유용한 도구가 된나. 팔 도르래 기구도 팔을 들어올리는데 사용할 수 있지만, 간단한 90cm 빗자루보다 더 나을 것도 없다. 다른 근육 군을 스트레칭하기 위해서, 세 개의 서로 다른 방향으로 팔을 들어올려야 한다(그림 9.8, 9.9 와 9.10). 스트레칭을 견딜 수 있는 사람들은 다른 치료 없이 빗자루

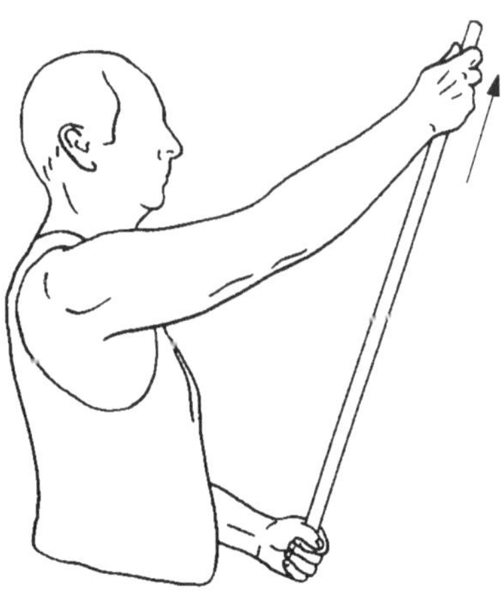

그림 9.8 빗자루를 이용해서 앞으로 팔 올리기

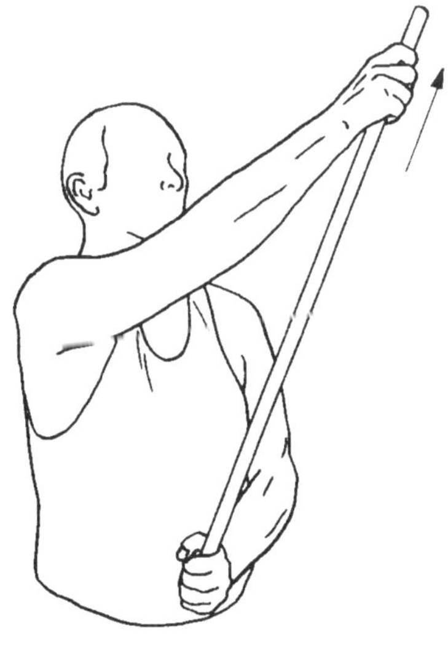

그림 9.9 빗자루를 이용해서 몸통을 가로질러 팔 올리기

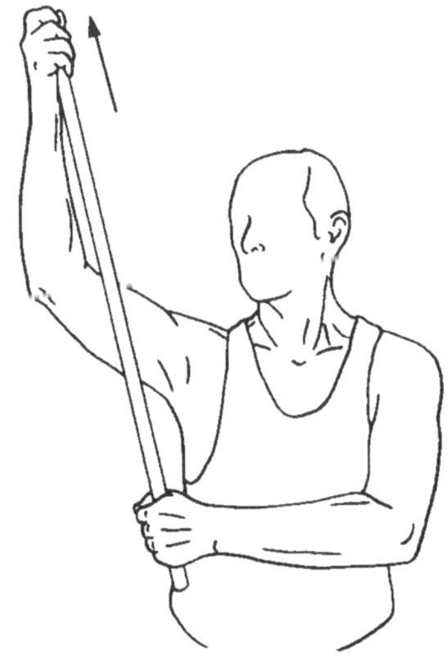

그림 9.10 빗자루를 이용해서 옆으로 팔 올리기

운동만 가지고도 오십견을 스스로 치료해왔다. 비결은 달팽이의 속도로 아주, 아주 신중하게 진행하는 것이다.

회전근개 스트레칭(Rotator Muscle Stretches)

팔을 회전시키는 네 개의 근육은 각별한 주의를 요하는데, 이들은 거의 언제나 굳어버린, 오십견의 문제의 핵심이기 때문이다. 그림 9.2, 9.3과 9.4에서 보듯이 치료사가 당신을 스트레칭할 때 3가지 기본 동작을 사용하듯이 당신 혼자 도움없이 이들을 스트레칭할 수 있다. 극상근, 극하근과 소원근을 가장 안전하고 부드럽게 스트레칭하려면 당신의 손을 반대쪽 어깨에 얹고 반대쪽 손으로 살짝 도와주면 된다(그림 9.11). 이 방법으로 가운데 승모근, 후방 삼각근, 그리고 능형근도 함께 스트레칭 된다.

극상근, 극하근, 그리고 소원근을 조금 더 스트레칭하려면 막대기를 이용해서 팔을 등 뒤쪽으로 내회전, 내전, 신전하는 방향으로 잡아 당긴다(그림 9.12). 이렇게 하면 대흉근, 전방 삼각근, 오구완근도 스트레칭된다. 이보다 더 늘이려면 막대기나 수건을 이용해서 당신의 등 뒤에서 팔을 잡아 올린다(그림 9.13과 9.14). 앞서 말한 근육들과 더불어서 삼두근도 늘어날 것이다. 그림 9.15는 이 스트레칭 방법의 거의 정상 가동 범위를 보여준다.

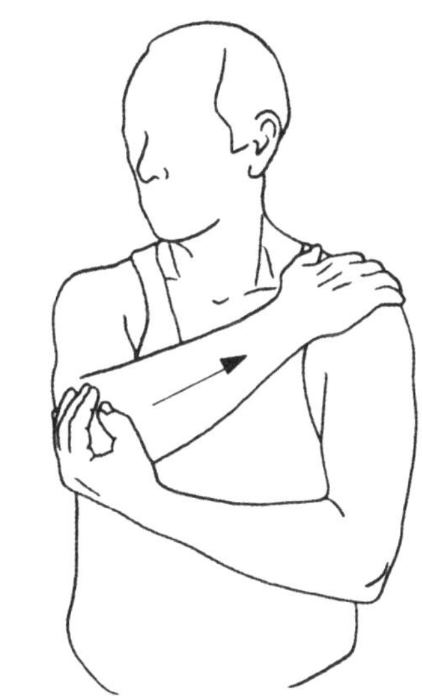

그림 9.11 극상근, 극하근, 소원근 스트레칭

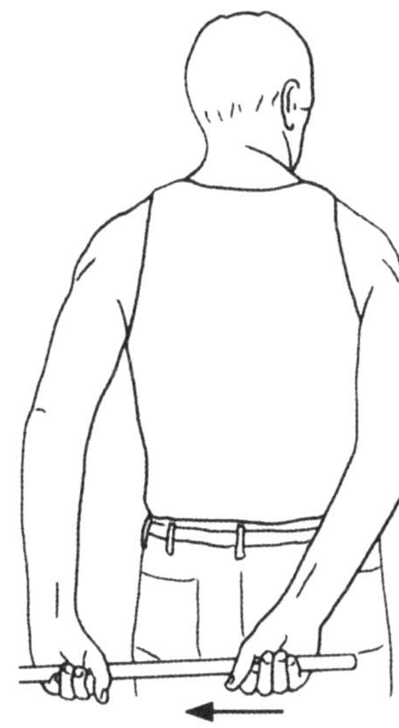

그림 9.12 극상근, 극하근, 소원근 스트레칭

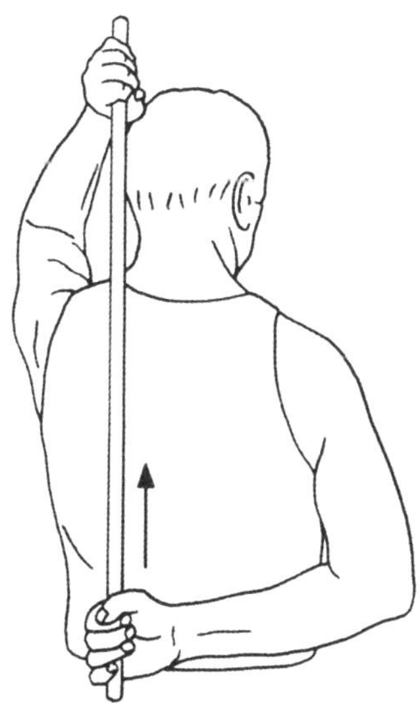

그림 9.13 막대기로 등뒤에서 팔 들어올리기

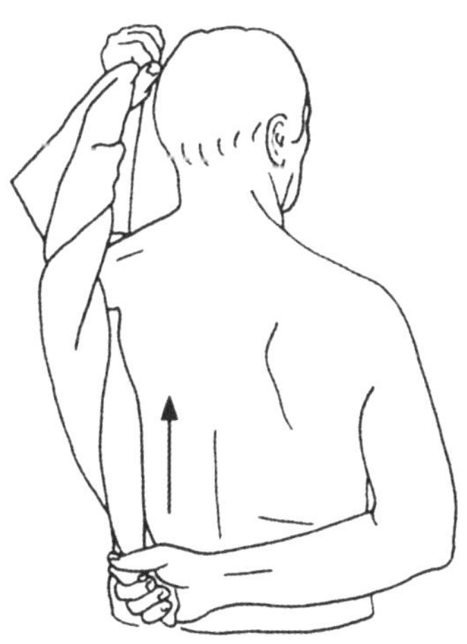

그림 9.14 수건으로 등뒤에서 팔 들어올리기

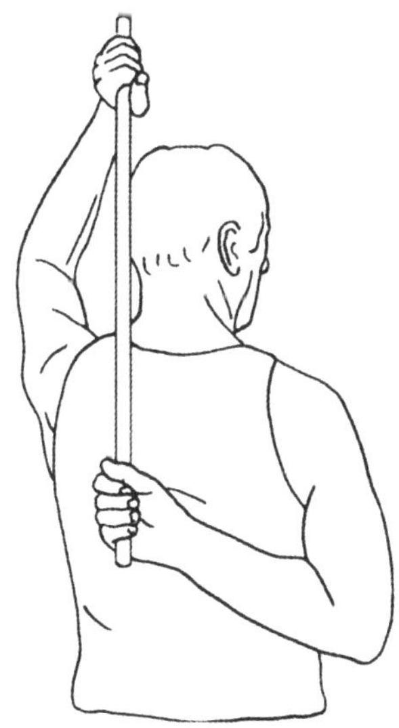

그림 9.15 정상 가동 범위로 접근하기

문간 스트레칭(The Doorway Stretch)

악명높은 견갑하근을 스트레칭하는 최선의 방법은 당신의 손을 문설주(doorjamb)위에 놓고 간단히 몸을 문앞으로 내미는 것이다. 같은 방법으로 모퉁이에서도 할 수 있지만, 문설주가 붙잡기가 더 좋다. 문간 스트레칭을 준비하기 위해서, 먼저 막대기를 이용해서 팔을 수차례 외회전 시키는 것이 좋다(그림 9.16). 이렇게 하면 견갑하근이 그 방법에 익숙해진다. 이 방법은 견갑하근과 더불어서 대흉근, 소흉근, 전거근, 오구완근도 스트레칭 시킨다.

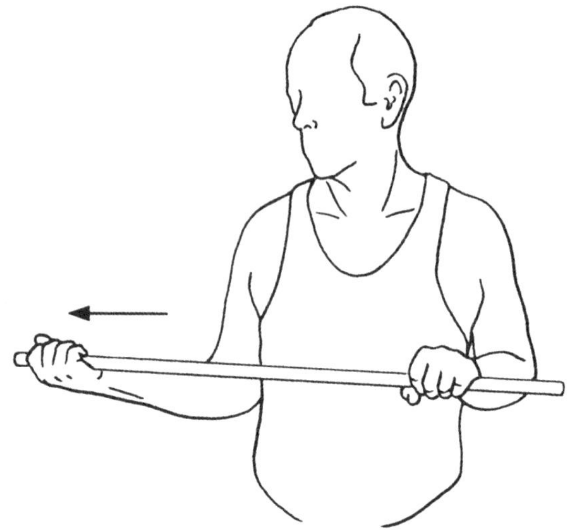

그림 9.16 팔꿈치를 몸통에 고정시키고 막대기를 이용해서 오른쪽 팔을 외회전 방향으로 밀기

문간(doorway) 스트레칭을 할 때, 문설주에 손을 대는 자세에 따라서 각각의 근육이 스트레칭되는 효과가 달라진다(그림 9.17). 처음에는 가장 낮은 위치로 손을 어깨 높이에 두고 시작한다. 가장 높은 위치에 손을 두고 할 수 있기까지 수 일에서 수 주가 걸릴 수도 있지만, 당신이 스스로 자제만 할 수 있다면, 결국은 팔을 높게 쳐들고 문간에서 몸을 내밀 수 있게 될 것이다. 안전을 위해서, 문간에서 한발 물러서서 한다.

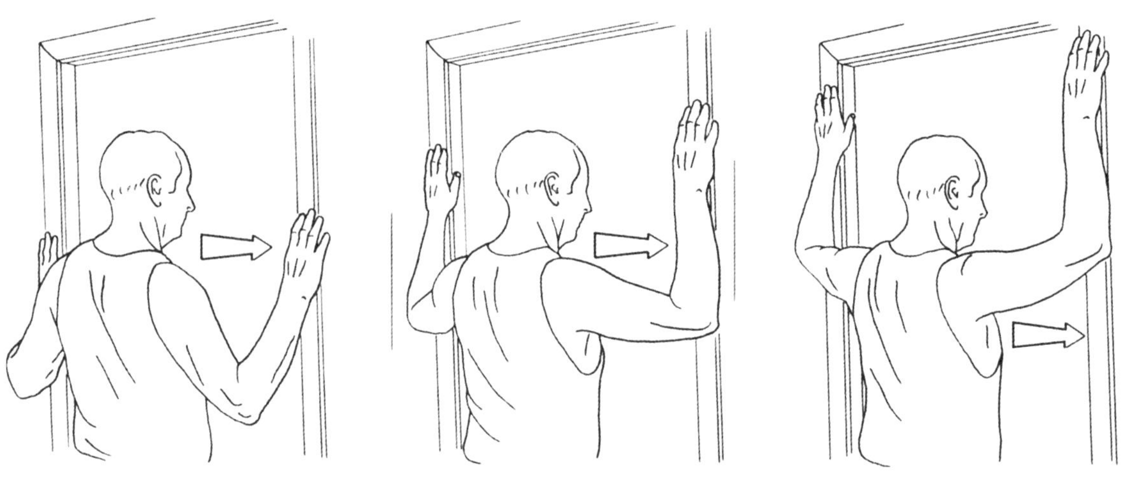

그림 9.17 단계적으로 손의 높이를 높여가며 문간에 기대어 견갑하근, 흉근, 전거근 스트레칭하기

근력강화 운동(Strengthening Exercises)

어깨 통증으로 덜 움직여서 근육이 어느 정도 쇠약(deconditioning)해지고, 근력이 저하됨은 의문의 여지가 없다. 그러나 통증유발점이 원인이 되는 이런 종류의 근력 저하는 대부분 일시적이다. 당신이 더 장기간 동안 팔을 사용하지 않는 경우를 제외하고는, 통증유발점이 치료되면 곧 대부분의 근력이 돌아온다.

불행히도, 많은 물리치료사들은 치료사라기 보다는 운동 훈련사에 가까운 생각을 가지고 약해진 근육은 즉시 교정해야 할 대상으로 생각한다. 스트레칭과 마찬가지로, 어떤 환자들은 근력강화 운동에 아주 잘 반응해서 상당한 통증 완화를 보이고 유연성도 획득한다. 그러나 이런 행운의 사람들은 근력강화 운동에 부정적으로 반응하는 근육을 가진 많은 사람들에게 불가능한 기준을 세우는 꼴이 된다.

동시에, 당신의 팔과 어깨가 운동으로 인한 통증의 공포 때문에 모든 운동을 회피하게 되는 오류에 빠지게 할 수 있다. 운동의 좋은 원칙은 당신이 편안한 범위 안에서 하는 것이다. 당신은 통증이 느껴지기 직전까지의 범위 안에서 운동을 하고 통증이 느껴지는 즉시 되돌아가면 된다. 또한 통증유발점 마사지가 통증을 거의 대부분 없앨 때까지 기다리면, 조심스럽게 근육을 스트레칭해도 편안하게 느끼기 시작할 것이다. 운동을 시작하는 첫 며칠간은 특별히 조심스럽게 하라. 당신이 할 수 있다고 생각되는 것보다 덜 하도록 의식적으로 다짐해야한다. 운동을 하면서 너무 빨리 너무 많이 하려는 것 만큼 당신을 빨리 위험하게 하는 것은 없다.

회전근개 근력강화(Strengthening The Rotator Muscles)

당신의 어깨 문제를 도와달라고 물리치료사를 찾아가면, 일반적으로 긴 고무튜브와 그것을 이용한 운동 프로그램을 제시한다. 당신은 운동 방법이 그려진 잘 만들어진 소책자를 받게 될 지도 모른다. 당신은 이 책, 저 책에서 복사해다 붙인 운동 장면 사진들을 얻게 될 가능성이 높다. 이렇게 복사해서 붙인 자료는 언뜻 값싸보이지만, "오직 당신을 위한", 바라건데 당신이 해서는 안되는 운동을 포함하지 않을 것이라는 장점이 있다. 치료사가 당신의 특수 상황에 맞게 운동 세트를 구성했다고 믿는 것이 좋지만, 그래도 당신은 자기 결정권을 행사해야 한다. 당신에게 무엇이 적합하고 당신이 견딜 수 있는 것이 무엇인지 자신의 직관과 감각을 신뢰하라.

고무튜브는 납작한 라텍스 끈의 형태로도 나와있고, 두 종류 모두 색깔로 강도를 구분하도록 되어 있다. 붙잡고 잡아당길 수 있도록, 한쪽 끝에 커다란 매듭을 만들어서 닫힌 문과 문틀 사이에 그 끝을 걸친다. 또는 한쪽 끝을 문 손잡이에 묶는다. 반대쪽 끝을 손에 감아서 단단히 쥔다. 인터넷 쇼핑몰이나 커다란 스포츠 용품 가게에서 비싸지 않게 살 수 있는 "스포츠 끈(sports cords)"은 손잡이와 문 걸이가 이미 부착되어 나와있다.

저항 운동을 할 수 있게 해주는 고무 튜브나 탄력 밴드를 이용해서 내회전과 외회전 운동을 실시한다. 안쪽으로 팔을 회전시키려면 견갑하근, 대흉근, 전방 삼각근, 오구완근, 그리고 이두근을 수축해야 한다(그림 9.18). 바깥쪽 회전에는 극하근, 소원근, 후방 삼각근, 능형근, 그리고 가운데 승모근의 수축이 필요하다(그림 9.19).

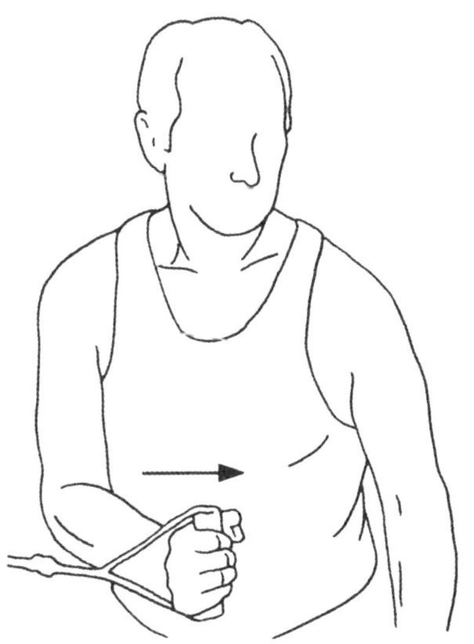

그림 9.18 고무 튜브의 탄성에 저항해서 내회전 하기

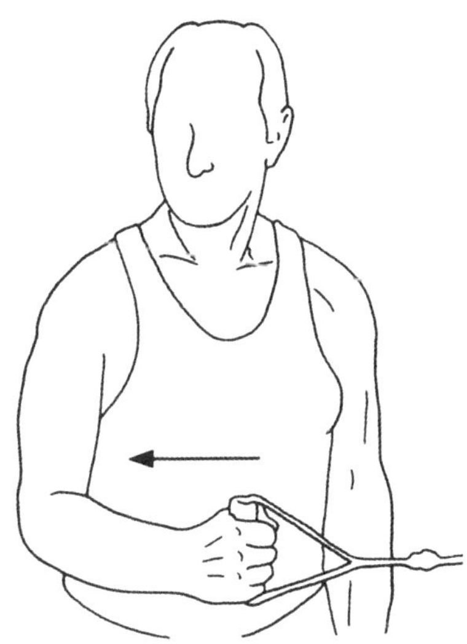

그림 9.19 고무 튜브의 탄성에 저항해서 외회전 하기

고무 재질의 위험은 시간이 지나면서 고무가 삭아서 부적

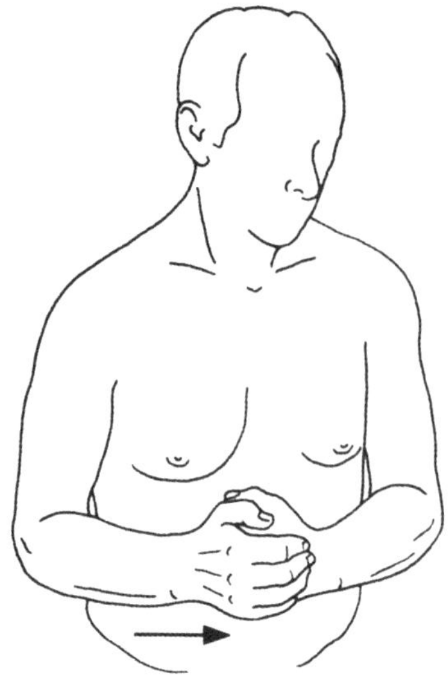

그림 9.20 팔꿈치 구부리고 저항을 가해서 오른쪽 팔 내회전 시키기

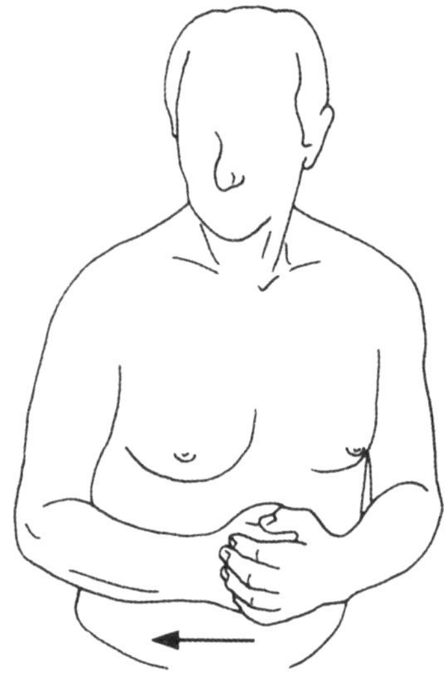

그림 9.21 팔꿈치 구부리고 저항을 가해서 오른쪽 팔 외회전 시키기

절한 순간에 끊어질 수 있다는 것이다. 튜브가 끊어지면서 당신을 칠 수 있지만, 눈을 치지만 않는다면 대개는 큰 문제가 되지 않는다. 좀더 안좋은 상황은 예상치 못한 파열로 당신에게 갑작스런 조절되지 않은 동작을 유발시켜서 극심한 통증이나 어깨에 추가 손상을 입히는 것이다.

고글을 착용하고 싶지 않거나 계속 보호받으면서 운동하고 싶다면, 고무 튜브를 버리고 당신 스스로 내회전과 외회전에 대항하는 저항을 제공할 수 있다. 이 등장성 운동 방법은 동시에 양쪽 팔을 운동시킬 수 있다는 장점이 있다. 당신이 아픈 쪽 팔의 내회전 근을 수축시킬 동안 좋은 쪽 팔의 외회전근이 저항을 제공하고, 이 모든 동작을 당신 스스로 조절할 수 있다(그림 9.20). 당신이 원하는 만큼 힘을 더 많이 줄 수도 , 적게 줄 수도 있다. 언제나 그렇듯이, 처음에는 부드럽게, 실험적으로 시작해서 당신의 어깨가 어떻게 반응하는지 관찰하라.

동일한 원칙이 외회전근을 운동시길 때도 효과가 있다(그림 9.21). 이 두 가지 운동은 회전근개를 강화시키는 가장 안전한 방법일 뿐만 아니라, 운동 선수 훈련에도 사용될 만큼 효과도 뛰어나다. 등장성 수축은 오래 전 바디빌더 Charles Atlas에게 힘과 환상적인 조각 몸매를 선사해주었던 바로 그 방법이다.

당신의 어깨 회전근을 운동시킬 때 중량을 이용하고 싶다면, 누워서 가벼운 아령을 이용할 수 있다(그림 9.22). 아래 그림은 3 파운드(약 1.4kg) 아령을 이용한 모습인데, 이것도 처음부터 사용하기에는 분명히 너무 무겁다. 처음에는 1파운드(=0.453kg) 아령이 더 낫다. 3/4파운드인 캔 스프는 더욱 좋다. 상

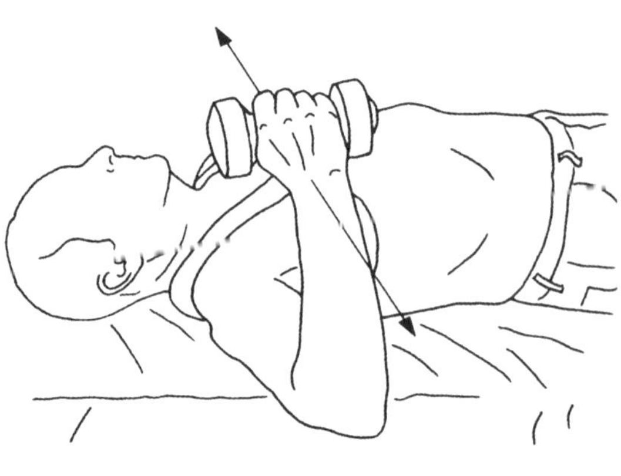

그림 9.22 아령 들고 가슴 위로 가로질러 움직이는 내회전근과 외회전근 강화운동

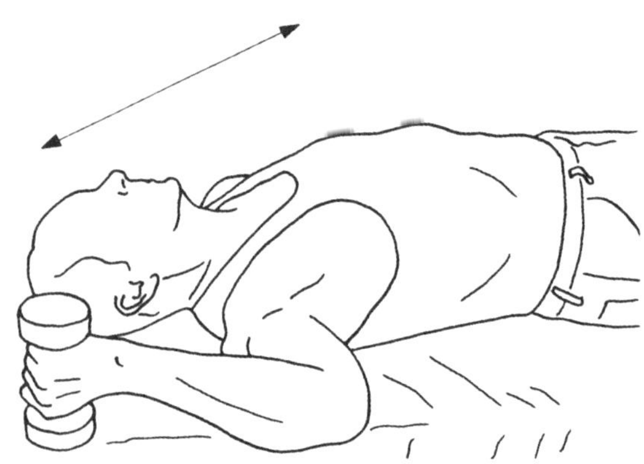

그림 9.23 아령을 이용한 견갑하근 강화운동

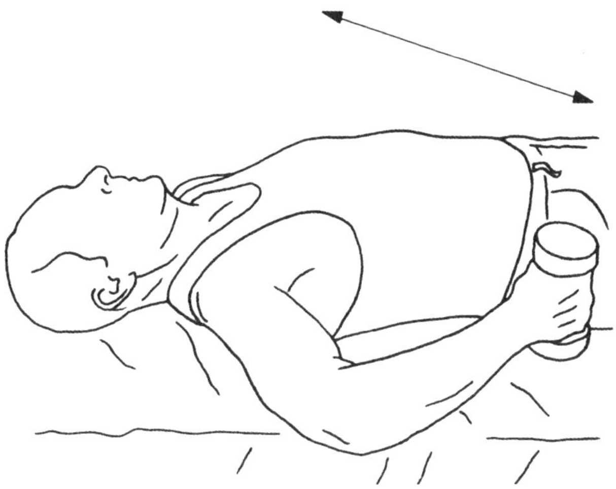

그림 9.24 아령을 이용한 극하근과 소원근 강화운동

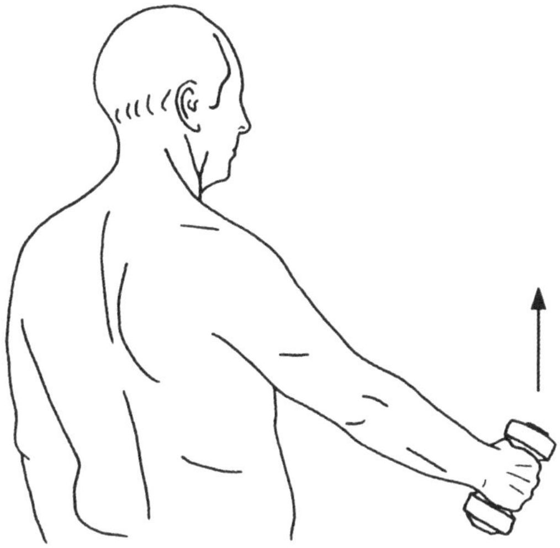

그림 9.25 전면과 측면 중간 위치에서 팔을 위, 아래로 움직이는 아령을 이용한 극상근 강화운동

완이 몸통에 대해 거의 직각의 자세임에 주목하라. 이 운동은 내회전근과 외회전근을 교대로 수축시킨다. 이 동작은 한쪽 주먹으로 당신의 가슴을 치는 동작과 유사하다.

아령을 다른 방향으로 움직이게 되면 견갑하근을 더욱 선택적으로 강화시킬 수 있다(그림 9.23).

전완을 수직으로 세워서 아령이 가장 높이 들리는 자세에서 시작한다.

이제 당신의 머리 옆으로 아령을 천천히 내린다. 다 내려가면 다시 전완이 수직이 되는 자세로 돌아온다. 좀더 조심스럽게 시작하려면, 아령을 들지 않고 오직 팔 무게만 가지고 시작한다.

극하근과 소원근을 강화시키기 위해서, 아령을 든 손을 반대방향으로 움직여서 당신의 엉덩이 뼈 옆까지 내린다(그림 9.24). 아령을 한쪽으로 내렸다가 반대쪽으로 내리는 식으로 이 두 가지 운동을 교대로 시행할 수 있다.

극상근을 집중적으로 강화하기 위해서, 단지 서서 팔을 들어올리는 방법으로 운동을 할 수 있다(그림 9.25). 팔을 전면도 옆면도 아닌 중간 각도로 들어올린다. 처음에는 아령을 들지 않고, 팔을 1 피트(약 30cm) 정도만 들어올린다. 극상근은 팔을 위로 들어올리는 동작의 시작에 관여하는 근육이므로 이 범위에서 극상근을 가장 활발하게 작용한다. 팔을 더 높이 들게되면 삼각근과 승모근이 함께 동원된다.

이러한 팔을 위로 들어올리는 동작은 견관절 상부에서 날카로운 통증이 느껴지는 소위 충돌 증후군을 유발하는 동작이다. 이것은 극상근을 제외한 나머지 세 회전근개에 통증유발점으로 인한 근위약이 있어서 소켓 안에 공을 제대로 위치시키지 못할 때 일어난다. 그렇게 되면 극상근이 작용할 때마다 상완골두가 견봉과 그 사이 점액낭에 부딪히게 된다. 이런 동작이 통증을 유발하거든, 견갑하근, 극하근, 소원근이 충분히 회복되서 관절을 적절히 안정화시켜줄 수 있을 때까지 이 운동을 해서는 안된다. 충돌 증후군은 관절 안의 문제로 시작되지 않는다. 이것은 근육들의 문제로 시작된다.

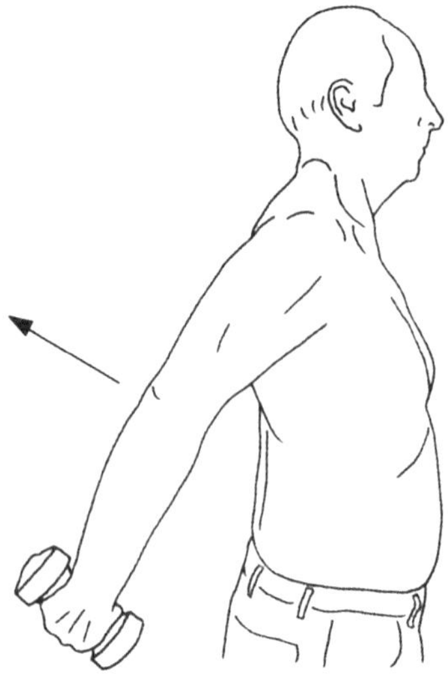

그림 9.26 아령을 이용한 삼두근, 후방 삼각근, 광배근, 대원근 강화운동

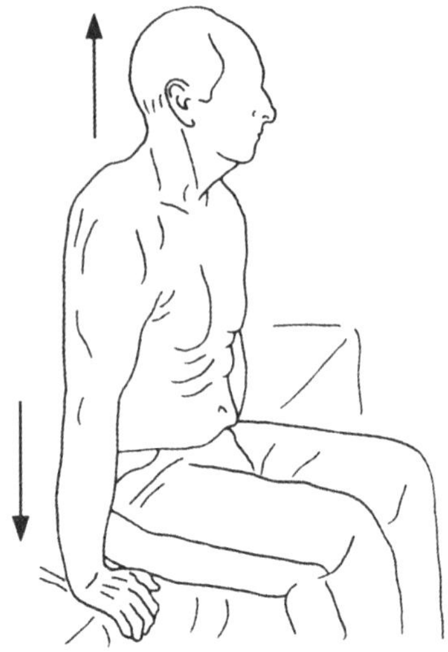

그림 9.27 몸통 들어올리기를 이용한 광배근 강화운동

기타 어깨 근육 강화 (Strengthening the Other Shoulder Muscles)

회전근개의 근력 강화가 충분히 되었다면, 균형을 맞추기 위해서 어깨와 팔의 움직임에 관여하는 다른 근육들에 대한 운동을 하는 것이 좋다. 뒤쪽으로 아령을 들어올릴 때는 삼두근, 후방 삼각근, 광배근, 대원근이 수축하게 된다(그림 9.26). 사용하는 아령의 무게나 팔을 움직이는 범위에 따라서 운동 강도를 조설할 수 있다. 현명하게 처음에는 아령을 사용하지 말며, 날나라까지 팔을 뻗으려고 욕심내지 마라.

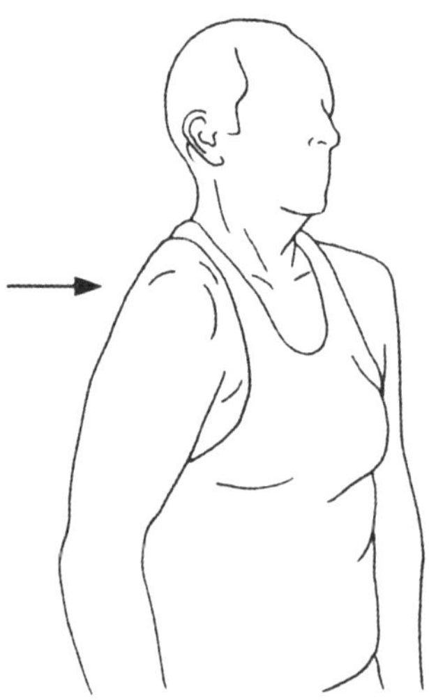

그림 9.28 어깨 내밀기를 이용한 대흉근, 소흉근 강화 운동

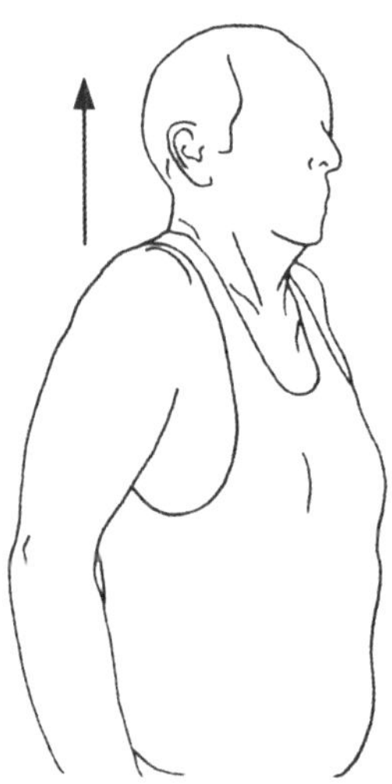

그림 9.29 어깨 올리기를 이용한 상부 승모근과 견갑거근 강화 운동

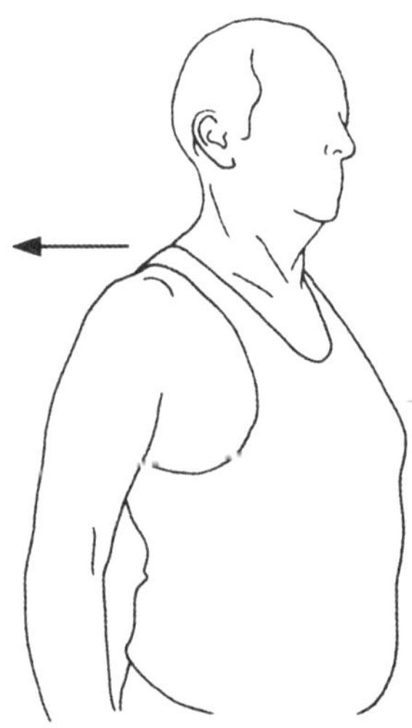

그림 9.30 어깨 젖히기를 이용한 가운데 승모근과 능형근 강화 운동

침대에 걸터 앉아서 수 초간 손으로 바닥을 누르며 몸통을 들어올리는 단순한 동작으로 여러 근육을 놀랄만큼 강력하게 동원할 수 있다(그림 9.27). 설령 침대에서 엉덩이가 완전히 떨어지지 않더라도, 이런 식으로 힘을 주면 광배근, 대원근, 견갑하근, 대흉근, 소흉근, 하부 승모근, 전거근 그리고 복직근이 수축할 것이다.

어깨에 관련된 거의 모든 근육에 많은 도움을 줄 수 있는 마지막 방법은 친숙한 어깨 돌리기이다. 당신은 이것을 하나의 유연하고 연속적인 동작으로 할 수 있으며, 특히 천천히 시행하면 안전하고 좋은 운동이 된다. 또 다른 방법으로, 이 동작을 3가지 요소로 나누어서, 각각 다른 방향으로 당신의 어깨를 움직일 때 무슨 일이 일어나는지 느껴볼 수 있다. 우선 대흉근, 소흉근, 전거근을 수축시켜서 어깨를 앞쪽으로 내미는 동작부터 시작해보자(그림 9.28). 이는 어깨 뒤쪽에 위치한 모든 근육들을 동시에 늘여준다.

다음으로, 당신의 어깨를 귀를 향하여 위로 올려보자(그림 9.29). 이는 상부 승모근, 견갑거근은 수축시키고 하부 승모근, 광배근, 대원근은 늘여준다. 끝으로, 가운데 승모근과 능형근을 수축시켜서 어깨를 뒤로 젖혀보자(그림 9.30). 이렇게 해보면, 대흉근이 스트레칭 되는 기분 좋은 느낌을 가질 수 있을 것이다. 팔 아래쪽 늑골이 당겨지는 것은 전거근이 스트레칭되기 때문이다.

물리치료 요약 Summing Up Physical Therapy

통증유발점 마사지로 통증이 사라지고 움직임이 가능해진다면, 물리치료나 어떤 자세한 검사, 비싼 의학적 치료는 거의 필요치 않다. 통증이 사라지면, 대부분의 사람에서 평소 활동만 가지고도 기본적으로 수주 이내에 정상가동범위를 자연스럽게 되찾게 될 것이다. 통증유발점 마사지로 거의 항상 통증을 멈추게 할 수 있다.

수술이나 골절 또는 조직 파열을 동반한 심각한 사고 이후의 어깨 재활은 다른 문제이다. 그런 경우, 장애인 재활치료 경험이 풍부한 물리치료사나 작업치료사와의 동맹이 필수 불가결해진다. 하지만, 최고의 실력과 지식을 갖춘 치료사나 의사일지라도, 근막 통증유발점과 그것이 당신의 근육들에 미치는 영향에 대한 살아있는 지식을 갖고 있지 못하다면 그들의 도움도 완벽할 수 없다. 그럴 때는, 그들에게 이 책을 살짝 권하는 것도 나쁘지 않을 것이다.

제 10 장

어깨의 의학적 치료

Medical Management of the Shoulder

전통적인 의학의 관점에서 오십견의 치료는 크게 진통제, 물리치료, 수술, 이 3가지 방법으로 구분할 수 있다. 의학적인 접근에서는 이 3가지 방법을 표준적인 절차로 사용한다. 어깨 질환의 의학적 치료를 경험하는 많은 사람들이 더 좋은 접근법이 필요하다고 주장하지만, 이러한 일상적인 방법은 별다른 의문의 여지 없이 잘 정립되어 있다.

진통제들은 외상이나 병에서 몸이 회복될 때 생활을 견딜만 하게 해주기에 매우 적합하지만, 부작용이 떠오르는 문제가 되고 있다. 매우 빈번하게, 의사들과 환자들은 진정한 치유를 원하지만, 실제적으로 일시적인 완화만 있거나 안전성에 대해 불안감을 느끼기 때문에 진정한 치유의 방법으로 많은 검토가 이루어졌다.

물리 치료는 비록 일부의 사람들에게 도움이 되지만, 이외 다른 많은 사람에게서는 성공적이지 못하며, 심지어 건강에 해롭기까지 하다. 적극적인 물리 치료는 오십견의 흔한 치료 방법이며 강한 약과 비슷한 의미로 들린다. 실제로 "적극적인 물리 치료"는 보존적 치료가 실패했을 경우에 처방되는 절망적인 수단으로 과도한 스트레칭의 형태로 처방된다. 이전 장에서 언급 되었듯이, 어깨 문제에서의 스트레칭은 회전근개의 근육과 인대가 손상받기 쉽기 때문에 매우 조심스럽게 다루어 져야 한다.

수술적 치료는 아마도 많은 의사들이 최선을 다하는 뛰어난 진단과 더불어 현내 의학의 가장 새로운 발전 상태를 보여준다. 사실상 근육, 인대, 건의 완전한 파열 또는 골절등과 같은 심한 손상이 있을 경우에는 수술적 치료가 유일한 선택일 것이다. 수술이 잘 이루어 졌을 경우는 훌륭한 치료법일 것이다. 그러나 상당히 많은 수의 의사들이 오십견이나 다른 어깨 손상에서 일반적으로 이루어지는 수술이 상당수는 실제로 거의 필요가 없음을 인정하고, 이를 주지해야 한다(Arroyo and Flatow 1999, 36−37).

최선의 상태에 있는 현대 의학이 놀라움으로 가득하고, 많은 경우 대중의 신뢰를 받을 만 하며 높은 경지에 이르렀음은 반론의 여지가 없다. 어깨에 대한 수술은 다른 분야에 비해 매우 높은 경지까지 발전해 있으며, 새로운 의사들은 선배들 보다 더 잘 훈련되고 있다. 원칙적으로 수술 술기는 매우 바람직하며 유능한 의사가 수술할 경우 일반적으로 성공적인 결과를 얻을 수 있다. 그러나 정형외과 의사가 평범한 테크닉이 있거나 명백하게 능력이 없을 경우, 수술이 실패할 가능성은 항상 있다. 수술은 매우 강하게 권유되고 있으며 많은 사람들이 별로 필요하지 않은 상태에서도 의심의 여지 없이 동의한다.

많은 의사들은 보존적 치료 방법으로 회전근개 파열, 염증이 심한 점액낭, 유착된 어깨 등이 많은 경우 회복될 수 있다고 믿는다. 윤리적인 의사들은 항상 수술적 치료나 CAT 스캔, MRI와 같은 고가의 검사를 하기 전에 3~6개월 정도의 보존적인 치료를 해볼 것을 고려한다. 일반적인 물리 치료에 단지 통증유발점 주사(trigger point therapy)만 추가되어도 아픈 어깨의 증상이 상당히 호전될 수 있다는 생각을 갖고 있는 의사가 매우 적은 것은 유감스러운 일이다.

의사들이 어깨 통증 및 장애의 원인으로 통증유발점이나 근막통을 고려하지 않는다면 의학적인 치료는 불필요하게 위험이 높고 오래 걸리며, 값비싸고 효과적이지 못할 수 있다. 어깨 내의 복잡한 조직이 어깨의 통증과 강직을 유발한다는 것이 거의 변하지 않는 의학적 가정이기 때문에, 관절 자체가 주요 관심사가 되었다. 어깨 수술을 시도할 정도의 근막 통증유발점이 수술을 통해 문제의 주요 원인임을 확인할 수 있는 경우는 거의 없다. 결론적으로 Travell과 Simons이 이러한 문제를 밝혀냈음에도 불구하고, 대부분의 임상의들은 오십견과 같은 어깨의 고통을 수수께끼로 간주하고 있다(Simons, Travell, and Simons 1999, 544−546, 604−606).

어깨의 의학적 진단 Medical Diagnosis of the Shoulder

어깨 문제의 원인을 다루는 많은 의문점이나 수수께끼는 통증유발점 현상에 의해 설명할 수 있다. 그러나 가장 최신의 의학 교과서에서 조차 근막통 및 통증유발점에 대해 언급하지 않고 있다. 조금이라도 관심을 기울인 경우에도, 대개 기껏해야 두 세 단락에 걸쳐서 피상적인 이해만 언급하고 있고, 때로는 순전히 잘못된 정보를 담고 있기도 하다. 이런 상황이다 보니, 오늘날의 의사들은 통증과 장애의 가장 중요한 원인들을 거의 알지 못하고 의과대학을 졸업한다. 의사들이 독자적으로 근막통에 대해 공부하지 않는다면, 그들 지식의 이러한 격차는 어깨 통증을 정확하게 진단하는 그들의 능력을 저하시킬 수 있다.

어깨에 연관통을 나타내는 것으로 알려져 있는 심장, 담낭, 또는 폐와 같은 내부장기의 심각한 질환들을 확인해 나가는 작업을 통해서 매우 능숙하게 의학적 진단을 내릴 수 있다. 사실, 의사를 방문하는 일차적인 이유가 이런 문제들의 존재 여부를 확인하고, 만약 있다면 너무 위태로워지기 전에 발견하고자 하는 것이다. 당신의 통증유발점들을 없애기가 너무 힘이 들거나 특별히 악화시킬만한 일을 하지 않았는데도 바로 다시 생긴다면, 내부 장기의 문제를 가지고 있지는 않은지 확인할 필요가 있다.

어깨에 증상을 나타내는 내부장기 질환(Visceral Disease Affecting the Shoulder)

어깨에 통증을 유발할 수 있는 장기로는 폐, 심장, 간, 췌장, 담낭, 신장, 위, 대장 등을 들 수 있다. 횡격막, 식도, 대동맥과 같은 구조물 역시 어깨에 연관통을 유발할 수 있다(Gray 2004, 365−376). 다른 가능성이 높은 질환으로는 통풍, 매독, 임질, 겸상 적혈구 빈혈(sickle−cell anemia), 혈우병(hemophilia), 류마티스 질환, 전이성 암 등과 같은 전신 질환 등을 들 수 있다. 어깨 통증을 유발할 수도 있는 특정 질환으로는 협심증, 심낭염, 대동맥 박리, 유방암, 척추 종양, 식도열공 탈장(hiatal hernia), 췌장 파열, 소화성 궤양, 상부 요로감염, 폐암, 폐결핵, 기흉과 어깨와 팔을 지배하는 상완신경총(Brachial nerve plexus)을 침범하는 판코스트 종양(Pancoast' s tumor)을 들 수 있다(Cappel et al 2001, 78−79).

하지만 이러한 질병들은 어깨의 근막 통증유발점처럼 흔하지 않고, 매우 드물기 때문에 자다 깨서 걱정할 필요는 없다. 하지만 그러한 질병의 가능성에 대해 의식은 하고 있어야 한다. 오랜 기간 동안 통증유발점에 사로잡혀서 무언가 치료되지 않고 심각해지도록 방치하는 것은 좋지 않다.

어깨에 영향을 미치는 신경 손상 (Nerve Injuries Affecting the Shoulder)

목과 어깨 부위에 우발적인 과도한 스트레칭, 압박, 타박상(blunt force trauma)을 입었을 경우, 어깨 통증이 유발될 수 있다. 불행하게도 이러한 원인들이 꽤 흔하다(Jensen and Rockwood 1997, 116–121). 어느 신경의 손상이 문제를 유발하는지 확인하기 위해 전기생리학적 검사가 필요하다. 하지만 신경이 손상을 입은 경우라도, 근육내의 신경 조직은 재생을 매우 잘하고, 시간이 지나면 자체로 회복을 잘 하기 때문에, 일반적인 경우 치료를 필요로 하지는 않는다. 신경 손상에 의한 증상이 6개월 이상 진행되고, 삶의 질이 감소될 경우 수술적 치료가 시도된다. 하지만 이러한 수술의 결과는 매우 다양해서, 때때로 심각한 합병증을 유발하거나 사망에 이를 수도 있다(Kozin 1999, 847–880).

특정 어깨 근육의 통증유발점은 주변을 지나는 신경의 압박을 유발할 수 있다. 신경 손상이나 눌림(entrapment)이 어깨의 통증을 유발하지만 진단이 적절하지 않을 경우, 증상은 관절의 문제–충돌 증후군(impingement syndrome), 회전근개 파열로 잘못 이해되어 잘못 치료될 수 있다. 능숙한 진단과 그에 따른 통증유발점에 대한 치료는 신경 압박에 의한 증상의 회복 시간을 단축시킬 수 있고, 불필요한 고생과 치료에 의한 부작용을 막을 수 있다(Simons, Travell and Simons 1999, 558).

어깨의 의학적 검사 Medical Examination of the Shoulder

의사들은 당신의 어깨 상태에 대한 정보를 얻기 위해 4가지 방법을 사용한다: 시진, 촉진, 동작 검사, X ray, 초음파, CT, MRI와 같은 영상의학적 검사.

통증의 강도와 위치를 명확히 하는 것은 매우 중요하지만, 언어적 보고와 신체 언어를 통해서만 결정될 수 있다. 의학의 근본적인 문제 중 하나는 통증은 외부 관찰자가 측정하거나 직접 확인할 수 없다는 점이다.

근막통을 진단하고 치료하는 의사는 통증 부위를 직접 만져보는 촉진 검사의 범위를 넓혀 보는 것을 통해서 통증에 대해 보다 더 이해할 수 있게 된다. 통증을 유발하는 바로 그 지점에 손가락을 올려놓을 수 있는 능력은 매우 유용하다. 의사가 통증유발점을 알지 못하거나, 믿지 않기로 결심했다면, 통증 부위에 대한 부정확한 결론에 도달할 수 있다. 독선적이며 통증유발점에 대해 잘 알지 못하는 의대 교수가 통증유발점에 대한 전체적인 개념에 대해 탐탁치 않게 생각한다면, 젊은 의사들의 사고에 평생 동안 나쁜 영향을 줄 수 있다. 이것은 어깨의 많은 미스테리에 대한 해결책을 포함할 수 있는 의학의 전체적인 분야를 차단하는 것이다.

시진 및 촉진 (Visual Assessment and Palpation)

어깨의 형태를 체계적으로 시진할 경우, 상당히 많은 양의 가치있는 정보를 모을 수 있다. 검사자는 양측 어깨가 대칭적인지 주의 깊게 보는 것을 포함해서 일단 전체적인 자세를 평가한다. 문제가 있는 어깨의 경우 정상적인 어깨와 높이의 차이, 형태, 자세 등을 앞뒤로 비교해야 한다.

어깨 앞뒤가 두꺼워진 경우 회전근개나 관절순의 손상을 동반한, 관절와 상완(공과 소켓) 관절의 탈구를 의미한다(Wirth, Orfaly, and Rockwood 2001, 109, 147–149). 통증유발점들에 의해 회전근개 근육들의 힘의 균형이 무너졌을 경우 어깨 탈구가 초래되고 유지될 수 있다. 역으로 탈구에 의해 부과된 긴장은 통증유발점들의 발생을 조장할 수 있다. 불안정한 어깨의 관점에서 어깨 근육들의 상태는 매우 중요하며, 통증유발점들의 가능성을 항상 생각해야 한다(Simons, Travell, and Simons 1999, 545-546).

의사는 어깨의 가장 높은 곳(그림 10.1 A)에 위치하는 견봉쇄골 관절의 비대도 관찰해야 한다. 이 부위를 눌렀을 경우의 통증은 염좌, 분리, 탈구, 또는 관절염 등의 징후를 의미한다(Wirth, Orfaly, and Rockwood 2001, 109). 통증과 뼈의 돌출은 관절 자체의 문제임을 의미하는 좋은 증거이나, 통증은 관절의 바로 뒤에 위치하는 승모근의 통증유발점에 의한 것일 수도 있다. 견봉쇄골 관절의 외상이나 질환이 고려해야 할 유일한 것들은 아니다(Simons, Travell, and Simons 1999, 278-281).

검사자는 견봉의 바깥쪽 경계의 아래쪽(그림 10.1, B)에 위치한 견봉하 점액낭에 압통이 있는지 느껴봐야 한다. 압통이 있을 경우, 성급하게 점액낭염이나 회전근개 파열이 있다고 결론을 지을 것이다(Wirth, Orfaly, and Rockwood 2001, 110). 이러한 질환들이 실제로 있을 가능성도 있지만, 의사들은 극상근의 부착부 통증유발점의 심한 통증이 종종 같은 자리에서 나타난다는 것을 고려해야 한다(Simons, Travell, and Simons 1999, 538).

의학적인 관점에서 상완골두 전방(그림 10.1 C)의 이두근 구(bicipital groove)내에 있는 이두건의 압통은 이두건염에 기인한다(Wirth, Orfaly, and Rockwood 2001, 110). 명확하게, 한계 상황에서 이두건은 염증 반응이 일어날 수 있고 부어있을 수 있지만, 어깨 전방의 압통이 이두건을 둘러싸고 있는 전방 삼각근의 압통보다 심각한 경우는 거의 없다. 또한 이두근 구의 통증은 이두건이나 극하근의 통증유발점의 연관통일 경우가 있다(Simons, Travell, and Simons 1999, 552-553,623,649).

흉골에서 가장 높은 지점 바로 옆에 뼈가 돌출되고 압통이 있을 경우는 탈구된 흉쇄 관절(그림 10.1, D)일 수 있다. 이 부위는 통증유발점이나 근막통의 연관통이 거의 발생하지 않는 지점이지만, 흉쇄 관절의 탈구는 흉쇄유돌근, 쇄골하근, 대흉근 통증유발점이 될 수 있다. 이러한 통증유발점들은 탈구된 견봉쇄골 관절의 정복 이후 불안정성이 문제가 될 경우 고려해야 할 사항이다. 쇄골의 골절 역시 이러한 근육에 영향을 줄 수 있다(Chaitow and Delany 2000, 298).

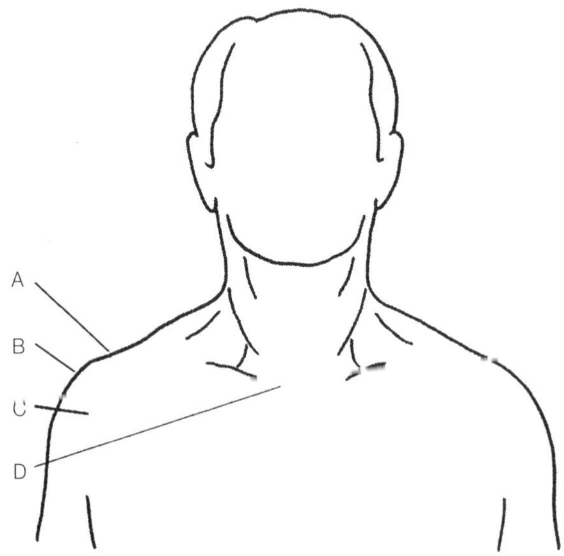

그림 10.1 문제가 있을 가능성이 있는 부위들을, 표시한 어깨 검사의 앞면; 세부사항은 본문 참조

승모근, 삼각근, 극상근, 또는 극하근이 움푹 꺼져 있는 것(그림 10.2, E와 F)은 신경 손상이나 회전근개 파열 된 후 위축된 소견이기 때문에 고려해야 할 가치가 있다(Wirth, Orfaly, and Rockwood 2001, 109-110; Cappel et. al. 2001, 81-82). 통증유발점들은 만성 통증에 의해 장시간 사용하지 않을 경우를 제외하고는 일반적으로 근육의 위축을 유발하지 않는다(Mense and Simons 2001, 214).

견갑골(scapular) 내측면(그림 10.2, G)의 돌출 또는 "날개화(winging)"는 전거근이 약하다는 것을 의미할 수 있으며, 신경 손상에 의한 마비가 원인일 수 있다(Wirth, Orfaly, and Rockwood 2001.112). 그렇게 심한 경우는 별로 없기 때문에, 의사들은 종종 그러한 약화가 무리한 긴장이나 고령으로 인한 활동감소로 생각하고, 근육 강화를 위한 물리치료를 처방하기도 한다. 그러나 전거근을 약화시키고, 소흉근을 단축 시키는 통증유발점들이 견갑골의 날개화(winging)의 흔한 원인이며, 그러한 경우에 운동은 불충분하며, 통상적인 물리 치료는 이러한 통증유발점들을 더 악화시킬 수 있다(Simons, Travell, and Simons 1999, 847, 890).

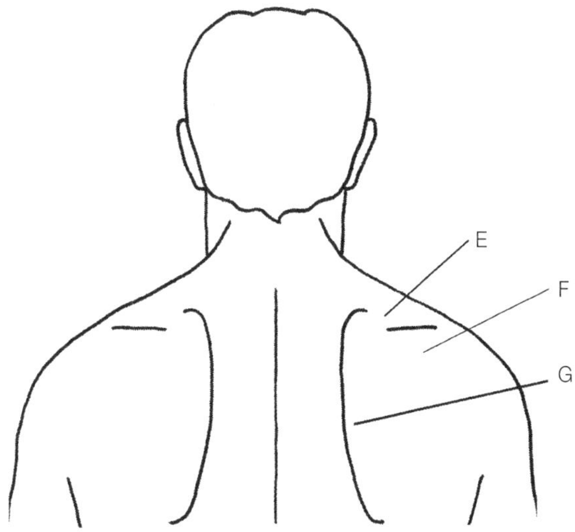

그림 10.2 문제가 있을 가능성이 있는 부위들을 표시한 어깨 검사의 후면; 세부사항은 본문 참조

근력 및 동작 검사(Strength and Movement Tests)

어깨의 체계적인 평가와 측정을 위해 사용되는 운동 검사 및 근력 측정은 60여가지 이상이 있다(Cappel et al. 2001, 76). 불행하게도, 이러한 검사의 정확도는 근막 통증에 의해 근육 수축 및 상완부의 운동이 제한될 경우 감소하게 된다(Wirth, Orfaly, and Rockwood 2001, 107).

많은 임상의들은 근력 및 운동 검사가 신뢰도 및 정확도가 부족하다고 인정하지만, 여전히 그러한 검사들이 사용 가능한 가장 좋은 비침습적인 종류의 검사라고 주장한다. 이러한 검사들은 그로부터 결과를 추정할 수 있는 한 계속 사용될 것이다(Cappel et al. 2001, 92–93). 유감스럽게도 개업의들 사이에 통증유발점들이 근력 약화와 관절 운동 제한의 일차 원인이 될 수 있음에 대한 인식이 거의 없는 실정이다. 통증유발점들은 어깨에 발생하는 가장 흔한 6가지의 질환: 관절염, 건염, 유착성 관절낭염, 충돌 증후군, 회전근개 손상들의 검사에서 흔하게 위 양성을 보일 수 있는, 일반적으로는 생각하지 않는 원인일 수 있다(Simons, Travell, and Simons 1999, 544–546) 어떤 방식으로 통증유발점들이 특정한 검사에 영향을 주는지 확인해 보는 것은 이러한 문제들을 명확하게 하는데 도움을 줄 수 있으며, 보다 정확한 진단을 할 수 있을 것이다

가동범위 검사(Range of Motion Tests)

검사자가 관절 운동을 평가할 때 가능한 최대한 팔을 들어 올리라고 할 경우 어깨를 들어 올리게 되는데, 이 경우 으쓱(shrug) 징후를 볼 수 있다(그림 10.3). 이 경우 몸은 반대쪽으로 기울이고, 어깨의 가장 높은 부분의 승모근에 힘을 주게 된다. 으쓱 징후를 통해 회전근개 파열이나 유착성 관절낭염을 생각해 볼 수 있으며, 이를 바탕으로 치료 하게 된다(Wirth, Orfaly, and Rockwood 2001, 142). 회전근개 파열은 언제나 가능성이 있지만, 극상근, 하부 승모근과 삼각근의 통증유발점으로 인한 통증 때문에 팔을 들어올리기 힘들어서 어깨를 들어 올리는 것으로 속일 수 있다(Simons, Travell, and Simons 1999, 542,

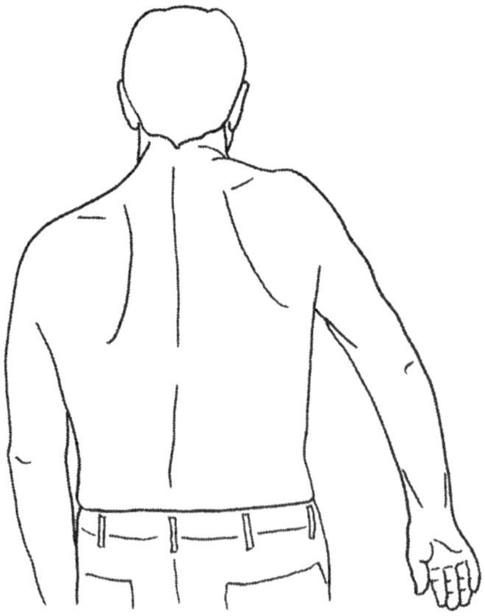

그림 10.3 으쓱(shrug) 징후: 팔을 들어 올리려고 노력할 때 어깨를 들어올림

599).

Apley 긁기(scratch) 검사는 영국 정형의학 의사인 A. Graham Apley에 의해 고안된 것으로, 최대한의 외회전, 내회전, 내전이 필요한 세가지 기본적인 팔의 움직임의 제한을 확인할 수 있는 빠른 방법이다(그림 10.4, 10.5, and 10.6). 이러한 검사들은 회전근개 근육들의 통증유발점들 때문에 세 가지 동작 중 어느 것으로도 등 긁는 동작이 힘들어 실소를 자아낼 수 있다. 그럼에도 불구하고 등 긁는 동작을 못하는 것은 유착성 관절낭염, 관절염, 건염, 점액낭염, 충돌 증후군, 회전근개 손상을 빠르게 진단할 수 있고, 일반적인 소염 진통제와 물리 치료를 처방하게 된다(Wirth, Orfaly, and Rockwood 2001, 111−113).

이러한 어깨 질환 중 어떠한 진단도 가능하지만, 그것들 중 어떠한 것도 정확하지 않을 수 있다. Apley 긁기 검사는 검사자가 통증유발점이 이러한 검사시의 운동을 제한시키는데 어떠한 역할을 하는지 고려하지 않는다면, 특정한 질환을 진단하기에는 큰 도움을 줄 수 있는 검사는 아니다. 다른 운동 범위 검사들도 유사한 결점을 보일 수 있다.

4가지 회전근개 근육중의 어떠한 통증유발점도 팔을 안쪽으로 회전하거나 등에 가져가는 것을 힘들게 할 수 있다(그림 10.4). 위쪽에서 등에 손을 가져가기 위해 외회전 하는 동작은 견갑하근과 대흉근의 통증유발점들에 의해 방해 받는다(그림 10.5). 극하근, 소원근, 대원근, 삼두근이나 광배근에 통증유발점이 있을 경우, 반대쪽에서 등 긁는 동작을 하기 힘들 것이다(그림 10.6). 이러한 경우 중 어떠한 경우에서도, 어깨 주변의 서로 다른 근육의 통증유발점들은 아마도 서로 연관되어 있을 것이다. 이러한 종류의 관절 운동 제한에서는 통증유발점에 대한 마사지가 진통제, 소염제, 수술이나 스트레칭보다 적합할 것으로 보인다.

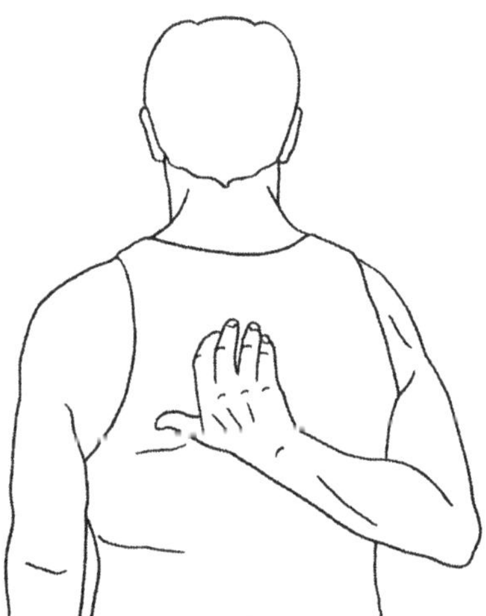

그림 10.4 내회전에 대한 Apley 긁기 검사

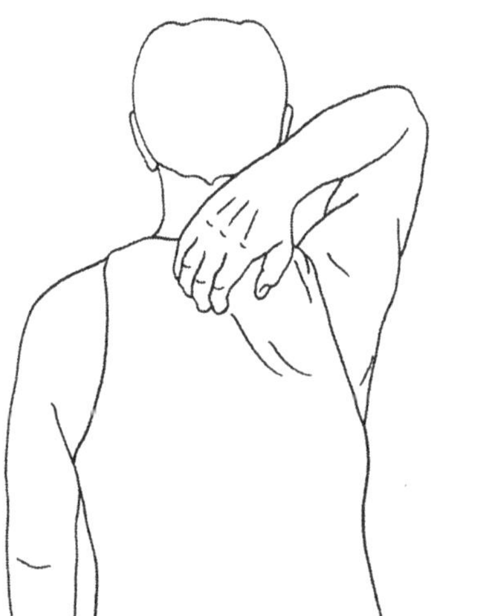

그림 10.5 외회전에 대한 Apley 긁기 검사

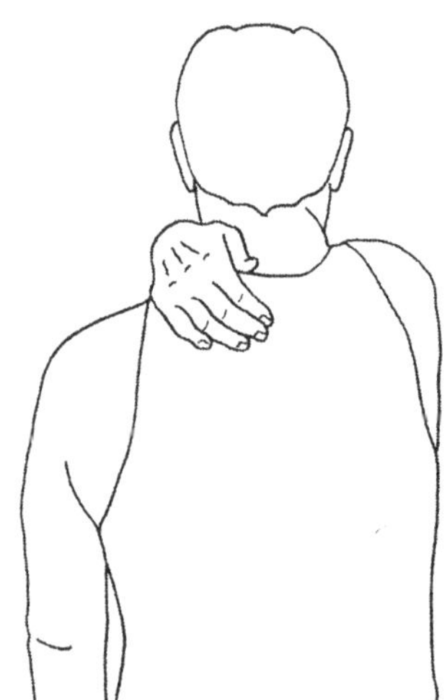

그림 10.6 몸통-가로지르는, 내전에 대한 Apley 긁기 검사

충돌 검사(Impingement Tests)

Neer 충돌 검사에서 검사자는 팔을 들어 올릴 때 상완골두와 견봉 아랫면 사이에서 누르는 힘에 의해 통증이 발생하는지 관찰한다(그림 10.7). 이 때 피검사자가 능동적으로 움직이지 않기 때문에, 어깨의 근육은 수축하지 않는다. Yocum 충돌 검사와 Hawkins 충돌 검사는 전완부의 위치가 다르지만 같은 결과를 확인할 수 있다(그림 10 .8 and 10.9). 이러한 검사에 의해 유발된 통증은 회전근개 파열 또는 견봉하부의 점액낭이나 다른 조직의 과도한 압박을 의미한다(Wirth, Orfaly, and Rockwood 2001,113;Donatelli et al.2004, 115-116). 이러한 검사들은 높은 신뢰도나 타당도가 있다고 하나, 두 검사 모두 팔을 거의 최대한 내회전 시켜서, 극하근을 최대한 스트레칭 시킨다. 이 근육의 통증유발점들은 어깨 전방의 날카로운 찌르는 듯한 통증을 나타낸다. 이러한 요소들은 검사자로 하여금 연관된 근막통보다 심각한 문제가 없음에도 불구하고, 관절 내에 심각한 문제가 있다고 잘못 생각하게 만들 수 있다.

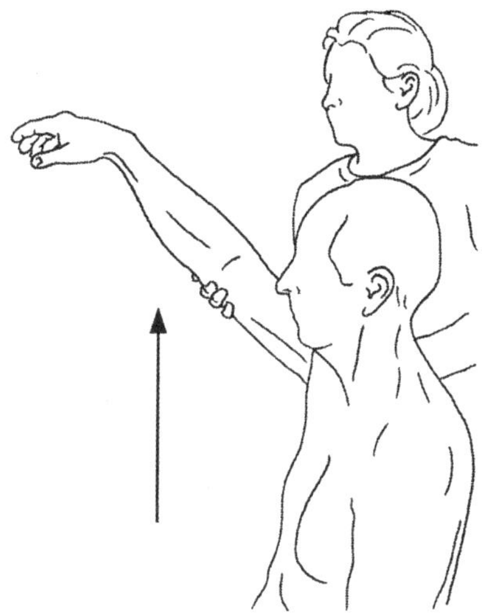

그림 10.7 Neer 충돌 검사. 검사자의 왼손으로 어깨 아래쪽을 잡는다

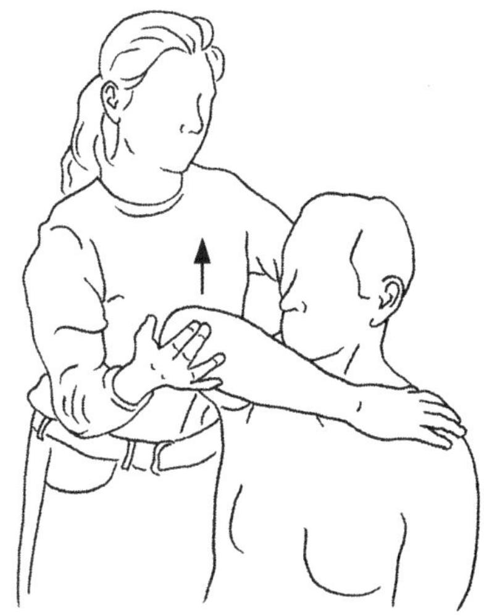

그림 10.8 Yocum 충돌 검사. 최대 내회전을 위해서, 어깨를 아래로 누르면서 팔꿈치를 위로 민다

몸통-가로지르기 내전 검사(Cross-body adduction test), 또는 교차 충돌 검사(Cross-over impingement test)는 견봉-쇄골 관절에 압박을 준다(그림 10.10). 어깨의 꼭대기에 위치한 관절내의 날카로운 통증은 염좌나 인대 파열 또는 관절염의 징후일 수 있다. 그러나 이러한 자세는 극하근을 스트레칭 시키고, 대흉근을 단축 시키며, 이 두가지 동작 모두 어깨의 통증을 유발할 수 있어서, 검사자와 피검자가 정확한 통증 위치를 확인하지 않을 경우, 위 양성을 보일 수 있다(Simons, Travell, and Simons 1999, 556).

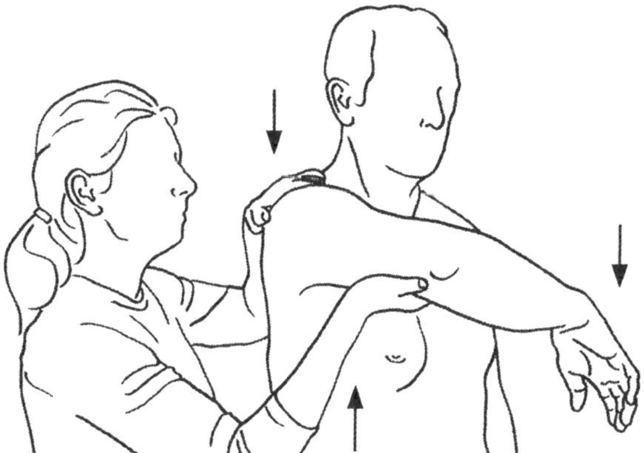

그림 10.9 Hawkins 충돌검사. 검사자는 팔꿈치를 들어올리면, 피검자가 팔을 내회전 시킨다.

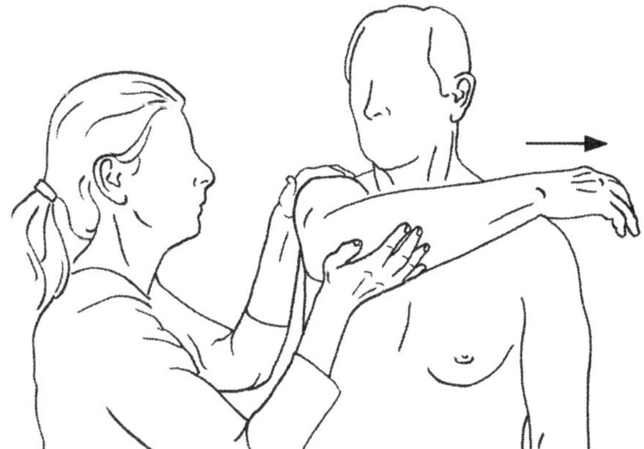

그림 10.10 견봉쇄골 관절의 충돌을 보기 위한 몸통-가로지르기 내전 검사

회전근개 손상 검사(Rotator Cuff Injury Test)

팔 떨어트리기 검사(drop arm test)는 회전근개 전층파열 여부를 결정하기 위한 검사이다. 검사자는 몸에서 대략 90° 이상 팔을 들어올린 후 그대로 둔다(그림 10.11). 파열이 있을 경우 피검자는 서서히 팔을 떨어트리게 된다. 이 각도에서 삼각근이 버티는 정도는 낮아서 팔을 들고 있기 위해서는 극상근의 도움이 필요하다. 피검자의 팔이 90°에 도달한 후 갑자기 조절할 수 없을 정도로 떨어질 경우, 팔의 무게를 버텨주는 기능을 하는 극상근의 파열이 있는 것이다(Donatelli et al. 2004, 115−116). 이 검사는 통증유발점들이 같은 효과를 일으킬 수 있는 경우를 제외하고는 심각한 문제가 있음에 대한 증거를 제공한다.

극상근 단독 검사(supraspinatus isolation test)는 손의 자세 때문에 종종 "빈 깡통" 검사(empty can test)로 불리며, 팔 떨어트리기 검사와 매우 유사하지만, 검사자가 피검자의 팔을 아래로 누르는 힘을 가하고 피검자는 그에 대항해서 버틴다는 점이 다르다(그림 10.12). 이것은 부분 파열이 있다고 여겨지는 극상근의 힘을 측정하는 것으로 생각할 수 있다(Donatelli et al. 2004, 117;Cappel et al. 2001, 99). 그러나 극상근과 삼각근에 심한 통증유발점이 있을 경우, 두 근육의 힘을 상당히 감소시킬 수 있으며, 검사 시 참기 힘든 통증을 발생시킬 수 있다(Simons, Travell, and Simons 1999, 114).

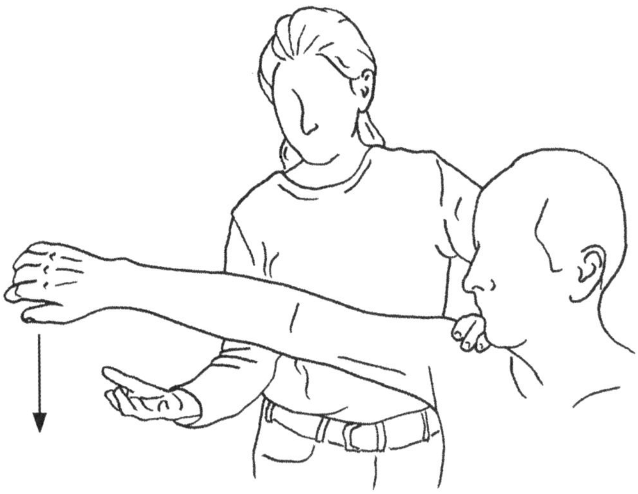

그림 10.11 팔 떨어트리기 검사. 회전근개 파열에 의해 팔이 갑자기 떨어지는지 보기 위해서, 환자에게 팔을 서서히 내려보라고 한다.

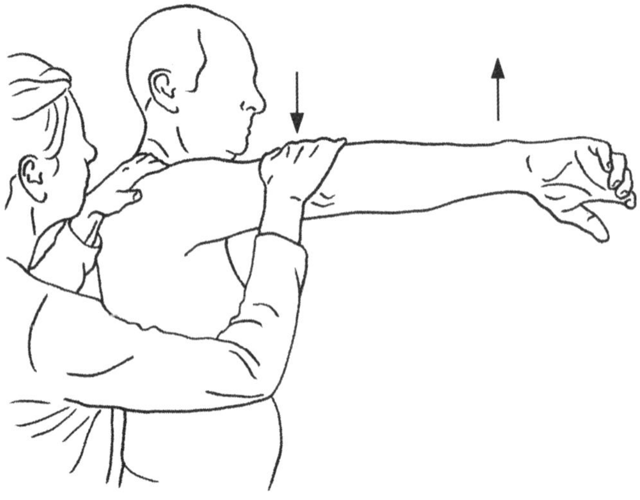

그림 10.12 극상근 근력을 보기 위한 극상근 단독 검사. 검사자는 팔을 아래로 누르고 환자는 저항한다.

외회전 검사는 안좋은 어깨를 좋은 쪽과 비교하는 검사이다(그림 10.13). 팔을 외회전 시킬 수 없는 것은 극하근과 소원근의 약화를 나타내며, 회전근개−특히 극하근의 광범위한 파열이 있을 가능성을 시사한다(Gerber 1999, 82−83; Wirth, Orfaly, and Rockwood 2001, 111). 외회전 지체 징후(external rotation lag sign)는 극하근의 힘과 힘줄의 연속성을 보는 검사로, 보다 명확하게 나타난다(그림 10.14). 검사자는 피검자의 팔이 거의 최대한 외회전 되도록 민다. 검사자가 한 손으로 팔꿈치만 잡고, 피검자의 손목을 놓은 후, 피검자로 하여금 외회전을 계속 유지하도록 요구한다. 만약 피검자의 팔이 검사자로부터 멀어지며 원래의 중앙부로 튕기듯 돌아가면, 검사 결과는 극상근 힘줄의 문제에 대한 양성으로 간주된다(Donatelli et al. 2004, 120−121). 이러한 검사들은 사실상 근

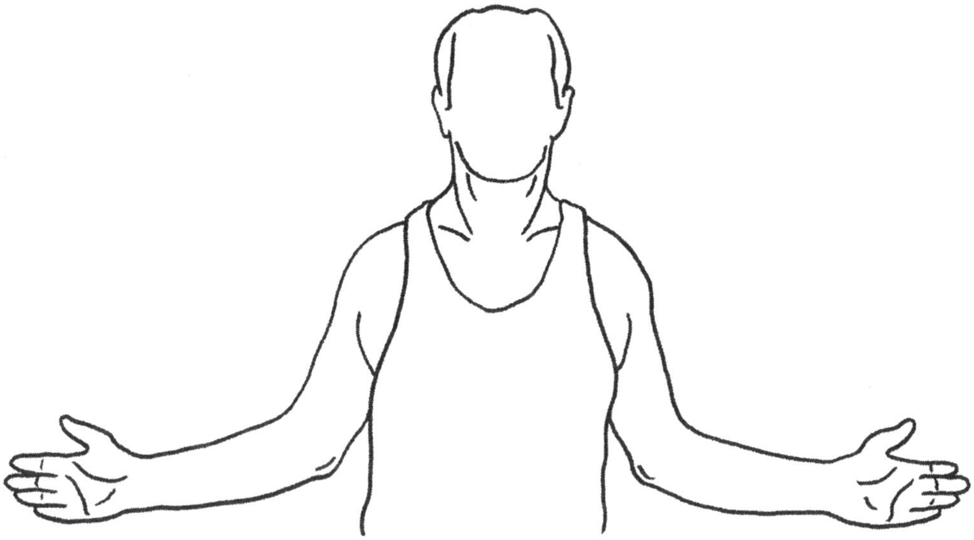

그림 10.13 나쁜 어깨의 가동범위를 좋은 쪽과 비교하는 외회전 검사

육 위축과 회전근개 파열이 있음을 찾아낼 수 있지만, 극하근과 견갑하근 통증유발점들이 복합적으로 영향을 줄 경우 팔을 외회전 시키고, 그 상태로 유지시키는 것이 어려워 질 수 있다 (Simons, Travell, and Simons 1999, 596−599).

Gerber 떼기 검사(Gerber' s lift−off test)는 견갑하근의 약화나 견갑하근 힘줄의 파열을 찾아낼 수 있다. 검사자는 피검자의 손을 허리의 들어간 부분에 대고, 몸에서 멀어지는 방향으로 뒤로 밀며 그 자세로 멈춰 보라고 한다(그림 10.15). 피검자의 손이 허리의 원래 위치로 바로 돌아올 경우 파열에 대한 양성 소견이다. 손을 등에서 멀어진 상태로 유지할 수 있다면, 검사자는 손을 밀면서 피검자로 하여금 저항하도록 한다. 정상적인 견갑하근인 경우에는 손을 그 자리에 유지하게 할 수 있다. 손이 저항을 못이기면, 견갑하근의 약화를 시사한다(Wirth, Orfaly, and Rockwood 2001, 112; Donatelli et al. 2004, 119). 이때도,

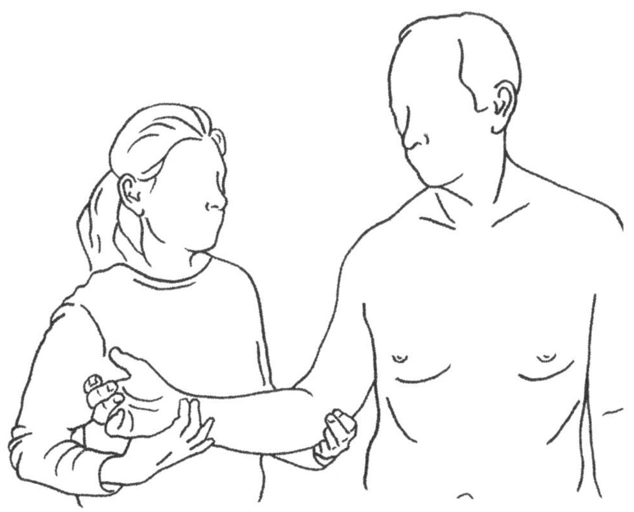

그림 10.14 극하근 근력과 힘줄의 파열을 보는 외회전 지체 징후 검사. 검사자가 팔을 외회전시키면, 환자는 그 자세를 유지하도록 노력한다.

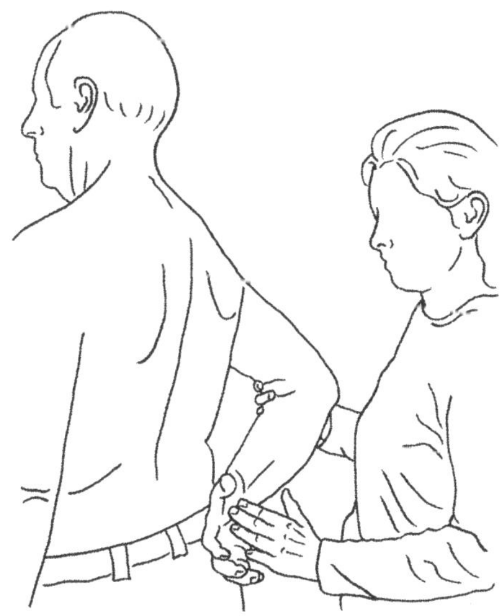

그림 10.15 견갑하근의 근력과 파열을 보는 Gerber 떼기 검사

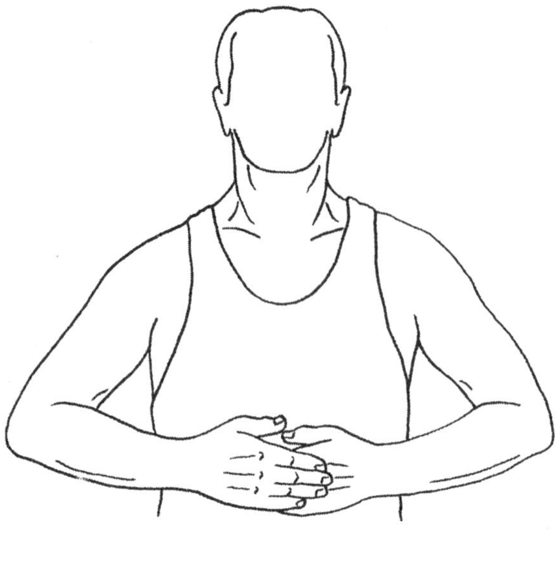

그림 10.16 양쪽 팔의 내회전를 비교하는 복부 압박 검사

극상근, 극하근, 견갑하근에 통증유발점이 있으면 이 검사와 동일한 결과를 초래할 수 있어, 회전근개 파열 검사의 신뢰도를 낮출 수 있다(Simons, Travell, and Simons 1999, 542, 556, 596).

복부 압박 검사(abdominal compression test)는 팔을 등 뒤로 돌릴 수 없을 정도로 심한 통증이 있을 경우, 견갑하근을 검사하는 방법이다(그림 10.16). 피검자는 팔꿈치와 손이 평행한 상태(같은 평면에 존재하는 상태)에서 양손으로 자신의 배를 압박한다. 이 동작은 팔을 거의 최대한도로 내회전하게 만든다. 한쪽 팔꿈치가 들린다면, 그 쪽의 견갑하근의 약화를 의미한다(Williams 1999, 112). 그러나 이러한 동작의 제한은 완전한 내회전을 방해하는 극하근의 통증유발점의 징후일 수 있으며, 견갑하근의 근력 약화 역시 동작 제한의 원인이 될 수 있다.

관절 불안정 검사(Joint Instability Test)

관절와상완관절(glenohumeral joint, 어깨의 공-소켓 관절)은 스포츠 활동이나, 교통사고, 낙상 등에 의해서 탈구 될 수 있다. 탈구는 특히 고령의 환자에서 오십견(frozen shoulder)을 유발할 수 있다. 어깨의 아탈구(subluxation) 또는 부분 탈구(partial dislocation)는 오랫동안 인지되지 않을 수 있다. 불안정성 검사(instability test)는 어깨의 탈구가 관절 전후방의 연부 조직에 손상을 줄 수 있기 때문에 중요하다(Cappel et al. 2001, 102-103).

탈구나 아탈구는 회전근개의 긴장이나 파열을 유발할 수 있으며, 어깨 주변을 둘러싸는 관절낭이 늘어나거나 소켓을 테두리에 해당하는 관절순을 파열시켜 관절와(소켓)를 손상시킬 수 있다 (그림 10.17). 전

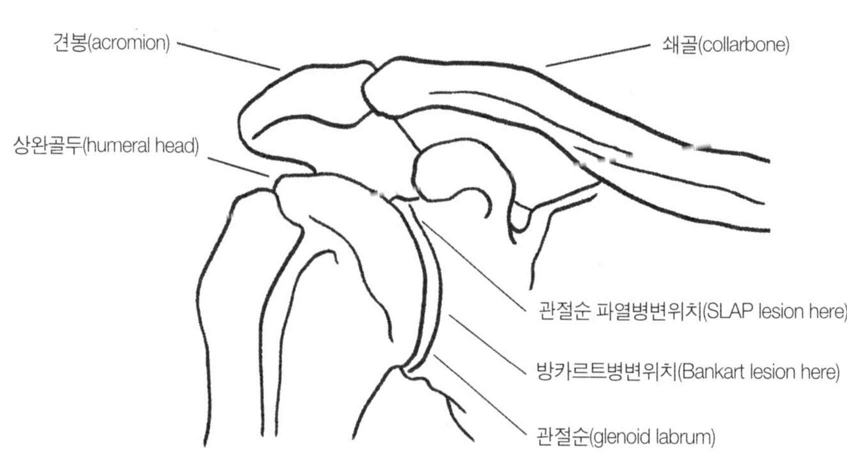

그림 10.17 관절순(glenoid labrum)의 손상

방 탈구는 전방 관절와순이 찢기고 느슨해지는 방카르트 병변(Bankart lesion)의 원인이 된다. 불안정한 어깨에서의 반복적인 전방 탈구는 팔이 들어 올려진 상태에서 외회전 될 경우 발생한다. 후방 탈구(뒤쪽 방향으로)는 팔의 외회전을 불가능하게 만든다. 일단 관절낭이 손상되거나 찢어질 경우, 상완 골두는 견갑와(glenoid fossa)에 유지되기 힘들다; 즉, 공이 쉽게 소켓에서 빠져나간다. 검사자는 홈 검사(sulcus test)를 통해 관절이 어느 정도 느슨한지 검사해볼 수 있다. 검사자는 견봉 아래에서 상완 골두가 과도하게 아래로 이동하면서 나타나는, 홈(sulcus)이나 간격(gap)을 느끼면서, 피검자의 팔을 아래쪽으로 당긴다(그림 10.18). 물리 치료로는 일반적으로 회전근개 근육(특히, 견갑하근)을 강화시키는 방법들이 추천된다. 지속적으로 재발하는 탈구는 관절순과 관절낭의 수술적인 봉합을 필요로할 수 있다(Wirth, Orfaly, and Rock wood 2001, 147－150).

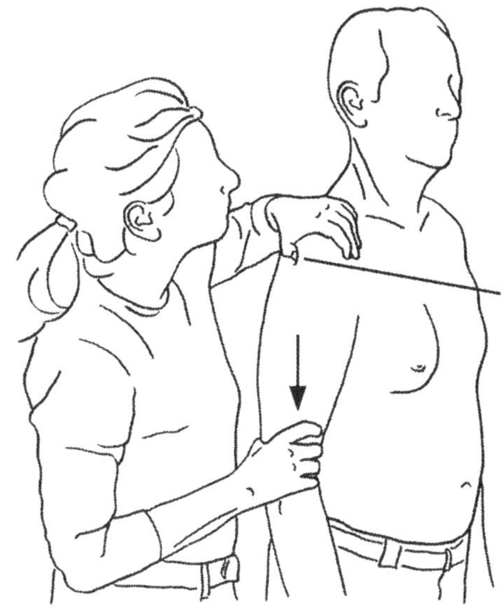

그림 10.18 홈 검사(sulcus test)는 견봉과 상완골두 사이의 느슨함을 확인한다.

견갑하근의 단축과 통증유발점에 의한 근력의 부조화는 상완골두의 아탈구에 기여할 수 있다. 이러한 현상은 통증유발점이 공－소켓 관절을 부분 탈구 상태로 만들 수 있음을 의미한다. 위쪽과 앞쪽으로의 만성적인 아탈구는 충돌 증후군의 일차적인 요인일 수 있으며, 이는 다시 대부분의 회전근개 파열－특히, 가장 자주 손상되는 극상근의 파열을 일으킬 수 있다(Simons, Travell, and Simons 1999, 545－546, 599).

염려 검사(apprehension test)는 어깨 전방 불안정성을 확인하는 검사 방법이다(그림 10.19). 검사자는 피검자의 상완부가 90°이고, 팔꿈치를 굽힌 상태에서 전완부를 외회전시킨다. 이러한 동작은 불안정한

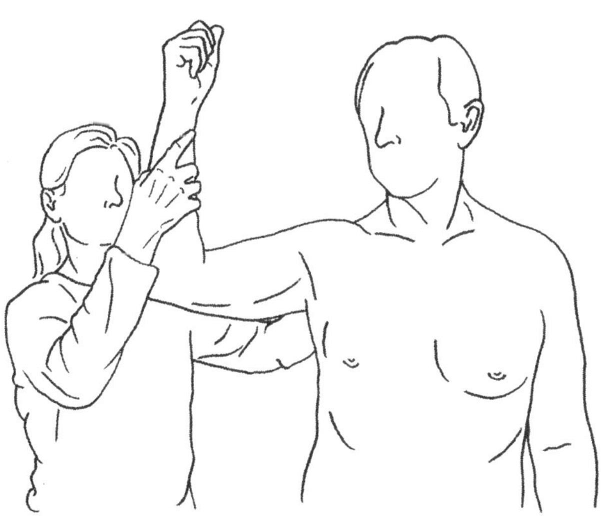

그림 10.19 염려 검사(Apprehension test). 검사자는 전방 견관절 불안정성을 확인하기 위하여 팔을 최대한 외회전시킨다.

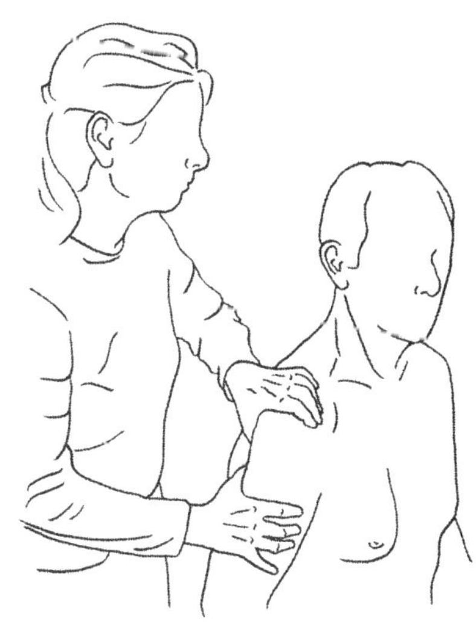

그림 10.20 관절와 상완 부하 및 이동 검사(glenohumeral load and shift test). 검사자의 왼손으로 어깨를 붙잡고, 오른손으로 상완을 앞뒤로 움직인다.

어깨에서 탈구를 유발 할 수 있다. 피검자가 더 이상의 검사진행에 대해 저항하거나(guarding) 탈구의 공포를 나타내는 것을 염려 징후(apprehension sign)이라고 한다(Wirth, Orfaly, and Rockwood 2001, 114). 오십견이 있거나 견갑하근의 심한 통증유발점들이 있을 경우, 검사 자세에서 심한 통증이 유발될 수 있기 때문에 검사의 신뢰도는 감소하게 된다.

관절와 상완 부하 및 이동 검사(glenohumeral load and shift test)는 상완 골두를 앞, 뒤, 아래쪽으로 능동적으로 움직일 때 과도한 움직임이 있는지를 확인하는 검사이다.(그림 10.20) 앞이나 뒤쪽으로의 움직임은 관절이 충분이 늘어나(lax) 있을 경우, 어깨의 탈구를 유발할 수 있다. 관절의 느슨함이 명확하지 않다면, 이 검사는 굉장히 주관적이며 상당 부분을 검사자의 경험과 기술에 의존하게 된다. 흥미롭게도 어떤 검사자들은 정상 어깨와 수술이 필요한 만성적인 불안정성이 있는 어깨의 느슨한 정도의 차이를 거의 구별하지 못한다(Donatelli et al. 2004, 109; Cappel et al. 2001, 91, 103–105).

관절 순 손상 검사(Glenoid Labrum Injury Tests)

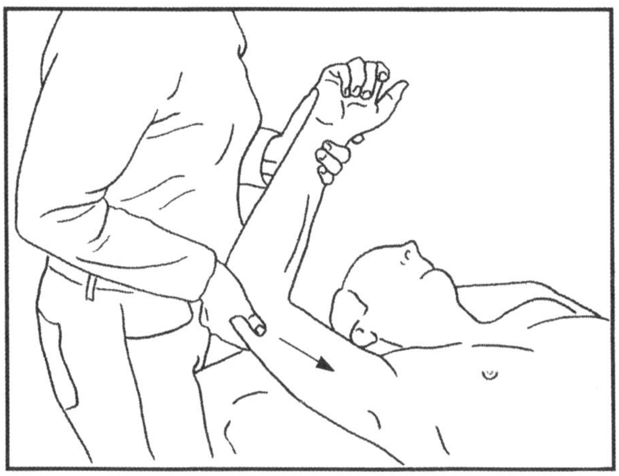

그림 10.21 전방 관절순 파열에 대한 Crank 검사. 팔을 회전시키면서 팔꿈치에서 압박을 가한다.

소위 압박–회전 검사(compression–rotation test)로 불리는 crank 검사는 전방 관절순 파열, 또는 Bankart 병변을 확인하는데 사용된다(그림 10.17과 10.21). 검사자는 당신의 팔꿈치에서 관절와상완관절쪽으로 힘을 가하면서 당신의 팔을 원을 그리듯이 회전시킨다. 통증과 함께 걸리는 느낌이 있으면, 소켓의 관절순 둘레에 손상이 있음을 의미한다. 이 손상은 반복적인 어깨 관절 탈구의 가장 흔한 원인이다.

비슷한 방법인 clunk 검사 역시 관절와 오목에서 관절순이 떨어져 나왔는지 알아보는데 도움이 될 수 있다. 검사자는 팔을 원형으로 움직이면서 상완골두를 관절와 공간으로 압박한다

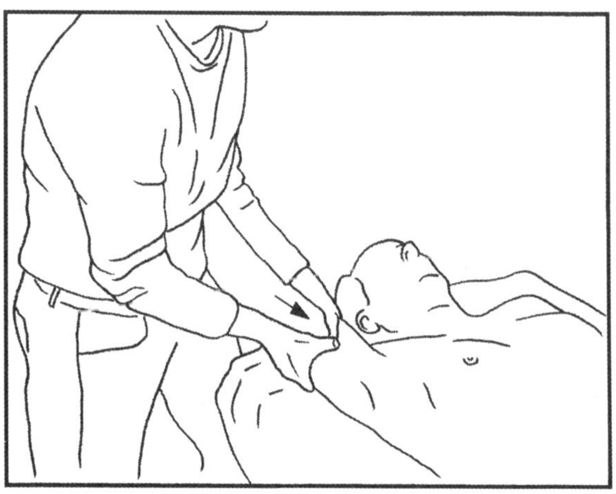

그림 10.22 Bankart 병변에 대한 Clunk 검사. 팔을 원형으로 움직이면서 공을 소켓 안으로 밀어넣는다.

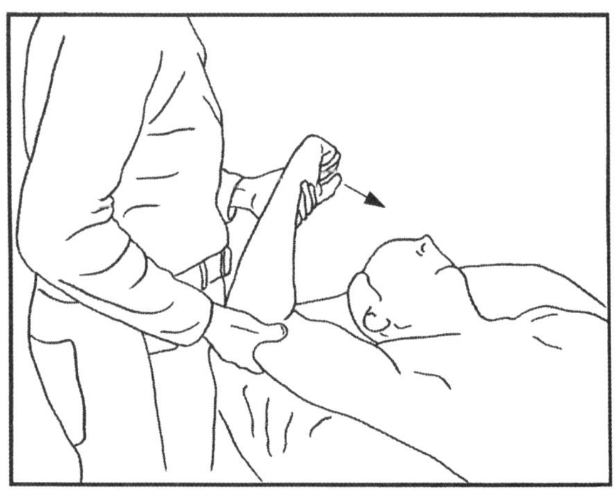

그림 10.23 (SLAP 병변에 대한) 이두근 부하 검사는 이두근이 저항에 대항해서 수축할 때 통증을 일으킨다.

(그림 10.22). 양성 반응은 통증과 걸림이다(Donatelli et al. 2004, 111; Cappel et al. 2001, 100-101). 오십견이 있는 팔에서는 검사를 위해 요구되는 팔의 자세 때문에 crank 검사와 clunk 검사 모두 불가능할 수 있다.

이두근 부하 검사(biceps load test)는 관절와 상연을 따라서 관절순과 이두건이 함께 떨어지는 SLAP(superior labrum anterior-to-posterior tear; 상부 관절 순 전후방 파열) 병변을 확인하기 위한 것이다. 검사자가 당신의 손목과 팔꿈치를 붙잡고 당신은 저항에 대항해서 이두근을 수축시킨다(그림 10.23). 당신이 관절 깊은 곳에 통증을 느끼면 양성이다. SLAP 병변은 관절에서 통증을 동반한 걸림이나 뚝 소리가 나는 원인일 수 있다(Donatelli et al. 2004, 112-114). 당신 팔의 자세 때문에 견갑하근 통증유발점이 거짓 양성의 일부 원인으로 의심될 수 있다.

신경 충돌 검사(Nerve Impingement Tests)

경추 신경근이 당신 목의 관절염 골극이나 탈출된 추간판에 의한 압박되면, 그로 인한 통증이 당신의 목, 등 위쪽, 가슴 위쪽, 그리고 어깨로 연관될 수 있다(그림 10.24). 이것을 흔히 목에 "끼인 신경"이 있다고 말한다. 지속되는 둔통 같은 통증, 타는 듯한 느낌, 또는 날카롭고 전기가 통하는 느낌 같은 통증이 사각근 통증유발점에 의한 연관된 근막통과 유사하다. 끼인 경추 신경근 역시 사각근 통증유발점과 마찬가지로 팔과 손에 둔한 감각, 저림, 근력 약화를 일으킬 수 있다. 사각근과 경추 신경 충돌에 의한 증상들이 나타나는 부위가 거의 동일하기 때문에, 이 둘을 감별하기 위한 정확한 검사들이 요구된다. 한 가지 차이는 사각근 통증유발점은 종종 손의 부종을 일으키지만, 추간판 문제는 그렇지 않다는 것이다. 두 가지 원인 모두 지속되는 통증으로 어깨 근육들에 위성 통증유발점을 형성해서 궁극적으로 오십견을 유발할 수 있다.

Spurling의 경추 압박 검사(Spurling's cervical compression test)로 종종 당신의 어깨 통증이 경추 신경 충돌에 의한 것인지 결정할 수 있다. 이 검사는 검사자가 당신의 머리를 위쪽에서 아래로 누르는 동안 당신이 고개를 뒤로 젖히면서 아픈 어깨 쪽으로 고개를 돌리거나 기울이면 된다(그림 10.25). 이것은

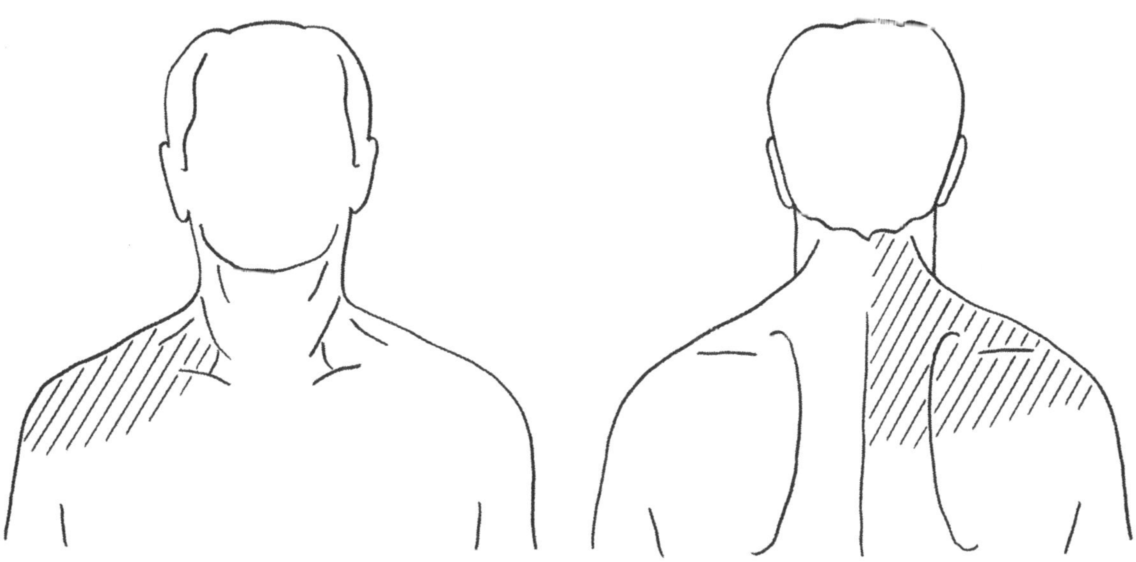

그림 10.24 우측 경추 추간판 탈출증에 의해 압박된 제5경추, 제6경추, 제7경추, 제8경추 신경근에 의한 합성된 연관통 패턴

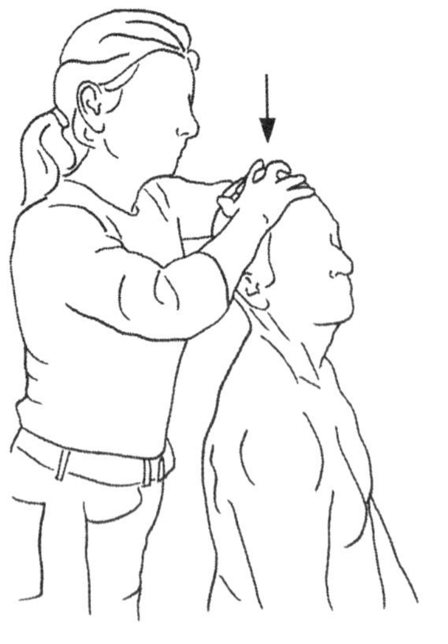

그림 10.25 Spurling의 경추 압박 검사

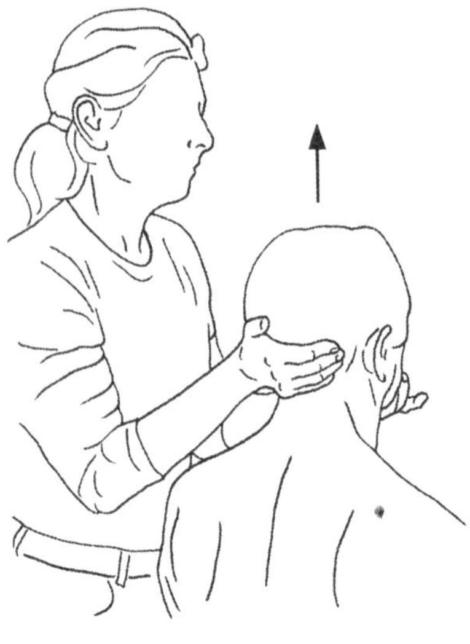

그림 10.26 경추 감압 검사 : 머리를 위로 당김

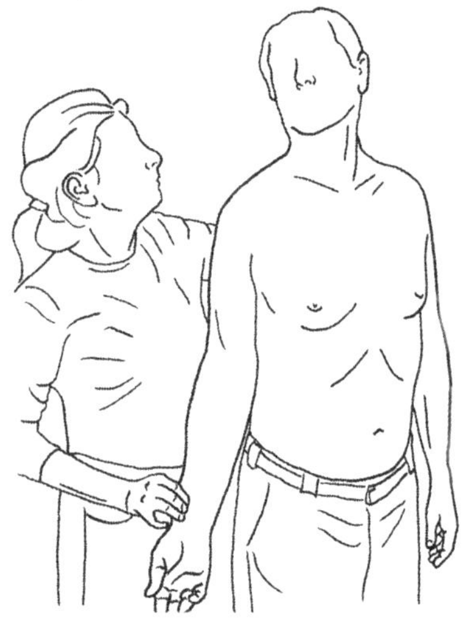

그림 10.27 사각근 긴장으로 맥박이 사라지는 Adson검사

추간판에 추가적인 압박을 가해서 만약 추간판이 원인일 경우 그로 인한 통증과 신경학적 증후들을 재연하거나 강조시킨다. 숙련된 의사는 당신의 머리를 다양한 자세로 바꾸며 이 검사를 시행해서 당신 목의 서로 다른 지점에 나타나는 반응을 선택적으로 유발할 수 있다(Snider et al. 2001, 533−542). Spurling 검사는 매우 좋은 방법이지만, 누구나 성공적으로 사용할 수 있는 방법은 아니다. 머리의 어떤 자세에서는 사각근 통증유발점에 의한 통증을 일으켜서 근막통에 의해 나타날 수 있는 증후들에 익숙하지 않은 의사들을 잘못된 결론에 도달하게 만들 수 있다(Simons, Travell, and Simons 1999, 504−515).

경추 감압 검사(cervical decompression test)는 Spurling 검사의 결과를 확증하는 방법이다. 검사자는 경추 추간판에 걸리는 압박을 감소시키기 위해서 당신의 머리를 위로 잡아올린다(그림 10.26). 이렇게 해서 당신의 어깨 통증이 경감된다면, 압박된 추간판이 문제의 원인일 가능성이 더욱 높아진다(Chaitow and DeLany 2000, 173). 경축 감압이 당신의 통증을 경감시키지 못하거나 더 악화시킨다면, 머리를 들어올리면서 사각근이 스트레칭되서 그것의 통증유발점이 당신의 어깨, 등 위쪽, 또는 가슴으로 통증을 쏘아 보내게 만든 것일 수 있다. 현명한 의사라면 이럴 가능성을 알아채서 흉곽 탈출 증후군에 대한 검사들을 하게 될 것이다.

흉곽출구 증후군 검사(Thoracic Outlet Syndromes Tests)

흉곽 출구 증후군은 사각근이 관련된 것이 확인되면, 전사각근 증후군(Scalenus anticus syndrome)이라고도 불린다. 5장에서 언급한 것처럼, 어깨, 팔, 손 증후군은 첫번째 늑골과 쇄골 사이에서 팔로 가는 신경혈관다발이 압박되어 나타날 수 있다. 통증유발점으로 짧아진 사각근이 첫번 째 늑골을 잡아당기면서 이런 증세를 일으킨다. 의사가 근막 통증유발점의 중요성을 받아들이지 않으면, 그들은 경부 늑골(예외적인 맨 위쪽 늑골)을 찾거나, 목 앞쪽의 다른 뼈나 인대의 이상을 찾는 경향이 있다. 위양성이 50%나 됨에도 불구하고, 흉곽 출구 증후군을 유발한 구조적 원인을 진단하기 위해 수많은 임상 검사들이 사용된다(Cappel et al. 2001, 93−94).

Adson 검사는 흉곽 출구 증후군을 진단하기 위한 가장 일반적인 검사이다(그림 10.27). 검사자는 머리와 팔의 다양한 자세로 사각근에 스트레스가 가해질 때 손목의 맥박이 사라지는지 확인한다. 여기 그림에 묘사된 자세는, 머리와 팔의 위치가 팔로 가는 쇄골하 동맥을 압박하는 자세이다. 전통의학적 관점에서, 이 자세는 일종의 뼈에 의한 압박을 시사하며, 때때로 그런 경우가 있다(Apley and Solomon 1997, 48). 그렇더라도, 여전히 사각근의 통증유발점이 이런 맥박 소실의 가장 흔한 원인이다. 사각근의 단축은 다음 두 가지 검사로 확인될 수 있다.

사각근 경련 검사(scalene cramp test)는 사각근의 통증유발점에 의한 증상을 다시 만들어내거나 강조시킬 수 있다. 이것은 당신의 통증이 있는 방향으로 고개를 최대한 돌려서 턱이 어깨에 닿도록 시도하는 것으로 검사한다(그림 10.28). 이 동작은 사각근을 최대한으로 단축시켜서 통증유발점의 통증 연관이 증가하게 만든다. 이미 극심한 통증을 느끼고 있을 경우에는 이 검사로 뚜렷한 변화가 나타나지 않을 수 있다(Simons, Travell, Simons 1999, 511).

사각근 경감 검사(scalene relief test)는 경련 검사를 검증하는 방법이다. 팔을 머리위로 쳐들면 간접적으로 쇄골이 첫 번째 늑골에서 멀어져서 상완신경총에 가해지는 압박이 사라지고 통증이 멈춘다(그림 10.29). 이 검사 시 당신의 증상이 감소하거나 사라진다면, 사각근이 포함된 흉곽출구 증후군 양성을 나타내는 소견이다. 물론 이 검사는 당신이 오십견(동결견)을 앓고 있다면 팔을 들어올릴 수 없기 때문에 시행 할 수 없을 수도 있다. 직접적이고 신뢰도가 높은 검사법으로 당신의 머리와 팔을 움직이지 않은 채 손가락으로 사각근을 힘을 줘서 누르는 방법은 간단하고 빠르게 사각근의 통증유발점을 확인할 수 있다. 이 검사에서 양성을 보인다면 흉곽출구 증후군을 확인하기 위해 다른 여러 검사들을 시행할 필요가 없다.

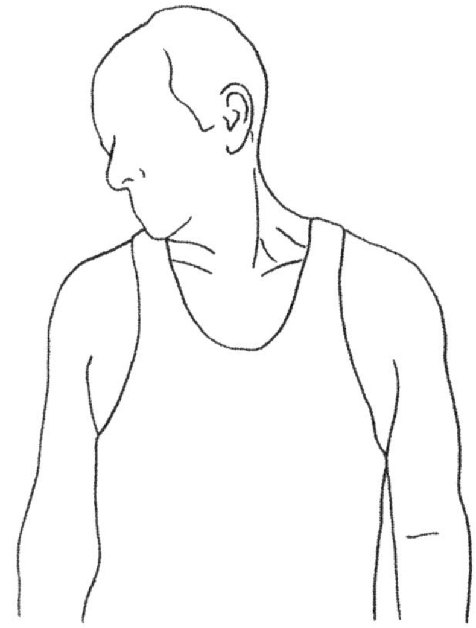

그림 10.28 증상을 강조시키는 사각근 경련 검사

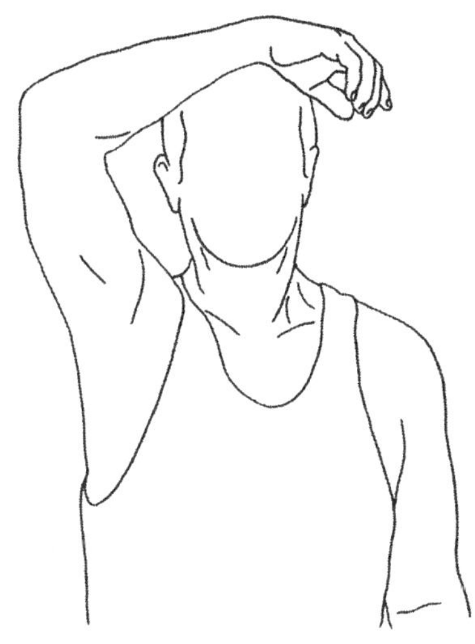

그림 10.29 증상을 완화시키는 사각근 이완 검사

영상의학적 검사(Imaging Studies)

의사가 직접 손으로 검사도 하지 않고 비싼 장비를 이용한 검사와, 역시나 비싼 치료를 처방할 때 많은 사람들은 약이 오르고 실망스런 기분을 느낀다. 의사들은 때때로 환자에 대한 이학적 검사를 불편해하는 것처럼 보이거나, 말을 걸 새도 없이 너무 서두른다. 일부 의사들은 손으로 하는 진단은 한물간 기술로 치부하는데, 이는 검사 장비 기술의 범람과 의과대학에서 의대생들이 손으로 만져보는 술기를 개발할 만한 넉넉한 시간을 할애하지 않는데 일차적 원인이 있다(Apley and Solomon 1997, vii).

X-ray, MRI, 초음파, CT 스캔과 같은 영상의학적 검사로 의사가 눈길과 손길이 닿기 어려운 곳에 숨겨진 생리적, 구조적 이상을 발견할 수 있음은 사실이다. 그러나 이런 기술적 도구들은 생리적이거나 구조

적인 문제를 발견하는 능력이 완벽하지 않고, 그것들은 의사에게 그런 문제가 왜 거기에, 무엇 때문에 생겼는지 분명히 말해주지 않는다. 심각한 증상이 있지만, 임상병리 검사도 정상이고 MRI와 CT 스캔도 아무 이상 없다고 나오는 경우가 너무 많다. 그렇게 되면, 의사는 추측을 하고, 지푸라기를 잡듯이 약 처방을 바꿔보거나 물리치료를 추가로 더 받도록 처방한다. 게다가 더 나쁜 상황은 기계들이 답을 주지 않으면, 의사와 당신의 보험회사는 당신을 정신과적 문제가 있거나 꾀병을 부리는 환자로 보기 시작한다. 일부 의사들은 모든 애매한 증상들을 섬유근육통(fibromyalgia)으로 진단해서, 근본적으로 치료방법이 없는 환자로 낙인 찍는 버릇이 있다.

관절경은 충돌(impingement), 회전근개 파열, 관절순 파열, 관절낭 손상, 관절염을 진단하는데 가장 신뢰도가 높은 검사이다. 관절경 검사를 할 때, 의사는 이상 여부를 직접 관찰하기 위하여 당신의 어깨안에 미세한 카메라를 삽입하게 된다. 이 검사는 최소한의 침습이 가해지고, 특별한 수복을 하지 않는다면 회복 기간도 짧다. 관절경으로 보아서 치료가 필요한 부분이 있으면, 즉시 시행할 수 있다.

그럼에도 불구하고, 모든 기술력을 총동원해도, 당신 어깨의 문제의 원인이 통증유발점일 경우에는 관절경이나 다른 영상 장비로 이상을 밝혀낼 수 없을 것이다. 그것들은 근막통을 진단하는데 쓸모가 없고, 이것이 일부 어깨 문제들을 의사들이 "수수께끼"로 여기는 이유이다. 이 책의 논지는 일단 통증유발점을 먼저 진단하고 치료한다면, 영상의학적 검사의 필요성과 그로 인한 과도한 지출이 줄어들고, 의학적 치료 자체도 훨씬 저렴해질 수 있다는 것이다.

어깨의 의학적 치료 Medical Treatment of the Shoulder

전통적인 의학은 어깨 통증과 기능장애를 일차적으로 관절 손상 또는 퇴행성 변화의 문제로 본다. 의사들이 진단을 내릴 때 근막 통증유발점을 고려하는 경우가 거의 없기 때문에, 의학적 치료나 물리치료를 포함하는 처방에서 통증유발점이 언급되는 경우가 드물다. 이런 현상의 원인은 근막통의 진단 및 치료에 대한 과정을 제공하는 의과대학이 거의 없고, 임상 의사들이 구할 수 있는 자료를 토대로 아주 미약한 교육만이 지속되기 때문이다(Simons, Travell, and Simons 1999, 544−546, 604−606).

통증과 어깨에 관한 의학서적들은 통증유발점과 근막통에 대해 이제 겨우 주목하기 시작하였다. 당신이 찾을 수 있는 몇 안되는 짧은 토막글들도 Travell과 Simons의 책을 짧게 요약한 것이기 쉽상이고 실제적으로 전혀 도움이 되지 않는다. 점점 더 많은 수의 근막통에 대한 연구에 대한 논문들이 의학저널에 게재되고 있지만, 그것들은 과학적인 세부 사항들에 초점이 맞추어지는 경향이 있다. 연구자들은 도수치료의 혁신에 대한 탐구에 거의 관심을 보이지 않는다.

통증유발점을 치료하는 상대적으로 적은 수의 의사들은 주로 Travell과 Simons의 통증유발점 지침서에 대한 연구와 적용을 주로 독학하고 있다. 그러나 그들은 임상 의사들 중 극소수에 해당하기 때문에, 어깨에 대한 전형적인 치료는 여전히 수술, 스테로이드 주사, 약 처방, 그리고 물리치료에 그치는 경향이 있다. 물론 의학적인 발전이 있어왔지만, 그 역시 대부분 동일하게−새로운 진통제와 새로운 수술 방법에 대한 것들이다. 새로운 진통제들은 근본적인 문제들에는 도움을 주지 못한 채 당신의 건강을 위협하는 새로운 부작용을 보이는 경우가 너무 많다. 반면 어깨 수술은 대부분 성공적인 일련의 술기들을 개발하며 진화하고 있다.

수술의 핵심적인 문제는 정말 그것이 필요한 것인지와 외과의사의 기술이 능숙하거나 적어도 보통은 되는지 여부이다. 훌륭한 수술이 있으면, 형편없는 수술도 있어서, 어떤 사람들은 수술받기 전보다 오히려 더 안좋은 상태가 되기도 한다. 어떤 수술을 받기로 결정하기 전에, 어깨에 관한 다양한 의학적 진단들과 각각에 대한 치료, 그리고 유의할만한 위험요소에 대해 스스로 살펴볼 필요가 있다.

당신의 어깨 문제를 다루는 의사가 하는 첫 단계는 그것에 어떤 진단명을 붙이는 것일 것이다. 그 진단명에 따라서, 당신의 의사는 약, 수술, 또는 다른 의학적 처치를 권할 것이다. 이 장의 나머지 부분에서는 가장 흔한 진단명들과 일반적으로 시행되는 치료들에 대해 다룰 것이다.

염증(Inflammation)

당신을 의사 진료실로 이끈 것은 당신 어깨의 뻣뻣함이나 관절 가동범위 상실로 인한 불편함이 아닐지 모른다; 그것은 통증이다. 물론 통증이 당신에게 중요한 메시지를 가져다 주지만, 그 메세지가 무엇을 의미하는지 정확하게 설명해주지 않는 것이 문제이다. 그것은 의사에게도 마찬가지다.

가정의학과 의사나 일반의인 당신의 일차 진료의에 의한 어깨 통증에 대한 기본적인 의학적 검사는 대개 그 자리에, 관절염, 건염, 또는 점액낭염이 있다는 일반적인 진단으로 결론이 지어진다. 사실상 당신의 어깨에 염증이 있어서 아프다는 설명은 당신이 어깨가 아프다고 말한 것 이외의 아무 근거 없이 그냥 하는 설명이다. 염증과 통증이 동일한 것인양 당신의 통증을 염증 때문인 것으로 치부하는 것은 피상적인 진단의 특징이다. 염증이 통증을 일으킬 수 있지만, 염증 없이 통증이 있는 경우도 흔하다. 어깨 통증과 뻣뻣함의 가장 중요한 원인인 근막 통증유발점이 염증과 연관되는 경우는 극히 드물다.

정의에 의하면, 염증은 4가지 증후로 특징지어진다: 통증, 열감, 발적, 그리고 부종. 통증 단독으로 염증을 진단하지 않는다. 다른 3가지 증후도 가지고 있어야 한다. 염증의 4가지 증후가 함께 나타나는 것은 손상이나 질병으로부터 회복되는 반응을 의미한다. 당신의 어깨에서 열감이 느껴지지 않거나 어느 정도의 발적과 부종이 관찰되지 않는다면, 염증은 문제가 아니다. 당신의 어깨 부분에 정말 염증이 있다면, 당신의 의사는 단순히 염증의 증후들을 치료할 것이 아니라, 그 원인을 찾아야 한다.

이제 당신은 근막통에 대해 알게 되었으므로, 당신은 자신의 어깨 문제가 관절, 건, 또는 점액낭보다는 근육들의 문제일 가능성이 더 높다고 예상하게 될 것이다. 간단히 염증이라는 진단을 내린 의사가 통증 유발점을 알지 못하고, 그래서 당신의 문제를 해결하지 못하는 것은 당연하다. 당신이 받을 수 있는 최선의 치료는 이미 의심스러운 진단명에 대한 일반적인 치료와 약으로 구성된 표준화된 처방 세트이다.

항염제(Anti-Inflammatory Drugs)

좋은 약을 제대로 사용하면 수많은 생명을 살리고 수백만의 사람들의 삶을 견딜만하게 만들어 준다는 데 의문의 여지가 없다. 게다가 엄청난 수의 사람들이 불필요하고도 위험할 정도로 약을 많이 복용하고 있다는 사실을 보건의료 전문가들과 대중들 모두 널리 인지하고 있다. 그리고 언제나, 미디어에 끊임없이 소개되는 약물들 중에서도, 통증 약물들이 가장 두드러진다.

어깨 문제로 일반적인 의사를 찾아가면, 당신은 거의 언제나 비스테로이드성 항염제(NSAID)를 처방받으면서, 한번 복용해보고 효과가 없으면 다시 오라는 설명을 듣는다. 그러나 오십견이 있을 때는 NSAID로 단순히 문제가 해결되지 않는다. 그것은 정말 신체적인 손상이나 질병이 있을 때는 도움이 될 수 있지만, 근막통에는 효과가 거의 없다. 더 나쁜 것은, 항염제를, 비록 일반의약품으로 분류된 것일 지라도, 너무 오랫동안, 또는 과량을 복용하면 당신의 심장, 위, 신장, 간에 돌이킬 수 없는 손상을 입힐 수 있다(Wirth, Orfaly, and Rockwood 2001, 120). 어떤 사람들은 그 약들 때문에 심지어 사망하기도 하지만, 그것들은 마치 사탕이나 비타민 이상으로 해롭지 않은 것으로 평가된다.

악명높은 COX-2 억제제와 같이, 새롭고 더 향상된 것으로 여겨지는 항염제들은 당신의 어깨 문제에 대한 더 좋은 해법이 아닐 뿐만 아니라, 이전의 항염제들보다 당신의 중요한 장기들에 대해 생명을 위협하는 부작용을 나타낸다(Wolfe et al. 2005, 281-286). 이런 약물이 당신의 통증을 완전히 없애주었다면, 그것은 증세를 가려서 문제가 해결된 것 같은 착각을 일으킨 것임을 기억하라. 오십견에 대해서는 달래기 위한 선물이 아니라 진정한 해법이 필요하다. 너무나 많은 사람들이 근막 통증유발점에 대한 간단한 치료로 실제 그들의 문제를 그저 가리는 것이 아니라 치유할 수 있음을 알지 못한 채, 절망적으로 진통제에 의존하고 있다는 사실이 애석하다.

근이완제(Muscle Relaxant Drugs)

의사가 당신의 통증이 근 경련에 의한 것이라고 생각한다면, 당신은 근이완제를 처방받게 될 것이다. 그러나 근막 통증유발점은 근 경련과 동일한 것이 아니고 근이완제는 연관된 근막통에 거의 효과가 없다. 근이완제가 처방되는 용량으로는 통증에 효과가 없고, 긴장된 근육을 직접적으로 이완시킬만큼 충분하지도 않다. 대신, 약간의 진정효과가 있어서, 간접적으로 당신의 근육들을 이완시키거나 못하거나 하는 정도이다. 용량을 적게 유지하는 이유는 시야 몽롱, 어지러움, 현훈, 속쓰림, 오심, 구토, 변비, 그리고 설사 등을 포함하는 부작용이 나타날 가능성 때문이다. 근이완제를 장기간 사용하면 기존에 가지고 있던 녹내장, 전립선 비대증, 간 질환, 심장 문제를 더 악화시킬 수 있다. 처방된 약의 오용에 대한 유명한 안내서, Worst Pill, Best Pill(최악의 약, 최선의 약)에서는 모든 근 이완제에 대해서 그것의 부작용과 효과 부족으로 "사용금지"라고 경고하고 있다(Wolfe et al. 2005, 483-487).

마약성 진통제(Narcotic Drugs for Pain)

항염제와 함께 모르핀(morphine), 하이드로코돈(Dilaudid), 옥시코돈(Oxycodone), 그리고 다른 코데인(codein) 유도체와 같은 마약성 진통제를 병용하면 그들의 진통효과는 높이고 부작용은 줄일 수 있다. 친숙한 상품명으로는 데메롤(Demerol), Dilaudid, Lortab, Percocet, Vicodin이 있다. 추가된 마약성 진통제는 순수한 진통제로, 근막통을 포함해서 대부분의 통증을 감소시키는데 실제로 도움이 되지만, 또한 중독성이 매우 강하다. Worst Pill, Best Pill에서 데메롤과 16개의 다른 상품명의 마약성분이 함유된 진통제들 역시 "사용 금지" 주의를 받고 있다(Wolfe et al. 2005, 260).

사람들은 이런 병용요법이 통증을 일으킨 기저질환을 치료하지 못함을 보통 알고 있지만, 많은 사람들이 통증 완화를 위해 그것을 사용하는 덫에 빠진다. 심각한 어깨 손상이나 질환의 치료를 위해서 단기간 사용하는 것은 불가피할 수 있지만, 이 역시 조심스럽게 하는 것이 최선임이 확실하다. 근막통에 사용될 경우, 마약성 진통제의 병용은 통증유발점 치료가 효과를 나타나기까지 기다리는 짧은 기간 동안 응급조치로만 사용해야 한다.

코르티손 주사(Cortisone Injections)

지속되는 어깨 통증에 대해 종종 코르티손 주사가 처방된다. 그것은 알약 형태의 약물보다 국소 통증 완화 효과가 더 길게 나타나지만, 당신이 누릴 수 있는 일시적인 유익보다 위험성이 훨씬 크다. 코르티손은 근섬유와 건 조직을 약화시켜서 파열의 위험성을 매우 높이는 코르티코스테로이드인데, 특히 두 차례 이상 주사를 맞을 때 더 그렇다. 다행히, 코르티손의 위험성이 널리 이야기 되고 있고, 대부분의 의사들은 이것을 매우 제한적으로 사용한다(Wirth, Orfaly, and Rockwood 2001, 138). 통증유발점에 코르티코스테로이드를 주사한다는 이야기를 읽거나 들었다면, 이것은 잘못된 정보이다. 통증유발점 주사에는 프로카인(procaine)같은 상대적으로 덜 위험한 국소마취제를 사용한다.

유착성 관절낭염(Adhesive Capsulitis)

앞서 논한 바와 같이, 문제가 오직 관절 안에만 있을 수 있다는 가정에 기초한 유착성 관절낭염이라는 진단명은 현재 오십견에 대해 거의 전반적으로 적용된다. 이러한 사고 방식은 종종 강력한 마취 하 도수치료(Manipulation under anesthesia, MUA), 관절 팽창 조영술(Distension arthrography), 관절경적 관절낭 유리술(Arthroscopic capsular release), 통증유발점 주사(Trigger point injection)를 포함하는 침습적이고 때로는 비싼 치료방법들의 추천으로 이어진다.

의사들은 소위 유착성 관절낭염이라고 불리는 대부분의 예가 결국은 저절로 낫는다는 데에 동의한다. 이것은 실제로 관절내에 실제적인 유착이 없었음을 시사하거나, 만약 있더라도 자연스러운 회복의 과정에서 신체 자체에 의해 흡수될 수 있음을 시사한다. 당신의 어깨가 일년 이상 굳어있지 않다면, 유착이 있기는 한지 상당히 의심스럽다. 통증유발점치료가 회복 기간을 드라마틱하게 단축시킬 수 있다는 사실은 유착의 존재를 매우 의심하게 만든다. 하지만, "유착"에 대한 치료는 계속되고 있다(Simons, Travell, and Simons 1999. 604–606).

마취 하 도수치료(Manipulation Under Anesthesia)

의사들은 마취 하 도수치료에 대해 의문을 가지고 있지만, 많은 경우 달리 대안이 없어서 이것에 의지하고 있다. 이것을 진행하는 과정에서 찢어지는 소리를 들으면 유착이 찢어진 것이고, 성공의 신호라고 가정되지만, 다른 사고가 일어날 경우 수술 후 부작용이 나타날 수 있다. 당신 어깨에 대한 강한 도수치료 과정에서 회전근개인 견갑하근이나 관절순의 파열이 일어날 수 있다. 이것은 또한 어깨, 팔, 손에 공급되는 신경을 과도하게 늘어나게 할 수 있다. 이것은 때때로 탈구나 어깨의 반복적인 불안정성의 원인이 되기도 한다. 심지어 상완골 골절도 보고된 바 있다. 당신이 골다공증처럼 뼈가 약해진 상황을 가지고 있다면, 절대로 마취 하 도수치료에 동의해서는 안된다(Beyers and Bonutti 2004, 332; Wirth, Orfaly, and Rockwood 2001, 126; Cuomo 1999, 411–415).

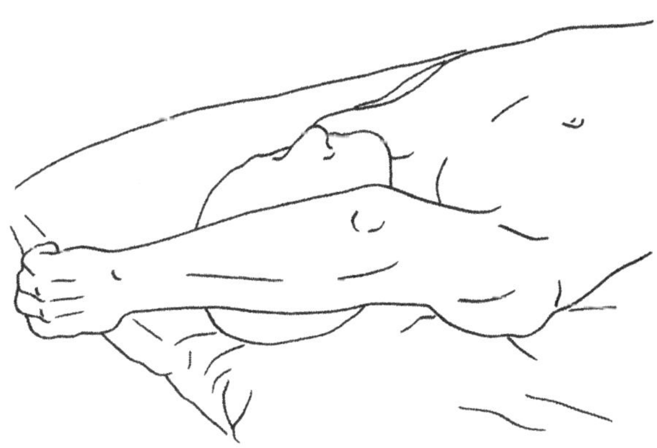

그림 10.30 마취 하 도수치료. 팔의 최대 외전은 견갑하근이나 건을 파열시킬 위험이 있다.

마취 하 도수치료를 할 때, 전신마취를 걸고

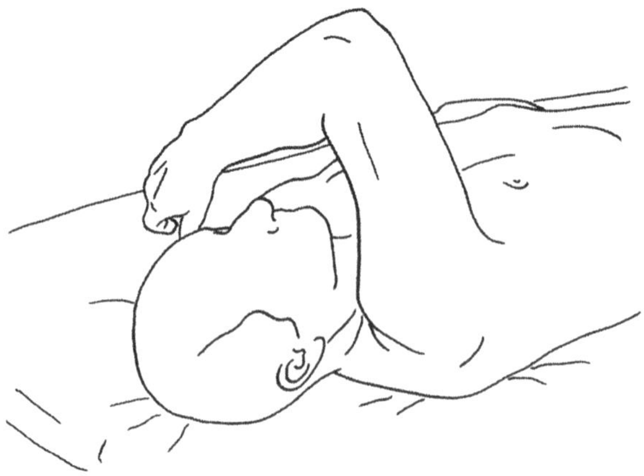

그림 10.31 마취 하 도수치료. 최대 신체-가로질러 내전은 극하근, 극상근, 소원근을 파열시킬 위험이 있다.

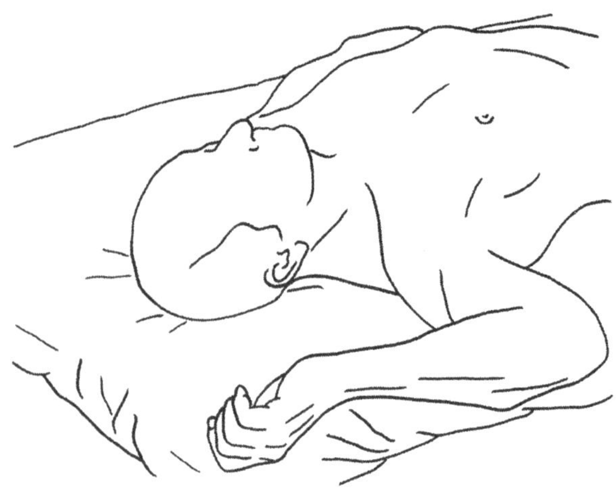

그림 10.32 마취 하 도수치료. 최대 외회전은 탈구와 견갑하근과 건의 파열을 일으킬 위험이 있다.

팔의 정상 가동범위까지 팔을 움직인다. 목표는 3가지 최대 자세에 도달하는 것이다: 당신의 팔을 머리위로 완전히 올리는 완전한 외전(그림 10.30), 완전한 신체-가로질러 내전(그림 10.31), 그리고 완전한 외회전(그림 10.32). 그러나 마취는 근막 통증유발점에 직접적인 영향이 없기 때문에, 근육들이 이러한 움직임에 저항을 할 수 있다. 강력한 스트레칭이 우연히 통증유발점을 불능화시키지 않았다면, 이 시술은 회전근개 근육과 건을 파열시킬 우려가 있다. 그러나 마취 하 도수치료는 때때로 근육이나 건의 손상 없이 성공하기도 한다. 이러한 경우는, 스프레이와 스트레칭 기법에서와 마찬가지로 도수치료 과정에서 통증유발점이 풀렸기 때문일 것이다.

마취 하 도수치료 이후 관리로 5일간 사각근 사이 신경차단으로 당신의 통증을 없애가면서 팔을 움직이는 물리치료 프로그램을 바로 시작한다. 이 술기를 시행하는 외과의사들은 통증이 사라지는 결과를 얻게 된다고 주장하지만, 많은 수의 사람들은 그 후로도 수개월간 통증이 지속되며, 일부에서는 원래 가지고 있던 통증보다 더 심한 통증을 갖게 되기도 한다. 도수치료 동안 파열된 조직의 반흔 때문에 어느 정도의 영구적인 뻣뻣함을 얻게 될 수도 있다(Cuomo 1999, 412-415).

관절 팽창 조영술(Distension Arthrography)

마취 하 도수치료의 위험성을 피하기 위해서, 당신의 의사는 관절 팽창 조영술을 추천할 수 있다. 팽창성 관절 감압술(Distensive brisement) 또는 견봉하 감압술(Subacromial decompression)이라고 불리는 이 시술은 마취제, 조영제, 스테로이드를 포함한 식염수를 어깨 관절 안에 주사하여 유착을 파괴시키는 것이다. 수압에 의해 관설 사이가 벌어지고 유착 조직이 찢어지며, 시술하는 중과 시술 후에 관절을 부드럽게 조작한다. 특수 X-ray 촬영 기법을 이용해서, 시술전과 후의 관절 영상(관절조영술)을 얻으면 의사는 관절 사이 공간이 늘어났는지 확인할 수 있다(Cuomo 1999, 407; Cailliet 1991, 122).

정형외과 의사들은 관절 팽창 조영술이 탁월한 성공을 나타낸다고 주장하지만, 여러가지 어려움들이 결과를 안좋게 할 수 있다. 관절강 내로 정확하게 주사하는 것이 어려울 수 있는데, 이렇게 되면 액체가 주변 조직으로 흘러가 버려서 시술이 망쳐지게 된다. 그리고 좀더 핵심적으로, 근막 통증유발점이 문제의 원인일 경우, 당신은 어떤 통증 감소 효과도 경험하지 못할 것이다.

관절경적 관절낭 유리술(Arthroscopic Capsular Release)

관절경적 관절낭 유리술(Arthroscopic capsular release) 또는 관절경적 관절낭 용해술(Arthroscopic capsulolysis)은 종종 좀더 섬세하게 어깨 관절을 늘이기 위해서 관절 팽창 조영술을 함께 사용한다. 이 시술은, 일단 관절을 팽창시켜서 관절경 도구를 삽입할 수 있는 공간을 넓힌다. 그리고 나서 모든 유착을 제고하고 다른 너덜너덜한 결합조직들을 제거해서 공간을 깨끗하게 한다. 종종, 관절낭 유리술 이후에 당신의 팔은 전 범위를 움직이게 된다.

관절경적 접근의 장점은 회전근개 파열, 관절순 파열, 관절염이나 뼈의 충돌과 같은 상황을 즉시 치료할 수 있는 기회라는 점이다. 단점은 관절경이 좀더 기술적으로 어렵고 더 비싸며, 감염과 부가적인 신경 손상과 같은 수술에 따른 위험을 안고 있다는 것이다(Nicholson 2003, 40−49).

개방 관절낭 유리술(Open Capsular Release)

개방 관절낭 유리술(Open capsular release) 또는 개방 관절용해술(open arthrolysis)은 골다공증이 있거나 이전에 골절을 경험한 적이 있을 때 시행된다. 이것은 외과의사들이 마취 하 도수치료에 실패하거나 관절경 수술이 만족할만하지 않을 때 선택하는 시술이다. 수술은 당신의 어깨 앞쪽을 길게 절개하면서 시작되며, 외과의사가 어깨의 중요한 부분들을 비교적 가려지는 것 없이 들여다 볼 수 있고 수술 도구들도 자유롭게 접근시킬 수 있다. 개방 유리술은 삼각근을 절단했다가 다시 붙이기 때문에 물리치료를 잘 받아도 어느 정도의 근력 약화를 남길 수 있다. 광범위한 절개가 필요하기 때문에, 다른 시술에 비해 통증이 더 심할 것이고, 회복기간이 더 길어질 수 있다. 다른 가능한 부작용들로는 감염의 위험, 우연한 신경 손상, 피부, 근육과 다른 조직들의 반흔으로 인한 수술 후 뻣뻣함이 있다(Cuomo 1999, 415).

어깨 치료를 전공하는 의사들은 수술을 하든, 하지 않든− 당신의 어깨가 통증 없이 완전한 범위로 움직이게 되기까지 1년 정도 기다려야 된다는데 동의하는 것 같다. 대부분의 수술 후 합병증이 외과의사로 인해 생김을 고려할 때(Cuomo 1999, 415), 다른 모든 치료를 모조리 시도해보기 이전에 수술이나 다른 의학적 시술을 받아야 한다는 확실한 주장은 없는 것 같다. 미래에, 통증유발점 치료가 적절히 사용되게 되면 어깨 수술의 빈도는 감소하게 될 것이고, 신체적인 손상이나 퇴행성 질환으로 인한 손상의 복구라는 정당한 역할로 국한되게 될 것이다.

통증유발점 주사(Trigger Point Injection)

통증유발점 주사는 작용시간이 짧은 국소 마취제(염산 프로케인 또는 노보케인)를 통증유발점에 직접 주사해서 그것을 비활성화 시키는 것이다. 그러나 통증유발점을 주사로 찌를 만큼 정확하게 위치를 잡아내는 것이 어려울 수 있다. 그것들은 특히 두꺼운 근육 밑에 깊이 묻혀 있으면, 손가락으로 항상 분명하게 느껴지지 않을 수 있다. 바늘을 삽입하는 것이 기분 나쁘게 아플 수 있고, 일부 주사 후 통증이 남아서 없어지는데 수일이 걸릴 수 있다. 또 다른 한계는 마취제가 체내로 흡수되어서, 한번에 주사할 수 있는 통증유발점의 수가 제한된다.

반대로, 통증유발점은 압력에 민감하게 바로 반응하기 때문에 대개는 당신이 상당히 쉽게 스스로 찾을 수 있다. 경험이 많고 잘 훈련된 마사지 치료사들도 가장 찾기 힘든 통증유발점까지도 대개는 어렵지 않게 찾아내고 성공적으로 치료한다. 한 차례의 치료에서, 마사지 치료사들은 당신이 가지고 있는 모든 통증유발점을 치료할 수 있고, 하루 이틀 정도의 약간의 욱신거림 이상의 후유증을 남기지 않는다.

다른 모든 걱정을 제쳐두고, 주사는 통증유발점이 그 부위에 아주 오랫동안 있었던 경우만 아니라면, 근막통을 가장 빠르게 치료할 수 있다. 그렇지만, 오래된 통증유발점에 의한 만성 통증은 수 차례의 주사가 필요할 수 있다. 여기에는 의사를 여러 차례 방문하는데 따르는 불편감, 주사 통증, 비용이 따른다. 만약 당신이 주사 치료에 의존하게 되면, 당신은 의사를 많이 찾아가게 될 것이고, 당신의 보험회사가 전부다 지불해주지 않으려 할 수도 있다(Simons, Travell and Simons 1999, 150−166). Janet Travell이 통증유발점 주사의 효과에 대해 선구적인 연구를 수행하여 그것의 효과가 좋음을 발견하였지만, Travell과 Simons은 여전히 보다 보존적인 치료 방법을 우선 시도하는 것을 옹호한다. 특히, 그들은 스프레이와 스트레칭 방법과 통증유발점 마사지가 도움이 되는지 먼저 시도 해보고 나서 통증유발점 주사를 택하도록 권한다(Simons, Travell and Simons 1999, 605−609).

견봉하 증후군(Subacromial Syndrome)

견봉하 증후군(subacromial syndromes)은 견봉 아래와 상완 골두 꼭대기 사이에 놓인 다양한 조직에 나타나는 비정상적인 상태를 말한다. 이들 질환들은 서로 연관되어 있어서, 각각의 차이를 제대로 이해하지 않고서는 진단명이 종종 혼용되곤 한다. 다양한 특정 진단은 충돌 증후군(impingement syndrome), 극상근 건염(supraspinatus tendinitis), 견봉하 점액낭염(subacromial bursitis), 이두건염(bicipital tendinitis), 회전근개 파열(rotator cuff tears)이다(Furia and Brown 2004, 103−106). 뼈와 연골의 퇴행성 변화로 견봉하 공간에 압박이 증가할 경우 관절염도 이 집단에 포함될 수 있다.

충돌 증후군(Impingement Syndrome)

충돌 증후군을 진단하는데 다양한 검사들이 사용되는데, 그 중에서 당신의 팔을 들어올릴 때 어깨에 날카로운 통증이 유발된다(그림 10.7, 10.8, 10.9 참조). 충돌(impingement)은 견봉과 상완골두 사이에서 회전근개와 견봉하 점액낭이 과도하게 압박되는 것으로 정의된다. 가장 극심한 통증은 당신의 팔을 "통증 호(painfularc)"를 따라 동적으로 들어올릴 때 60°에서 120° 사이에서 나타난다. 마취제를 견봉하에 주사해서 이 동작을 하는 동안 통증이 완전히 없어지는 것으로 충돌 증후군이라는 진단을 확인할 수 있다. 의사들은 수술을 하기 전에 이 상태에 대한 보존적인 치료를 먼저 시도할 것이다(Wirth, Orfaly, and Rockwood 2001, 137).

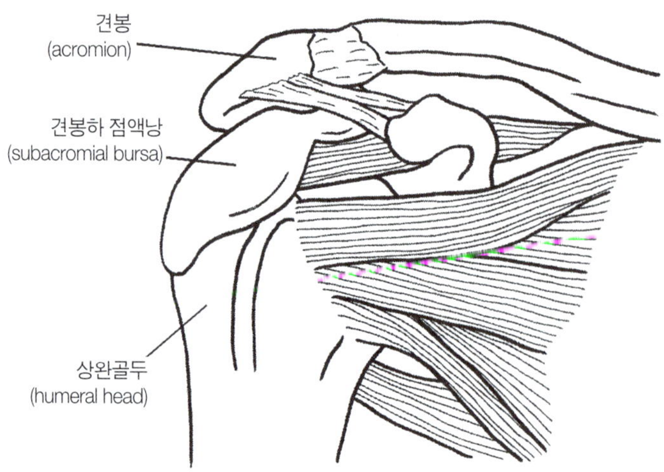

그림 10.33 견봉과 상완골두 사이 공간을 넓히기 위해 견봉하 점액낭은 제거될 수 있다.

충돌증후군에 대한 수술적 치료는 관절경적 변연절제술(arthroscopic

debridement, 손상된 조직의 제거)과 견봉성형술(acromioplasty)로 견봉의 크기나 모양을 줄여서 견봉하 공간을 넓히는 것을 시도한다. 관절경 수술을 하는 동안, 견봉하 점액낭은 제거될 수 있으며(그림 10.33), 특히 육안적으로 부위있고 석회성 침착물로 차 있는 경우에 그렇게 한다. 때로는 견봉쇄골 인대와 쇄골의 바깥쪽 끝부분도 함께 제거하고, 극상근 건에 석회 침착이 있으면 그것도 제거한다(그림 10.34).

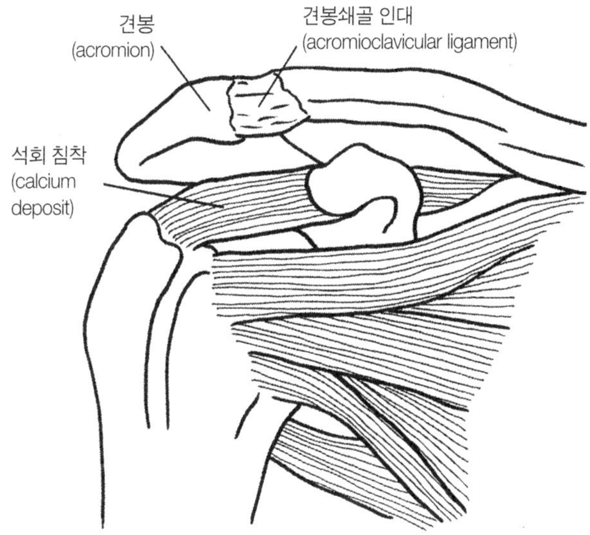

그림 10.34 극상근 건에 석회 침착이 있을 수 있는 위치

일부 외과의사들은 갈퀴형 또는 비정상적인 모양의 견봉(그림 10.35)이 충돌의 주요 원인이며 회전근개 파열에도 중요한 요소가 된다고 믿는다(Sher 1999, 11−15). 견봉 아래면의 "과도한"뼈를 제거하기 위해서 기계화된 드릴 같은 기구가 전형적으로 사용된다. 견봉절제술(acromionectomy), 또는 견봉의 중요한 부분의 제거(그림 10.36)는 논란의 여지가 있지만, 일부 외과의사들은 시행하기도 한다(Williams 1999, 93−98). 과거에, 일부에서는 견봉을 필요없는 구조물로 보고, 견봉 전체를 제거하는 것을 옹호하기도 하였다. 최근에는, 견봉이 상완관절을 견고하게 보호하며, 팔을 움직이는 동안 어깨를 안정화 시켜준다고 생각하게 되었다(Arroyo and Flatow 1999, 42).

Travell과 Simons은 충돌이 주로 회전근개의 통증유발점때문에 생긴다고 믿었다. 이들 근육들의 힘과 기능의 균형이 깨지게 되면 관절와로부터 상완골두가 위로 올라가서 점액낭과 극상근에 만성적인 압박을 일으키게 된다. 이것은 견봉하 공간의 다양한 종류의 문제를 일으킨다. 충돌을 일으키는 통증유발점을 풀면 수술까지 가지 않고도 손상된 조직이 저절로 회복될 수 있다(Simons, Travell, and Simons 1999, 545−546).

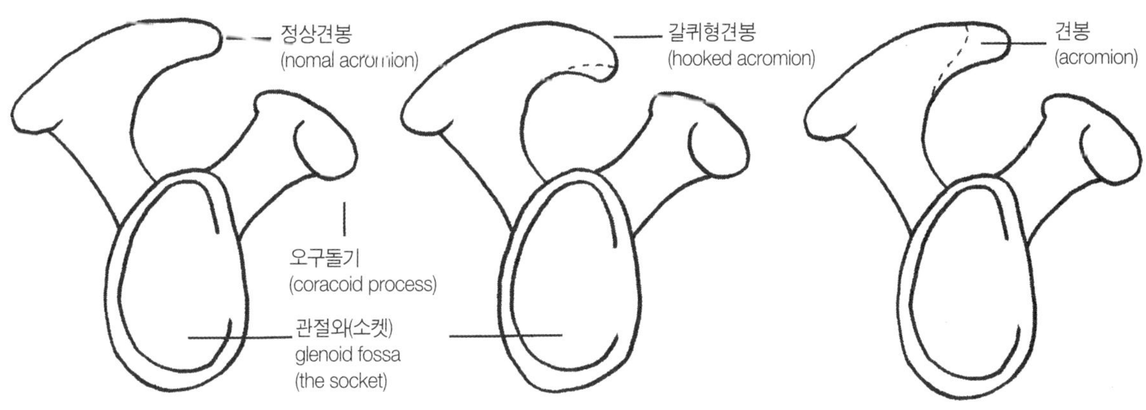

그림 10.35 어깨 소켓의 옆면. 우측의 갈퀴형 견봉은 좌측의 정상과 비슷해지도록 성형될 수 있다.

그림 10.36 견봉의 광범위 절제를 보여주는 우측 어깨 소켓의 옆면.

극상근 건염(Supraspinatus Tendinitis)

극상근은 팔을 들어올릴 때 중요한 근육이기 때문에, 극상근 건은 견봉하 충돌로 손상받을 가능성이 더 높다. 이 회전근개의 가장 위쪽 부분은 파열이 가장 잘 일어나는 곳이다. 65세 이상의 대부분의 사람들은 이 건의 퇴행성 변화와 어느 정도의 파열을 가지고 있다고 여겨진다. 극상근 건염은 실제 파열이 일어나기에 앞서 나타나는 통증, 부종, 그리고 건의 해짐이다(Cailliet 1991,54).

충돌로 물리적 손상을 많이 받으면, 극상근 건과 견봉하 점액낭에 석회 침착이 형성되서 석회성 건염과 삼각근하 점액낭염을 일으킬 수 있다. 건이나 점액낭에 생긴 이들 "석회 종기들"은 흡인되거나 수술적으로 제거될 수 있다(Cailliet 1991, 63−68). 그러나 통증유발점 치료는 비정상적인 압박을 없애어 이 부위의 자연스러운 치유를 가능하게 해준다.

이두근 건염(Bicipital Tendinitis)

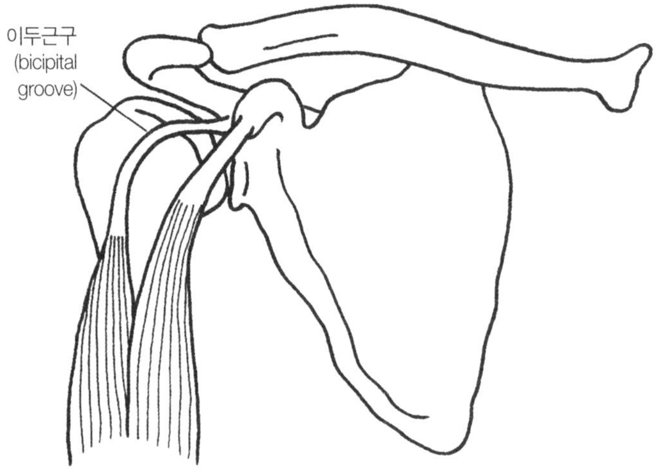

그림 10.37 이두근의 두 건을 보여주는 우측 어깨 앞면. 장두의 건이 이두근 구 안에 놓여있다.

이두근 장두의 건은 상완골두 앞면과 위쪽에 위치한 이두근 구(bicipital groove)에 놓여있다(그림 10.37). 팔을 움직일 때 건은 이 구 안에서 위 아래로 자유롭게 미끄러질 필요가 있다. 인대들이 건을 구 앞에 유지시켜주고, 활막액이 윤활작용을 한다. 긴장, 과사용, 충돌, 또는 이두근 건을 둘러싼 주변 조직의 손상으로 그것의 움직임이 제한되고, 결과적으로 만성 통증을 일으켜 이두근 건염으로 진단될 수 있다. 그러나, 이 부위 통증과 압통의 가장 흔한 실제 원인은 삼각근과 극하근 통증유발점이다. 물론 순수한 손상도 가능하다.

인대의 손상은 건이 그것의 구 밖으로 빠져나오게 할 수 있다. 물론, 노화와 과사용으로 상완골 꼭대기가 마모되어서 이두근 구를 더 얕게 만들고, 이두근 건이 더 쉽게 빠져나오게 할 수도 있다(Cailliet 1991, 57). 이런 가능성을 찾기 위해, 검사자는 팔을 내회전 및 외회전 시키면서 건 위를 압박한다. 탁 하는 소리가 들리거나 느껴지고, 통증이 동반되면 검사 소견은 양성이다(Cappel et al. 2001, 95−96). 극심한 긴장이나 과사용으로 인해, 숙련된 수술적 복구가 요구되는 파열이 더 쉽게 일어나게 된다.

회전근개 손상(Rotator Cuff Injuries)

회전근개 파열은 30세 이하에서는 드물게 일어나지만, 어깨 통증을 가진 40세 이상인 사람들의 50%가 어느 정도의 파열을 가지고 있다고 여겨진다(Wirth, Orfaly, and Rockwood 2001, 107−108). 그러나 당신의 회전근개의 파열은 소리만큼 처참한 것은 아니다. 초음파 검사를 해보면 통증이나 눈에 띄는 기능

저하 없이도 파열된 회전근개가 보일 수 있다. 무증상의 70세 이상인 사람들 중에, 절반이 파열을 가지고 있고, 80세 이상인 사람들의 80%가 무통증 파열을 가지고 있다(Milgrom et al. 1995, 296−298). 다른 근육들이 회전근개 파열로 상실된 기능을 보상할 수 있기 때문에, 수술이 꼭 필요하지는 않을 수 있다. 분명한 원칙은 MRI소견이 아닌 증후에 바탕을 두고 치료해야 한다는 것이다.

회전근개 파열에 관여하는 요소들로는 노화, 외상, 낙상, 탈구, 그리고 골절이 있다. 건 파열은 일반적으로 여성과 운동선수에서 호발하며, 유전적 요소가 기여할 수 있다(Cailliet 1991, 95−96). 이전에 말했듯이, Travell과 Simons은 근막 통증유발점은 충돌과 결국에 회전근개 파열의 일차적 원인이라고 믿었다.

극상근 건은 상완골두에 의한 충돌로 인해 가장 자주 손상되는 회전근개의 한 부분이다. 이 건의 압박은 그것으로의 혈액순환을 차단하고 스스로 회복하는 능력을 저하시키는 경향이 있다. 일부 의사들은 회전근개 파열의 95%가 견봉하에서의 압박과 그로 인한 이 부위 혈액순환 소실 때문이라고 한다(Cailliet 1991, 59−60, 102). 과도한 견봉하 압박은 당신이 팔을 움직일 때 견봉 아래에서 건이 자유롭게 움직이지 못하게 한다. 이것이 극상근이 수축할 때 건의 긴장도를 높인다.

극상근 건의 퇴행은 각각의 겉면의 섬유들의 미세한 파열로 시작되어서, 확인될 정도의 부분 파열로 진행되며, 건의 위쪽 면에서 가장 흔히 나타난다(그림 10.38). 당신의 팔을 들어올리거나 회전시킬 수 있는 능력이 남아있다면, 파열이 부분적임을 시사하지만, 결국은 MRI나 초음파로 부분 파열인지, 완전 파열인지, 또는 파열이 정말 존재하는지 결정하게 된다. 영상진단 검사는 비용이 많이 들기 때문에, 일부 의사들은 보존적인 치료로 저절로 파열이 손상되는지 기다려보는 방법을 선호한다. 연구에 따르면 비수술적 치료가 절반 이상의 경우 성공적이며, 한 연구에서는 92%의 성공률을 보고하였다(Arroyo and Flatow 1999, 32−37).

Travell과 Simons은 회전근개의 부분 파열은 스스로 치료될 수 있으며, 특히 통증유발점 치료로 견봉하 지역의 스트레스를 줄여주면 더 도움이 된다고 하였다(Simons, Travell and Simons 1999, 545). 회전근개 건의 어느 것이 완전히 파열되면 정상적인 근 수축으로 파열된 건이 너무 멀어져서 자연−치유가 어려워져 수술적 복구가 필요할 수 있다(그림 10, 39).

회전근개 복구술의 기본적인 접근법으로는 관절경적 수술과 개방적 수술 두 가지가 있다. 관절경적 방

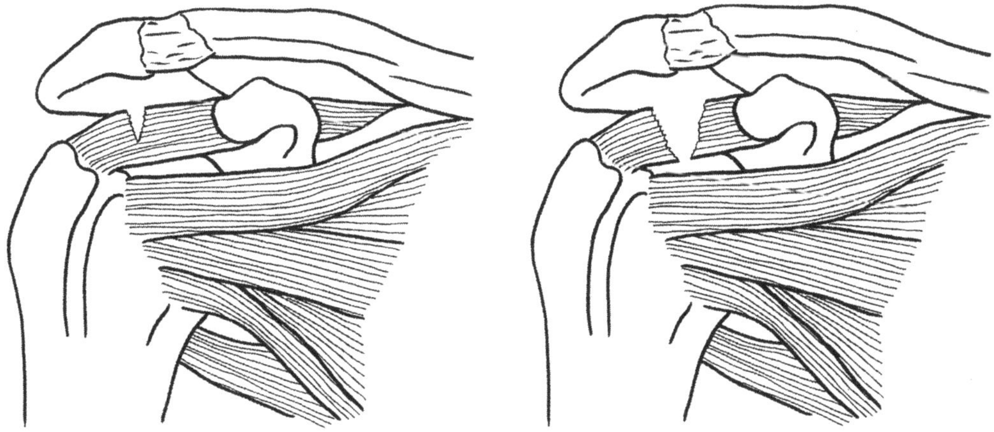

그림 10.38 극상근 건의 견봉 하 부분 및 완전 회전근개 파열

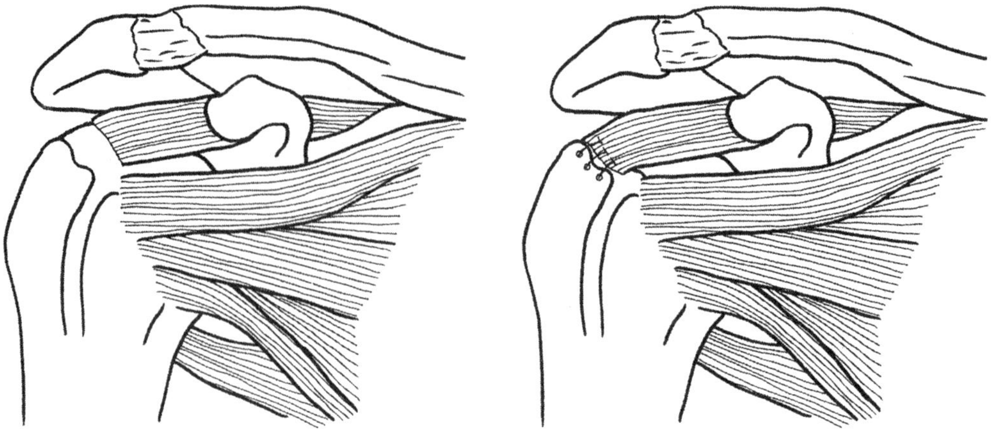

그림 10.39 극상근 건의 완전 파열의 복구. 자투리 부분을 상완골두에서 제거한 후, 건을 다듬어서 뼈에 심겨진 닻(anchor)에 봉합해준다.

법은 극상근 건에 대해 주로 사용된다. 개방적 수술은 보통 견갑하근과 극하근 건에 주로 사용된다. 삼각근이 어깨 전체 부분을 덮고 있기 때문에, 개방적 수술을 할 때에는 삼각근을 잘라서 옆으로 제쳐야 하는데, 관절경 수술의 장점은 삼각근의 분리를 피해갈 수 있다는 것이다(Arroyo and Flatow 1999, 37-49).

수술의 결과는 거의 전적으로 외과의사의 능력에 달려있다. 수술적 기법은 고도로 발전되었고 의료계 전반적으로 널리 보급되어 있어서 의사가 잘 훈련받고 경험이 많다면, 결과는 대개 좋다. 물론 결과는 관절경적 수술과 개방적 수술 모두에서 잘못될 수 있다. 봉합이 딩겨지거나 빠져나오기도 하고, 상완골두에서 매듭이 느슨해지면 관절이 손상될 수 있고, 삼각근 재접합 부위가 찢어져 느슨해질 수도 있고, 신경들이 우연히 잘릴 수도 있다. 이러한 위험성이 있지만, 환자들의 80%는 통증의 감소와 기능의 향상을 보고한다(Arroyo and Flatow 1999, 46-53). 부분적으로 파열되었던 건은 수술 후 6주가 지나면 대개 튼튼해지고, 완전파열이 되었던 경우는 3개월이 소요된다. 두 경우 모두, 세심한 물리치료 처방으로 오십견 발생을 최소화하는 것이 권장된다.

어깨 관절염 (Arthritis of the Shoulder)

관절염에 의한 공과 소켓의 통증과 뻣뻣함은 오십견의 유발인자가 될 수 있다. 골관절염과 류마티스 관절염 모두 정상적으로 수 개월내지는 수 년에 걸쳐서 발생하므로, 이런 원인질환에서 기인하는 통증은 서서히, 간헐적으로 나타난다. 오십견에 이환되기 한참 전에 당신 신체 다른 부분에 관절염의 증상이 나타났었을 수도 있다(Fehringer 2004, 119-121).

어깨 관절와 상완관절염(glenohumeral arthritis)은 관절 연골의 파괴, 관절 공간의 소실, 가동범위의 감소, 관절의 앞과 뒤 접촉시 압통, 그리고 뼈와 뼈가 부딪히는 염발음(갈리는 듯한 소리와 느낌)을 일으킨다. 대개 관절의 부종은 없고, 통증은 어깨 뒤쪽에서 심하다. 기본적으로, 상완골두를 감싸는 연골이 파괴되고 거칠어지며(그림 10.40), 궁극적으로 연골이 닳아서 상완골두의 골면이 노출된다. 두껍게 자라나온 소위 골극(osteophytes, spur)이 관절면 둘레에 생길 수 있다. X-ray로 보면, 상완골두가 Friar

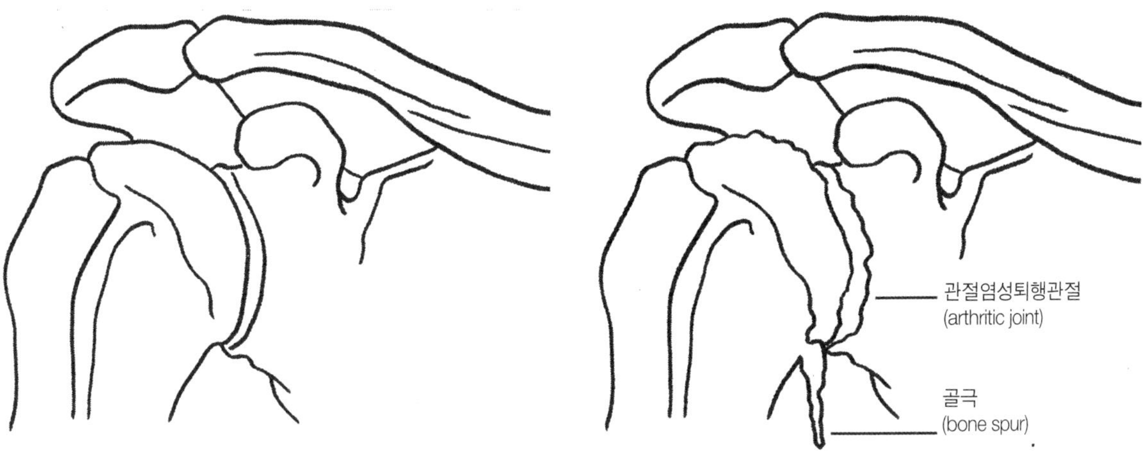

그림 10.40 관절염성 퇴행으로 변성된 관절과 정상 관절와상완 관절을 비교한 우측 관절 전면

Tuck(역자 주: 로빈훗의 동지이며 대머리임) 징후로 알려진, 고리 형태로 머리카락이 남아있는 대머리처럼 보인다. 골극의 "염소 수염"은 가끔 상완골두의 아랫 면에 형성된다. 관절와 소켓은 마모되서 닳기도 한다(Fehringer 2004, 119−121).

약물과 수술만이 관절와 상완관절염의 치료로 선택될 수 있다. 3가지 수술방법이 흔히 사용된다. 한 가지 방법은 관절경적 활액막절제술(synovectomy) 및 번연절제술(debridement)로서, 관절염으로 과도하게 증식된 부분 일부와 골극을 수술적으로 제거한다. 두 번째 방법은 강력하게 떠올라서, 어쩌면 가장 많이 하는 수술로, 인공관절 부분 치환술 또는 전치환술이다. 세 번째 방법은 관절와 상완 유합술로 공과 소켓을 수술적으로 붙여버리는 방법이다. 이 극단적인 시술은 인공관절 치환술 후 삽입물(prosthetic component)이 느슨해져서(loosening) 실패하였는데, 골소실로 추가적인 재건이나 부착이 제한적일 경우 필요한 경우가 있다. 완벽한 움식임은 더 이상 불가능 하지만, 유합을 해도 팔의 제한적인 사용은 가능하다(Fehringer 2004, 121−124; Wirth, Orfaly, and Rockwood 2001, 118−120).

어깨관절 치환술 (Shoulder Joint Replacement Surgery)

관절 치환술은 최근 몇 년간 경이적인 발전을 이루었다. 어깨에 대해 현재 사용되고 있는 두 가진 기본적인 방법은 상완골두(공)만 대체하는 인공관절 부분 치환술(hemiarthroplasty)과 공과 소켓을 모두 대체하는 인공관절 전치환술(total arthroplasty)이다. 공에 대한 인공물은 상완골 중앙까지 내려올 만큼 길다(그림 10.41). 외과의사가 공을 대체할 때, 회전근개 건들이 부착하는 상완골두의 바깥쪽 부분인 결절(tuberosities)은 살려두어야 한다(그림 10.42). 강철 합금으로 만들어진 인공의 공에 근육이 만족스럽게 부착되는 것은 불가능하다. 삽입된 상완골 인공물은 접착성 시멘트로 고정된다(그림 10.43). 관절와 또는 소켓의 재건은 작은 플라스틱 안감(liner)을 대는 것으로 한다. 불행하게도, 인공 소켓은 그것이 부착되어야 할 관절와의 뼈가 얇아서 느슨해질 수 있다.

최고의 수술결과와 최신의 향상된 장비로도 영구적인 내구성을 보장하거나 아무런 어려움이 없지는 않다. 모든 조건이 좋아도 인공관절의 내구연한은 대개 15년 정도이다. 내구성은 외과의사의 경험과 기술,

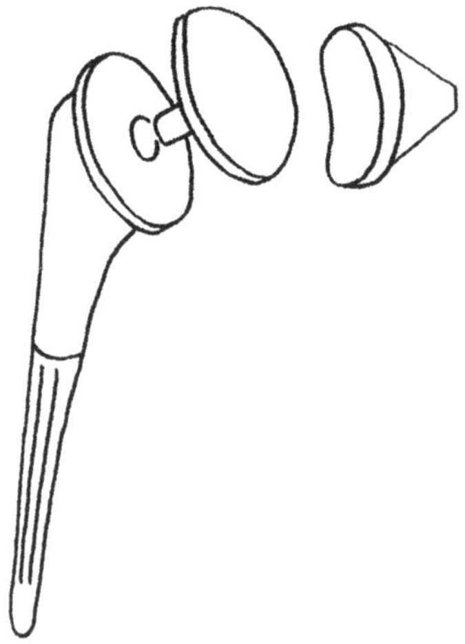

그림 10.41 공과 소켓을 치환하는 인공물들

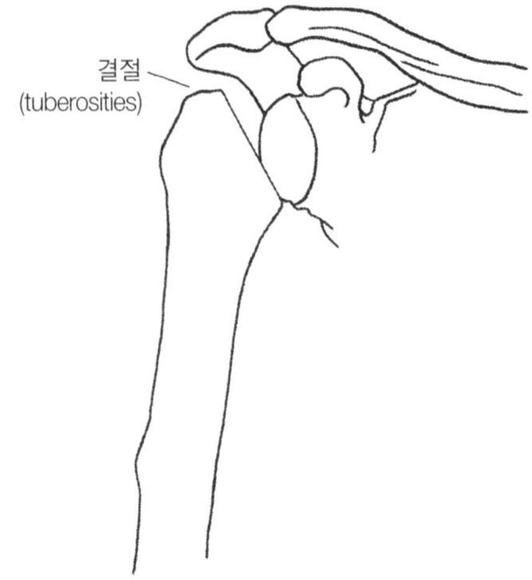

그림 10.42 손상된 상완골두는 제거한다.

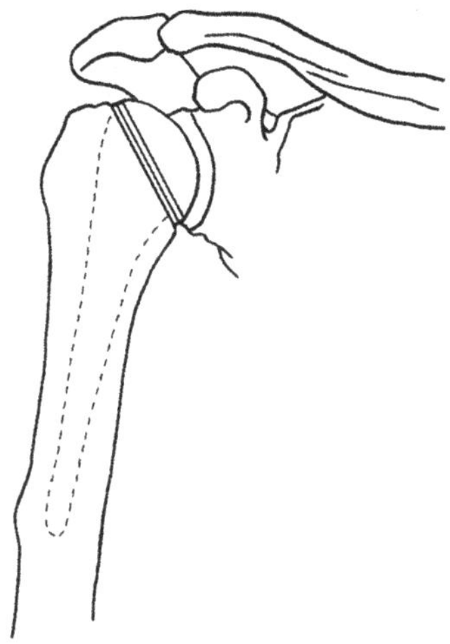

그림 10.43 상완골두 인공물을 제 위치에 시멘트로 고정한다.

그리고 인공 삽입물의 품질과 모양에 달려있다. 각 부분들은 정확한 크기여야 하고, 완벽하게 꼭 들어맞아야 하고, 관절이 정확하게 접해질 수 있도록 근육이 충분히 강해야 하며, 모든 부분이 단단한 뼈에 확고하게 고정되어야 한다.

일단 성공적으로 수술을 마친 후에도, 상황은 여전히 나빠질 수 있다. 인공 시멘트가 느슨해질 수 있고, 과사용과 과도한 하중으로 삽입된 부분이 손상될 수 있다. 뻣뻣함과 통증이 이전보다 더 악화될 수 있다. 이런 수술의 성공률이 80~90%라는 부분을 읽으면서, 나머지 10~20%는 성공적이지 않다는 것인지 궁금했을 것이다. 어깨 통증으로 오랫동안 고생하고 수 차례 반복 수술을 하다가, 대개는 최종적 해법으로 어깨의 유합술을 받게 된다. 때로는 상완골두의 완전한 제거가 필요하고, 팔을 붙들어 두고 최소한의 기능을 허락하기 위해 근육들과 Dacron 테이프를 남겨놓는다(Fehringer 2004, 122−123; Griggs et al. 1999, 358).

나쁜 결과의 위험에도 불구하고, 어깨 관절 치환술은 많은 사람들을 심한 통증과 기능 소실로부터 탈출하게 도와준 것으로 여겨지는 잘 정립된 의학적 시술이다. 정말 훌륭한 외과의사는 날마다 기적을 낫는다. 문제는 당신이 어떻게 정말로 훌륭한 외과의사를 찾을 수 있을 것인가? Ann landers가 의사들에 대해 이야기한, 그들의 절반은 그들의 학급에서 하위권 절반에 해당되었던 사람들임을 기억하라.

통증유발점과 주류 의학 Trigger Points and Mainstream Medicine

통증유발점은 진짜 존재하는 의학적 현상이고, 대부분의 경우에 오십견의 근본적인 원인이다. 의사들은 통증과의 전쟁 최전방에 서있지만, 그들 중 대부분은 가장 중요한 의학적 원인인 근막통과 장애에 대해 거의 모르고 있다.

미국 전 지역에 걸쳐서, 의대를 다녀본 적도 없는 사람들이 오십견을 포함해서 의학적인 문제들을 스스로 성공적으로 치료하면서 자신의 의사들을 당황하게 만드는 것은 의료 전문가들에게는 망신스러운 일이다. 수 천명의 보통 사람들이 자신의 근막통을 스스로 시행하는 통증유발점 마사지로 효과적으로 치료하는 방법을 배우고 있다. 의료 전문가들 중에서도 이 치료방법을 개발하고 전파시키는데 앞장서온 사람들은 대부분 마사지 치료사들과 통증유발점 치료를 전공한 일부 물리치료사들이며, 의사는 드물다.

모든 세부 분야의 의사들이 통증유발점과 근막통에 대해 알 필요가 있다. 무릎 통증과 족저 근막염으로부터 두통, 오십견에 이르는 문제들을 가진 환자들은 그들의 의사가 그들을 치료하지 못하기 때문에 쓸데없이 계속 고통을 받고 있다. 그리고 무엇보다도, 해결 방법이 눈앞에 있다. Travell과 Simons은 이런 문제들과 다른 많은 것들에 대한 해결책을 내놓았다. 그럼에도 불구하고, 주류 의학은 그들의 환자들에게 더 도움을 줄 수 있는 이 놀라운 기회를 무시해왔다. 아주 약간의 시간만 투자해도 의사들은 진료를 눈부시게 향상시킬 수 있고, "수수께기의" 또는 "특발성의"라고 여전히 치부되는 많은 종류의 통증을 치료하는 방법을 마침내 배우게 될 것이다.

당신이 자신의 어깨를 치료하는데 어떤 성공을 거두었다면, 무엇보다도 당신의 의사에게 그것을 이야기하며, 특히 당신의 의사의 치료가 당신을 돕는데 실패했다면 더욱 그렇게 하라. 당신은 차가운 반응을 얻게 될 수도 있지만, 그들 중 일부가 이런 정보에 대해 마음을 열게 되는 계기가 된다면 그것으로 가치가 있다. 당신이 그랬던 것처럼 의사들도 통증을 가지고 있고, 전에 당신이 그랬듯이 어찌할 바를 모르고 혼란에 빠져있을 수 있다. 당신 지역에 어깨 통증을 겪고 있는 의사가 있다면, 더욱이 오십견을 앓고 있다면, 그는 이 책을 알게 되면 기뻐할 것이다. 기쁜 소식을 전하는 사람이 되어라. 당신은 그것에 대해 듣지 못할 수도 있지만, 당신은 진정한 차이를 만들 수 있다. 통증유발점을 아는 한 명의 의사가 매년 수백, 어쩌면 수천명의 사람들을 낫게할 수 있다. 그것이 목표하는 바이다.

참고문헌
References

Acland, R. 1995. *Video Atlas of Human Anatomy.* Baltimore: Lippincott, Williams, and Wilkins.

American Physical Therapy Association. 2003. *Guide to Physical Therapist Practice.* 2nd edition, revised. Alexandria, VA: American Physical Therapy Association.

Apley, A. G., and L. Solomon. 1997. *Physical Examination in Orthopaedics.* London: Arnold Publishers.

Arroyo, J. S., and E. L. Flatow. 1999. Management of rotator cuff disease: Intact and repairable cuff. Chapter 2 in J. P. Iannotti and G. R. Williams (Eds.), *Disorders of the Shoulder: Diagnosis and Management*. Baltimore: Lippincott, Williams, and Wilkins.

Beyers, M., and P. Bonutti. 2004. Frozen shoulder. Chapter 11 in R. A. Donatelli (Ed.), *Physical Therapy of the Shoulder*. 4th edition. St. Louis: Churchill Livingstone.

Bochetta, A., F. Bernardi, M. Pedditzi, A. Loveselli, F. Velluzzi, E. Martino, et al. 1991. Thyroid abnormalities during lithium treatment. *Acta Psychiatrica Scandinavica* 83(3): 193-198.

Bonica, J. J., and A. E. Sola. 1990. Other painful disorders of the upper limb. Chapter 52 in J. J. Bonica, J. D. Loeser, C. R. Chapman, et al. (Eds.), *The Management of Pain*. 2nd edition. Philadelphia: Lea and Febiger.

Bork, B. E., T. M. Cook, J. C. Rosecrance, K. A. Engelhardt, M. E. Thomason, I. J. Wauford, et al. 1996. Work-related musculoskeletal disorders among physical therapists. *Physical Therapy* 76(8):827-835.

Bridgman, J. F. 1972. Periarthritis of the shoulder and diabetes mellitus. *Annals of the Rheumatic Diseases* 31(1):31-69.

Cailliet, R. 1991. *Shoulder Pain.* 3rd edition. Philadelphia: F. A. Davis Company.

Cantu, R. I., and A. J. Grodin. 1992. *Myofascial Manipulation: Theory and Clinical Application.* Gaithersburg, MD: Aspen Publishers.

Cappel, K., M. A. Clark, G. J. Davies, and T. S. Ellenbecker. 2001. Clinical examination of the shoulder. Chapter 5 in B. J. Tovin and B. H. Greenfield (Eds.), *Evaluation and Treatment of the Shoulder: An Integration of the Guide to Physical Therapist Practice*. Philadelphia: F. A. Davis Company.

Chaitow, L., and J. W. DeLany. 2000. *The Upper Body.* Vol. 1 of *Clinical Application of Neuromuscular Techniques*. London: Churchill Livingstone.

Codman, E. A. 1934. *The Shoulder.* Malabar, FL: Krieger Publishing Company.

Condon, S. M., and R. S. Hutton. 1987. Soleus muscle electromyographic activity and ankle dorsiflexion range of motion during four stretching procedures. *Physical Therapy* 67(1):24-30.

Cromie, J. E., V. J. Robertson, and M. O. Best. 2000. Work-related musculoskeletal disorders in physical therapists: Prevalence, severity, risks, and responses. *Physical Therapy* 80(4):336-351.

Cuomo, F. 1999. Management of rotator cuff disease: Intact and repairable cuff. Chapter 15 in J. P. Iannotti and G. R. Williams (Eds.), *Disorders of the Shoulder: Diagnosis and Management*. Baltimore: Lippincott, Williams, and Wilkins.

Danneskiold-Samoe, B., E. Christiansen, B. Lund, and R. B. Andersen. 1983. Regional muscle tension and pain ("fibrositis"): Effect of massage on myoglobin in plasma. *Scandinavian Journal of Rehabilitation Medicine* 15(1):17-20.

Davies, C. 2001. *The Trigger Point Therapy Workbook.* 1st edition. Oakland, CA: New Harbinger Publications.

———. 2004. *The Trigger Point Therapy Workbook.* 2nd edition. Oakland, CA: New Harbinger Publications.

Diercks, R. L., and M. Stevens. 2004. Gentle thawing of the frozen shoulder: A prospective study of supervised neglect versus intensive physical therapy in seventy-seven patients with frozen shoulder syndrome followed up for two years. *Journal of Shoulder and Elbow Surgery* 13(5):499-502.

Donatelli, R. A. 2004. Functional anatomy and mechanics. Chapter 2 in R. A. Donatelli (Ed.), *Physical Therapy of the Shoulder*. 4th edition. St. Louis: Churchill Livingstone.

Donatelli, R. A., J. P. Irwin, M. A. Johanson, and B. Z. Gonzalez-King. 2004. Differential soft tissue diagnosis. Chapter 4 in R. A. Donatelli (Ed.), *Physical Therapy of the Shoulder*. 4th edition. St. Louis: Churchill Livingstone.

Edeiken, J., and C. C. Wolferth. 1936. Persistent pain in the shoulder region following myocardial infarction. *American Journal of Medical Sciences* 191:201-210.

Edgelow, P. I. 2004. Neurovascular consequences of cumulative trauma disorders affecting the thoracic outlet: A patient-centered treatment approach. Chapter 7 in R. A. Donatelli (Ed.), *Physical Therapy of the Shoulder*. 4th edition. St. Louis: Churchill Livingstone.

Fassbender, H. G., and K. Wegner. 1973. Morphologie und Pathogenese des Weichteilrheumatismus. *Zeitung Rheumaforsch* 33:355-374.

Fehringer, E. V. 2004. Arthritis, arthroplasty, and arthrodesis of the shoulder. Chapter 26 in D. E. Brown and R. D. Neumann (Eds.), *Orthopedic Secrets*. 3rd edition. Philadelphia: Hanley and Belfus.

Fishbain, D. S., M. Goldberg, B. R. Meagher, R. Steele, and H. Rosomoff. 1986. Male and female chronic pain patients categorized by DSM-III psychiatric diagnostic criteria. *Pain* 26(2):181-197.

Fishman, S., and L. Berger. 2000. *The War on Pain.* New York: HarperCollins.

Foster, D. W., and A. H. Rubenstein. 1980. Hypoglycemia, insulinoma, and other hormone-secreting tumors of the pancreas. Chapter 340 in K. J. Isselbacher, R. D. Adams, E. Braunwald, R. G. Petersdorf, and J. B. Martin (Eds.), *Harrison's Principles of Internal Medicine.* 9th edition. New York: McGraw-Hill.

Fouri, L. J. 1991. The scapulocostal syndrome. *South African Medical Journal* 79(12):721-724.

Freiwald, J., M. Engelhardt, M. Jager, and A. Gnewuch. 1998a. Stretching—possibilities and limits. *Therapeutische Umschau* 55(4):267-272.

Freiwald, J., M. Engelhardt, M. Jager, A. Gnewuch, I. Reuter, K. Wiemann, et al. 1998b. Stretching—do current explanatory models suffice? *Sportverletz Sportschaden* 12(2):54-59.

Froriep, R. 1843. *Ein beitrag zur pathologie und therapie des rheumatismus.* Weimar.

Fulton, J. F. 1947. *Howell's Textbook of Physiology.* 15th edition. Philadelphia: W. B. Saunders Company.

Furia, J. P., and D. E. Brown. 2004. Subacromial syndromes. Chapter 22 in D. E. Brown and R. D. Neumann (Eds.), *Orthopedic Secrets.* 3rd edition. Philadelphia: Hanley and Belfus.

Gerber, C. 1999. Massive rotator cuff tears. Chapter 3 in J. P. Iannotti and G. R. Williams (Eds.), *Disorders of the Shoulder: Diagnosis and Management.* Baltimore: Lippincott, Williams, and Wilkins.

Gerwin, R. D. 1995. A study of 96 subjects examined both for fibromyalgia and myofascial pain. *Journal of Musculoskeletal Pain* 3(Suppl. 1):121.

Gray, J. C. 2004. Visceral referred pain to the shoulder. Chapter 13 in R. A. Donatelli (Ed.), *Physical Therapy of the Shoulder.* 4th edition. St. Louis: Churchill Livingstone.

Griggs, S. M., G. B. Holloway, G. R. Williams Jr., and J. P. Iannotti. 1999. Treatment of locked anterior and posterior dislocations of the shoulder. Chapter 13 in J. P. Iannotti and G. R. Williams (Eds.), *Disorders of the Shoulder: Diagnosis and Management.* Baltimore: Lippincott, Williams, and Wilkins.

Hackett, R. M. 2000. Personal communication.

Hagberg, M. 1981. Electromyographic signs of shoulder muscular fatigue in two elevated arm positions. *American Journal of Physical Medicine* 60(3):111-121.

Hawley, R. J., Jr. 1996. Thoracic outlet syndrome (a reply) [Letter]. *Muscle and Nerve* 19(2):254-256.

Holder, N. L., H. A. Clark, J. M. DiBlasio, C. L. Hughes, J. W. Scherpf, L. Harding, et al. 1999. Cause, prevalence, and response to occupational musculoskeletal injuries reported by physical therapists and physical therapist assistants. *Physical Therapy* 79(7):642-652.

Hsieh, L. L., C. H. Kuo, M. F. Yen, and T. H. Chen. 2004. A randomized controlled clinical trial for low back pain treated by acupressure and physical therapy. *Preventive Medicine* 39(1):168-176.

Irwin, S. 2004. The guide to practice. Chapter 1 in R. A. Donatelli (Ed.), *Physical Therapy of the Shoulder.* 4th edition. St. Louis: Churchill Livingstone.

Jacob, S. W., C. A. Francone, and W. J. Lossow. 1978. *Structure and Function in Man.* Philadelphia: W. B. Saunders.

Jamison, J. R. 1994. Chiropractic holism: Accessing the placebo effect. *Journal of Manipulative and Physiological Therapeutics* 17(5):339-345.

Jensen, K. S., and C. A. Rockwood. 1997. Delayed primary repair of a kyrogenic spinal accessory nerve injury: A case report. *Clinical Orthopaedics and Related Research* 336:116-121.

Jonsson, B., and M. Hagberg. 1974. The effect of different working heights on the deltoid muscle: A preliminary methodological study. *Scandinavian Journal of Rehabilitation Medicine. Supplement* 3:26-32.

Kelley, W. N. 1980. Gout and other disorders of purine metabolism. Chapter 92 in K. J. Isselbacher, R. D. Adams, E. Braunwald, R. G. Petersdorf, and J. B. Martin (Eds.), *Harrison's Principles of Internal Medicine.* 9th edition. New York: McGraw-Hill.

Kendal, F. P., E. K. McCreary, and P. G. Provance. 1993. *Muscles: Testing and Function.* 4th edition. Baltimore: Lippincott, Williams, and Wilkins.

Kordella, T. 2002. Frozen shoulder and diabetes. *Diabetes Forecast* 55(8):60-64.

Kozin, S. H. 1999. Injuries of the brachial plexus. Chapter 30 in J. P. Iannotti and G. R. Williams (Eds.), *Disorders of the Shoulder: Diagnosis and Management.* Baltimore: Lippincott, Williams, and Wilkins.

Lange, M. 1931. *Die Muskelhaerten (Myogelosen); Ihre Entstehung und Heilung.* Munich: J. G. Lehmanns.

Lehtinen, J. T., J. C. Macy, E. Cassinelli, and J. J. Warner. 2004. The painful scapulothoracic articulation: Surgical management. *Clinical Orthopaedics and Related Research* 423:99-105.

Lewit, K. 1979. The needle effect in the relief of myofascial pain. *Pain* 6(1):83-90.

———. 1991. *Manipulative Therapy in Rehabilitation of the Locomotor System.* 2nd edition. Oxford: Butterworth Heinemann.

Long, C. 1956. Myofascial pain syndromes, part III: Some syndromes of the trunk and thigh. *Henry Ford Hospital Medical Bulletin* 4:22-28, 102-106.

McAtee, R. E. 1993. *Facilitated Stretching.* Champaign, IL: Human Kinetics Publishing.

McMahon, T. J., and R. A. Donatelli. 2004. Manual therapy techniques. Chapter 14 in R. A. Donatelli (Ed.), *Physical Therapy of the Shoulder.* 4th edition. St. Louis: Churchill Livingstone.

Melzack, R., E. J. Fox, and D. M. Stillwell. 1977. Trigger points and acupuncture points for pain: Correlations and implications. *Pain* 3(1):3-23.

Mense, S., and D. G. Simons. 2001. *Muscle Pain: Understanding Its Nature, Diagnosis, and Treatment.* Baltimore: Lippincott, Williams, and Wilkins.

Milgrom, C., M. Schaffler, S. Gilbert, and M. van Holsbeeck. 1995. Rotator-cuff changes in asymptomatic adults: The effect of age, hand dominance, and gender. *Journal of Bone and Joint Surgery. British Volume* 77(2):296-298.

Moore, M. A., and R. S. Hutton. 1980. Electromyographic investigation of muscle stretching techniques. *Medicine and Science in Sports and Exercise* 12(5):322-329.

Netter, F. 1989. *Atlas of Human Anatomy.* East Hanover, NJ: Novartis.

Nicholson, G. P. 2003. Arthroscopic capsular release for stiff shoulders: Effect of etiology on outcomes. *Arthroscopy* 19(1):40-49.

Ormandy, L. 1994. Scapulocostal syndrome. 1994. *Virginia Medical Quarterly* 121(2):105-108.

Pinci, J. 2005. Personal communication.

Prudden, B. 1980. *Pain Erasure: The Bonnie Prudden Way.* New York: M. Evans and Co.

Reynolds, M. D. 1981. Myofascial trigger point syndromes in the practice of rheumatology. *Archives of Physical Medicine and Rehabilitation* 62(3):111-114.

Rubin, D. 1981. Myofascial trigger point syndromes: An approach to management. *Archives of Physical Medicine Rehabilitation* 62(3):107-110.

Shah, J. P., T. M. Phillips, J. V. Danoff, and L. H. Gerber. 2005. An in vivo microanalytical technique for measuring the local biochemical milieu of human skeletal muscle. *Journal of Applied Physiology* 99(5):1977-84. Epub 2005 Jul 21.

Sher, J. S. 1999. Anatomy, biomechanics, and pathophysiology of rotator cuff disease. Chapter 1 in J. P. Iannotti and G. R. Williams (Eds.), *Disorders of the Shoulder: Diagnosis and Management.* Baltimore: Lippincott, Williams, and Wilkins.

Sherman, R. A. 1980. Published treatments of phantom limb pain. *American Journal of Physical Medicine and Rehabilitation* 59(5):232-244.

Simons, D. G. 1960. *Man High.* Garden City, NY: Doubleday and Company.

———. 2001. Personal communication.

———. 2005. Personal communication.

———. 2006. Personal communication.

Simons, D. G., J. G. Travell, and L. S. Simons. 1992. *Myofascial Pain and Dysfunction: The Trigger Point Manual.* Vol. 1, 2nd edition. Baltimore: Lippincott, Williams, and Wilkins.

———. 1999. *Myofascial Pain and Dysfunction: The Trigger Point Manual.* 2nd edition. Baltimore: Lippincott, Williams, and Wilkins.

Smith, L. K., E. L. Weiss, and L. D. Lehmkuhl. 1983. *Brunnstrom's Clinical Kinesiology.* 4th edition. Philadelphia: F. A. Davis Company.

———. 1996. *Brunnstrom's Clinical Kinesiology.* 5th edition. Philadelphia: F. A. Davis Company.

Snider, R. K., D. S. Brodke, J. S. Fischgrund, H. N. Herkowitz, A. M. Levine, J. T. Lovitt, et al. 2001. Spine. Section 8 in W. B. Green (Ed.), *Essentials of Musculoskeletal Care.* 2nd edition. Rosemont, IL: American Academy of Orthopaedic Surgeons.

Sola, A. E., and R. L. Williams. 1956. Myofascial pain syndromes. *Journal of Neurology* 6(2):91-95.

Sonkin, L. S. 1994. Myofascial pain due to metabolic disorders: Diagnosis and treatment. Chapter 3 in E. S. Rachlin (Ed.), *Myofascial Pain and Fibromyalgia.* St Louis: Mosby-Yearbook.

Spring, H., W. Schneider, and T. Tritschler. 1997. Stretching. *Orthopade* 26(11):981-986.

Sullivan, M. S., J. M. Kues, and T. P. Mayhew. 1996. Treatment categories for low back pain: A methodological approach. *Journal of Orthopaedic and Sports Physical Therapy* 24(6):359-364.

Thomas, C. L. (Ed.). 1997. *Taber's Cyclopedic Medical Dictionary.* Philadelphia: F. A. Davis Company.

Travell, J. G. 1968. *Office Hours: Day and Night.* New York: World Publishing Company.

Travell, J., S. Rinzler, and M. Herman. 1942. Pain and disability in the shoulder and arm: Treatment by intramuscular infiltration with procaine hydrochloride. *Journal of the American Medical Association* 120:417-422.

Travell, J., and D. Simons. 1983. *Myofascial Pain and Dysfunction: The Trigger Point Manual.* Vol. 1. Baltimore: Williams and Wilkins.

Upledger, J. E. 1997. *Your Inner Physician and You: CranioSacral Therapy and SomatoEmotional Release.* Berkeley: North Atlantic Books.

Williams, G. R., Jr. 1999. Complications of rotator cuff surgery. Chapter 4 in J. P. Iannotti and G. R. Williams (Eds.), *Disorders of the Shoulder: Diagnosis and Management*. Baltimore: Lippincott, Williams, and Wilkins.

Wirth, M. A., R. M. Orfaly, and C. A. Rockwood Jr. 2001. Shoulder. Section 2 in W. B. Greene (Ed.), *Essentials of Musculoskeletal Care.* 2nd edition. Rosemont, IL: American Academy of Orthopaedic Surgeons.

Wolfe, S. M., L. D. Sasich, R. E. Hope, and Public Citizen's Health Research Group. 2005. *Worst Pills, Best Pills: A Consumer's Guide to Avoiding Drug-Induced Death or Illness.* New York: Pocket Books.

찾아보기

Index

A

B

H

J

N

o

p

R

S

T

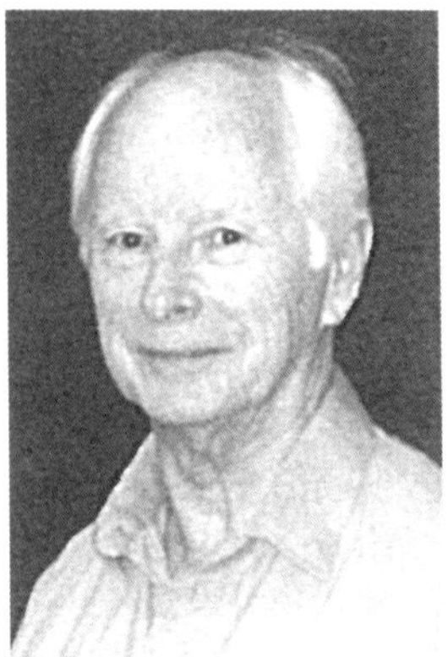

Clair Davies, NCTMB 크레어 데이비스(공인 바디워크와 마사지 치료사)는 미국 마사지 협회 회원이며 유타대학의 마사지 학과를 졸업했다. 특히 데이비스는 근막 통증유발점의 마사지 치료로 통증을 치료하는 전문가 이다.

데이비스는 자신의 동결견을 통증유발점의 마사지 치료로 성공적으로 치료됨으로써 마시지 치료에 관심을 갖기 시작하였다. 자신의 경험을 통하여 통증유발점과 연관통에 대한 집중적인 연구를 하게 되었다. 마침내 그는 한창 번창하는 피아노 서비스 사업에서 손을 떼고 전문적 마사지 치료사가 되었다. 40년간 피아노를 조율하는 전문가에서 사람을 조율하는 치료사로 변모한 것이다. 데이비스씨는 고향인 켄터키주 렉싱톤에 사무실을 두고, 그의 딸 엠버양과 함께 통증유발점의 마사지 치료를 통하여 통증을 치료하는 방법에 대하여 "자가 치료법"과 "환자 치료법"에 대하여 전국을 누비며 많은 세미나와 치료 연수회를 개최하고 있다. 이에 대한 정보를 알고 싶으면 www. TriggerPointBook.com에 접속하면 알 수 있다.

통증유발점 지침 : 어깨 통증 Trigger Point Guide: Shoulder Pain

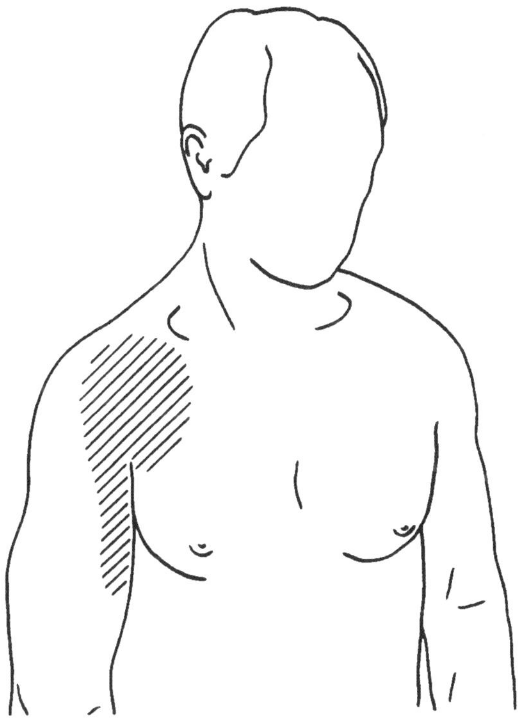

어깨 앞부분 통증
(Front-of shoulder pain)

1. 극하근(infraspinatus) (135)
2. 전방삼각근(anterior deltoid) (149)
3. 사각근(scalenes) (118)
4. 극상근(supraspinatus) (132)
5. 대흉근(pectoralis major) (174)
6. 소흉근(pectoralis minor) (180)
7. 견갑하근(subscapularis) (125)
8. 이두근(biceps) (189)
9. 광배근(latissimus dorsi) (143)
10. 오훼완근(coracobrachialis) (197)
11. 쇄골하근(subclavius) (180)
12. 상완근(bracialis) (191)

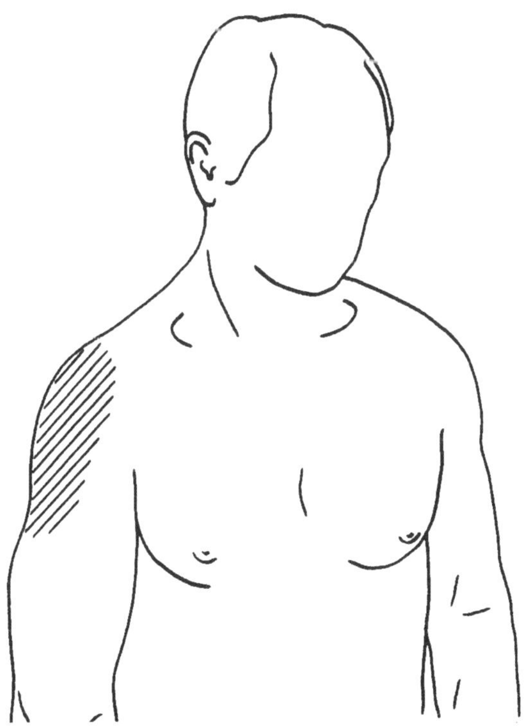

어깨 측면의 통증
(Side-of- shoulder pain)

1. 극하근(intraspinatus) (135)
2. 사각근(scalenes) (118)
3. 중간삼각근(middle deltoid) (149)
4. 극상근(supraspinatus) (132)

통증유발점 지침 : 어깨 통증 Trigger Point Guide: Shoulder Pain

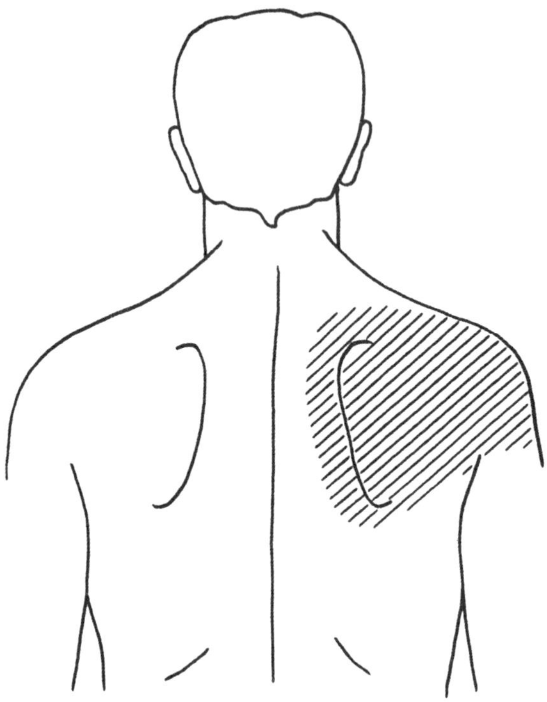

어깨 뒷면의 통증
(Back-of-shoulder pain)

1. 사각근(scalenes) (118)
2. 견갑하근(subscapularis) (125)
3. 소원근(teres minor) (140)
4. 승모근(trapezius) (152)
5. 견갑거근(levator scapulae) (160)
6. 후방삼각근(posterior deltoid) (149)
7. 능형근(rhomboids) (163)
8. 상후거근(serratus posterior superior) (166)
9. 극상근(supraspinatus) (132)
10. 대원근(teres major) (147)
11. 광배근(latissimus dorsi) (143)
12. 삼두근(triceps) (193)
13. 흉장늑근(iliocostalis thoracis) (169)
14. 전거근(serratus anterior) (183)

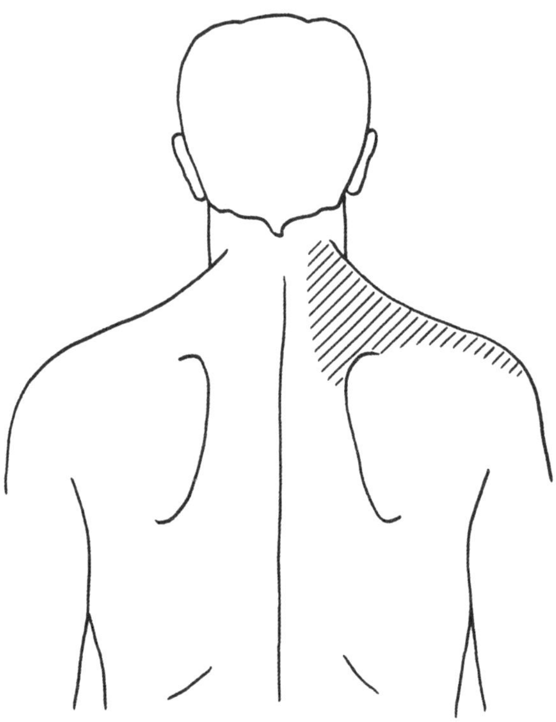

어깨 윗면의 통증
(Top-of shoulder pain)

1. 승모근(trapezius) (152)
2. 견갑거근(levator scapulae) (160)
3. 사각근(scalenes) (118)
4. 극상근(supraspinatus) (132)
5. 횡격막(diaphragm) (186)